PAUL »COACH« WADE

POWER CALISTHENICS

Das Bodyweight-Training für maximale Muskelkraft, Beweglichkeit und Schnelligkeit

Bibliografische Information der Deutschen Nationalbibliothek:
Die Deutsche Nationalbibliothek verzeichnet diese Publikation in der Deutschen Nationalbibliografie.
Detaillierte bibliografische Daten sind im Internet über http://d-nb.de abrufbar.

Für Fragen und Anregungen:
info@rivaverlag.de

1. Auflage 2018

Nymphenburger Straße 86
D-80636 München
Tel.: 089 651285-0
Fax: 089 652096

Die amerikanische Originalausgabe erschien 2015 bei Dragon Door Publications unter dem Titel *Explosive Calisthenics*.

Übersetzung: Markus Hederer
Redaktion: Karin Leonhart für bookwise medienproduktion GmbH, München
Umschlaggestaltung: Marc-Torben Fischer
Umschlagabbildungen: Al Kavadlo, Danny Kavadlo, Grace Kavadlo, Adrienne Harvey, Michael Polito und George Pruitt
Layout: Maria Wittek
Satz: BUCHFLINK Rüdiger Wagner, Nördlingen, für bookwise medienproduktion GmbH, München

Druck: Firmengruppe APPL, aprinta Druck, Wemding
Printed in Germany

ISBN Print 978-3-7423-0512-1
ISBN E-Book (PDF) 978-3-7453-0058-1
ISBN E-Book (EPUB, Mobi) 978-3-7453-0057-4

PAUL »COACH« WADE

POWER CALISTHENICS

Das Bodyweight-Training für maximale Muskelkraft, Beweglichkeit und Schnelligkeit

Mit über 100 Übungen

riva

INHALT

HAFTUNGSAUSSCHLUSS

Fitness und Körperkraft sind ohne Gesundheit vollkommen bedeutungslos. Mit dem korrekten Training sollten sich die drei Qualitäten wie von selbst gemeinsam weiterentwickeln. In diesem Buch wird wiederholt die Wichtigkeit sicheren Trainings betont, doch jeder Mensch ist anders. Trainiere also vorsichtig und auf eigenes Risiko. Diese Warnung gilt umso mehr bei Schnellkrafttraining und Übungen mit hoher Geschwindigkeit. Du bist für deinen Körper selbst verantwortlich – pass gut auf ihn auf! Und vergiss nicht, dass du vor dem Einstieg ins Training einen Arzt konsultieren solltest. Sei vorsichtig!

Dieses Buch dient der Unterhaltung. Es ist keine Biografie. Namen, Geschichten und Lebensumstände der hier erwähnten Personen wurden entweder teilweise oder ganz geändert. Ungeachtet dessen gelten alle in diesem Band aufgeführten Übungsprinzipien – Techniken, Methoden und theoretische Grundlagen – uneingeschränkt. Nutze sie und werde der oder die Beste.

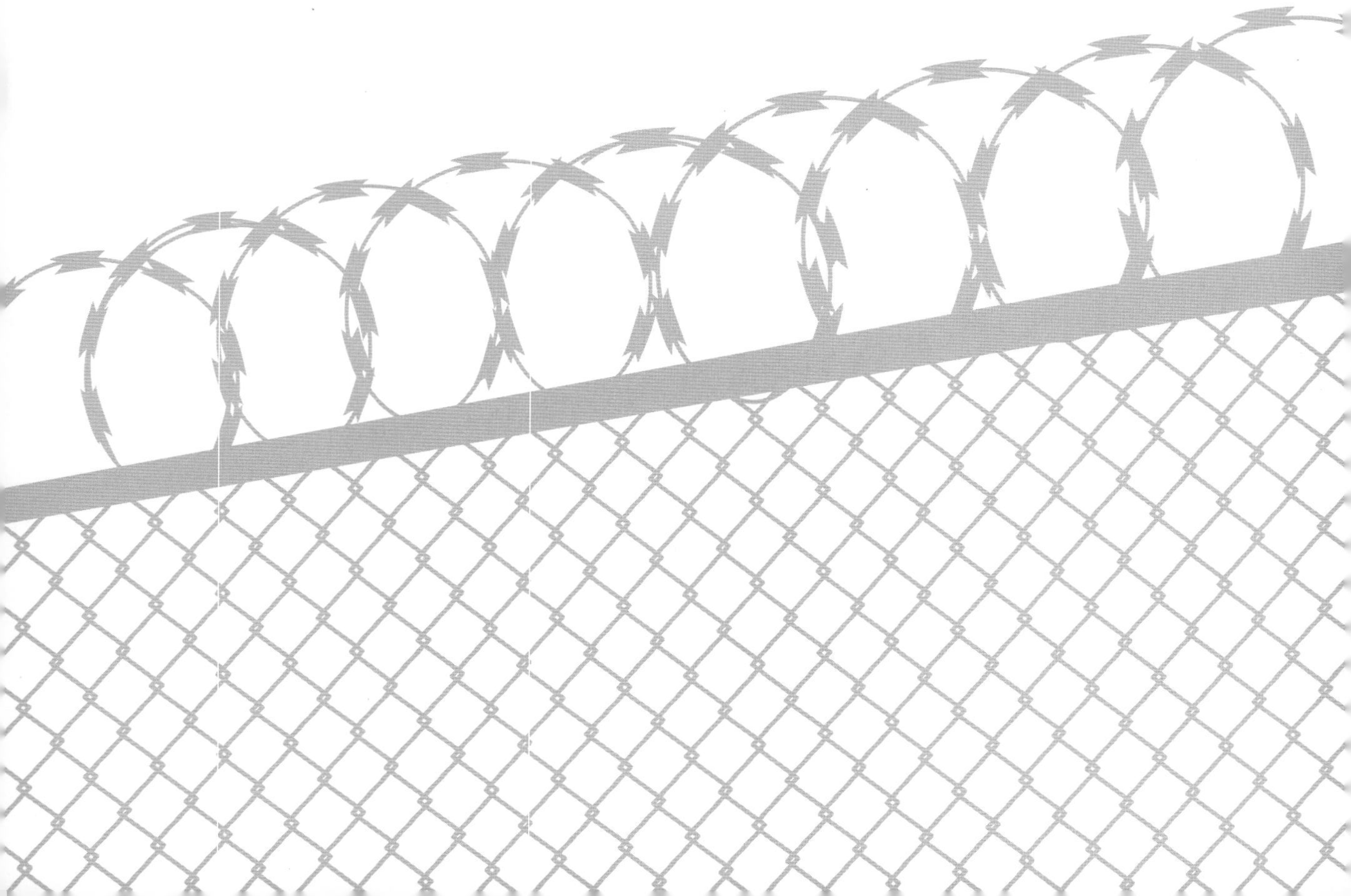

Für John Du Cane,
den größten Fitnessinnovator aller Zeiten

VORWORT

Die größten Fitnessautoren packen dich am Handgelenk – und ziehen dich mit einem Ruck in eine neue Welt des Sich-selbst-Übertreffens. Sie beflügeln dich, deine selbst auferlegten körperlichen Grenzen zu überschreiten und athletisch hoch hinauszuwollen. Diese Autoren öffnen dir neue Perspektiven und erlauben dir, von Großem zu träumen.

Diese außerordentlichen Autoren zwingen dich, aus der Schar der Verlierer auszubrechen – um Anführer zu werden, Überlebender und Gewinner im Spiel des Lebens. Aber sie fordern dich nicht nur heraus. Sie geben dir die Mittel, die Geheimnisse, die Wissenschaft, die Weisheit, die Blaupausen, die bewährten Methoden und die Progressionen, die Erfolg unausweichlich machen – wenn du deinen Teil stetiger, sorgfältiger und gekonnter Anwendung beiträgst.

Jeder Einzelne der Autoren verfügt über seine eigene mächtige, beseelte, intuitive Stimme. Sie sind Ausdruckskünstler. Sie schwingen tief greifend auf ihrer eigenen Wellenlänge. Man kann die bedingungslose Wahrheit ihrer Botschaft in jedem Satz fühlen.

Und nun, traurig, aber wahr: Ich brauche nicht mal alle zehn Finger, um alle Fitnessautoren aufzuzählen, die mich je bewegt haben. Und ich wette, du auch nicht. Solche Autoren sind so selten wie ikonische Athleten, wie die Michael Jordans ihrer Zunft.

Und wenn Gott mir alle Finger, außer dem rechten Zeigefinger, abhacken und mich dann auffordern würde, auf den besten zeitgenössischen Fitnessautor zu zeigen? Dann würde ich, ohne eine Sekunde zu zögern, auf Paul Wade deuten.

Ich bin stolz darauf, in der Welt der Fitnessautoren wahre Könner zu erkennen. Aber als ich im September 2008 zum ersten Mal ein Auge auf Pauls *Trainieren wie im Knast* warf, haute es mich um. An jeder Stelle sprang einem Größe entgegen. Vor mir lag ein Werk, das die Fitnesslandschaft gewaltig ändern konnte – und es hielt sein Versprechen. Mittlerweile ein legendärer internationaler Bestseller, kann *Trainieren wie im Knast* von sich behaupten, der große Impulsgeber für das Wiedererstarken von Körpergewichtstraining gewesen zu sein.

Und nachdem *Trainieren wie im Knast 2* Pauls Stellung als herausragende Autorität in Sachen Körpergewichtsübungen zementiert hat, gibt es für mich keinen Zweifel, dass sein neues Meisterwerk *Power Calisthenics* wieder einmal alle Rekorde brechen wird.

Was macht *Power Calisthenics* so aufregend – und letztlich so grundlegend? Alles gründet auf den Gesetzen nackten Überlebens. Aber nicht nur die Stärksten kommen durch. Nein, viel mehr gilt: »Nur die Stärksten, Flinksten, Gewandtesten, Schnellkräftigsten und Explosivsten überleben.« Um in der Gruppe ein Anführer, Dominator und Überlebender zu sein, brauchst du das ganze Paket.

Traditionelle Kampfkünste haben schon immer von der Notwendigkeit des Trainings des gesamten Pakets gewusst – mit explosiver Schnellkraft an oberster Stelle. Dazu kommt die Belastbarkeit: Gelenke, Bänder, Muskeln, Organe und das Nervensystem sind für Hochleistung bereit.

Und auch das müssen wirklich große Athleten sein: agil von Beginn an, rasend schnell, explosiv schnellkräftig, übermenschlich stark, von unglaublichem Willen ...

Wie wird man überragend als Kampfkünstler, als Athlet – oder in fast allem? In erster Linie durch Herausbilden der Fundamente und Grundlagen. Man wird überragend, indem man die Fertigkeiten trainiert, die notwendig sind, um die Bewegungen zu vollziehen. Niemand wird gut durch halbherziges Anwenden oder spezielle »Tipps«, die einen auf magische Weise in ein Monster verwandeln. Hör auf zu träumen!

Schau auf das Wort »Fertigkeit«. Die Grundlagen werden durch das Herausbilden von Schnellkraft und Schnelligkeit gelegt. Aber *Power Calisthenics* zeigt meisterhaft die Fertigkeitsübungen, die man braucht, um schwierigere Bewegungen zu schaffen. Deshalb: *Power Calisthenics* ist gedacht für die Überlebenden und Gewinner im Spiel des Lebens. *Power Calisthenics* ist für die, die das komplette Paket repräsentieren wollen: schnellkräftig, explosiv, stark, agil, flink und widerstandsfähig.

Aber – Gütesiegel wahrer Größe – *Power Calisthenics* schickt dir nicht nur den Traum des ganzen Pakets, sondern es liefert dir die komplette Blaupause, jedes Detail und jede Progression, die du möglicherweise willst und brauchst, um deinen Traum zu verwirklichen. Du, das komplette Paket – alles liegt bereit, Schritt für Schritt.

Ich bewundere Paul Wades Brillanz, die Weisheit, die absolute Machbarkeit, die unwiderstehliche Verbindlichkeit – die Klarheit. Es gibt das sich hartnäckig haltende Gerücht, ich wäre Paul Wade und hätte heimlich *Trainieren wie im Knast* geschrieben und hätte eine verlogene Marketingmasche ausgeheckt, um es zu verkaufen. Sehr lustig! Ach, wenn ich selbst nur so brillant sein könnte! Mir ist bewusst, wie viele Hunderttausend Menschen auf der ganzen Welt als Ergebnis der beiden ersten Bände von Paul Wades *Trainieren wie im Knast* mittlerweile stärker und gesünder sind. Es ist ein tolles Gefühl, und ich bin vor allem stolz, dass ich dazu beitragen durfte, seine Botschaft zu verbreiten.

Und für alle, die den Mut, den Willen und die Tapferkeit haben weiterzumachen, kommt die nächste Etappe: *Power Calisthenics*: die Chance, nicht nur stark und gesund zu sein, sondern das Gesamtpaket zu erwerben. Wenn du magst, hier ist es ...

John Du Cane

John Du Cane, Inhaber und
CEO von *Dragon Door Publications*

TEIL I

SCHNELLKRAFT, SCHNELLIGKEIT, AGILITÄT

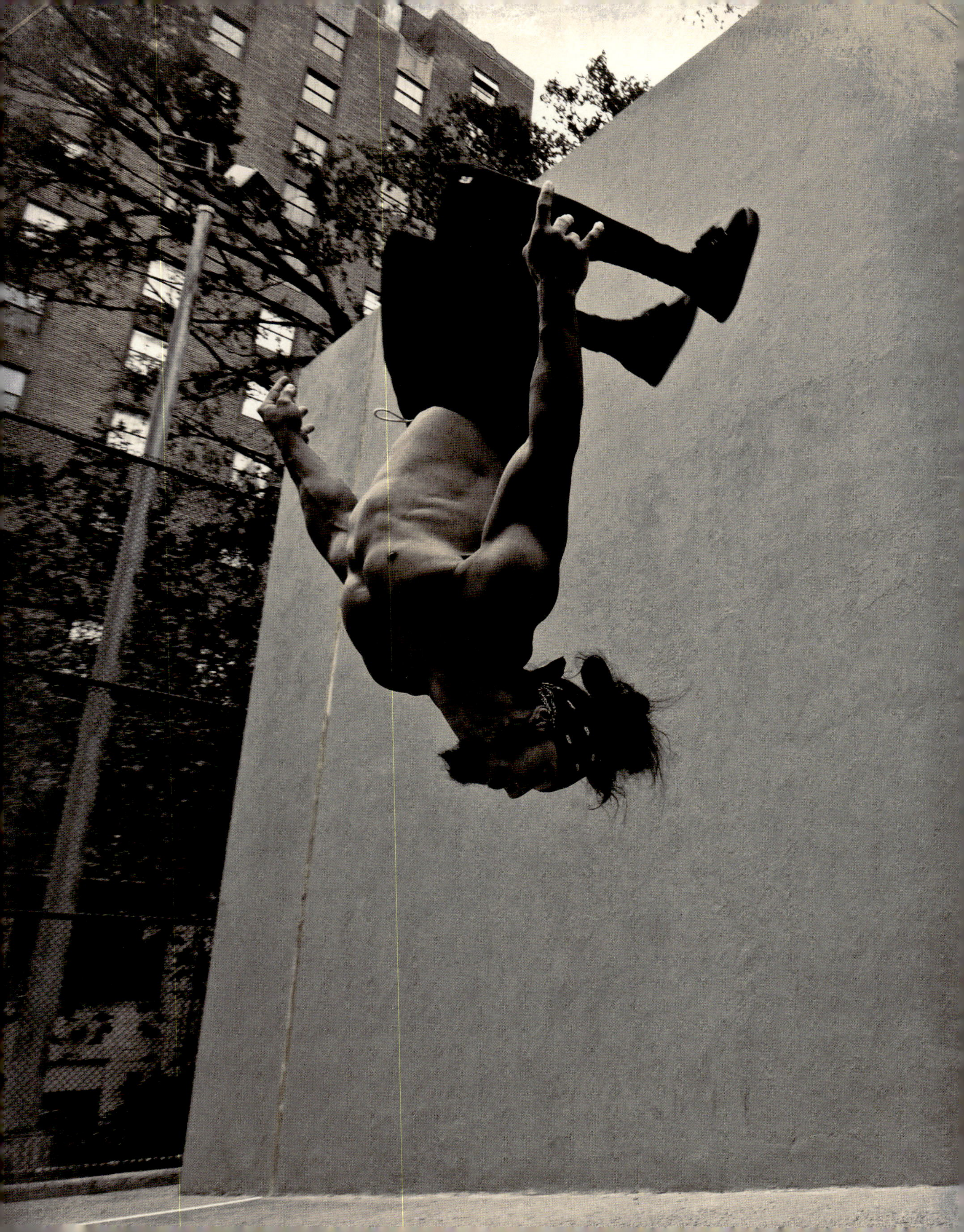

1

EINSCHALTEN

Schnelligkeit tut not

Wichtiges zuerst: Wer zur Hölle bin ich, dass ich dir beibringe, wie du mit dem eigenen Körpergewicht unglaubliche Schnellkraft und Schnelligkeit aufbaust?

Berechtigte Frage. Mein Name ist Paul Wade, und es ist womöglich sinnvoller, dir zu sagen, was ich nicht bin: Ich bin kein zertifizierter Personal Trainer, ich bin kein berühmter Spitzenathlet, und ich bin mit verdammter Sicherheit kein Wissenschaftler mit einer Million Doktortiteln, der eine Arbeit über neuronale Übertragung und den Zusammenhang mit plyometrischer Überlastung geschrieben hat. (Wow! Jetzt hab ich mich selbst beeindruckt. Aber nur ein bisschen.)

Ich respektiere all die Leute, die ich gerade erwähnt habe. Jeder verfügt über ein Spezialwissen, das in den meisten Fällen meinem überlegen ist. Wenn du Bücher von solchen Frauen und Männern kaufen willst – es gibt viele davon. Meine Ausbildung war anders. Was ich über Körpergewichtstraining gelernt habe, geschah während fast 20 Jahren obsessiven Trainings in US-Institutionen wie San Quentin, LSP (Louisiana State Penitentiary, »das Alcatraz des Südens«) und USP Marion (United States Penitentiary Marion, Illinois). Wenn du dich mit Gefängnissen auskennst, wird dir die Aufzählung merkwürdig vorkommen. Der Grund: Ursprünglich wurde ich wegen Drogenbesitzes und dem Vorsatz ihrer Herstellung eingesperrt, später wegen Drogenhandels über Staatsgrenzen, ein Bundesdelikt.

Training at San Quentin

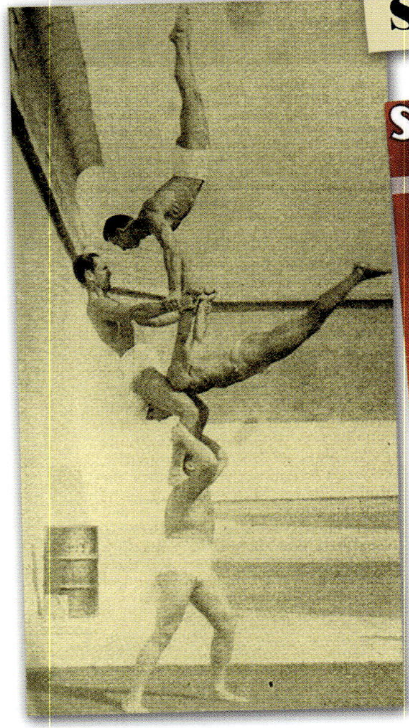

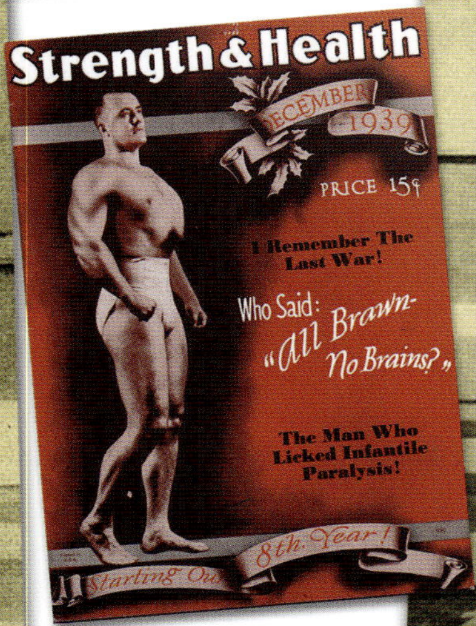

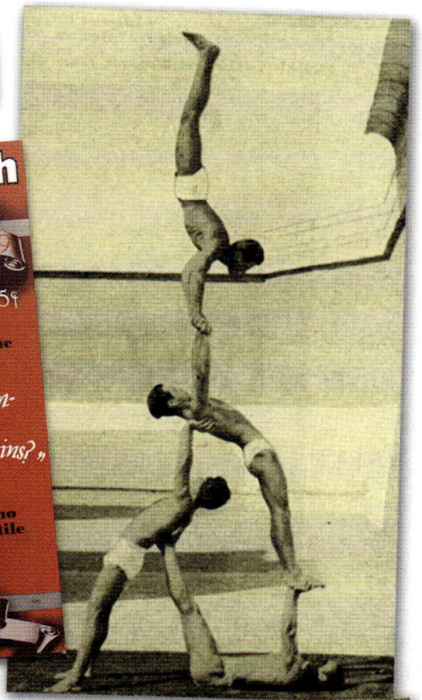

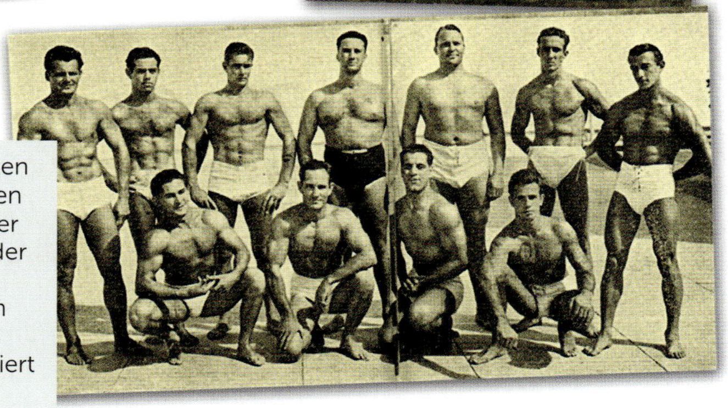

Kraft-Calisthenics hat in US-Strafanstalten eine lange Tradition. Diese körnigen alten Fotos stammen aus einem Artikel mit der Überschrift »Training in San Quentin«, der 1939 in einer Ausgabe des *Health & Strength Magazine* erschienen ist. Oben links und rechts zeigen Insassen Teamübungen, der Aufklapper unten präsentiert den Gefängnis-Calisthenics-Club. Der muskulöse Athlet ganz rechts war und ist der »Vater« moderner Calisthenics. Jung und bartlos, aber unverwechselbar: mein Mentor, der große Joe Hartigan.

Jetzt höre ich mit den Gefängnisgeschichten wieder auf. Meine Bücher sind kein Versuch, Gefängnisse als tolle Gladiatorenschulen hinzustellen, das sind sie wirklich nicht. Und an mir ist nichts Gangstamäßiges. In manchen Kreisen allerdings sind US-Gefängnisse immer noch wichtige Wissensquellen für Körpergewichtstraining, denn die Zellenathleten verfügen über nur wenige Hilfsmittel. (Dies galt vor allem für die ältere Generation der Insassen.)

Mein wichtigster Lebensinhalt bestand in den vergangenen zehn Jahren darin, so viel nützliches Wissen wie möglich für alle Athleten dieser Welt zu verbreiten, die sich dafür interessieren. Jenseits des Schreibens ziehe ich es vor, anonym zu bleiben – aus verständlichen Gründen, wie ich finde. Ich kann die Zeit nicht zurückdrehen und meine Fehler rückgängig machen. Aber ich kann versuchen, aus den dunklen Jahren etwas Gutes weiterzugeben.

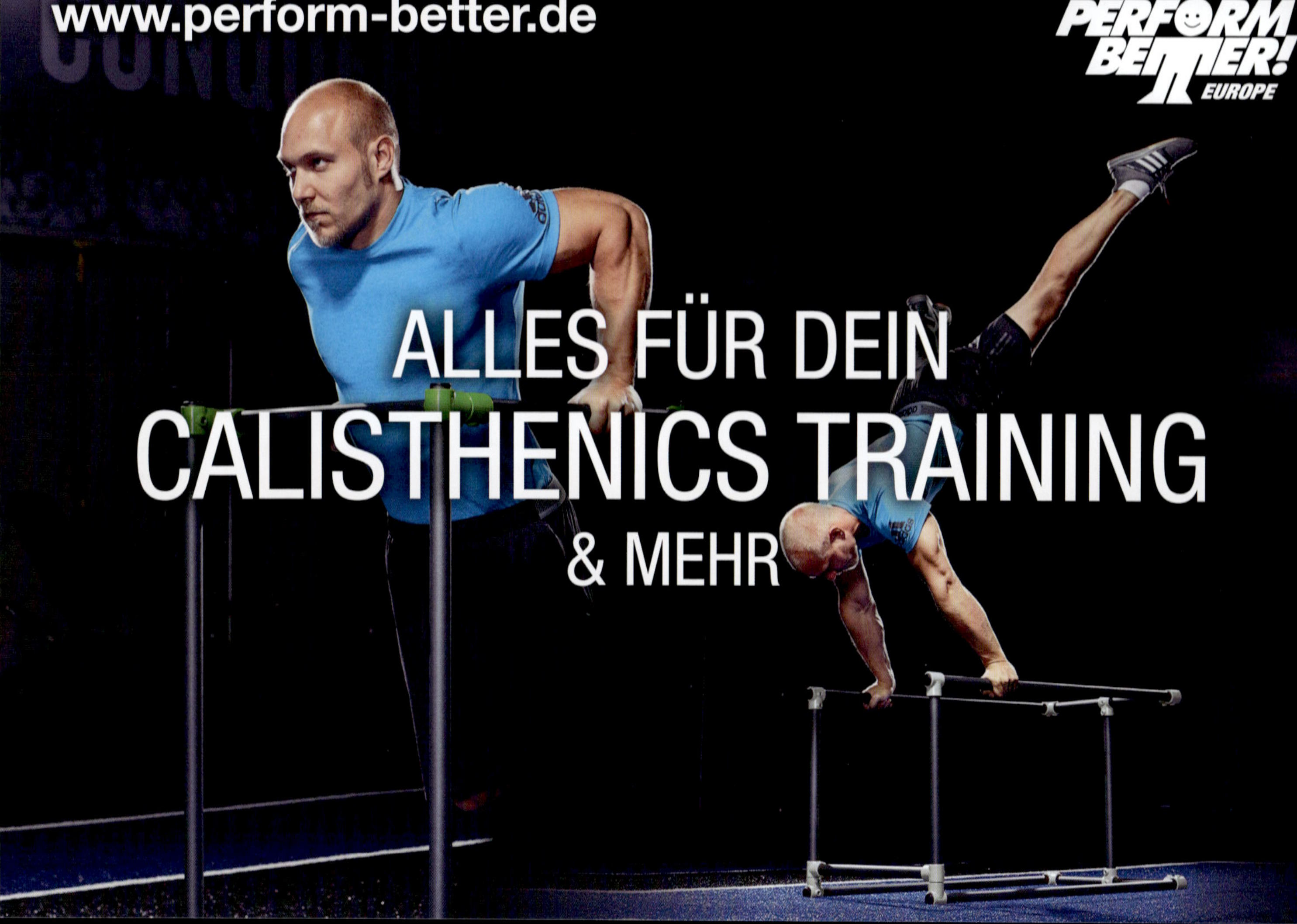
www.perform-better.de
PERFORM BETTER! EUROPE
ALLES FÜR DEIN
CALISTHENICS TRAINING
& MEHR

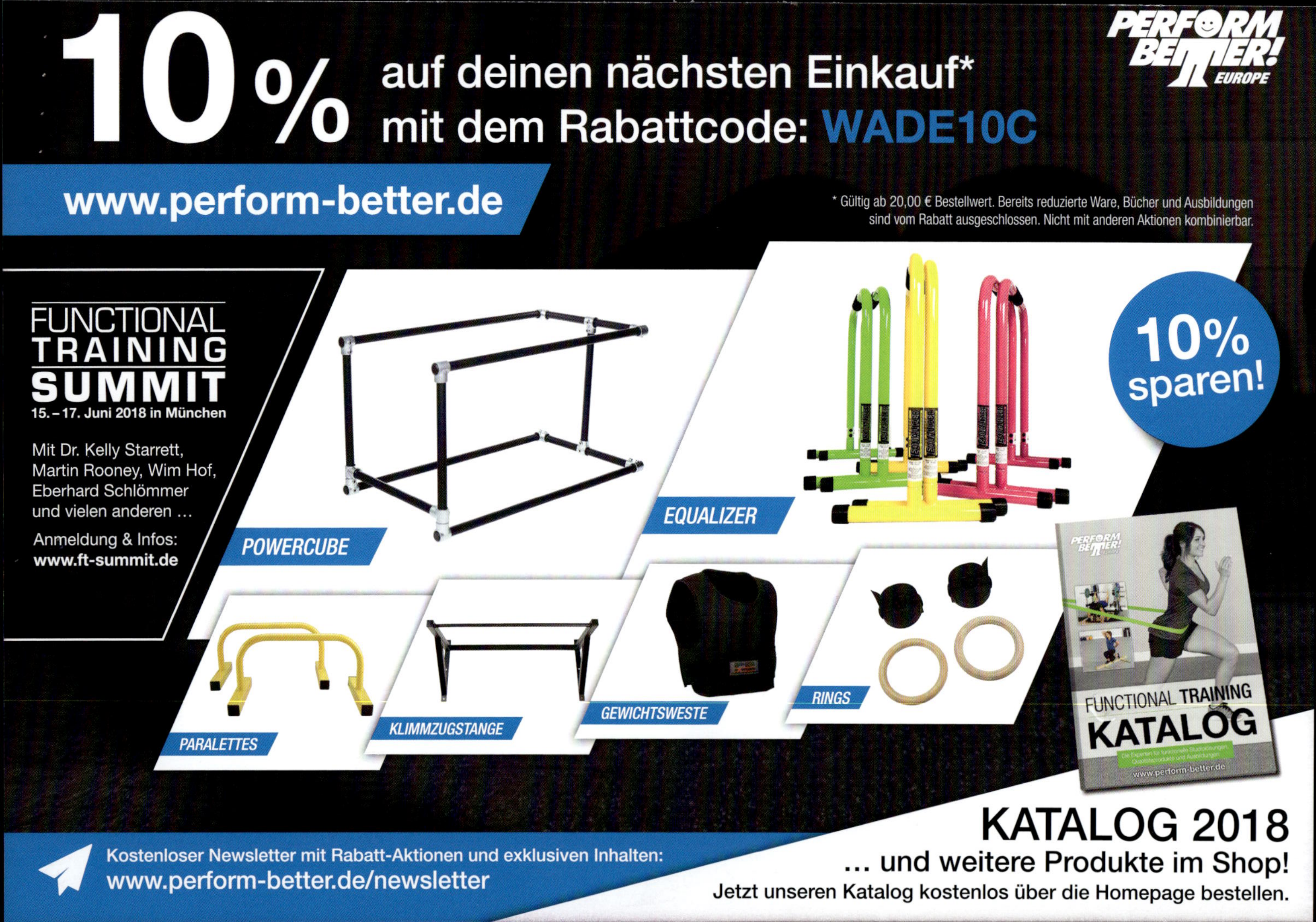

10 %
auf deinen nächsten Einkauf*
mit dem Rabattcode: WADE10C
PERFORM BETTER! EUROPE
www.perform-better.de
* Gültig ab 20,00 € Bestellwert. Bereits reduzierte Ware, Bücher und Ausbildungen sind vom Rabatt ausgeschlossen. Nicht mit anderen Aktionen kombinierbar.
FUNCTIONAL TRAINING SUMMIT
15. – 17. Juni 2018 in München
Mit Dr. Kelly Starrett, Martin Rooney, Wim Hof, Eberhard Schlömmer und vielen anderen …
Anmeldung & Infos:
www.ft-summit.de
POWERCUBE
EQUALIZER
10% sparen!
PARALETTES
KLIMMZUGSTANGE
GEWICHTSWESTE
RINGS
FUNCTIONAL TRAINING KATALOG
www.perform-better.de
KATALOG 2018
… und weitere Produkte im Shop!
Jetzt unseren Katalog kostenlos über die Homepage bestellen.
Kostenloser Newsletter mit Rabatt-Aktionen und exklusiven Inhalten:
www.perform-better.de/newsletter

Fazit: Wenn du Anweisungen von einem offiziell zertifizierten Experten erwartest, der dir jede Aminosäure nennen kann, und jede neue wissenschaftliche Studie über Training liest (und auch verstehst!), dann hast du dich für das falsche Buch entschieden. Aber ich hoffe, du bleibst noch ein paar Seiten dabei – ich würde dich gern kennenlernen!

Außerdem: Wer weiß? Mit ein bisschen Glück kann ich dir sogar ein, zwei Sachen beibringen, die die zertifizierten Jungs noch gar nicht kennen.

WAS SIND *POWER CALISTHENICS*?

Dieses Handbuch konzentriert sich auf drei wichtige athletische Fähigkeiten:

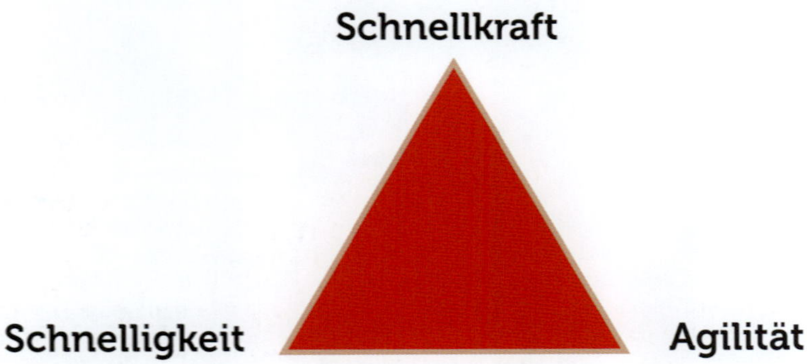

In diesem Kapitel erkläre ich dir diese drei Fähigkeiten mithilfe von Arbeitsdefinitionen. Es gibt natürlich auch andere gültige Definitionen. Ich stelle hier die vor, die ich mit meinen Athleten benutze. Sie sind direkt, leicht verständlich und ziemlich einfach.

Schnellkraft ist die Fähigkeit, sich mit Kraft × Schnelligkeit zu bewegen.

Der Begriff Schnellkraft (englisch: *Power*) verwirrt Athleten oft, weil er oftmals fälschlicherweise als Synonym für Kraft verwendet wird. Tatsächlich fehlt es vielen großen, starken Männern – ironisch *Powerhouses* genannt – im Vergleich zu kleineren Athleten an Schnellkraft. Schnellkraft ist eine Mischung aus Kraft und Schnelligkeit.

Dass Maximalkraft keine Schnellkraft verlangt, klingt ein bisschen verrückt, aber es stimmt. In ihrer Reinform braucht Maximalkraft null Schnelligkeit. Stell dir einen Mann vor, der einen Wagen hält, damit sein Kind nach einem Unfall darunter hervorkriechen kann: Er braucht extrem viel Kraft, aber keine Schnellkraft – denn ohne Bewegung keine Schnelligkeit.

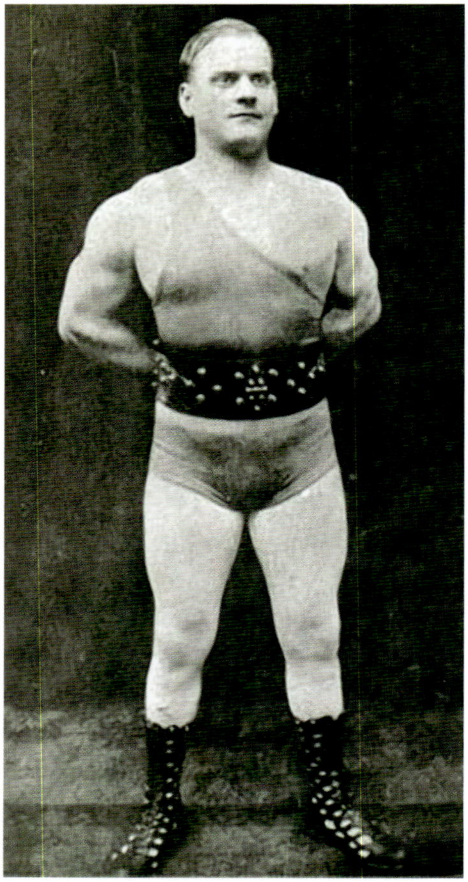

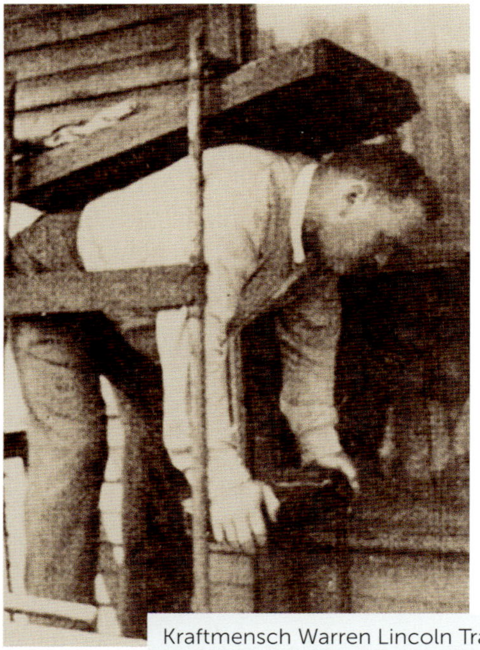

Kraftmensch Warren Lincoln Travis baute eine Maschine, mit der er große Gewichte auf dem Rücken tragen konnte: den Back Lift. Er schaffte damit 1970 kg! Unglaubliche Maximal-, aber keine Schnellkraft – er bewegte sich nicht.

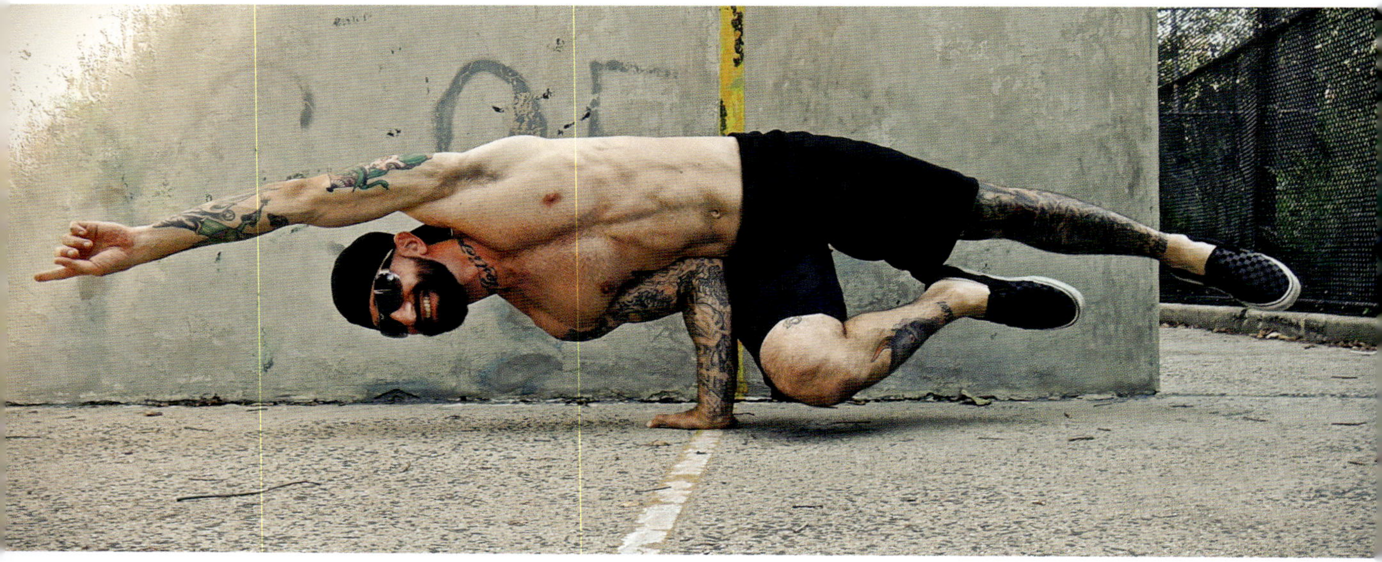

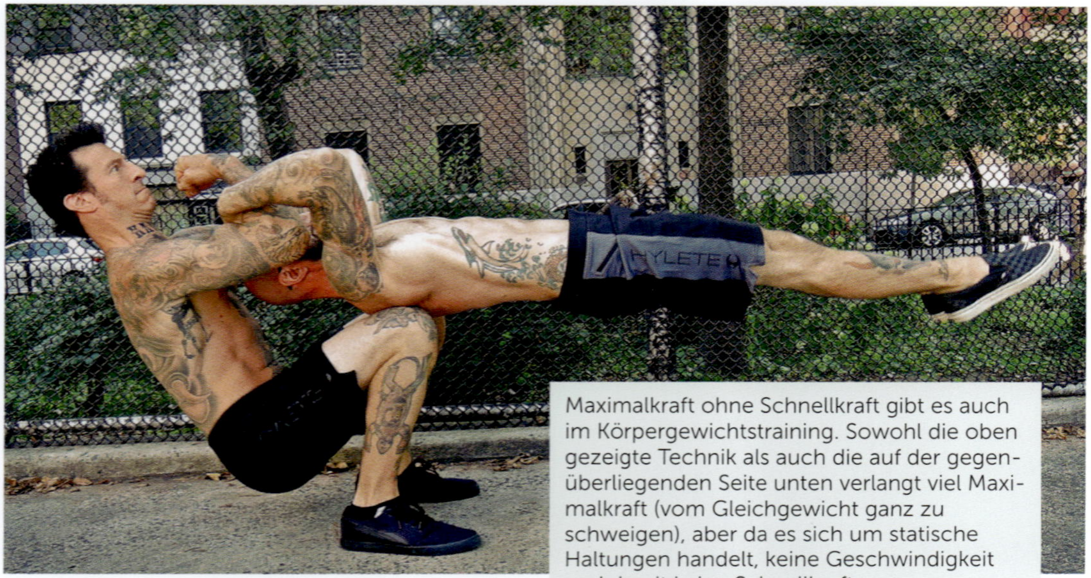

Maximalkraft ohne Schnellkraft gibt es auch im Körpergewichtstraining. Sowohl die oben gezeigte Technik als auch die auf der gegenüberliegenden Seite unten verlangt viel Maximalkraft (vom Gleichgewicht ganz zu schweigen), aber da es sich um statische Haltungen handelt, keine Geschwindigkeit und damit keine Schnellkraft.

Nun stellen wir uns einen Kung-Fu-Meister vor, der eine Backfist so blitzartig schlägt, dass er damit die Flamme einer Kerze löscht, die fast einen Meter entfernt ist. Hier spielt Schnelligkeit eine sehr große, aber dafür Maximalkraft (und damit auch Schnellkraft) so gut wie keine Rolle, denn der Arm »arbeitet« ohne Widerstand.

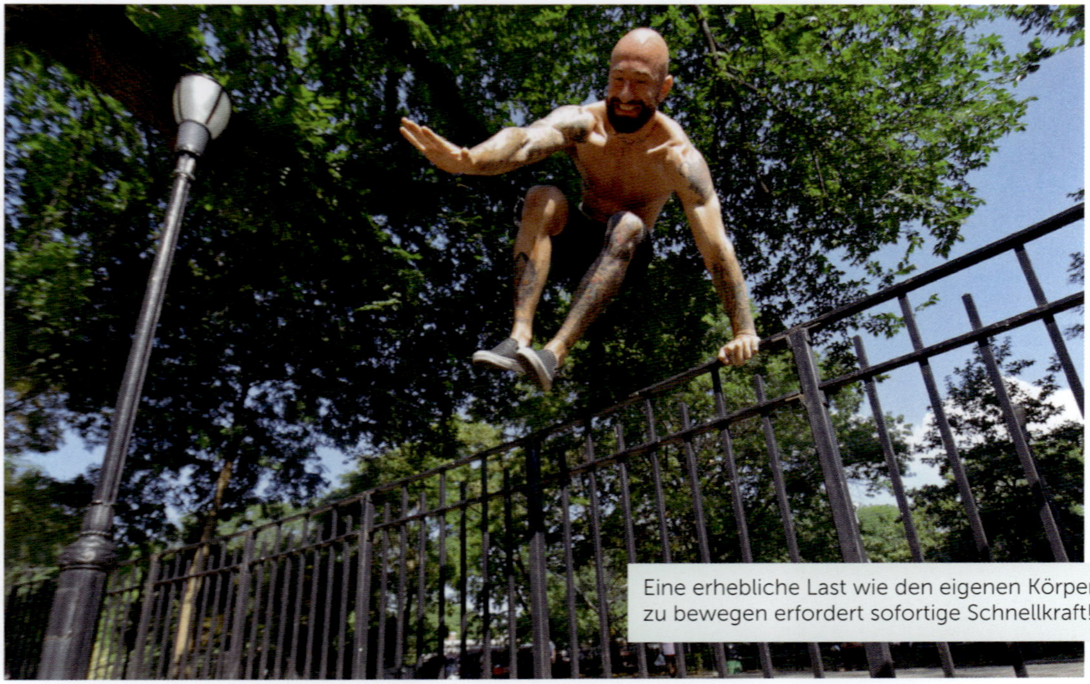

Eine erhebliche Last wie den eigenen Körper zu bewegen erfordert sofortige Schnellkraft!

Echte Schnellkraft liegt irgendwo in der Mitte. Sie speist sich aus der Summe von Geschwindigkeit und Maximalkraft. Je größer der Widerstand, desto mehr Maximalkraft und weniger Geschwindigkeit und umgekehrt. Diesen Mittelweg zu echter Schnellkraft begeht man weder durch das Absolvieren von Übungen mit geringem Widerstand (wie Schlagen oder Treten) noch durch den Versuch, große Hanteln zu stemmen, sondern durch schnelles Bewegen des eigenen Körper(gewicht)s, wie es Akrobaten oder Parkourläufer tun. Das ist Schnellkraft in der Athletik.

Funktionelle Schnelligkeit ist die Fähigkeit, den Körper schnell über kurze Distanz zu bewegen.

Lass mich etwas sagen, das sich vielleicht komisch anhört: Reine Schnelligkeit interessiert mich eigentlich gar nicht. Was meine ich mit »reiner Schnelligkeit«? Olympia-Coach Al Murray gibt darauf eine Antwort:

> ***Manche sprechen von Schnelligkeit und vom schnellsten Athleten der Welt, aber das kann oft falsch sein. Zu behaupten, jemand wäre schnell, weil er in Rekordzeit viele Meilen zurücklegt, führt in die Irre, denn es handelt sich um Ausdauer. Aber wenn jemand über sehr kurze Distanz sehr schnell ist oder im Vollziehen einer Einzelaktion, wie Schlagen, Treten, Springen oder Richtungswechsel, ist das für mich Schnelligkeit.***

Al Murray, M.S.R.G., *Modern Weight-Training* (1963)

Manche Trainingsbücher treiben diese Idee zu weit. Sie konzentrieren sich sehr auf reine Schnelligkeitstricks wie Münzenwerfen und Fangen oder einen Rechenschieber zu fassen, den ein anderer Athlet hat fallen lassen. Leider ist solche reine Schnellkraft nutzlos, da wir lediglich in Ausnahmesituationen nur eine Extremität oder einen Körperteil bewegen müssen. Unser Körper bewegt sich meistens als Ganzes. Deswegen interessiert mich funktionelle Schnelligkeit viel mehr: den ganzen Körper so schnell bewegen, wie es seine anatomische Struktur erlaubt.

Dieses Buch bringt dir bei, wie du deinen ganzen Körper blitzschnell bewegst. Im Sport oder im wahren Leben reicht es nicht, nur ein Körperteil zu verlagern, egal, wie schnell du das auch kannst. Stell dir nur mal vor:

- einen Soldaten, der sich vor dem Kugelhagel duckt,
- über ein Hindernis zu springen,
- einen Kämpfer, der einem heranstürmenden Gegner ausweicht,
- schnell über ein Mauer zu klettern, um einer Gefahr zu entgehen,
- sich in der Luft zu drehen, um sicher zu landen.

Das sind Beispiele für Schnelligkeit, in denen der ganze Körper bewegt wird und weshalb wir uns darauf konzentrieren, das in den Übungen nachzuvollziehen. (Schnelligkeit und Schnellkraft überlappen sich hier: Den ganzen Körper schnell zu bewegen erfordert wegen der Körpermasse Schnellkraft.)

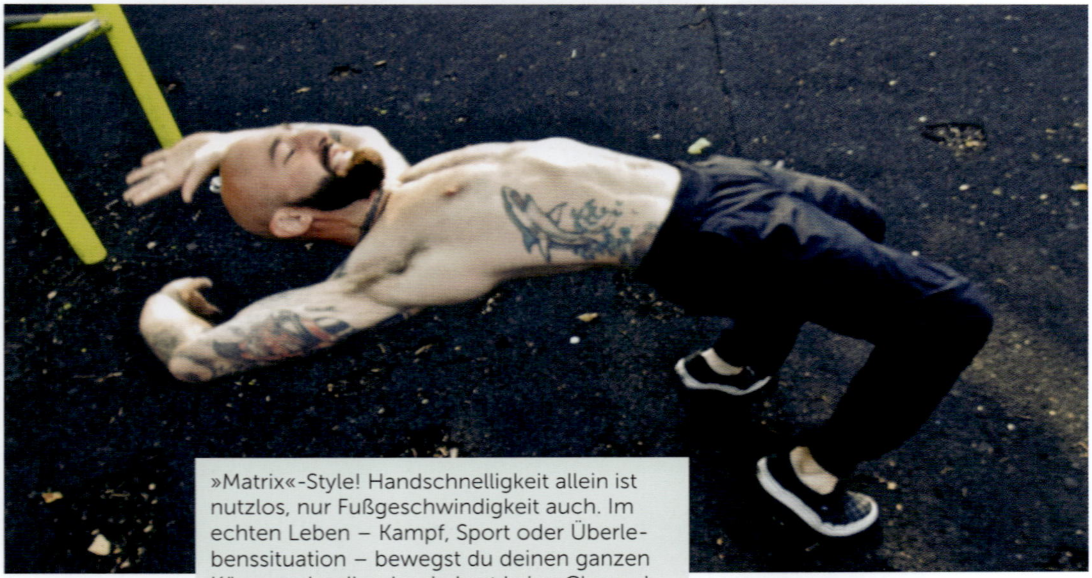

»Matrix«-Style! Handschnelligkeit allein ist nutzlos, nur Fußgeschwindigkeit auch. Im echten Leben – Kampf, Sport oder Überlebenssituation – bewegst du deinen ganzen Körper schnell, oder du hast keine Chance!

Agilität ist die Fähigkeit, die Richtung des Körpers schnell und koordiniert zu wechseln.

Ein Problem des Trends zur Plyometrie: Die Übungen bauen Schnellkraft auf, aber nicht Agilität. Ein Athlet kann sehr schnellkräftig sein, aber dennoch wenig agil. Schnellkräftige Athleten können schnell in eine Richtung explodieren, aber ihnen fehlt die Fähigkeit, bei hoher Geschwindigkeit die Richtung zu wechseln. Immer wenn es um mehrere Richtungen oder Geschwindigkeiten geht, ist Agilität im Spiel. (In diesem Sinn entspricht Agilität komplexer Schnellkraft, im Gegensatz zu einfacher Schnellkraft, die in eine Richtung wirkt.)

Nehmen wir einen Rückwärtssalto als Beispiel. Ein Athlet kann über große vertikale Sprungkraft (Schnellkraft) verfügen, aber vollkommen unfähig für einen Rückwärtssalto (Schnellkraft + Agilität) sein. Warum? Weil ihm die Fähigkeit fehlt, die Richtung zu wechseln und die notwendigen Muskelgruppen ins Spiel zu bringen, die mit Gleichgewicht, Schnelligkeit und Präzision die Fertigkeit vollenden (was sich auf Kip-ups bis hin zu Muscle-ups übertragen lässt).

Dieses Buch enthält Übungen, die dich auf ein hohes Agilitätsniveau führen. Schnellkraft kann man sich einfach aneignen – ähnlich wie Maximalkraft –, Agilität sollte aber wie eine Fertigkeit trainiert werden. Teil III erklärt den Unterschied und vermittelt die verschiedenen Trainingsmethoden, die du für optimale Schnellkraft **und** Agilität brauchst.

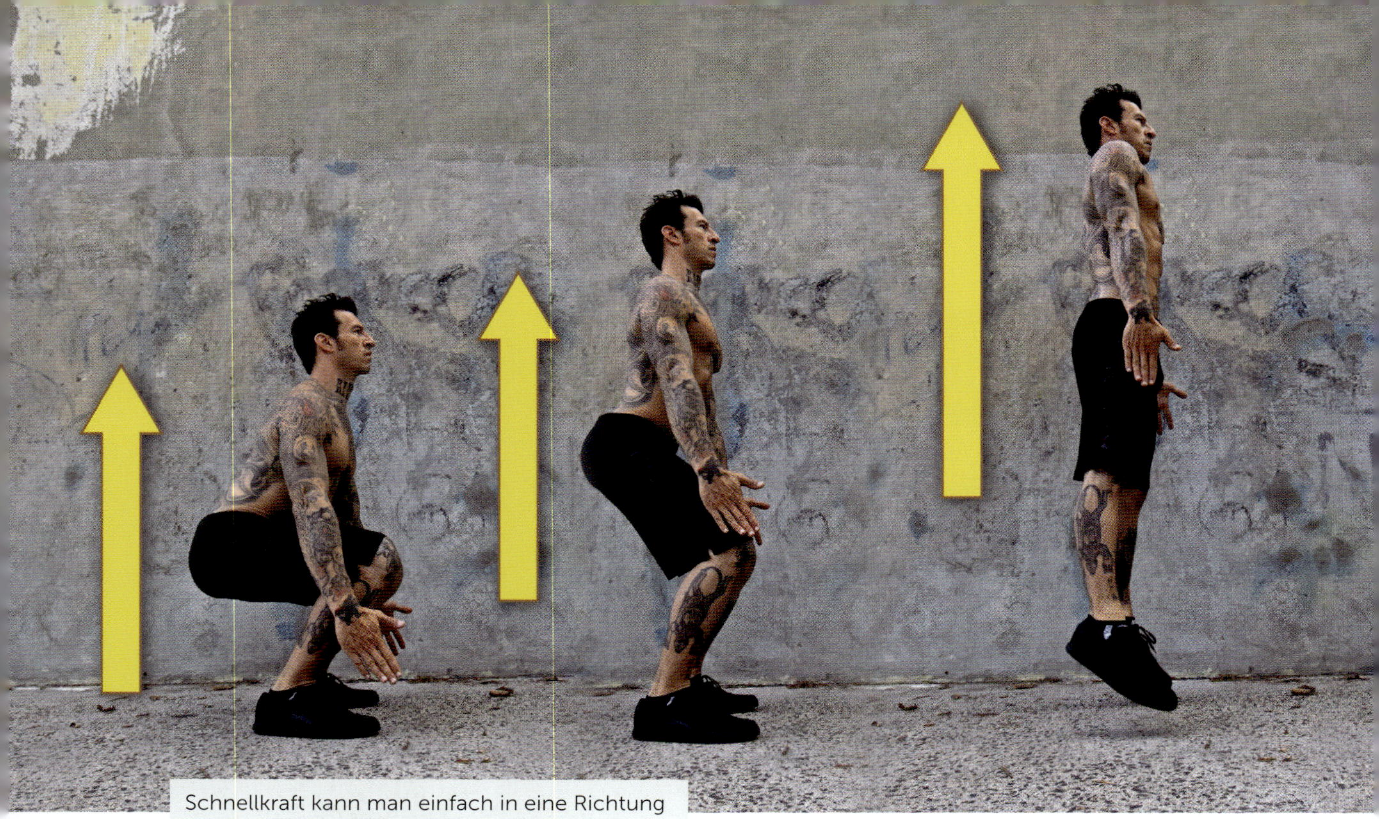

Schnellkraft kann man einfach in eine Richtung ausdrücken – wie bei einem Vertikalsprung.

Agilität ist komplexer und erfordert wechselnde Geschwindigkeit – wie bei einem Kip-up. (Die Pfeile zeigen die Richtungen der Kräfte.)

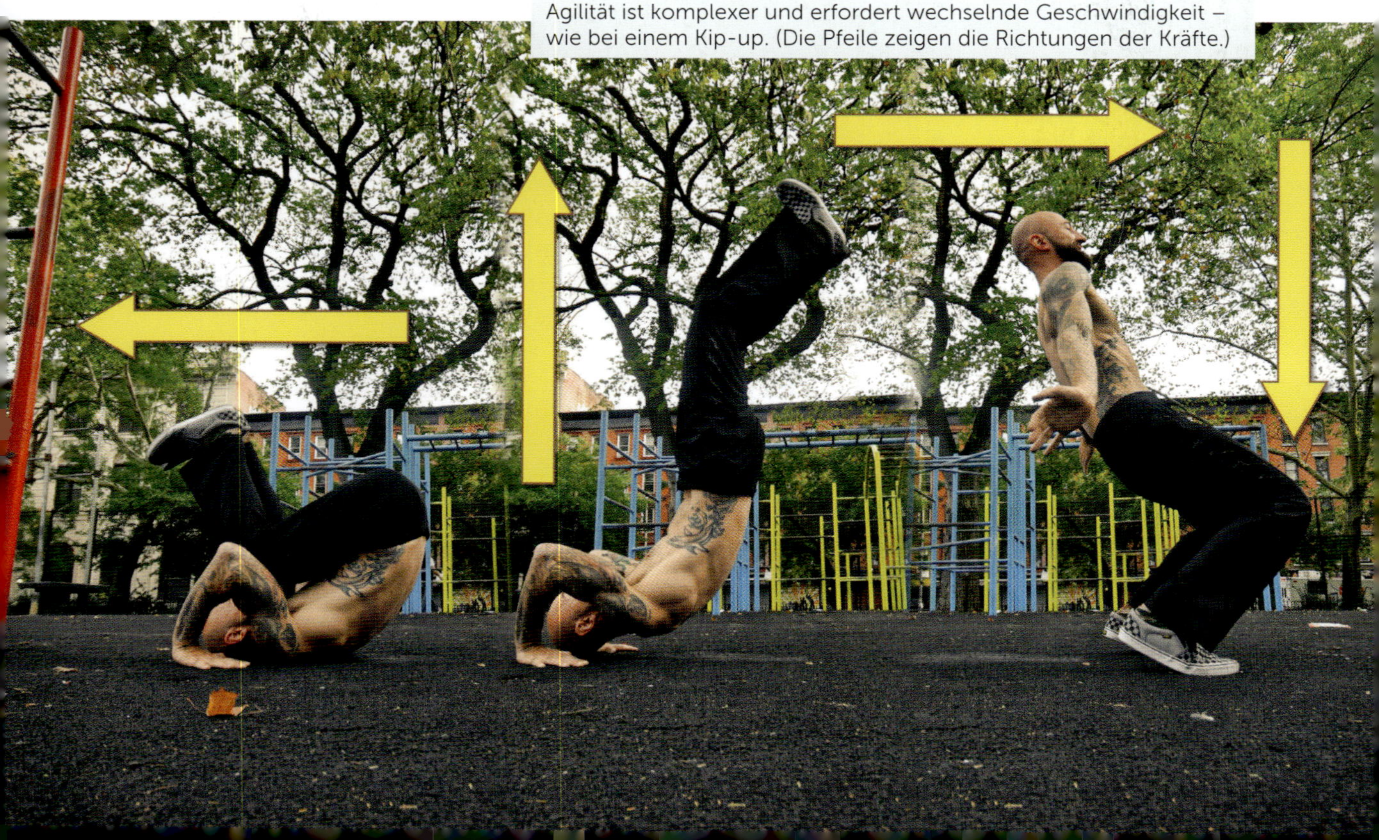

Alles eine Frage der Reflexe

In diesem Buch beziehe ich mich zuweilen auf eine vierte Qualität: Reflexe. Oft verwenden Laien und Athleten den Begriff falsch. Meistens geht es um die Fähigkeit, defensiv auf einen äußeren Reiz wie ein sich näherndes Objekt zu reagieren, wie einem Schlag auszuweichen oder einen Pfeil in der Luft zu fangen. Das ist aber nicht ganz richtig. Reflexe sind viel grundlegender: Es handelt sich um automatische Bewegungen als Antwort auf einen relevanten Reiz.

Stell dir vor, du verfehlst auf einer Treppe eine Stufe. Ob du stürzt oder dein Bein sich und damit den Körper automatisch stabilisiert, hängt von der Qualität deiner Reflexe ab. Reflexe sind schneller als das Gehirn, denn sie finden »nur« zwischen Rückenmark und den Muskeln statt. Wenn etwas so schnell geschieht, dass das Gehirn nicht darauf reagieren kann, übernehmen die Reflexe, woraufhin das Nervensystem mithilfe Tausender Berechnungen und Anpassungen versucht, den Körper zu sichern, meistens erfolgreich.

Wenn das alles schon nach einem Fehltritt passiert, wie hart müssen die Reflexe erst arbeiten, damit deine Arme während eines Handstandüberschlags richtig agieren oder du nach einem Salto sicher landest?

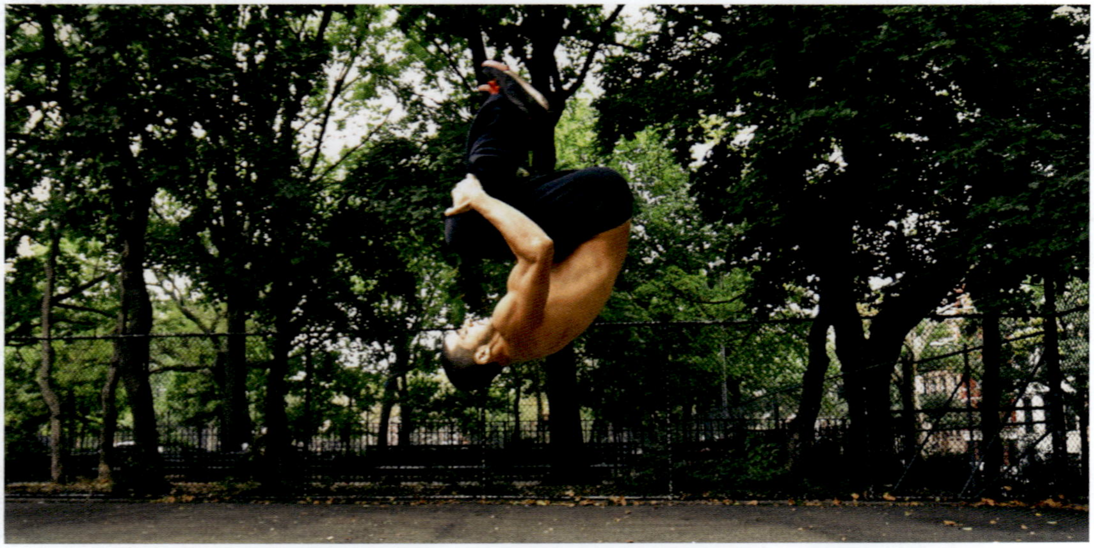

Lange Rede, kurzer Sinn: Wenn du in Sachen Schnellkraft, Schnelligkeit und Agilität Spitze sein willst, musst du deine Reflexe auf denselben Stand bringen. Das kommt automatisch mit dem Üben. Wenn du willentlich mit ballistischen Schnellkraftbewegungen anfängst, müssen auch jede Menge unwillkürliche Prozesse ablaufen, Vorgänge, die schneller sind, als das Bewusstsein mitbekommt. Wenn du einen explosiven Push-up, Flip oder Kip-up absolvierst, musst du in Bruchteilen von Sekunden nachsteuern und landen. Tatsächlich trainierst du deine Reflexe, damit sie es für dich übernehmen. Obwohl viele deiner Reflexe angeboren sind (natürliche oder unbedingte Reflexe genannt), können wir unser Nervensystem auch darauf trainieren, auf unterschiedliche Situationen effizienter zu reagieren. Das nennt man bedingte Reflexe.

Was nehmen wir davon mit? Wenn du mithilfe der Übungen dieses Buches richtig trainierst, werden sich deine Reflexe automatisch bis auf Schwarzgurt-Niveau steigern. Und du musst dafür nicht einen einzigen Pfeil fangen, Ninja-Boy!

LICHT AUS!

Die meisten Fitnessstudio-Athleten bauen Maximalkraft auf, aber wahre Athletik – und jugendlich frische Bewegungen – bleibt für sie immer außer Reichweite, weil es ihnen nicht gelingt, die drei wichtigsten explosiven Qualitäten zu entwickeln: Schnellkraft, funktionelle Schnelligkeit und Agilität. (Deine Reflexe sind auch entscheidend; sie sind sozusagen die Summe des Aufbaus der drei Hauptfähigkeiten.)

Wenn du den Anweisungen dieses Buches folgst, kannst du all diese Fähigkeiten aufbauen, und zwar schneller und effizienter als das Entwickeln von Maximalkraft. Jeder, der sich schnell bewegen kann, ist auch in der Lage, fantastische Schnellkraftwerte zu erreichen – die Art explosiver Schnellkraft, die die meisten Leute nur bei wilden Tieren oder in Superhelden-Comics erleben. Mit modernen Methoden allein ist es aber nicht getan. Du musst die unfunktionellen Maximalkraftübungen bleiben lassen, die dir Trainer im Fitnessstudio beibringen. Und du musst zurück zu den Hardcore-Basics und es richtig anpacken. Was bedeutet »richtig«?

Das kommt als Nächstes.

2

EXPLOSIVES TRAINING

Fünf Prinzipien

Als ich aus dem Gefängnis entlassen wurde, informierte ich mich, wie Athleten explosive Schnellkraft und Maximalkraft trainieren. Was ich gesehen habe, war, ehrlich gesagt, ein Fiasko. Viele traditionelle Calisthenics-Methoden, beispielsweise aus den Kampfkünsten, die jahrhundertelang zum Aufbau von Schnellkraft und Agilität genutzt worden waren, waren auf der Strecke geblieben. Stattdessen verwendeten die Leute Gimmicks wie Kegel, elastische Bänder und andere Hilfsmittel.

Was die Angelegenheit noch schlimmer macht, ist der Umstand, dass nur ein winziger Prozentsatz an Explosivität per se arbeitet. Und die Athleten, die auf Schnelligkeit, Schnellkraft und Agilität trainieren, tun es als Nebeneffekt, weil es Fähigkeiten sind, die für eine bestimmte Sportart gebraucht werden. Traurigerweise trainieren die meisten Leute, die ins Fitnessstudio gehen, weder Schnelligkeit noch Schnellkraft! Man hat ihnen beigebracht, ihr Training rund um Bodybuildingbewegungen aufzubauen, die mit externen Gewichten und Maschinen absolviert werden. Und weil diese Bewegungen langsam und mit isolierten Muskeln oder Muskelgruppen ausgeführt werden, gewöhnen sie eben den Muskeln und dem Nervensystem ab, sich schnell oder ganzheitlich zu bewegen. Ja, das meiste Training im Studio macht die Leute langsamer. Wenn du darüber nachdenkst, wirst du mir recht geben.

In Verbindung mit der immer mehr um sich greifenden Fettsucht gibt es keinen Zweifel: Moderne US-Amerikaner sind die Langsamsten und am wenigsten Agilen unserer Spezies seit Menschengedenken.

Das muss aber nicht so sein. Du kannst deinem Körper beibringen, der blitzschnelle, explosive und akrobatische Superjäger zu sein, der in deinen Genen steckt. In diesem Buch stelle ich dir ein System zum Aufbau von Schnelligkeit, Schnellkraft und Agilität vor. Wegen meines persönlichen Hintergrunds basiert das System auf einer Handvoll unschlagbarer Prinzipien.

- Verwende Körpergewicht!
- Sei Spartaner!
- Nutze Ganzkörpertraining!
- Konzentriere dich auf wenige Übungen!
- Sei progressiv!

Lass uns die fünf Prinzipien kurz betrachten.

VERWENDE KÖRPERGEWICHT!

Warum sind reine, traditionelle Körpergewichtsmethoden so wichtig? Im Gegensatz zu möglichen Annahmen lege ich keinen gesteigerten Wert darauf, weil ich die meiste Zeit meiner Trainingskarriere in einer Zelle ohne Ausrüstung zugebracht habe. Ich hebe sie hervor, weil sie in jedem Fall die überlegene Trainingsmethode sind.

Nehmen wir Explosivität: Ein Athlet kann nur dann als explosiv charakterisiert werden, wenn er in hohem Maß über die drei Fähigkeiten verfügt, die ich im ersten Kapitel genannt habe: Schnellkraft, funktionelle Schnelligkeit und Agilität. Nur wenige der heutzutage verwendeten Methoden können diese drei Fähigkeiten zusammen aufbauen.

Betrachten wir uns die drei modernen Hauptmethoden und vergleichen sie mit Calisthenics wie Flips, Muscle-ups und Kip-ups. Die drei modernen Methoden sind:

- Kastenarbeit (z. B. plyometrische Kastensprünge oder Kasten-Push-ups)
- Kegeltraining (z. B. in einer Halle im Zickzack um Kegel laufen)
- Olympisches Gewichtheben (z. B. sogenannte schnelle Lifts wie Snatches, Cleans und Jerks)

Um herauszufinden, ob diese Methoden die drei für unsere Definition eines explosiven Athleten notwendigen Fähigkeiten trainieren, müssen wir drei Fragen stellen, die auf Definitionen basieren, die ich im vorangegangenen Kapitel genannt habe:

- Schnellkraft: Muss sich der Athlet mit Maximalkraft und Schnelligkeit bewegen?
- Funktionelle Schnelligkeit: Wird der ganze Körper schnell bewegt?
- Agilität: Muss der Körper bei hoher Geschwindigkeit die Richtung wechseln?

Methode	Schnellkraft	Funktionelle Schnelligkeit	Agilität
Kastenarbeit	✓	✓	✗
Kegeltraining	✗	✓	✓
Olympisches Gewichtheben	✓	✗	✗

Schau dir die Tabelle an. Die Antworten auf meine Fragen sollten klarmachen, dass keine der drei Methoden allein komplette Explosivität trainiert:

- Kastenarbeit (Plyometrie) trainiert Schnellkraft, denn eine Last wird schnell bewegt. Sie trainiert auch funktionelle Schnelligkeit, denn der ganze Körper wird bewegt. Aber Kastenarbeit tut nichts für Agilität – die meisten Techniken sind nur Varianten von Auf- und Abwärtsbewegungen. Andere Winkel habe keine Chance, was für echte Agilität notwendig wäre.

- Kegeltraining trainiert Agilität, denn der Körper wird gezwungen, in hoher Geschwindigkeit radikal seine Richtung zu ändern. Es trainiert auch funktionelle Schnelligkeit, denn der ganze Körper bewegt sich schnell. Aber weil die Widerstände ziemlich gering sind, sich kaum von denen des Laufens unterscheiden, kann keine Schnellkraft aufgebaut werden. (Einer der Gründe, warum Kegelübungen in Schulen so populär sind: die geringen Widerstände. Diese Übungen sind recht sicher, und jeder kann mitmachen, egal, wie schwach er oder sie ist.)

- Olympisches Gewichtheben trainiert Schnellkraft, denn es verlangt Maximalkraft, die so schnell wie möglich eingesetzt wird. Aber man braucht dafür keine echte Agilität, weil der Körper nicht auf relevante Weise seine Richtung ändert. Das Gewicht bewegt sich nur auf und ab. Zudem bleiben die Füße während olympischer Lifts entweder ganz oder weitestgehend auf dem Boden. Deshalb sind auch die Kriterien für funktionelle Schnelligkeit (schnelles Bewegen des ganzen Körpers) nicht erfüllt. Der Körper bewegt sich in keiner Weise weit weg.

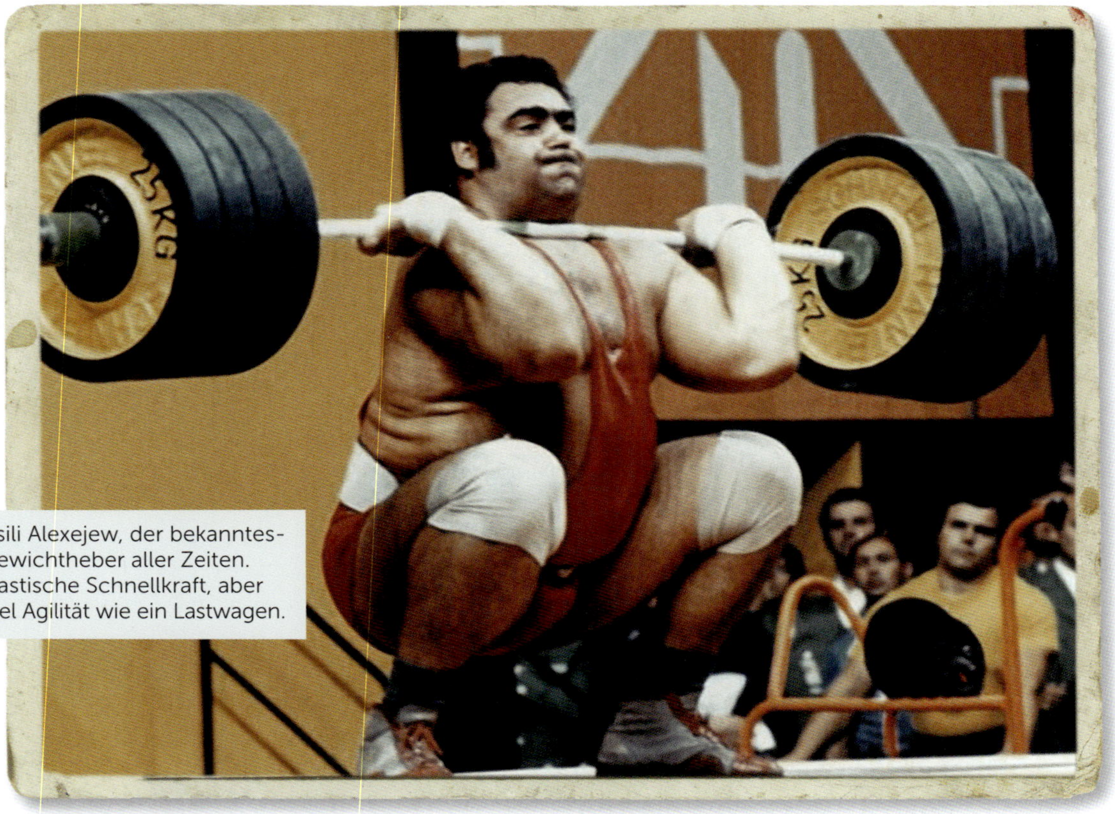

Wassili Alexejew, der bekannteste Gewichtheber aller Zeiten. Fantastische Schnellkraft, aber so viel Agilität wie ein Lastwagen.

Wenn du verstanden hast, was ich im ersten Kapitel gemeint habe, dann ist klar, dass keine der drei Methoden komplette Explosivität trainiert.

Vergleiche nun die drei mit Calisthenics-Methoden: Kip-ups, Frontflips, Backflips und Muscle-ups, den vier fertigkeitsbasierten Bewegungstypen in diesem Buch.*

Methode	**Schnellkraft**	**Funktionelle Schnelligkeit**	**Agilität**
Explosive Calisthenics	✓	✓	✓

* Die beiden ersten Bewegungstypen, Power Jumps und Power Push-ups, sollten als Basis-/Konditionstraining betrachtet werden, sozusagen als Heranführung an die vier Bewegungstypen, die ihnen folgen. Ich gehe auf Seite 288 näher auf diese Trainingshierarchie ein.

Diese Übungen punkten mühelos, denn sie fordern alle einen schnell zu bewegenden Widerstand (die Körpermasse) – Schnellkraft. Sie verlangen zudem, den ganzen Körper schnell zu bewegen – funktionelle Schnelligkeit. Und auch Agilität ist gefragt, denn der Körper muss mit hoher Geschwindigkeit die Richtung wechseln. Das ist in Flips und Kip-ups offensichtlich, wenn der Körper zum Abheben, Drehen und Landen in unterschiedliche Richtungen arbeitet, aber es stimmt auch für den Muscle-up: Die einleitende Kippbewegung verlangt vom Körper schnelle Richtungsänderungen. (Mehr Informationen dazu auf Seite 226.)

Gemäß meiner Definition sind Schnellkraft, funktionelle Schnelligkeit und Agilität Standardkriterien für Explosivität, aber du kannst auch deine eigene Herangehensweise entwickeln. Ich zeige zeige dir hier, wie ich denke und meine Athleten trainiere.

Ich will die anderen Methoden (Gewichtheben etc.) keinesfalls abwerten. Jede ist in ihrem Bereich nutzbringend: Kastensprünge liefern Basisschnellkraft, Kraftsportler profitieren vom Langhanteltraining, und die Kegelläufe sind z. B. für Fußball eine gute Wahl. Aber wenn ein Athlet so explosiv wie möglich werden will – und über alle drei grundlegenden Fähigkeiten der Explosivität verfügt –, ist jede einzelne der Methoden mangelhaft. Den Calisthenics fehlt nichts. Ich sage im Übrigen auch nicht, dass die anderen Methoden schlecht oder kontraproduktiv wären.

SEI SPARTANER!

Traditionelle Körpergewichtsübungen sind nicht nur die besten Übungen für Explosivität, sondern auch die praktischsten. Sie sind Low- bis Null-Tech, das heißt, man braucht nicht viel. Für die »Explosive Six« in diesem Buch genügen nur der Boden, eine Wand und eine Stange.

Für explosive Flips gibt man Übenden im Club meist Gummibänder, die sie im Muscle-up unterstützen. Turner nutzen Schaumstoffgummimatten, Blöcke, Keile und Kabel und derlei mehr. Trainer verlassen sich heutzutage auf solche Sachen aus Unsicherheit. Die Geräte vermitteln die Illusion von Sicherheit. Und es ist wirklich eine Illusion. Auf einer Schaumstoffmatte kann man sich ebenso das Genick brechen wie auf Gras, wenn man falsch trainiert.

Wenn du gerade mit Körpergewichtstraining loslegen willst und dich fragst, ob du nicht besser in einen Verein gehst und dort mit Tonnen von Ausrüstung Flips, Kip-ups und Muscle-ups sicher lernst, denke daran: Unzählige deiner Vorfahren haben diese Techniken schon 1000 v. Chr. beherrscht, also bevor dieser ganze Müll erfunden wurde. Er ist meiner Meinung nach schlimmer als nutzlos. Das Spielzeug hält nur auf. Mache einen großen Bogen drum!

Spartanisch trainieren heißt auch allein trainieren. Das ist mir sehr wichtig. Ich hatte viele sagenhaft gute Lehrer, trainiert habe ich aber allein. Anstrengung und Disziplin in Einsamkeit sind ein spiritueller Aspekt meines Trainings. Deshalb braucht man für keine der Übungen im Buch einen Partner. Ich weiß, Turner trainieren heutzutage anders. Aber in diesem Buch geht es nicht um Turnen, es geht um progressive Calisthenics. Da ist ein Unterschied.

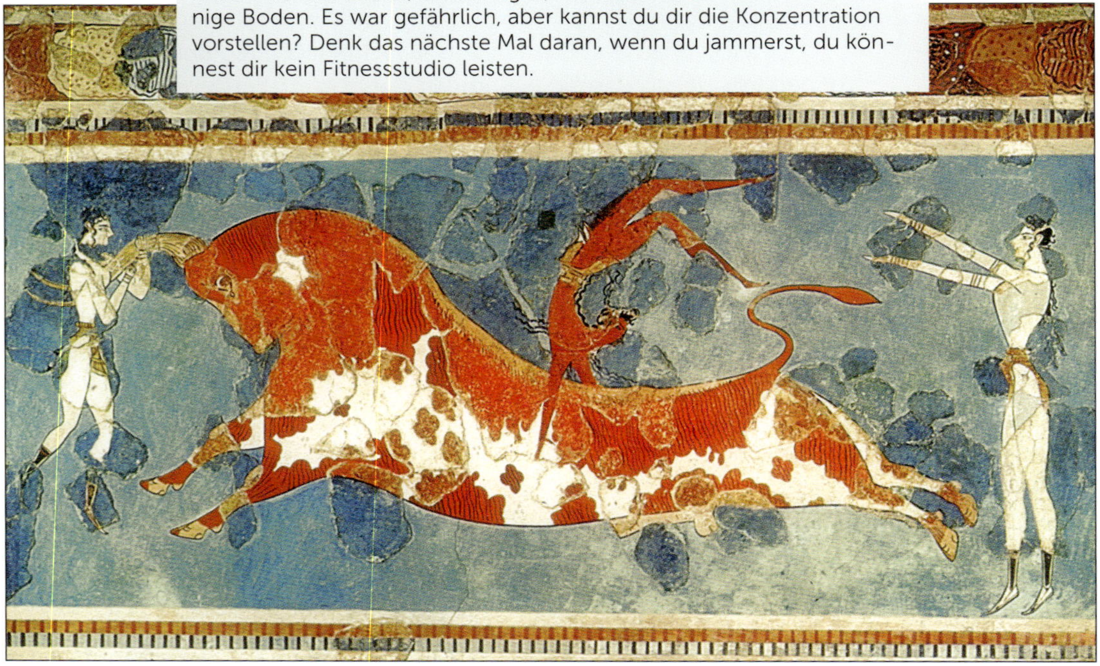

Minoische Athleten entwickelten durch Saltos über angreifende Bullen enorme explosive Schnellkraft (von lebensrettender Reaktionsschnelligkeit ganz zu schweigen). Keine Seile, keine Matten, keine Schaumkeile – nur der Athlet, ein zorniges, heranrasendes Rind und der steinige Boden. Es war gefährlich, aber kannst du dir die Konzentration vorstellen? Denk das nächste Mal daran, wenn du jammerst, du könnest dir kein Fitnessstudio leisten.

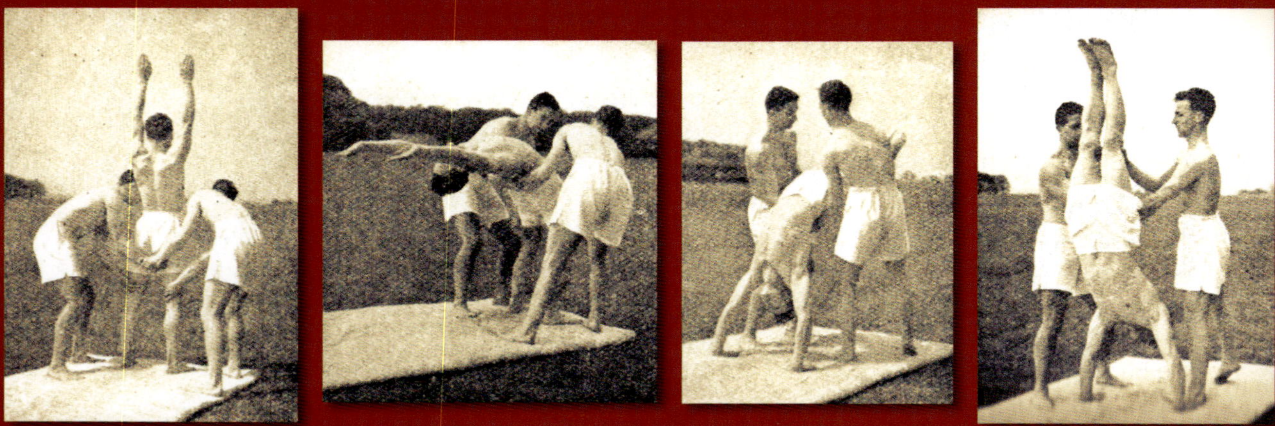

Zum Calisthenics-Training bei den Briten gehörten in den 1930er-Jahren schon Partnerübungen – hier zum Unterstützen des Handstandüberschlags rückwärts. Sei versichert: Ein Meister progressiver Calisthenics braucht keine Unterstützung.

Es ist mir egal, ob du im Keller deiner Eltern haust oder in einem Militärcamp in Afghanistan. Finde etwas, woran du dich hängen kannst, und du hast alles, was du brauchst, um ein Meister explosiver Calisthenics zu werden.

NUTZE GANZKÖRPERTRAINING!

Im echten Leben kommt man nie nur mit **einem** schnellen Arm oder Fuß aus. Manche reden von Boxern mit »schnellen Händen«, aber das ist das falsche Wort. Tatsächlich gehört zu einem Boxpunch der ganze Körper: Beine, Hüfte, Rumpf, Schultern und Arme. Alles muss schnell sein, oder es gibt keine Schnelligkeit. Das Gleiche gilt für Tritte. Frage einen Kampfsportler nach »schnellen Füßen« – er wird dir klarmachen, dass Oberkörper und Hüfte für die Geschwindigkeit genauso wichtig sind.

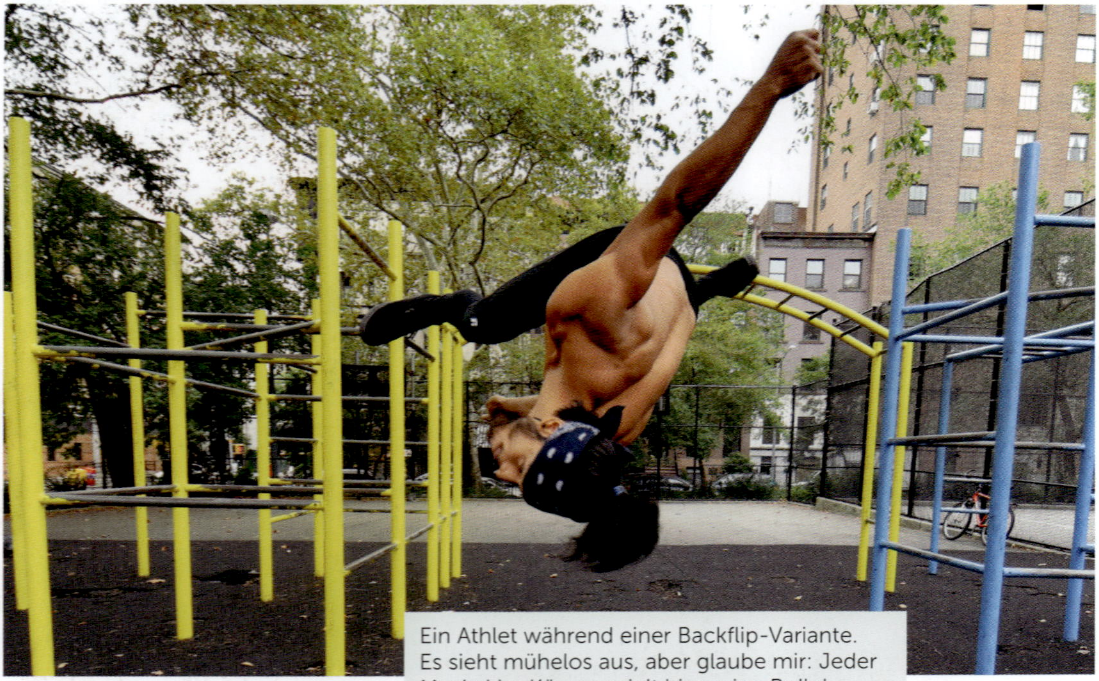

Ein Athlet während einer Backflip-Variante. Es sieht mühelos aus, aber glaube mir: Jeder Muskel im Körper spielt hier seine Rolle!

Die Brutalität des echten Lebens beweist, dass wir einen schnellen Körper statt schneller Körperteile brauchen. Im Kampf, in Militärübungen, im Sport musst du deinen ganzen Körper bewegen. Schnelle Xbox-Finger nutzen dir zum Bewegen einer vollen Mülltonne mit rostigen Rändern wenig. Du kannst spezielle Schnelligkeitsübungen – wie Kartenschnippen und -fangen oder Münzen schnappen, die vom Ellbogen fallen – schlicht vergessen. Es gibt keinen Transfer. Solche Fertigkeiten – auch Jonglieren, was manche Boxer praktiziert haben – sind zu speziell. Du gewinnst durch sie in anderen Bereichen keinerlei Schnelligkeit hinzu.

Für das Training explosiver Schnellkraft und Schnelligkeit wählst du nur Übungen, die den ganzen Körper beanspruchen. Du musst, um das Beste herauszuholen, so viele Muskeln wie möglich zum Einsatz bringen. Klar, in diesem Buch zeige ich ein paar Übungen, die manche Körperteile mehr als andere zu trainieren scheinen: Klatsch-Push-ups trainieren scheinbar nur den Oberkörper, Pogo-Sprünge nur die Beine ... Aber wenn du über das Grundlagentraining hinauskommst, wirst du feststellen, dass die Übungsreihen deinen ganzen Körper als Einheit trainieren: Die Power-Push-ups führen zu schwierigeren Übungen, die die Beine einbeziehen, Sprungserien verlangen für mehr Schnellkraft bald nach Rumpf und Armen usw.

Ganzkörperübungen bauen ganzheitliche Schnelligkeit auf. Der Körper ist eine wahre Gestalteinheit – das Ganze ist mehr als die Summe seiner Teile. Ein Sportler, der zum Entwickeln von Schnellkraft jede Körperzone isoliert behandelt, kann sich nie so schnell oder flüssig bewegen wie ein Athlet, der diese Zonen zusammen trainiert. Wenn du dich mit Hardcore-Krafttraining auskennst, dann verstehst du sehr gut, dass die stärksten Männer und Frauen die sind, die ihren Körper mit ganzheitlichen Übungen belasten, mit Übungen, die das Potenzial des Systems maximieren. Das Training für Schnellkraft und Schnelligkeit ist genau so.

KONZENTRIER DICH AUF WENIGE ÜBUNGEN!

Dieses Prinzip schließt an das zuletzt erwähnte an. Wenn du dich auf Übungen konzentrierst, die den ganzen Körper trainieren, brauchst du nicht viele davon. Ansonsten würdest du dich nur wiederholen und deine Zeit verschwenden.

Wenn du wirklich in kürzester Zeit monströse Schnellkraft, Schnelligkeit und Agilität aufbauen willst, halte dich an eine Handvoll Bewegungstypen, in denen du fühl- und messbar immer besser wirst (das ist Progression, das nächste Prinzip). Weil auch Ganzkörperübungen den Körper immer etwas unterschiedlich trainieren, weise ich meine Schüler an, sich nur wenige Calisthenics-/Akrobatikübungen herauszusuchen, mit denen sie alle Grundlagen abdecken. Nutze deine Zeit und trainiere nur mit Übungen, die maximale Athletik verlangen!

Für mich sind folgende sechs Bewegungen für ein Hardcore-Explosivtraining ideal:

- Sprung – für Haltung, explosives Springen, Hocke in der Luft und Landung
- Explosiver Push-up – um die Schultern und Arme auf Hochgeschwindigkeitsbewegungen vorzubereiten und die Reflexe der oberen Extremitäten zu verbessern
- Kip-up – für Schnelligkeit/Schnellkraft in Hüfte und Taille im Höchstmaß und um Agilitätsgrundlagen zu entwickeln
- Vorwärtsrotation – für Vorwärtsdrehung in optimaler Geschwindigkeit
- Rückwärtsrotation – für Rückwärtsdrehung in optimaler Geschwindigkeit
- Aufschwung – um den Körper mit maximaler Schnellkraft und Koordination nach oben zu ziehen

Natürlich kannst du mit der Zahl Sechs experimentieren. Vielleicht trainierst du lieber mit vier Bewegungen oder auch mit sieben. (Manche Sportler wollen gleich Seitrotationen oder Drehbewegungen hinzunehmen. Ich finde, Seit- und Drehbewegungen sind einfacher und sicherer, wenn der Athlet sich ein paar grundlegende Fertigkeiten angeeignet hat.*) Als Faustregel gilt: Mit weniger als sechs Bewegungen fehlen Schnelligkeits-/Schnellkraftschlüsselfertigkeiten, und mit mehr als sechs riskierst du Überlastung.

SEI PROGRESSIV!

Endlich kommen wir zum Kern der wahren Calisthenics: dem Prinzip der Progression!

Auch dieses Prinzip schließt wieder an das vorangegangene an. Wenn du mit nur wenigen Bewegungen trainierst, ist es nicht sinnvoll, immer dieselben Techniken zu wiederholen. Dein Ziel muss sein, Progressionen, also immer schwierigere Varianten dieser Bewegungen, zu absolvieren. Wie kannst du sonst feststellen, ob du besser wirst?

Die Frage ist: »Wie gestalte ich Progressionen explosiver Bewegungen?« Teil II dieses Buches gibt dir alle Schlüssel in die Hand, die du zum Verständnis dieses Teils des Trainings brauchst. Hier schon mal ein Beispiel, und zwar die Rückwärtsrotation. Wenn du daran arbeitest, in der Rückwärtsrotation explosiver zu werden, musst du am Ende eines schaffen: den Backflip.
In einem vollständigen Backflip stehst du auf festem Untergrund, springst ab, drehst dich in der Luft 360 Grad rückwärts und landest kurze Zeit später auf derselben Stelle. (Deine Hände unterstützen den Schwung, berühren aber zu keiner Zeit den Boden.)

Fragt man untrainierte Menschen, ob sie sich das Erlernen einer schwierigen Bewegung wie den Backflip zutrauen, antworten die meisten mit Nein – es scheint ihnen unmöglich. Einerseits haben sie recht: Der Versuch, einen Rückwärtssalto auf einmal zu lernen, wäre zum Scheitern verurteilt. Wenn sie den Backflip aber in eine Reihe von Abfolgen unterteilen – mit einfachen Techniken beginnend und zu schwierigeren übergehend –, können sie ihn lernen. Tatsächlich könnte ich mit dieser Methode beinahe jedem Untrainierten den Backflip beibringen. Das ist der Kern der Progression: Techniken, die zu schwierigeren Versionen einer Übung führen, nennt man Progressionen. (Einfachere Versionen einer spezifischen Technik nennt man Regressionen.)

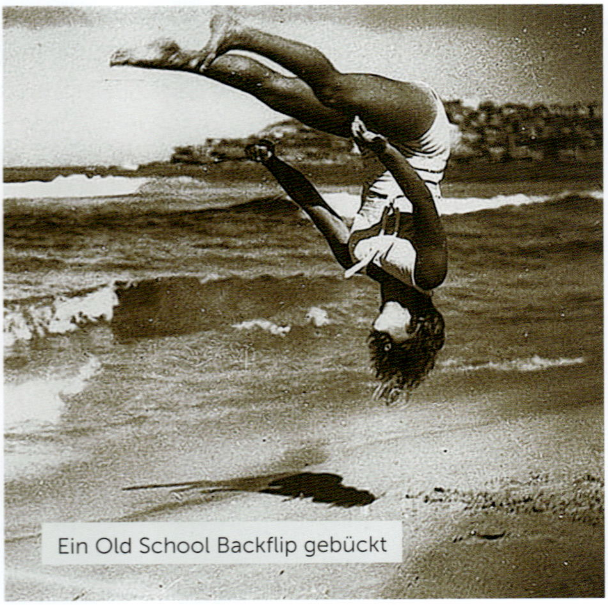

Ein Old School Backflip gebückt

*Siehe Round-offs (S. 180) und Cartwheels (S. 181).

Sportler, für die Calisthenics neu sind, müssen, um ihre Wirbelsäule, Schultern und Extremitäten zu mobilisieren, mit ein paar Brückenübungen anfangen. Sobald sie von diesen Grundlagen profitiert haben, können die Progressionen beginnen. Wir beginnen mit einfachen Rollen rückwärts. Gibt es jemanden, der keine Rolle rückwärts kann? Wenn du dich ans Rollen gewöhnt hast, machst du mit einer schwierigeren Variante weiter: Rolle mit Einsatz der Hände. Danach haben sich dein Gehirn, deine Wirbelsäule und deine Gelenke ans Rollen gewöhnt. Nun ist es Zeit für Überschläge aus der Brücke.

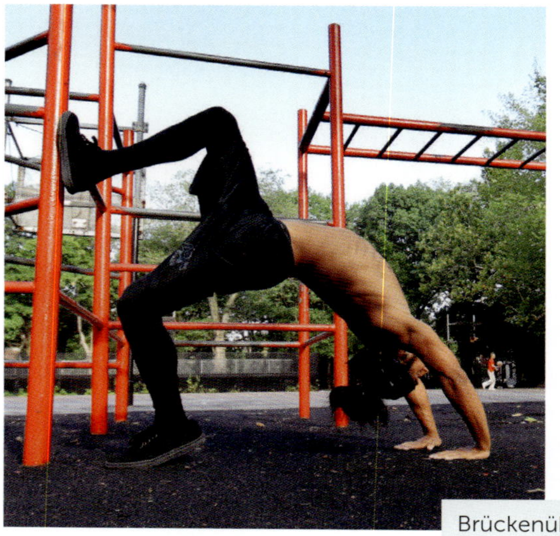

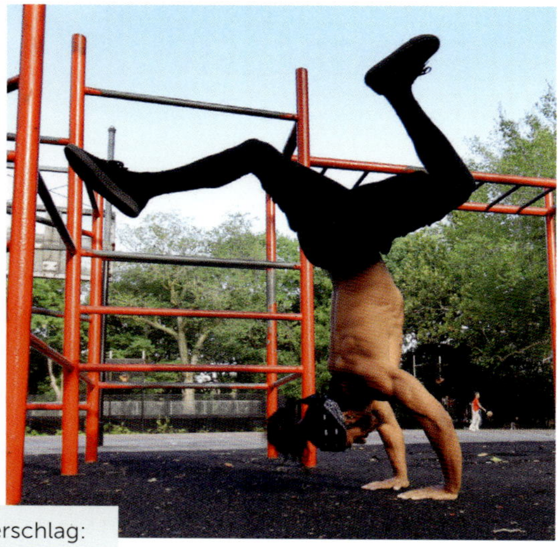

Brückenüberschlag: eine Progression zum Backflip

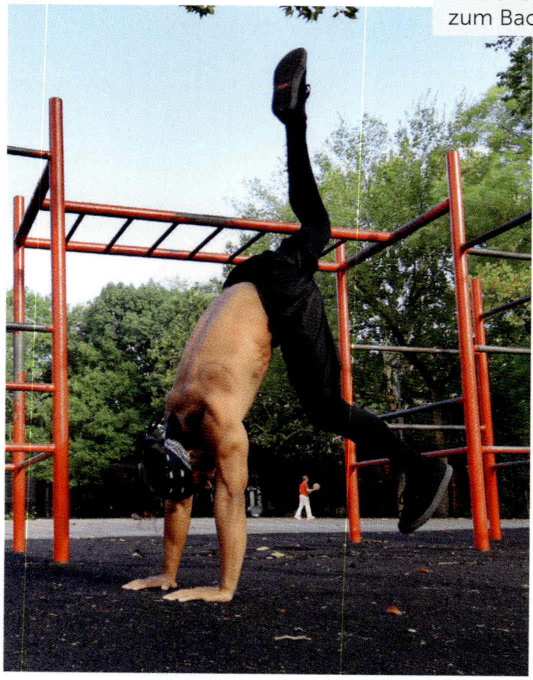

Sobald die Überschläge in Fleisch und Blut übergegangen sind, geht es weiter mit Variationen des Monkey Flip, einem einfachen Flip, mit dem du Rückwärtsrotation durch seitliches Herangehen an die Bewegung lernen kannst. Es gibt mehrere Progressionen des Monkey Flip. Bei der letzten angekommen, bist du bereit für den Handstandüberschlag rückwärts, bei dem du nach dem Absprung rückwärts auf die Hände springst. Nach einiger Zeit mit Handstandüberschlägen wagst du dich an Übergangsübungen, die dich am Ende zum Backflip führen.

Wie in allem, was zunächst unmöglich scheint, liegt der Schlüssel zum Erfolg darin, die Dinge Schritt für Schritt anzugehen. Beachte, dass du nicht jede Progression nur einmal ausprobierst und dann, sobald es geklappt hat, zur nächsten hetzt – das bringt nichts. Im Mittelpunkt der gesamten Vorgehensweise steht die Liebe zu jeder einzelnen Progression. Schlachte sie aus, so gut du kannst. Du wirst kein besserer Athlet, wenn du dich an Progressionen festbeißt, die du zuerst nicht so gut kannst. Du wirst ein besserer Athlet, indem du dir die Zeit nimmst, mit den Progressionen zu trainieren, die du schon gut beherrschst.

LICHT AUS!

Nur die wenigsten Übenden versuchen jemals, an die ganze Schnellkraft und Schnelligkeit heranzukommen, die in ihrem Körper steckt. Das ist bescheuert. Im echten Leben sind sie der Inbegriff der Athletik und der Fähigkeit zu überleben. Und doch bleiben die Leute am langsamen Training hängen oder langweilen sich auf Kardio-Maschinen.

Diese Nachlässigkeit hat nichts mit dem Körper zu tun. Es ist vielmehr eine Frage der Einstellung, ein Fall für den Psychologen. Wie viele Leute, die trainieren, vermeiden fantastische Kunststücke wie den Backflip, weil sie glauben, er sei für sie außer Reichweite? Viel zu viele Sportler sind der Meinung, dass es nur wenige geborene Turner gibt, die in der Lage sind, solche Kunststücke zu lernen, und dass es für Max Mustermann viel zu gefährlich sei. Ich habe mit Leuten gesprochen, die dachten, sie wären »zu alt«, um Explosives zu lernen, oder »zu schwach« oder »zu schwer« oder was auch immer. Diese Sportler haben keine Ahnung davon, dass auch ihre Körper ohne Einschränkung unglaubliche Schnellkraftübungen absolvieren können; sie müssen nur richtig programmiert werden, indem sie die fünf in diesem Kapitel genannten Prinzipien anwenden. Sobald diese Selbstzweifler die auf den folgenden Seiten gezeigten Progressionen sehen und verstehen, macht etwas klick in ihnen, und ihnen wird klar, dass auch sie die superbeeindruckenden explosiven Bewegungen in diesem Buch schaffen können.

Und du kannst das auch!

3

WIE DU DIESES BUCH BENUTZT

Kernkonzepte und Antworten

Ich weiß, du willst zu den Fleischtrögen dieses Buches kommen, den Übungen! Ganz ruhig, Brauner! Ich habe dieses Kapitel eingeschoben, damit du einen Überblick über das ganze Buch bekommst. Außerdem will ich sichergehen, dass dir die Schlüsselbegriffe meines Systems geläufig sind, Begriffe wie die »Explosive Six«, die »Zehn Steps«, »Master Step« usw.

Die Übungen kommen bald, in Teil II, der gleich nach diesem Kapitel beginnt. Lass uns jetzt unser Hirn einschalten und das Biest näher anschauen, das wir zähmen wollen.

DIE EXPLOSIVE SIX

Wenn du *Trainieren wie im Knast* gelesen hast, weißt du, dass ich die Technik in diesen Büchern sechs verschiedenen Bewegungsfamilien zugeordnet habe:

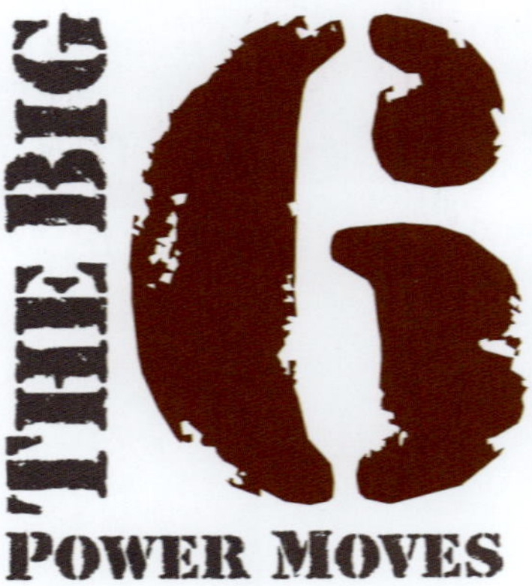

1. **Push-ups**
2. **Squats**
3. **Pull-ups**
4. **Leg Raises**
5. **Brücken**
6. **Handstand-Push-ups**

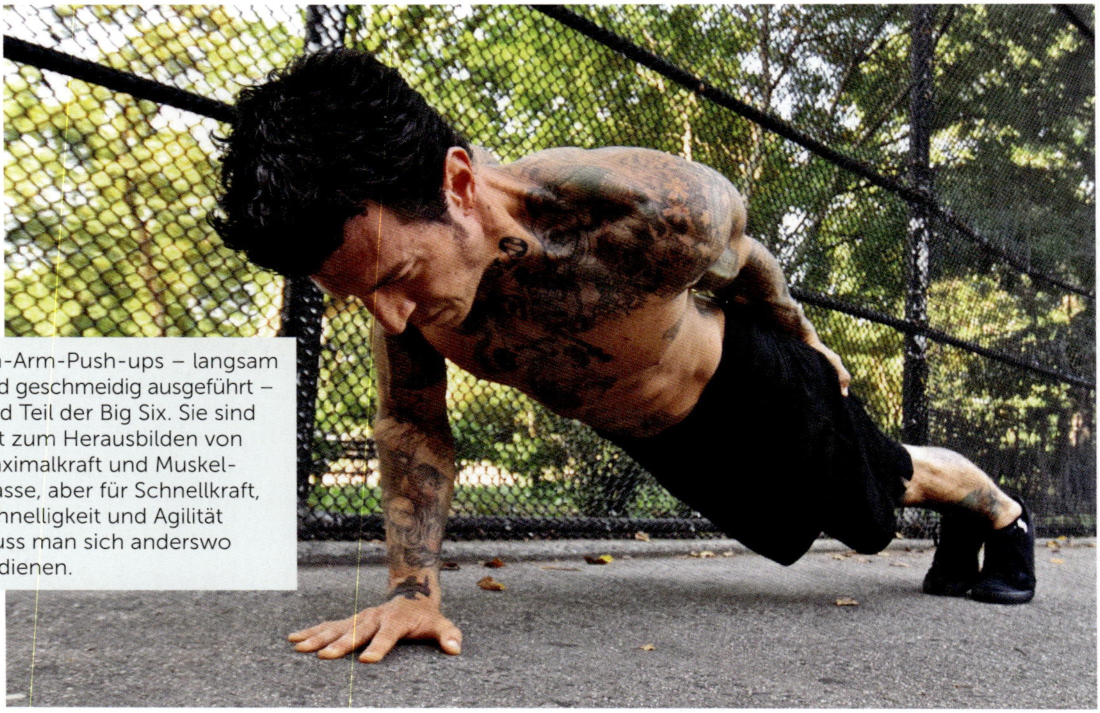

Ein-Arm-Push-ups – langsam und geschmeidig ausgeführt – sind Teil der Big Six. Sie sind gut zum Herausbilden von Maximalkraft und Muskelmasse, aber für Schnellkraft, Schnelligkeit und Agilität muss man sich anderswo bedienen.

FAQ: Wie gut in *Trainieren wie im Knast* muss ich sein, bevor ich Explosives ausprobieren kann?

Um dieses Buch benutzen zu können, musst du weder *Trainieren wie im Knast 1* noch *2* besitzen. Aber bevor du mit Hochgeschwindigkeits-Calisthenics anfängst, solltest du dir grundlegende Körpergewichtskraft angeeignet haben. Schnellkrafttraining kann schwerfälligen oder übergewichtigen Personen schaden, die darauf nicht vorbereitet sind. Krafttraining mit dem eigenen Körpergewicht ist, richtig ausgeführt, die beste Methode, die Gelenke auf die Belastungen einzustellen, die explosive Bewegungen ihnen abverlangen. Wenn du dem *Trainieren-wie-im-Knast*-Kraftsystem folgst, rate ich dir, im Push-up, Squat, Pull-up, in der Brücke und den Leg-Raise-Bewegungen mindestens Schritt 5 vollzogen zu haben, bevor du dich in die Explosivketten dieses Buches einklinkst.

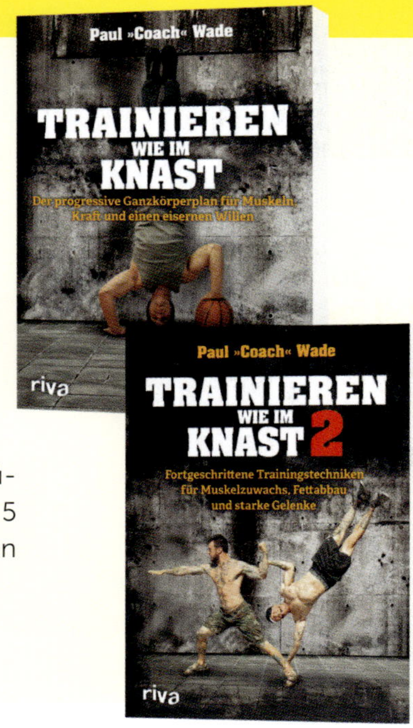

Genauso wie die Big Six die besten Calisthenics-Bewegungen für Maximalkraft und Muskelwachstum sind, stehen die Explosive Six für die besten Bewegungen zum Training explosiver Schnellkraft und Schnelligkeit. Harte Arbeit schon mit nur einer der explosiven Sechs bringt deinem ganzen Körper mehr Schnelligkeit, Agilität und explosive Schnellkraft. Wenn du es schaffst, alle in Angriff zu nehmen, wird aus dir so etwas wie ein Ninja mit den Anlagen einer Dschungelkatze.

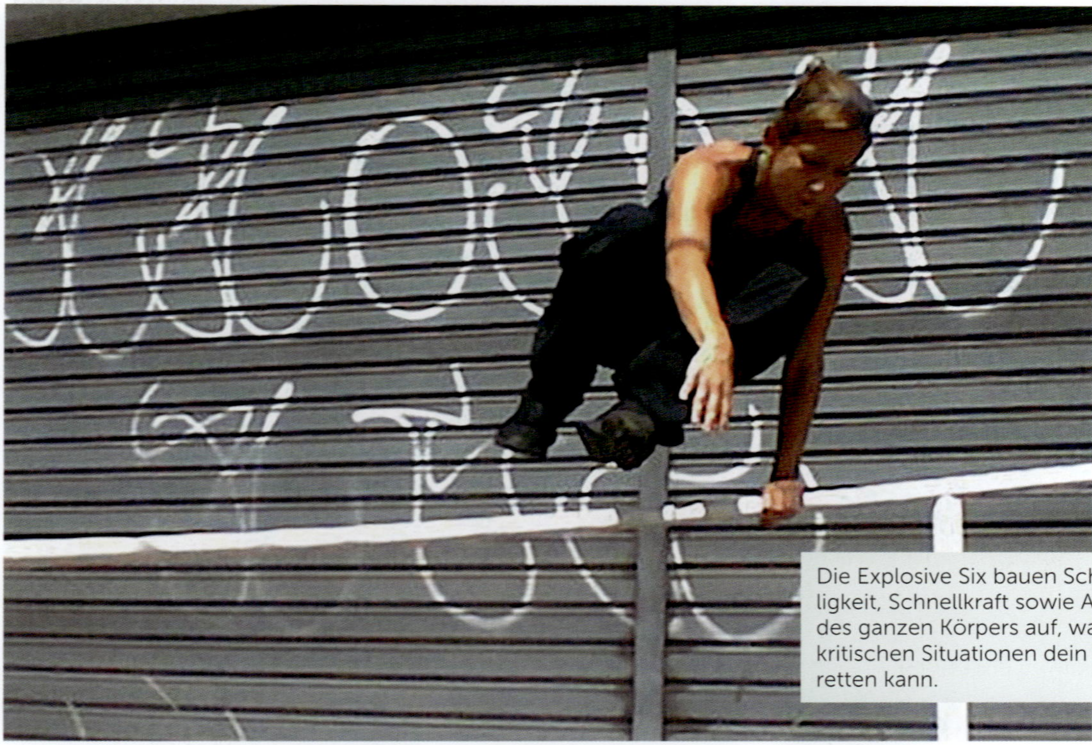

Die Explosive Six bauen Schnelligkeit, Schnellkraft sowie Agilität des ganzen Körpers auf, was in kritischen Situationen dein Leben retten kann.

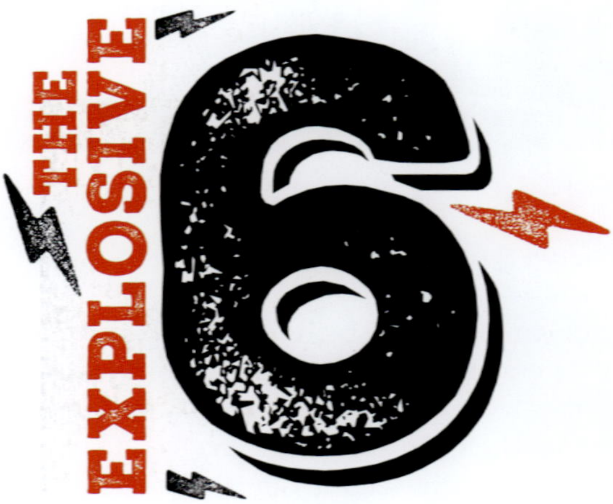

1. **Power Jumps**
2. **Power-Push-ups**
3. **Kip-ups**
4. **Frontflips**
5. **Backflips**
6. **Muscle-up**

FAQ: Muss ich die Explosive Six in einer bestimmen Reihenfolge lernen?

Ja. Explosives Training ist verschiedenartig. Jumps und Push-ups sind einfache Schnellkraft- und Schnelligkeitsübungen, die die Gelenke vorbereiten und grundlegende Bewegungsfertigkeiten herausbilden. Kip-ups, Frontflips, Backflips und Muscle-ups sind auch Fertigkeitsübungen. Ich rate allen Athleten, mit der Sprung- und der Power-Push-up-Kette zu beginnen, um die Gelenke zu stärken und Schnellkraft und Schnelligkeit aufzubauen. Sobald du mit den beiden vertraut bist – oder zumindest jeweils mit Schritt 5 –, kannst du in die anderen Bewegungen einsteigen.

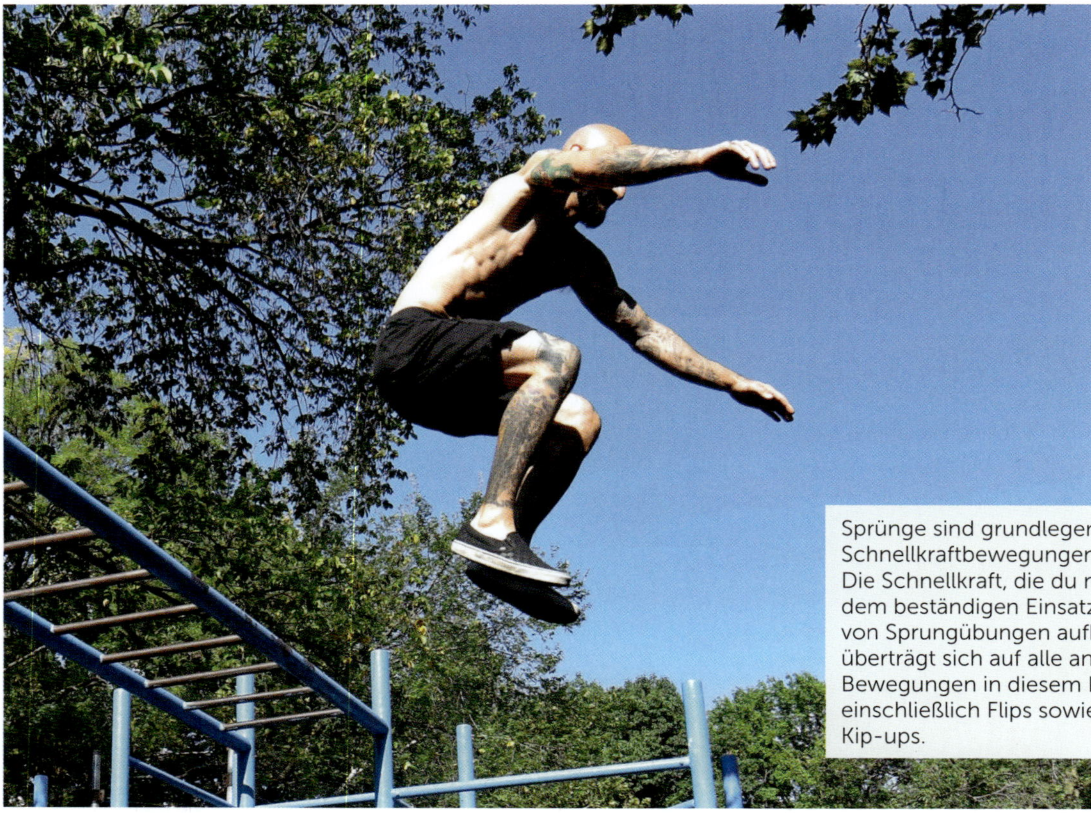

Sprünge sind grundlegende Schnellkraftbewegungen. Die Schnellkraft, die du mit dem beständigen Einsatz von Sprungübungen aufbaust, überträgt sich auf alle anderen Bewegungen in diesem Buch, einschließlich Flips sowie Kip-ups.

DIE ZEHN STEPS

In *Trainieren wie im Knast* habe ich, wie auch in diesem Buch, die sechs Hauptbewegungstypen in zehn verschiedene Übungen unterteilt. Wir nennen sie die zehn Steps. Step 1 ist der einfachste und sollte von jedem Athleten zu schaffen sein. In den progressiven Calisthenics nennen wir eine Serie immer schwieriger werdender Übungen eine Kette. Von Step 1 bis zum ultimativen Step steigen die Anforderungen. Step 10 ist die schwierigste Übung: der Master Step.

In einer Kette explosiver Techniken sind die einfacheren Übungen Grundlage für schwierigere – und zwar in zehn Schritten bis hinauf zum Master Step!

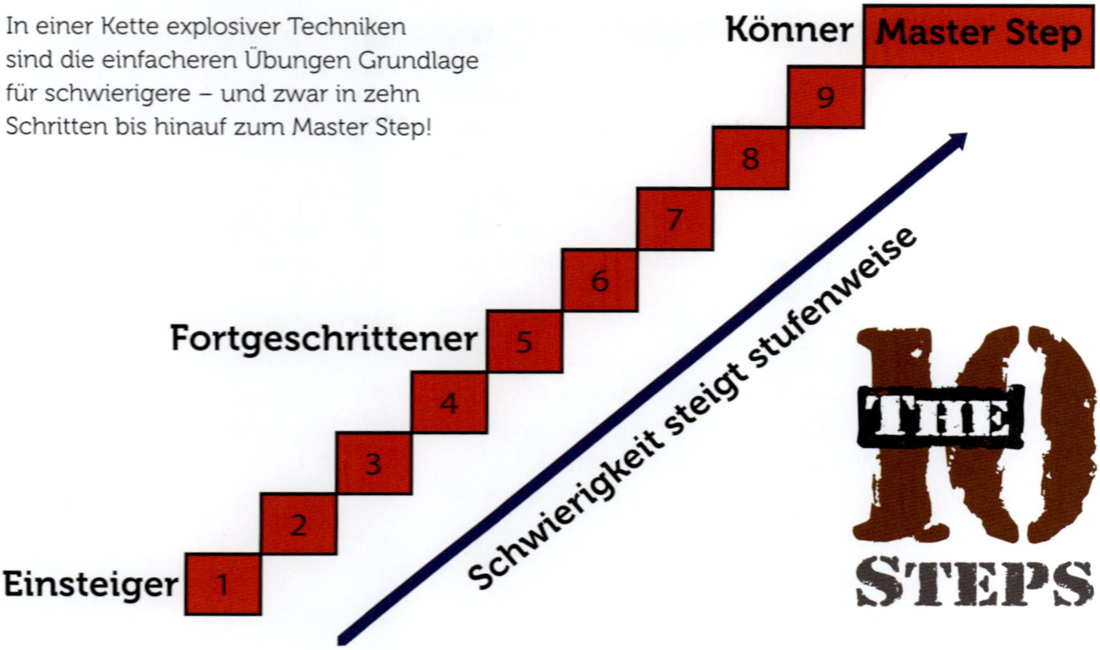

FAQ Zehn Steps:
Warum zehn Steps? Warum nicht mehr oder weniger?

Die Antwort ist einfach: Zehn ist für uns Menschen eine eingängige Zahl. Wir haben zehn Finger, zehn Zehen, zehn Augen. Nein, halt, nicht zehn Augen. Aber wir rechnen nach dem Dezimalsystem, das auf der Zehn basiert. Und wir haben die Zehn Gebote. Ich hätte auch Übungen weglassen oder hinzufügen können für beispielsweise acht oder zwölf Steps.

Muss ich mit Step 1 anfangen oder kann ich irgendwo hineinspringen?

Ich rate allen Athleten, in jeder Kette mit Step 1 zu beginnen. Das schützt die Gelenke, entwickelt Körperweisheit und gibt dem Training die richtige Dynamik.

Wie immer solltest du den gesunden Menschenverstand nutzen. Wenn du schon ein halbes Leben lang Akrobat bist, muss es zum Einstieg nicht Step 1 sein. Aber selbst dann: Was würde es schaden, in einigen Sessions die ersten Schritte auszuprobieren? Vielleicht lernst du noch etwas dabei. Die Grundlagen zu wiederholen ist nie ein Fehler.

Muss ich alle Steps absolvieren oder kann ich welche auslassen?

Es wäre völlig falsch, wenn ich behaupten würde, dass jeder Athlet mithilfe aller neun Steps zum Master Step gelangen könnte. Das schaffen nicht alle.

Andererseits: Nach meiner Erfahrung scheitern die meisten Sportler, die mit dem nächsten Step zu kämpfen haben, daran, dass sie die vorangegangenen Steps nicht genügend ausgeschlachtet haben, um alles daraus mitzunehmen. Denke daran und hetze dich nicht, um möglichst schnell zum nächsthöheren Step zu kommen.

Mache dir klar, dass du Schnelligkeit und Schnellkraft nur dann aufbauen kannst, wenn du jeden einzelnen Step gut beherrschst. Der jeweils nächste Step entwickelt zunächst weder Schnelligkeit noch Schnellkraft, noch Agilität, er zeigt nur an, wie viel davon du dir schon durch vorangegangene Schritte erworben hast.

DIE MASTER STEPS

Das Ziel deines Trainings mit den Explosive-Six-Techniken ist das Erreichen der allerletzten Bewegung jeder der sechs Ketten: des zehnten Steps. Diese sechs jeweils zehnten Steps nennen wir Master Steps. Wenn du wirklich der explosivste Athlet werden willst, den deine Gene hergeben, muss es dein fester Wille sein, alle Master Steps der Explosive Six zu erreichen.
Sie sind:

THE MASTER STEPS

Explosive-Six-Bewegungstyp	Master Step	The Master Steps
Sprünge	Suicide Jump	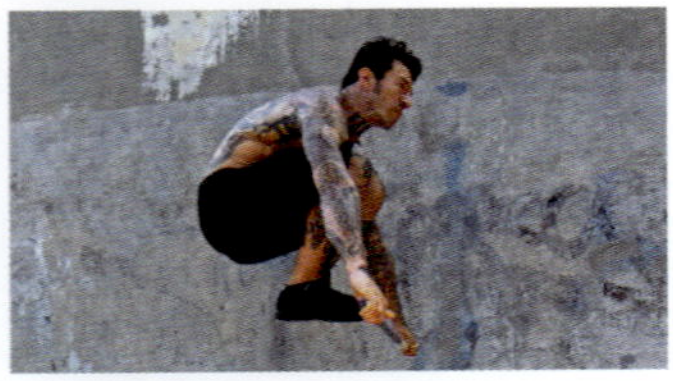
Power Pushes	Superman	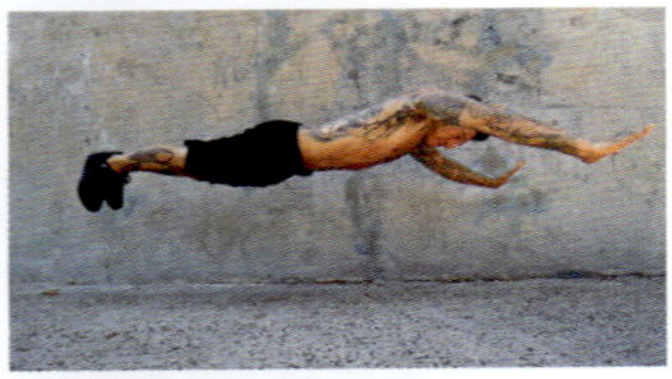
Kip-ups	No-Hands Kip-up	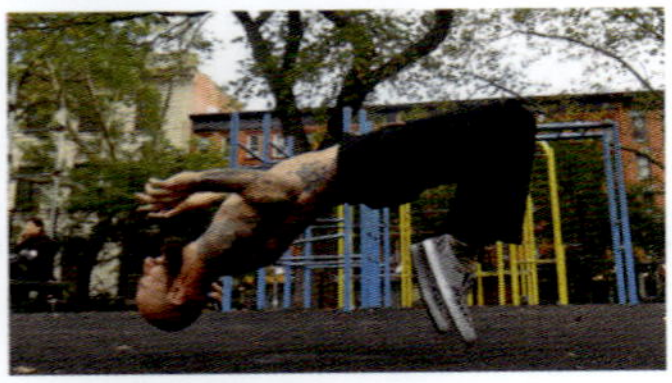
Vorwärts-rotationen	Frontflip	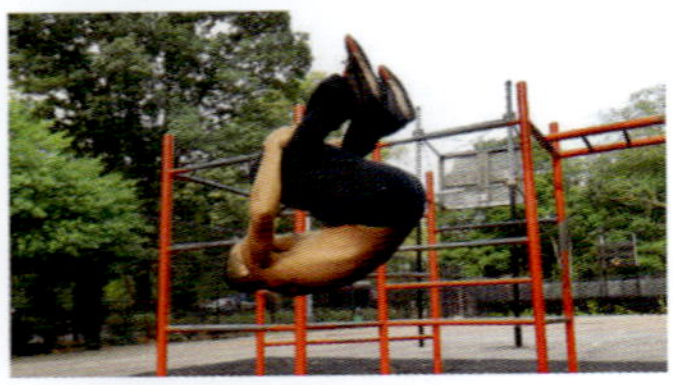
Rückwärts-rotationen	Backflip	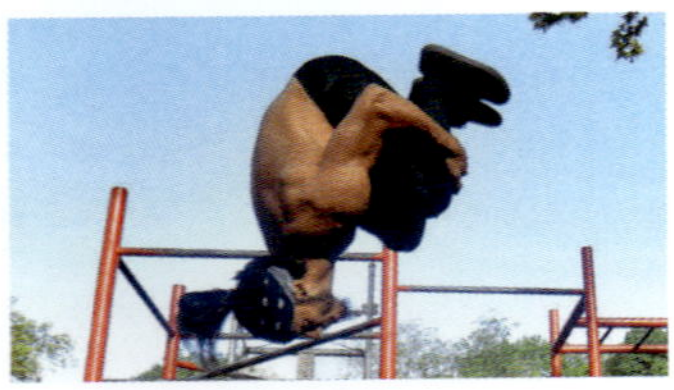
Aufschwung	Muscle-up	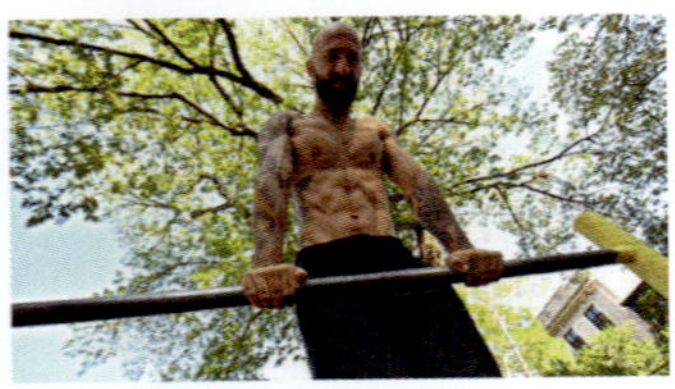

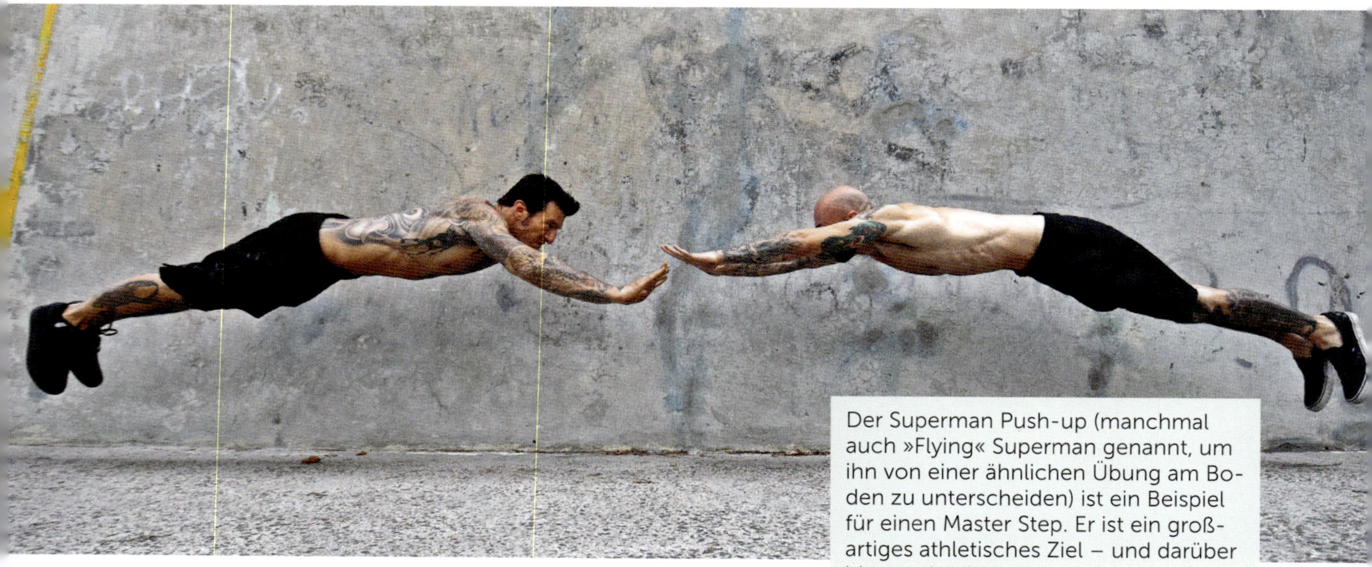

Der Superman Push-up (manchmal auch »Flying« Superman genannt, um ihn von einer ähnlichen Übung am Boden zu unterscheiden) ist ein Beispiel für einen Master Step. Er ist ein großartiges athletisches Ziel – und darüber hinaus absolut cool.

GRENZEN SPRENGEN – SUPERSCHWIERIGE TECHNIKEN

Das Erreichen des Master Steps einer Technik kann selbst steife und schwerfällige Leute in blitzähnliche Schnelligkeitsmaschinen verwandeln. Aber heißt das, dass damit das Ende der athletischen Fahnenstange erreicht wäre? Auf keinen Fall!

Tatsächlich gibt es in keiner der Körpergewichtskünste ein Limit. Egal, wie explosiv (oder stark oder beweglich) du wirst, es gibt immer noch schwierigere Techniken, die du ausprobieren, mehr Elitevarianten, mit denen du experimentieren kannst. Aus diesem Grund solltest du die Master Steps in diesem Buch als übergeordnete Ziele betrachten, die dich durchs Körpergewichtstraining führen. Sie stehen nicht für das Ende von irgendetwas. Wenn du die wahre Größe erreicht hast, die in dir steckt, und tatsächlich einen Master Step erreichst, wirst du bald nach noch großartigeren Körpergewichtskunststücken Ausschau halten. Im Abschnitt »Grenzen sprengen« nach jedem Master Step findest du Vorschläge, wie du dein Training ausbauen kannst.

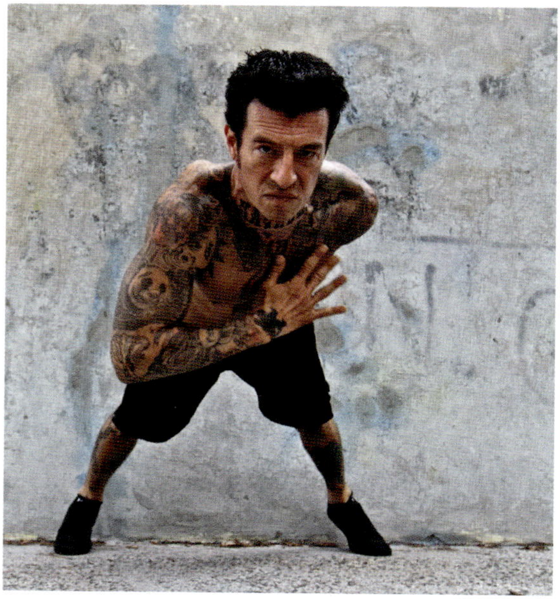

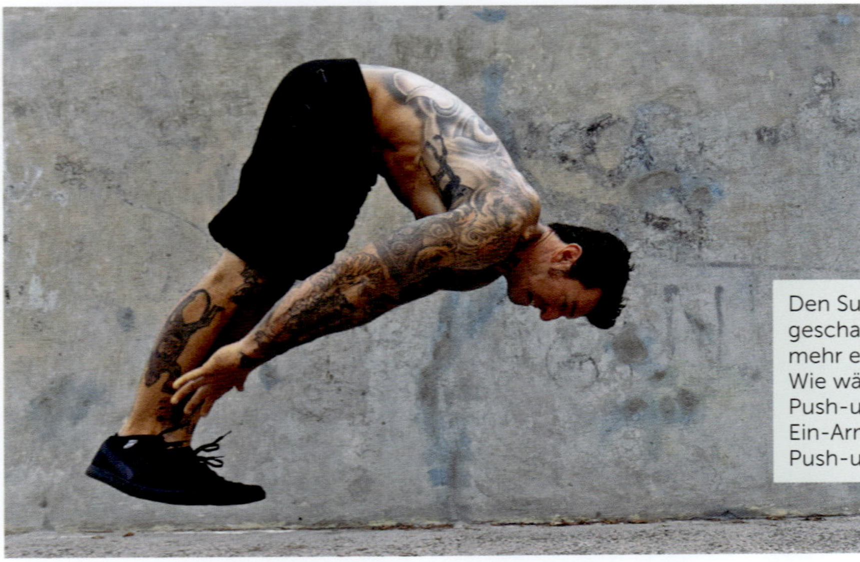

Den Superman Push-up geschafft? Lust auf noch mehr exlosives Pushing? Wie wär's mit einem Aztec Push-up (links) oder einem Ein-Arm-Brustklatsch-Push-up (linke Seite unten)?

ÜBUNGEN AUF ENGEM RAUM

Nach dem Abschnitt »Grenzen sprengen« jedes Übungskapitels findest du eine Handvoll Zusatzübungen zum Ausprobieren. Die Mehrzahl dieser Techniken fußt auf Gefängniserfahrungen und steht für die Art Hardcore-Low-Tech-Methoden, die wir in unseren Zellen benutzt haben, um auf engem Raum Agilität, Elitereflexe und möglichst hohe Schnelligkeit aufzubauen.

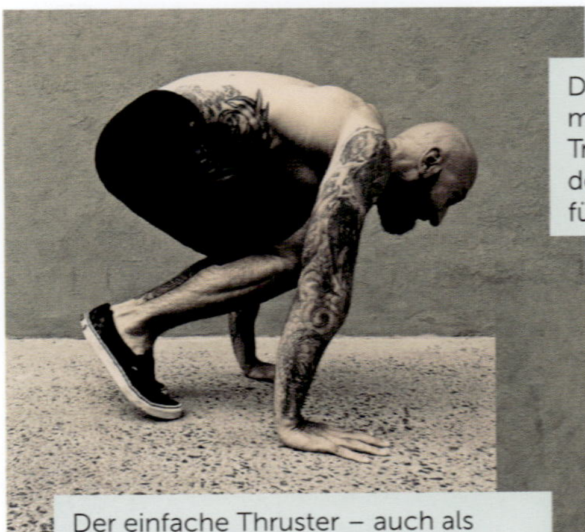

Du kannst die meisten Übungen auf engem Raum rhythmisch absolvieren, auch mit vielen Wiederholungen. Training auf engem Raum kommt von Gefängnisübungen – dem Zellenpendant zum Kardio-Training, aber entwickelt für überlebensnotwendige Schnelligkeit.

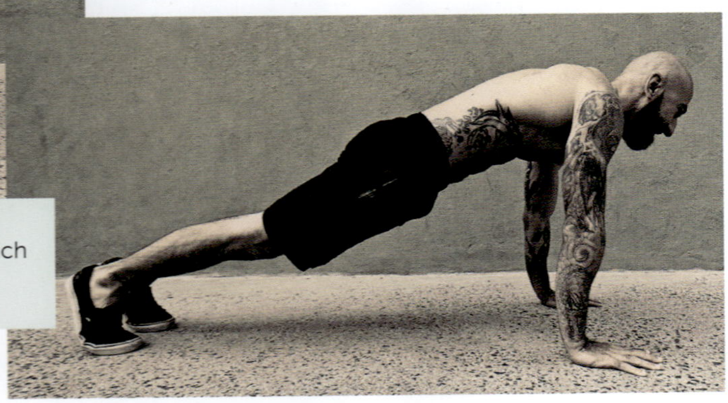

Der einfache Thruster – auch als Burpee bekannt – ist wahrscheinlich das bekannteste Beispiel für eine Übung auf engem Raum.

Weil sie auf Gefängnistraining gründen, erfordern die Übungen, die ich dir zeige, so gut wie keine Ausrüstung, außer vielleicht einer stabilen Wand (ich wette, du findest eine!), aber bestimmt nichts Spezielles oder Teures. Ich habe die Übungen aus dem Zellentraining in die am besten passenden Kapitel gepackt. Beispiele: Die Übungen im Sprünge-Kapitel trainieren Beinschnelligkeit und Reaktion, die Übungen im Muscle-up-Kapitel verbessern Aspekte wie Armstreckung usw. Aber weil diese Übungen meist den ganzen Körper trainieren, darf die Einteilung nicht zu eng betrachtet werden. Es hilft mehr, sich die Übungen auf engem Raum als Wundertüte interessanter Spaßtechniken vorzustellen, die man zum Auflockern jeder Trainingssession einsetzen kann. Sie sind prima geeignet zum Herausbilden von Reflexen, Koordination und räumlichem Bewusstsein. Besonderer Bonus: Du kannst viele der Übungen auf kleinem Raum rhythmisch und/oder mit vielen Wiederholungen absolvieren (peile 100 Wiederholungen an oder setze einen Timer für eine Minute). Und schon hast du ein Kardio-Element, falls du eines brauchst. Du siehst: Es gibt viele Überschneidungen, von denen du profitieren kannst.

Obwohl schon lang wieder draußen, finde ich das Üben auf engem Raum immer noch sehr gut, um Schnelligkeit und Agilität zu fördern. Denke drüber nach. Die meisten Sportler trainieren Schnelligkeit durch Laufen und Sprints. Klar, das macht auf 100 Metern schnell. Aber wenn es in einem engen Knast ums Überleben geht, wie während eines Aufstands oder eines Kampfes, sind schnelle Bewegungen über 100 Meter nutzlos. Um zu überleben, musst du über einen Bruchteil der Distanz schnell sein – schneller als das Auge über Distanzen wie Armlänge oder die Länge deines Körpers. Das ist es, was dich am Leben erhält, so bleibst du obenauf.

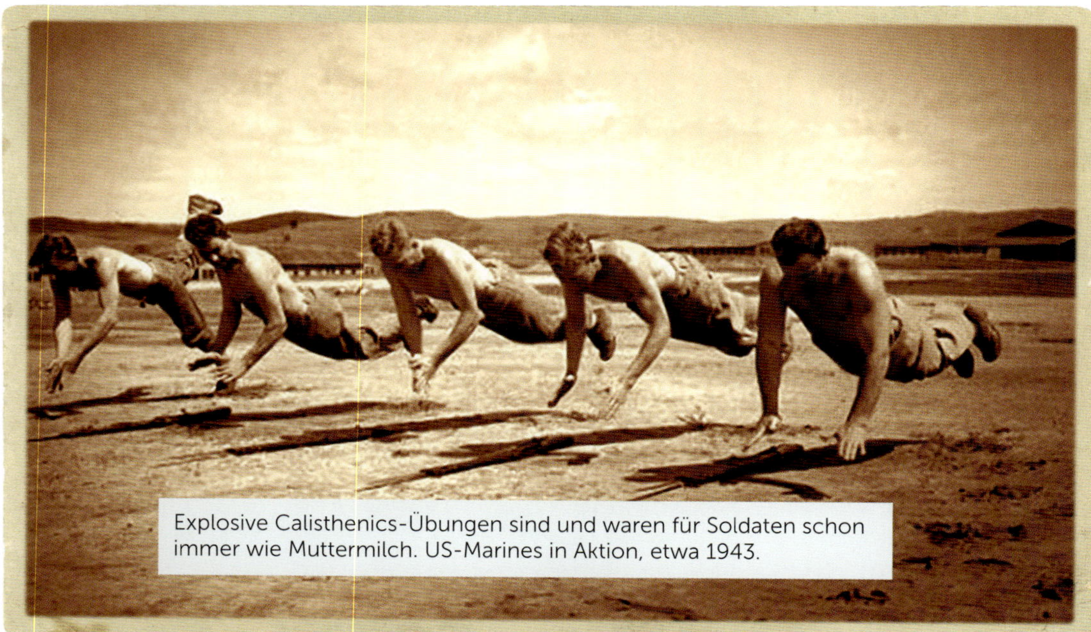

Explosive Calisthenics-Übungen sind und waren für Soldaten schon immer wie Muttermilch. US-Marines in Aktion, etwa 1943.

Du musst kein Zellenathlet sein, um so zu trainieren. Ich habe mich mit vielen Jungs vom Militär unterhalten, die diese Art Übungen nutzen, um auf Zack und für ihren Job in Form zu bleiben. Navy-Angehörige sind ein perfektes Beispiel für Athleten, die das Training auf schmaler Fläche in engen Verhältnissen, kleiner als Zellen, anwenden. Und wenn es für sie taugt, funktioniert es auch für dich.

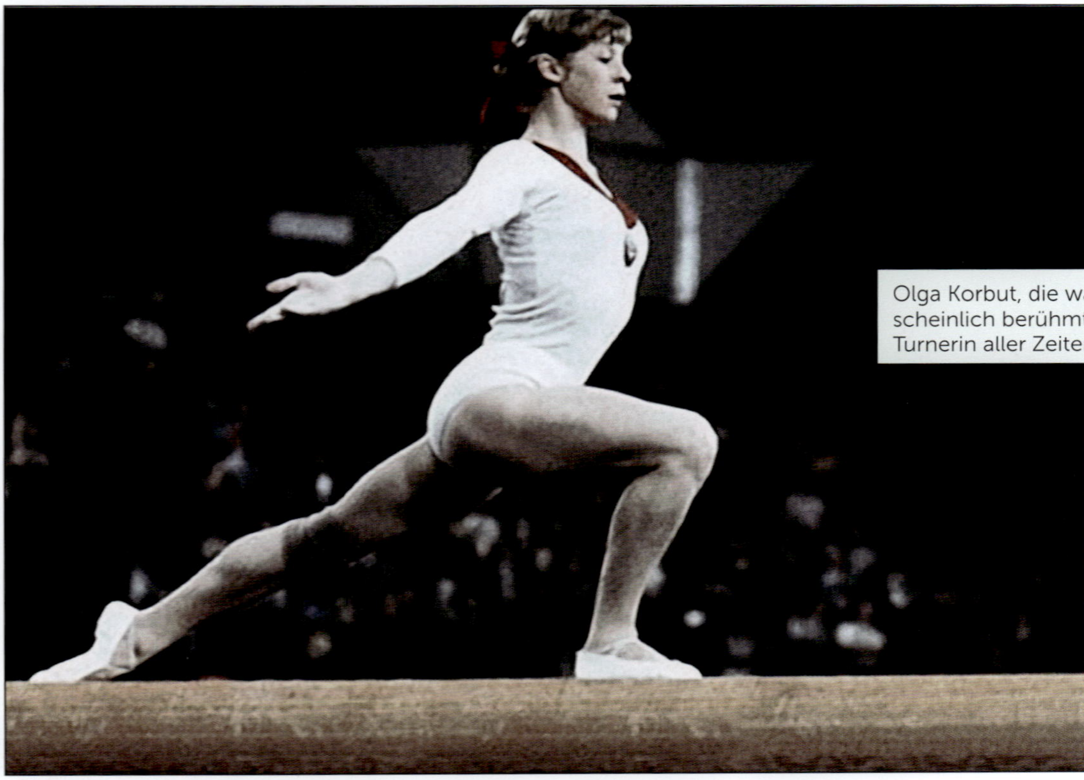

Olga Korbut, die wahrscheinlich berühmteste Turnerin aller Zeiten

FAQ: Ist das nicht einfach nur Turnen?

Obwohl einige Bewegungen in diesem Buch, beispielsweise Front- und Backflips – von Turnern Vorwärts- und Rückwärtssalto gehockt genannt – Turnbewegungen stark ähneln, ist dies kein Buch über Turnen. Es ist vielmehr eine Anleitung zum Aufbau purer Schnellkraft, Schnelligkeit und Agilität ohne spezielle Hilfsmittel. Turnen ist eine Spezialsportart auf der Grundlage des Beurteilens von Qualitäten wie Gleichgewicht und ästhetischer Bewegung – ähnlich dem Tanzen. Turner verwenden im Training viele besondere Gegenstände wie Schaumstoffblocks, Matten, Kabel, Ringe, Böden mit diversen Belägen, Keile usw. Turntraining zeichnet sich zudem durch die Unterstützung der Bewegungen durch kompetente Partner aus. Ich bewundere und respektiere Turner, aber explosive Calisthenics sind kein Turnen.

TEIL III: TRAININGSPLANUNG

Bitte blättere nicht nur so durch das Buch und spiel nicht nur mit den Übungen herum. Das ist nicht die Art eines echten Athleten. Es gibt etliche Bewegungen, bei denen man sich beträchtlich verletzen kann.

Sei schlau! Nimm dein Training ernst. Trainiere nach Plan. In Teil III dieses Buches steht alles, was du dazu brauchst:

- Kapitel 10 stellt dir das PARC-Prinzip vor, das dir erklärt, wie du von Step zu Step voranschreitest.
- Kapitel 11 erklärt den Unterschied zwischen dem Training mit einfachen Schnellkraftübungen (Jumps und Power Push-ups) und Agilitätsübungen, die wie eine Fertigkeit behandelt werden sollten.
- Im Kapitel 12 geht es um den Aufbau von Schnellkraft. Es erläutert die Dreierregel und die Sechserregel, mit denen du deinen Trainingsumfang steuern kannst.
- Kapitel 13 beschreibt die Methoden des Time Surfings und des Konsolidierungstrainings und damit das richtige Herangehen ans Fertigkeitstraining.
- Kapitel 14 liefert dir super Trainingspläne.

LICHT AUS!

Die Master Steps in diesem Buch sind unglaubliche Belege für menschliche Fähigkeiten; sie erfordern Schnelligkeit, Schnellkraft, Agilität und einen perfekt funktionierenden Körper. Viele Sportler überzeugen in statischen Übungen wie Kreuzheben oder Bankdrücken, aber explosive Ganzkörperbewegungen wie Backflips und Muscle-ups trennen wirklich extreme Athleten von den steifen, starken, aber unathletischen Frankensteins der meisten Fitnessstudios. Mir ist es egal, für wie eingerostet, verletzt, schwach oder unsportlich du dich hältst. Wenn du noch keine 70 bist und über alle vier Extremitäten verfügst, kannst du alle Master Steps schaffen.

Ich bin von nun an dein Coach. Ich bin für dich da. Nimm meine Hand, folge den Methoden, und wir rocken das Ding gemeinsam. Du kannst explosives Training bis zu deiner Wohlfühlgrenze absolvieren oder, wenn du willst, es bis auf die Spitze treiben.

Also ... wieso solltest du scheitern?

TEIL II

DIE EXPLOSIVE SIX

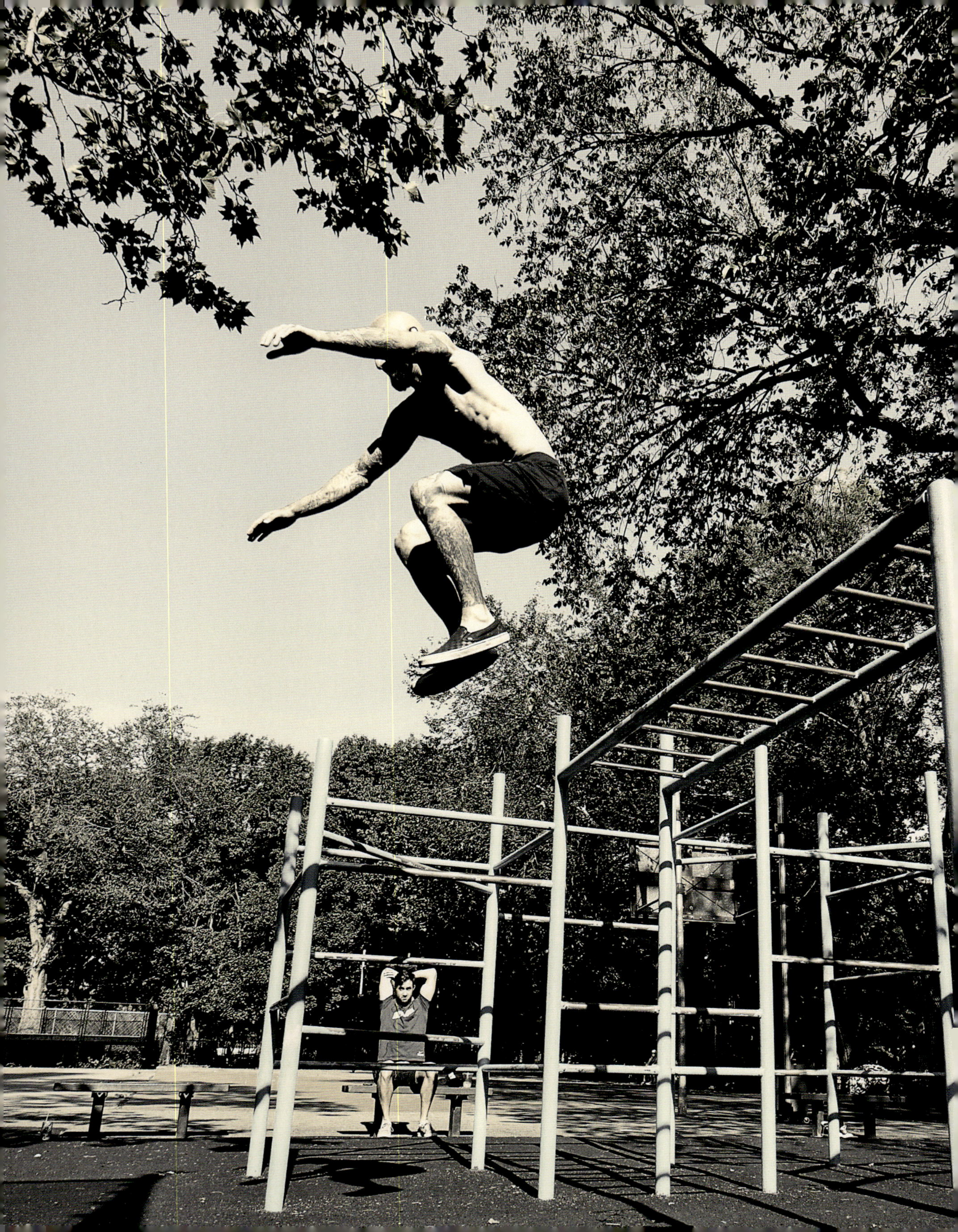

4 POWER JUMPS

Kraftvolle Sprünge

Wenn man sich mit Trainern und Athleten über echtes Schnellkrafttraining unterhält – Widerstand mit größtmöglicher Geschwindigkeit überwinden im Gegensatz zum Gewichtheben mit hohen Lasten –, dann denken die meisten sofort an Sprünge: explosive Jumps, vertikal oder horizontal, ausschließlich gegen das eigene Körpergewicht.

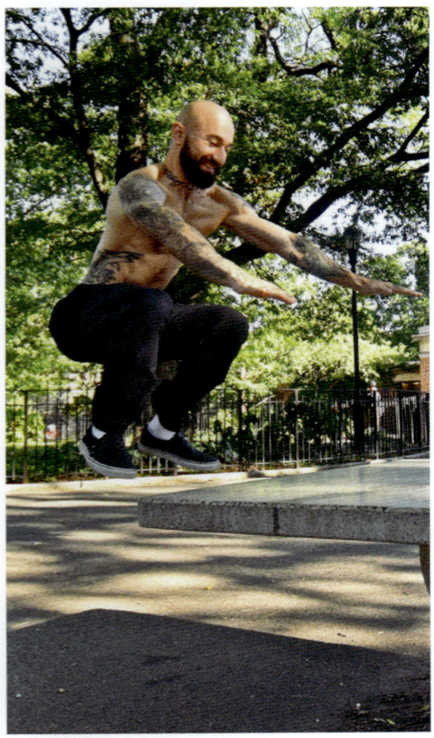

Es gibt eine Menge triftige Gründe, warum so viele Trainer Sprünge in den Mittelpunkt ihres Explosivprogramms stellen: Schnelle und schnellkräftige Beine sind im Sport immer nützlich und notwendig. In der Antike glaubten die Menschen, dass die Sprungkraft der Beine die Quelle von Jugend und Athletik sei, und sie hatten recht – wie immer. Ohne explosive Schnellkraft in den Beinen ist Springen unmöglich. Schnellkräftige Akrobatikbewegungen wie Flips, Drehungen und Kunstsprünge hängen alle davon ab, dass man durch optimale Schnellkraft der Beine ausreichend Höhe gewinnt. Basketball, Fußball, Hürdenlauf, Kampfkunst, Parkour: Es ist schwer, eine Sportart zu finden, die ohne schnellkräftige Beine auskommt.

Viele behaupten, man würde Beinschnellkraft am besten mit Übungen wie schweren Squats oder gar Kreuzheben trainieren, aber das ist ein Trugschluss. Echte Schnellkraft setzt sich aus Kraft × Schnelligkeit zusammen. Wer aber ein schweres Gewicht auflegt, schließt aus, dass der Athlet sich schneller als normal bewegen kann. Für maximale Schnellkraft ist das Körpergewicht die Ultima Ratio. Zum Beweis: Kennst du irgendeine Sportart, in der man mit Hunderten von Kilo Last springen muss?

POWER JUMPS ANALYSIEREN

Sprungtraining hat in den vergangenen zehn bis 20 Jahren eine erstaunliche Renaissance erlebt. In jedem Fitnessstudio kann man Leute finden, die auf einen Kasten oder herunterspringen. Das Ganze hat angefangen, als die »Functional«-Bewegung in die Studios Einzug hielt, die bis dato von langsamen, unnatürlich aussehenden Bewegungen auf Maschinen beherrscht wurden. Einiges der neuen Welle hat auch mit CrossFit als Trainingsmethode zu tun.

Woran immer es liegen mag, ich finde es grundsätzlich gut, dass Athleten wieder springen. Aber ich habe dazu zwei Anmerkungen: Zunächst müssen sich Athleten und Trainer im Klaren darüber sein, dass das einfache Auf- und Abspringen mit Kasten nicht die einzig möglichen Trainingsinhalte sind. (Man braucht zum Springen keinen Kasten oder sonst was, aber die Leute stehen nun mal auf Ausrüstung.) Zweitens: Richtiges Körpergewichtssprungtraining ist mehr, als die Sprunghöhe zu steigern. Genauso wie das Herausbilden von linearer Schnellkraft in Form von Sprunghöhe muss Sprungtraining Übungen enthalten, die die folgenden vier Basisfertigkeiten entwickeln:

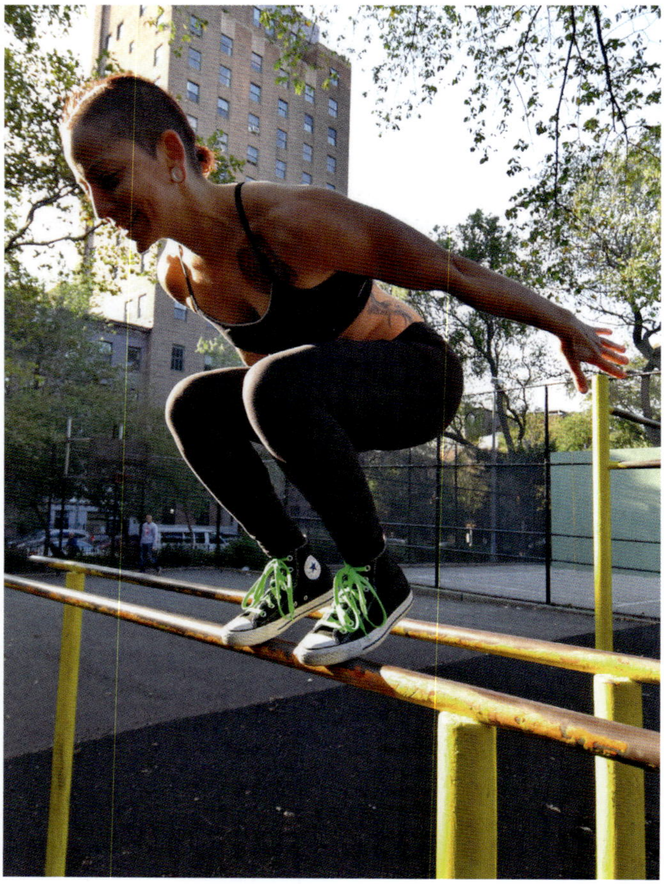

Absprung

Die meisten Sportler können keinen optimalen Squat (du hast deine Körpergewichts-Squats absolviert?), geschweige denn wissen sie, wie man für maximale Höhe nach oben explodiert. Der Schlüssel dazu sind: Körpersymmetrie, Hinsetzen statt Vorbeugen und Explosion nach oben unter Einsatz der kompletten Schnellkraft von Hüfte und Beinen. Am besten eignet man sich diese Qualitäten durch viele bewusste Wiederholungen der Basic Jumps an.

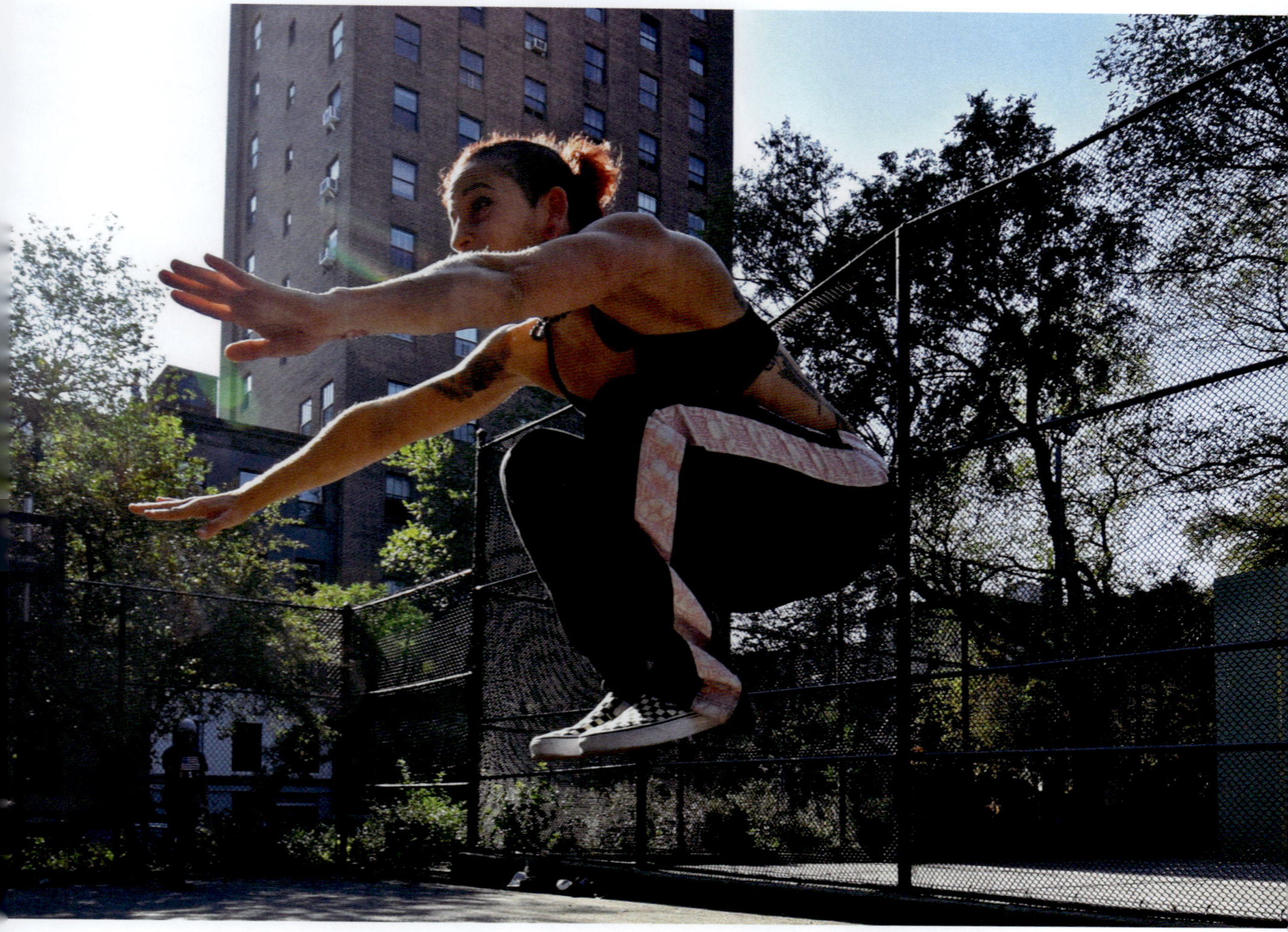

Hocke

Ein angemessener Sprungkurs muss dem Athleten die korrekte Hocke beibringen: die Knie nach dem Absprung vorn hoch bis zum Brustkorb ziehen. Im echten Leben ist die richtige Hocke unverzichtbarer Bestandteil funktionellen Springens. Stelle dir vor, du springst auf etwas oder darüber – dann musst du die Knie hochziehen, stimmt's? Das ist ohne schnellkräftige Hüftbeuger schwierig, aber die Steps der Power-Jump-Kette bereiten dich genau darauf vor.

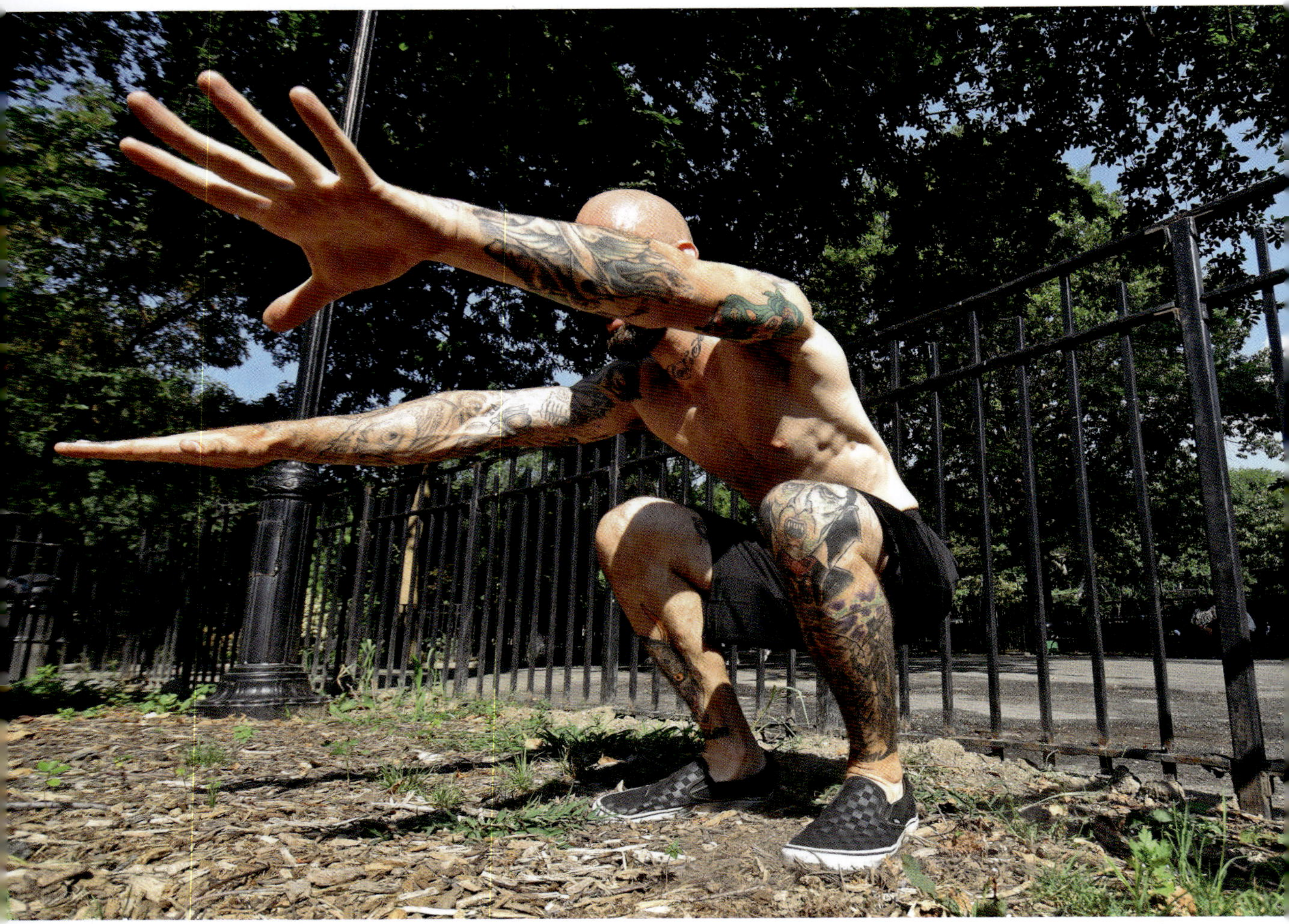

Landung

Es ist paradox, dass viele Trainer der Landung so wenig Bedeutung beimessen. Sie sehen im Sprung nur den aufsteigenden Teil. Es ist deshalb paradox, weil für so viele Sportler – vor allem Einsteiger, Übergewichtige, Ältere oder die mit Gelenkschäden – die Landung der schwierigste und furchteinflößendste Teil der Übung ist. Du kannst aber trotz dieser Faktoren ein guter Springer werden. Alles, was du dazu brauchst: Bringe deinem Körper bei, wie er richtig landet. Wie beim Absprung heißen die Schlüsselfaktoren Symmetrie, Hüftbeugung im Squat und Abfangen der auftretenden Kräfte mit dem ganzen Körper und nicht nur mit Füßen und Sprunggelenken. Der Einstieg mit kleinen Sprüngen und Hops bereitet zudem das Bindegewebe vor.

Dehnungs-Verkürzungs-Zyklus

Einer der Gründe, warum unsere Sehnen sehr elastisch sind: damit sie Kräfte absorbieren und umlenken können. Ein Extrembeispiel dafür sind die großen Beinsehnen eines Kängurus: Die Biester springen, und bei der Landung erleichtert die Elastizität ihrer Beine den nächsten Sprung. Zum Funktionieren dieses Phänomens gehört auch das Nervensystem, das den in der Landung (vor-)gedehnten Muskel im richtigen Augenblick kontrahiert, um zum Absprung noch mehr Leistung aus ihm herauszuholen. Experten bezeichnen das als Dehnungs-Verkürzungs-Zyklus. Er ist die Grundlage plyometrischen Trainings (was nicht das Gleiche ist wie explosives Training, siehe S. 331). In Sachen Springen lernst du relativ leicht, diese Fertigkeit zu nutzen, und zwar indem du zwischen den Sprüngen keine Pause machst: In der Sekunde, in der du landest, springst du rhythmisch sofort wieder ab. Diese Technik kannst du in den meisten Steps der Kette anwenden. (Sie funktioniert auch in einigen der eingestreuten Übungen auf engem Raum.)

Athleten, die dynamischere und akrobatischere Bewegungen ausprobieren wollen, sollten sich eine fünfte Springfertigkeit draufschaffen:

Blocken

Blocken steht für das aktive Umwandeln horizontaler in vertikale Energie. Wenn du einen Athleten in der Vorbereitung eines Flip beobachtest, stellst du fest, dass er erst ein bisschen Anlauf nimmt, dann die Füße energisch parallel aufsetzt und abspringt. Dieses Manöver, das die meisten Athleten intuitiv ausführen und das ebenfalls den Dehnungs-Verkürzungs-Zyklus nutzt, nennen wir Blocken.

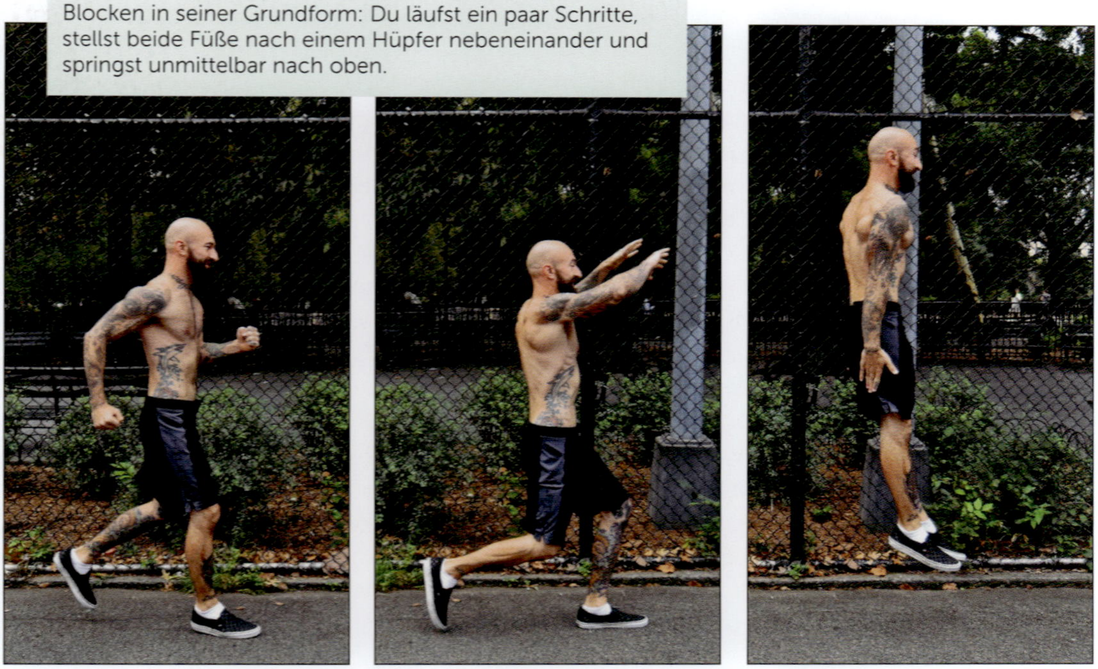

Blocken in seiner Grundform: Du läufst ein paar Schritte, stellst beide Füße nach einem Hüpfer nebeneinander und springst unmittelbar nach oben.

Die genannten Fertigkeiten sind zum Bewältigen der Front- und Backflip-Ketten unerlässlich. Für Laien scheint klar, warum Absprung, Landung und Blocken für einen Flip notwendig sind. Tatsächlich aber ist die Hocke wichtiger. Sie ist für die Techniken so zentral, dass englischsprachige Turner immer noch vom Front und Back Tuck reden. Da siehst du's.

DIE POWER-JUMP-KETTE

Sorgfältige, intelligente Progression der Sprungkette verbindet alle fünf genannten Springfertigkeiten. Sie entwickelt Gelenkstabilität und stellt sicher, dass der Athlet über genügend reine Schnellkraft für ausreichend Höhe verfügt. Der Master Step – der Suicide Jump – ist ohne ausreichende Absprungschnellkraft unmöglich.

Den Anfang macht die leichteste Springübung: der gerade Hop (Step 1). Hoppen braucht kaum Platz und entwickelt die elastische Prallfähigkeit der Unterschenkel, ohne Knie und Rücken zu überlasten. Es lehrt auch die richtige Haltung der Füße und Sprunggelenke für die Landung.

Im nächsten Schritt integrieren wir Knie und Hüfte. Der Squat Jump (Step 2) stärkt die Knie und beginnt mit dem Abrunden der Schnellkraft. Sobald diese Bewegung geschafft ist, kommen die Arme ins Spiel, um ihren Teil zum Vertikalsprung beizutragen (Step 3). Vertical Jumps lehren (für mehr Schnellkraft und Schwung) den Athleten die Koordination von Unter- und Oberkörper. Sobald die statische vertikale Schnellkraft eingeführt ist, fügt der Athlet einen Anlauf hinzu und trainiert Block Jumps (Step 4). Damit lernt er, horizontale Energie in vertikale umzuwandeln – wie bereits erwähnt, eine für jeden Akrobaten unerlässliche Fertigkeit.

Die nächsten vier Steps beschäftigen sich mit der korrekten Hocke (siehe S. 53). Die Hocke erfordert starke Hüftbeuger, um die Knie bis an den Brustkorb zu ziehen. Wir beginnen sanft mit Butt-kick Jumps (Step 5), die ausreichend Höhe und Geschwindigkeit der Beine verlangen. Du musst hoch genug springen, um dir mit den Fersen in den Hintern zu treten, und schnell genug die Beine wieder strecken, bevor die Schwerkraft dich nach unten zieht. Diese Übung bereitet die Hüftbeuger perfekt auf die kommenden harten Hocken vor. Im Step 6 stehen Slap Tuck Jumps auf dem Plan, wobei du am höchsten Punkt mit den Händen auf die Knie schlägst. Dazu musst du etwa auf Taillenhöhe hocken. Weiter geht's mit Tuck Jumps (Step 7): Nach dem Absprung hebst du die Knie so hoch wie möglich zum Brustkorb. Catch Tuck Jumps (Step 8) stehen für das souveräne Beherrschen der Hocke: Du ziehst die Knie in der Luft voll zur Brust.

Der Thread Jump (Step 9) ist ein einbeiniger Tricksprung, bei dem der Athlet einen Fuß hält und darüberspringt. Das ist eine große Herausforderung, aber für alle, die die vorangegangenen Steps bewältigt haben, kein Problem. Step 10, der Master Step der Sprungkette ist der Suicide Jump. Man springt dabei über eine selbst gehaltene Stange oder einen Besenstil. Wer es vermasselt, landet wahrscheinlich auf der Nase. Wenn dir der Master Step gelingt, hast du viel Sprunghöhe, Beinschnelligkeit und eine beeindruckende Elastizität in der Hüfte erreicht – du bist jetzt ein Meisterspringer!

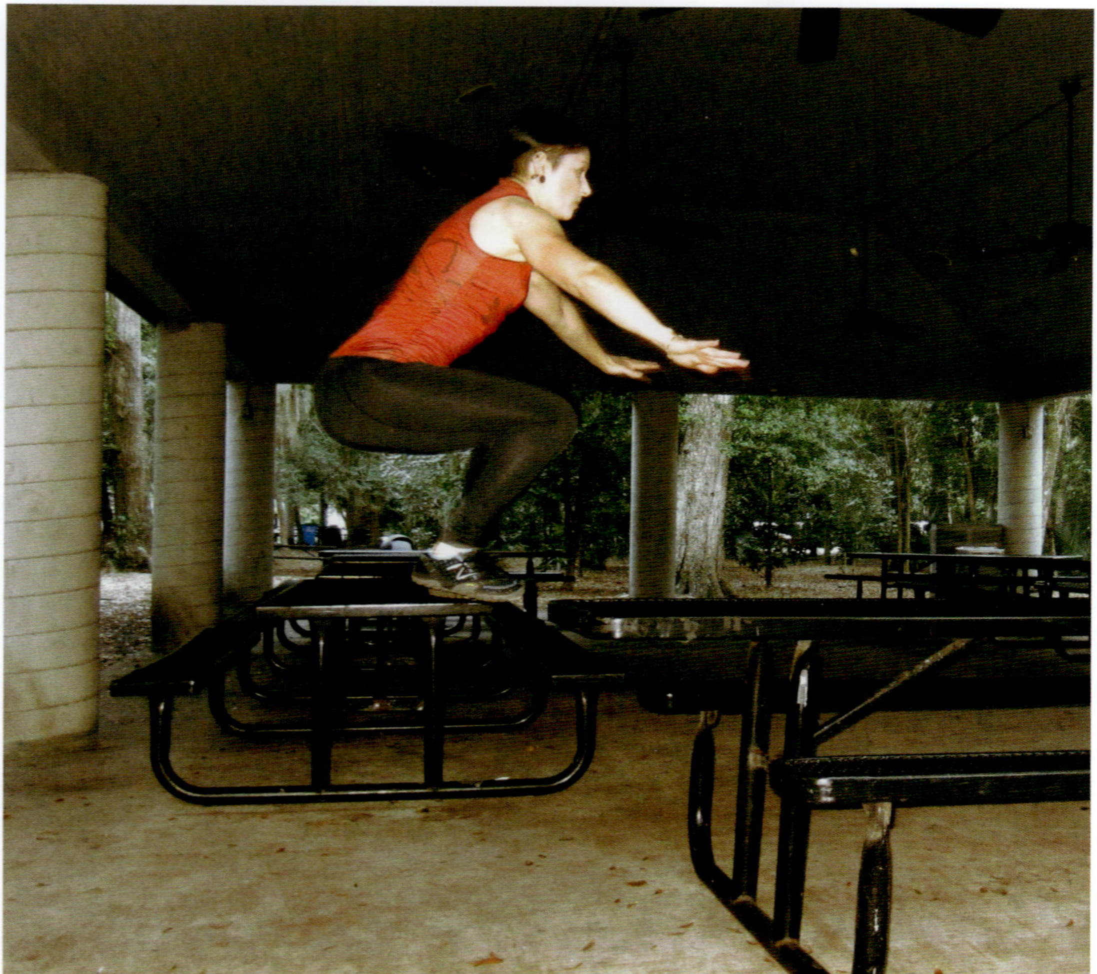

Brauchst du Plyokästen?

Viele beginnen ihr Sprungtraining, indem sie auf Gegenstände springen. Turnkästen sind sehr beliebt. Vermutlich werden 90% des Sprungtrainings in Studios mit den Kästen absolviert.

Kastensprünge sind großartig, aber es ist ein Fehler, sie ausschließlich zu benutzen. Ich rate meinen Schülern, das Sprungtraining mit einfachen Übungen aus dem Stand zu beginnen, um wichtige Fertigkeiten wie Absprung, Hocke und Landen zu entwickeln. Freie Sprünge erlauben Sportlern das Freisetzen maximaler Schnellkraft, ohne dass sie sich Gedanken machen müssten, über etwas zu stolpern. Wenn du, nachdem du die Grundlagen in den Beinen hast, Kastensprünge als Variante ausprobieren willst, tu es! Aber denk dran: Du brauchst keinen Kasten oder andere Plyometriegeräte, um megaexplosiv zu werden. Es gab schon unglaublich explosive Athleten – Saltokünstler, Akrobaten, Kampfkunstmeister –, da waren Turnkästen noch gar nicht erfunden.

Step 1: GERADER HOP

Bewegungsablauf

- In der Ausgangsstellung stehen die Füße schulterbreit nebeneinader, der Körper ist aktiviert.
- Beuge Hüfte und Knie nicht weiter als für einen viertelten Squat.
- Wenn du den Umkehrpunkt erreichst, springst du explosiv nach oben ab. Dazu nutzt du die gesamte Schnellkraft deiner Beine und des Körpers.
- Ziehe die Schultern nach oben, aber halte die Arme möglichst neutral.
- Lande sanft, indem du den größten Teil deines Gewichts mit den Fußballen abfängst.
- Nutze den Dehnungs-Verkürzungs-Zyklus, um die Technik sofort zu wiederholen.

Übungsanalyse

Die erste Phase jedes Sprungtrainings sollte, vor allem für Anfänger, aus einfachen Hops bestehen. Sie fordern und fördern Absprung- und Landungsmuster und stärken Sprunggelenke und Knie zur Vorbereitung auf intensiveres Sprungtraining. Aufgrund des eingeschränkten Bewegungsumfangs im Knie ist die Sprunghöhe begrenzt, was den geraden Hop zu einer exzellenten und sicheren Grundlagenübung macht.

Regression

Das ist eine der grundlegendsten und einfachsten Jump-Übungen. Durch weniger intensiven Absprung kannst du sie noch sanfter ausführen. Die Anforderung sinkt auch, wenn du den Körper locker lässt statt angespannt wie eine Feder.

Progression

Mache aus den Hops Ganzkörperbewegungen, indem du die Arme nach oben schwingst und die Knie etwas mehr beugst. Aber übertreibe das Beugen nicht, denn sonst bist du schon bei Squat Jumps (Step 2).

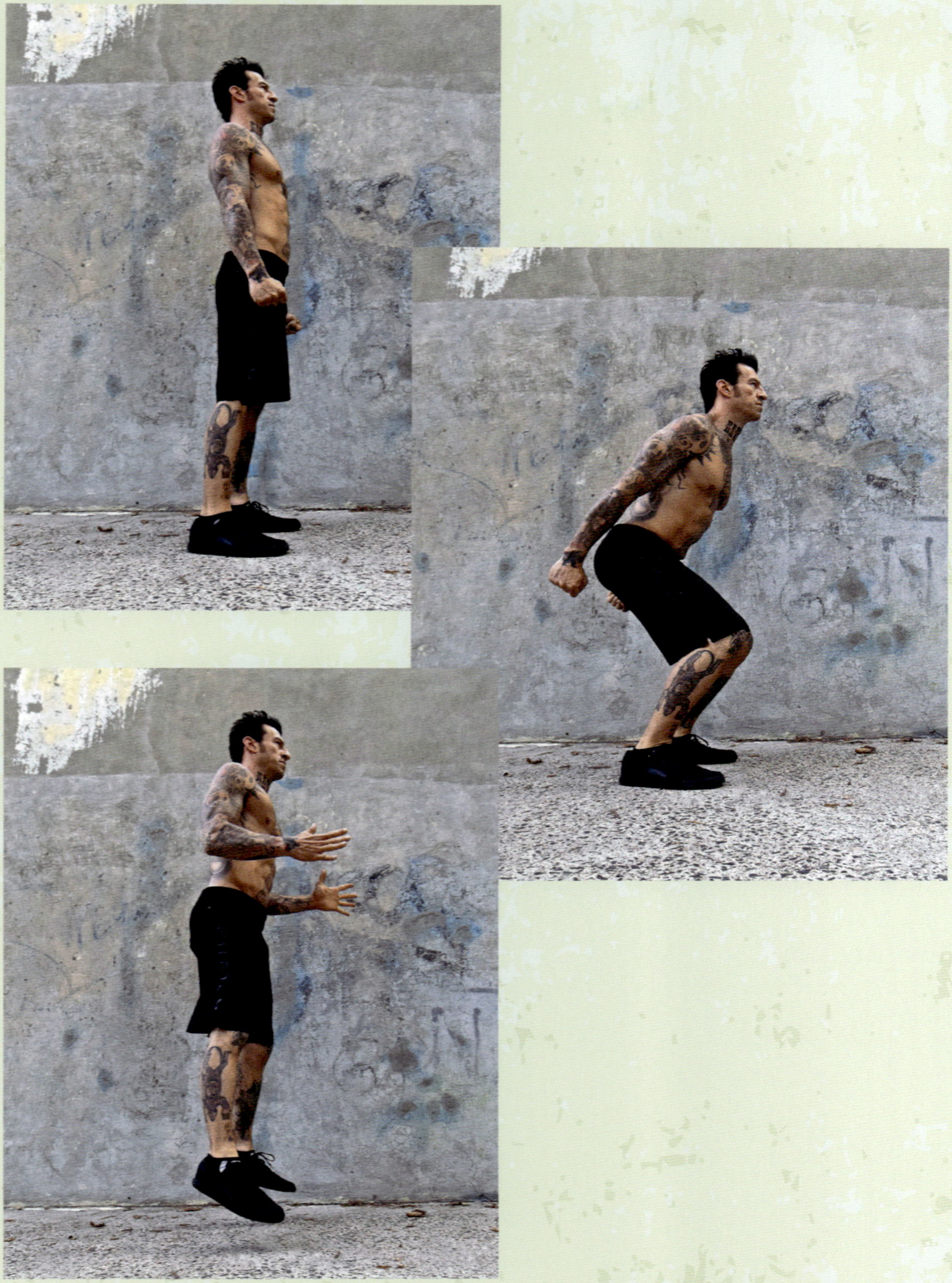

Step 2: SQUAT JUMP

Bewegungsablauf

- In der Ausgangsstellung stehen die Füße schulterbreit nebeneinander, der Körper ist aktiviert.
- Beuge die Knie zum Squat. Für die meisten Leute entspricht die für maximale Sprunghöhe optimale Kniebeuge nicht ganz einem halben Squat, sondern etwa einem Drittel des Weges nach unten. Stärkere Athleten können tiefere Kniebeugen ausprobieren (Oberschenkel parallel zum Boden, siehe Fotos).
- Springe explosiv nach oben ab und setze dafür alle Schnellkraft deiner Beine und des gesamten Körpers ein.
- Halte die Arme zunächst möglichst neutral.
- Die Beine sollen sich nach dem Absprung natürlich bewegen, du ziehst sie weder hoch, noch drückst du sie nach unten.
- Lande sanft, indem du den größten Teil deines Gewichts mit den Fußballen abfängst.
- Nutze den Dehnungs-Verkürzungs-Zyklus, um die Technik sofort zu wiederholen.

Übungsanalyse

Der Squat Jump ist der Eckstein aller Jump-Techniken. Verlange von einem Anfänger zu springen, und er wird einen Jump Squat abliefern. Durch die tiefere Kniebeuge ist die Sprunghöhe größer, was für die Knie im Absprung und für die Knie und Sprunggelenke bei der Landung mehr Arbeit bedeutet.

Regression

Etwas weniger Kniebeuge macht diese Übung einfacher. Konzentriere dich auf Viertel-Squat-Jumps als Mini-Step zwischen Pogo-Hops und Squat Jumps.

Progression

Um den Knien mehr Arbeit zu verschaffen, kannst du noch tiefer als parallell zu den Oberschenkeln gehen. Das stärkt die Knie und die Gesäßmuskeln, aber sei dir bewusst, dass eine zu tiefe Kniebeuge das Schnellkraftpotenzial verringert. Schwieriger werden Jump-Übungen auch durch engere Fußstellung.

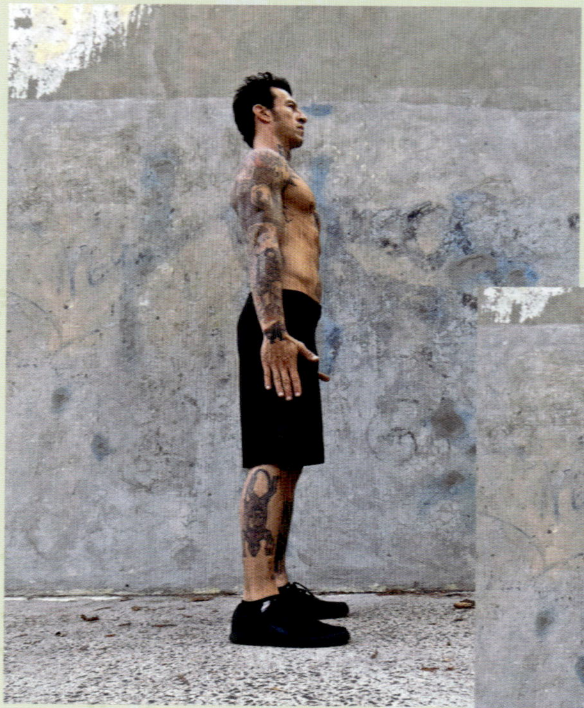

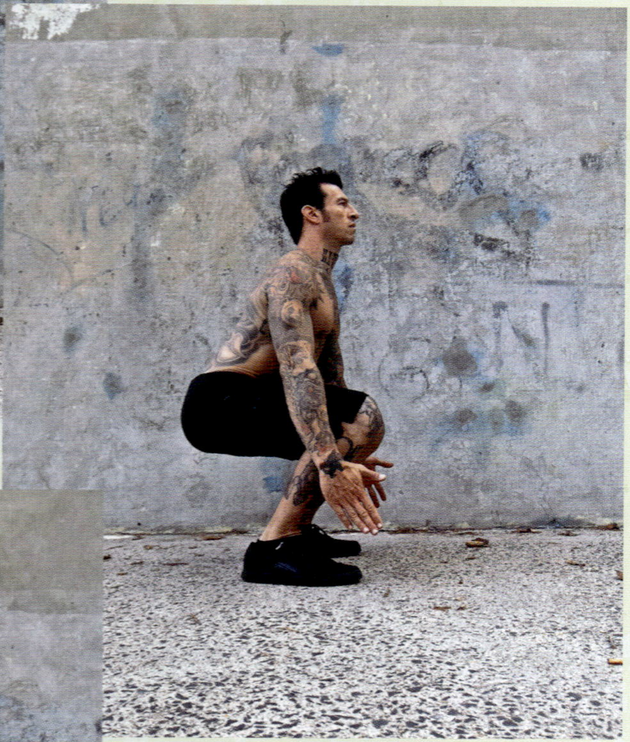

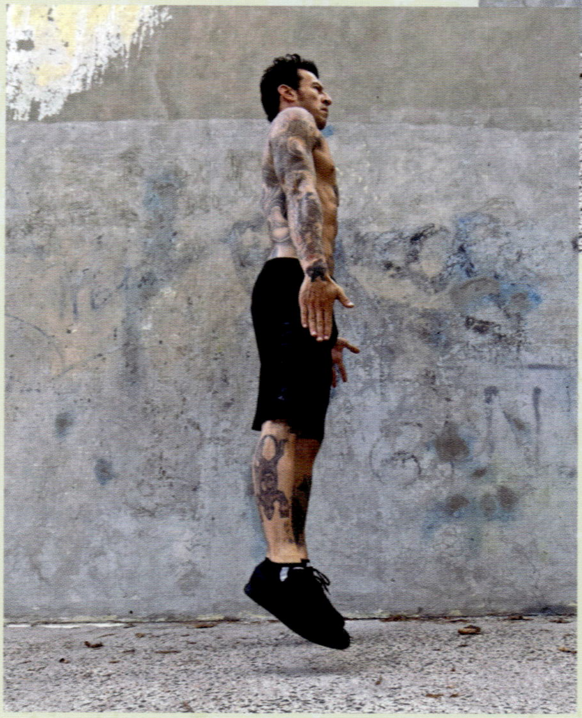

Step 3: VERTIKALSPRUNG

Bewegungsablauf

- In der Ausgangsstellung stehen die Füße etwas mehr als schulterbreit nebeneinander, der Körper ist aktiviert; die Arme hängen seitlich herab.
- Beuge die Knie zum Squat. Für die meisten Leute entspricht die für maximale Sprunghöhe optimale Kniebeuge nicht ganz einem halben Squat, sondern etwa einem Drittel des Weges nach unten. Stärkere Athleten können tiefere Kniebeugen ausprobieren.
- Springe explosiv nach oben ab und setze dafür die gesamte Schnellkraft deiner Beine und des Körpers ein.
- Schwinge im Absprung die Arme nach vorn oben und hebe sie bis senkrecht über den Kopf.
- Die Beine sollen sich nach dem Absprung natürlich bewegen, du ziehst sie weder hoch, noch drückst du sie nach unten.
- Lande sanft, indem du den größten Teil deines Gewichts mit den Fußballen abfängst, und führe die Hände zurück an die Körperseiten.
- Nutze den Dehnungs-Verkürzungs-Zyklus, um die Technik sofort zu wiederholen.

Übungsanalyse

Hops fordern und fördern das Freisetzen natürlicher elastischer Kräfte in Füßen und Sprunggelenken – eine wesentliche Grundlage der Sprungfähigkeiten aller Säugetiere. Squat Jumps kombinieren sie mit der Schnellkraft der Hüfte und Beine. Mit den Vertical Jumps tragen auch die Arme zum Gesamtergebnis bei. Viele schwierige Agilitätsmuster erfordern eine optimale Explosivität der Arme, beispielsweise der Front- und der Backflip.

Regression

Steige relativ langsam in die Übung ein, mit reduzierten Schwungbewegungen der Arme. Steigere den Armschwung nach und nach bis über den Kopf.

Progression

Der Vertikalsprung ist der Liebling der meisten Athletiktrainer, weil man durch Messen der Reichhöhe den Fortschritt leicht dokumentieren kann.* Dazu genügen beispielsweise Kreidestriche an einer Wand.

*Gib »Sargent Jump Test« in eine Suchmaschine ein, um mehr über dieses Messprotokoll zu erfahren.

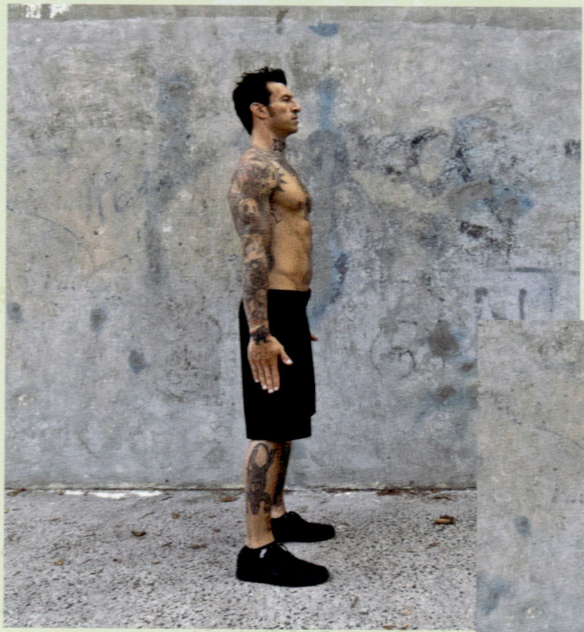

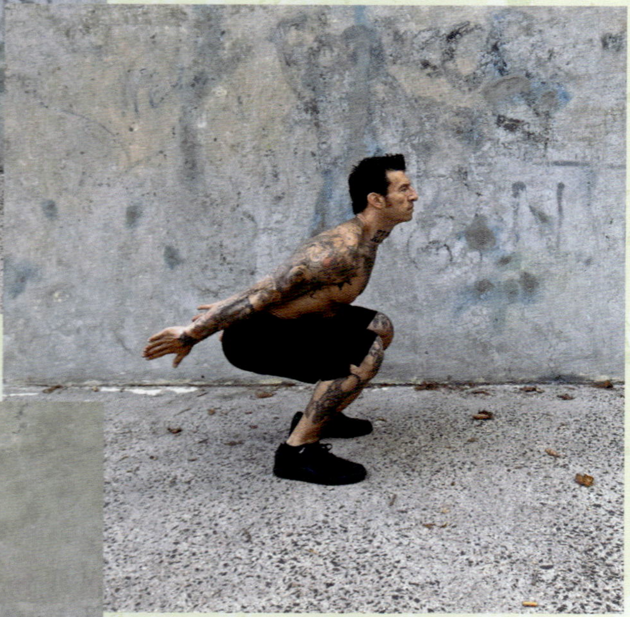

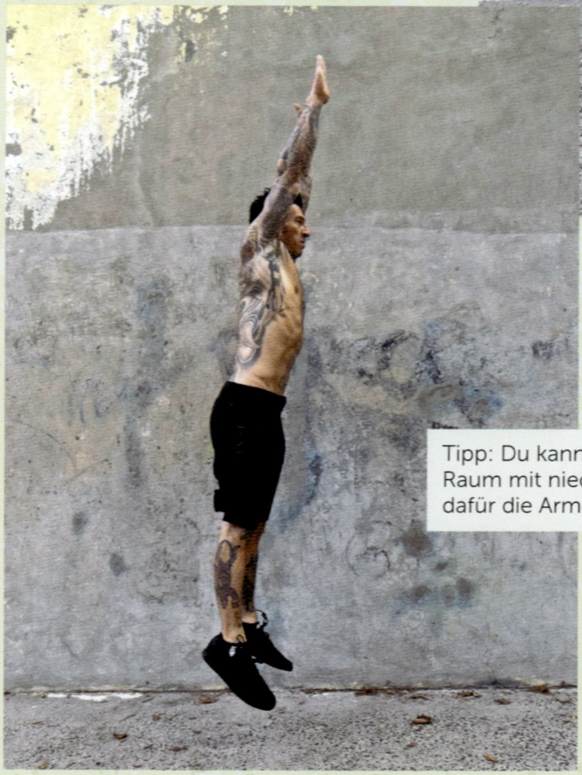

Tipp: Du kannst diese Übung auch in einem Raum mit niedriger Decke absolvieren. Beuge dafür die Arme etwas.

Step 4: BLOCK JUMP

Bewegungsablauf

- Nimm einen kurzen Anlauf, wenige Schritte sind besser als zu viele.
- Schwinge die Arme nach oben, stelle einen Fuß weit nach vorn und den zweiten daneben.
- Beuge zuerst die Knie ein wenig, dann strecke sie sowie den ganzen Körper sofort explosiv und springe mit beiden Füßen gegen den Boden. Führe mit dem Absprung die Arme nach unten.
- Der Stoß nach unten überträgt den Anlauf nach unten in den Boden, damit du nach oben abspringen kannst.
- Springe so hoch du kannst nach oben ab und strecke dabei den Körper.
- Lande sanft, indem du den größten Teil deines Gewichts mit den Fußballen abfängst, und führe die Hände zurück an die Körperseiten.
- Kehre zurück in die Ausgangsstellung und wiederhole den Ablauf.

Übungsanalyse

Sobald ein Athlet den Vertikalsprung (Step 3) beherrscht, wird es Zeit für das Blocken. Es besteht aus horizontal gerichteter Energie, erzeugt durch einige Schritte Anlauf, die in vertikale Energie (einen Aufwärtssprung) umgewandelt wird. Du blockierst deine Laufenergie, indem du mit den Füßen nach unten gegen den Boden trittst, daher der Begriff »blocken«. Diese Art von Impulsübertragung ist sehr nützlich, wenn es darum geht, explosive Schnellkraft aufzubauen. Darüber hinaus ist Blocken für die Athleten ein unerlässliches Bewegungsmuster, die schwierigere Übungen wie Frontflips ausprobieren wollen.

Regression

Man kann diese Übung auch langsam lernen. Beginne mit wenigen Schritten Anlauf und vollziehe die Energieumwandlung mit beiden Füßen zunächst in reduzierter Geschwindigkeit. Es ist zudem hilfreich, sich den letzten großen Schritt vor dem Blocken als Sprung vorzustellen.

Progression

Ziehe, anstatt gestreckt nach oben zu springen, die Beine zur Hocke (Step 7) oder umfasse sie zusätzlich mit den Armen (Step 8).

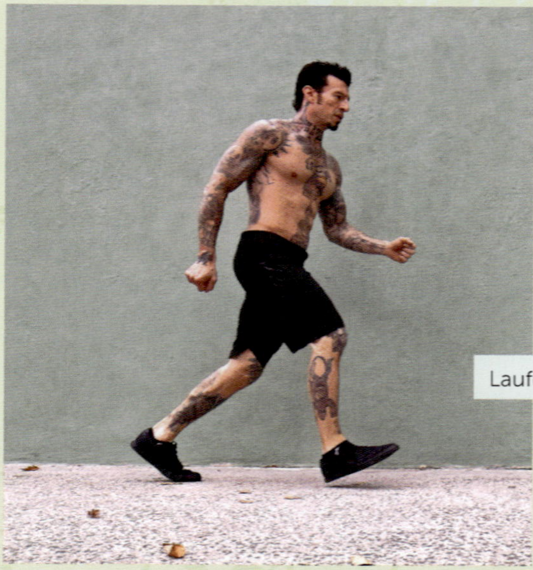

Laufe an …

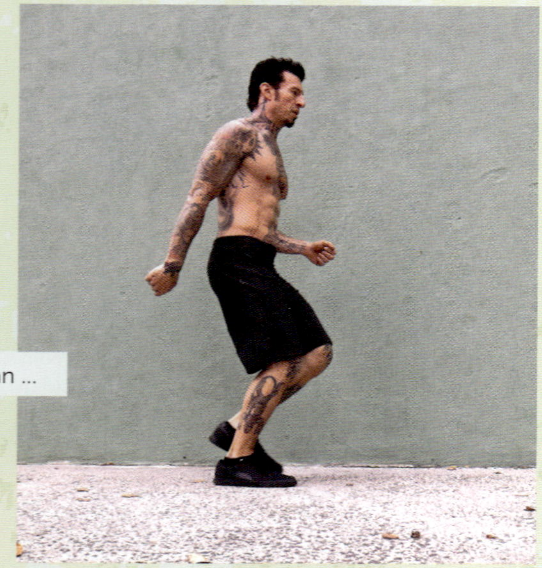

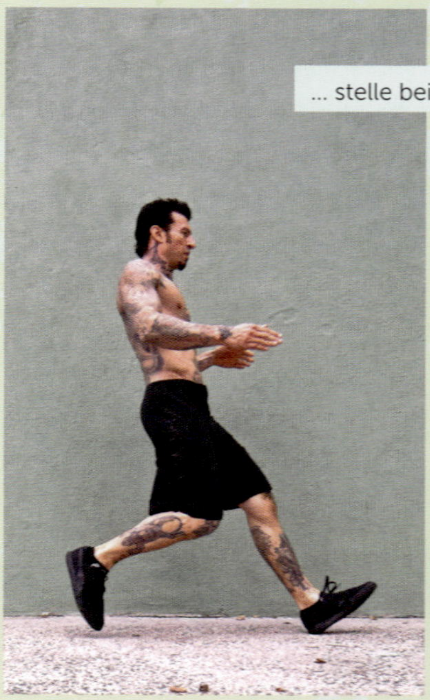

… stelle beide Füße auf …

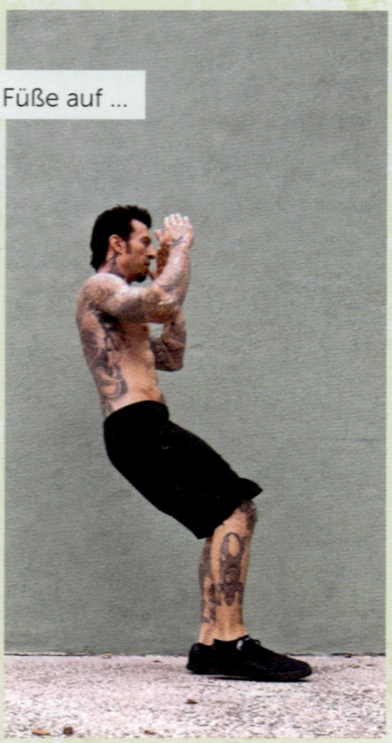

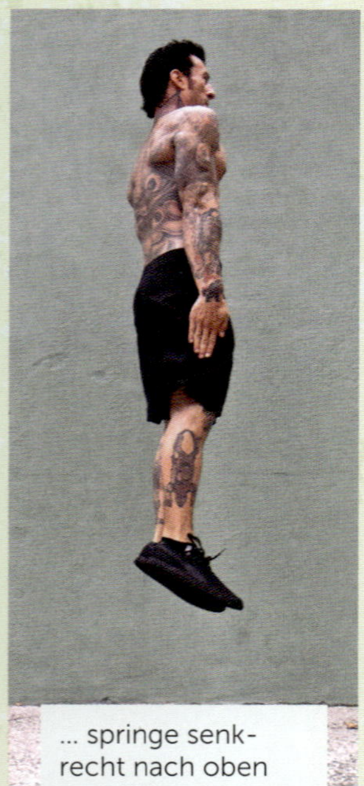

… springe senkrecht nach oben und führe die Arme nach unten.

Step 5: BUTT-KICK JUMP

Bewegungsablauf

- In der Ausgangsstellung stehen die Füße schulterbreit nebeneinander, der Körper ist aktiviert.
- Beuge die Gelenke zur Ausgangsstellung für Squat Jumps (Step 2).
- Springe explosiv nach oben ab und setze dafür die gesamte Schnellkraft der Beine und des Körpers ein.
- Beuge am höchsten Punkt des Sprungs explosiv die Beine, hebe dabei die Fersen und tritt dir damit in den Hintern.
- Strecke nach dem Tritt die Beine wieder und bereite dich auf die Landung vor.
- Lande sanft, indem du den größten Teil deines Gewichts mit den Fußballen abfängst.
- Nutze den Dehnungs-Verkürzungs-Zyklus, um die Technik sofort zu wiederholen.

Übungsanalyse

Obwohl der Tritt in den Allerwertesten als Ziel gilt, ist der Butt-Kick Jump die erste Übung in der Kette, in der du in der Luft die Knie hebst. Auf den Fotos siehst du, dass die Knie von der Hüfte etwas nach vorn gezogen werden. Das bereitet die Hüfte auf noch explosivere Hocken in den kommenden Übungen der nächsten Kette vor. Es ist auch der erste Step, der objektive Kriterien aufstellt: Wenn du nicht hoch genug springst oder deine Beine nicht ausreichend schnell bewegst, wirst du nicht in der Lage sein, dir in den Hintern zu treten und die Beine rechtzeitig zur Landung wieder zu strecken.

Regression

Manche Sportler sind nicht schnell genug, um sich in den Hintern zu treten, zumindest am Anfang. Sie springen entweder nicht hoch genug oder können die Muskeln der Oberschenkelrückseite nicht energisch genug kontrahieren. Hier helfen einbeinige Butt-Kick Jumps: springen, aber nur mit einem Bein kicken.

Progression

Die Arme können die Gesamtbewegung durch explosive Energie unterstützen. Sie wegzulassen macht diese Technik schwieriger. Lege dazu die Hände locker an den Hinterkopf. Achte darauf, nicht am Kopf zu ziehen.

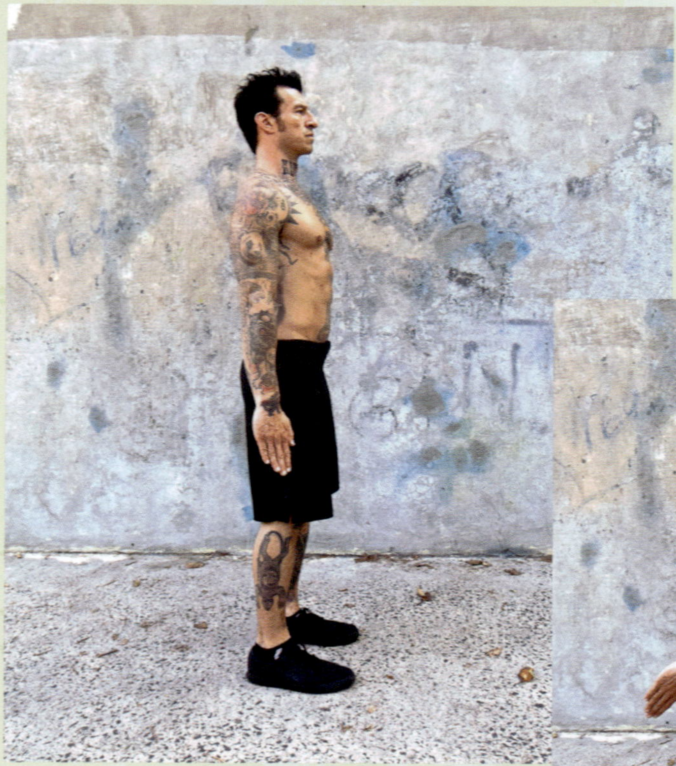

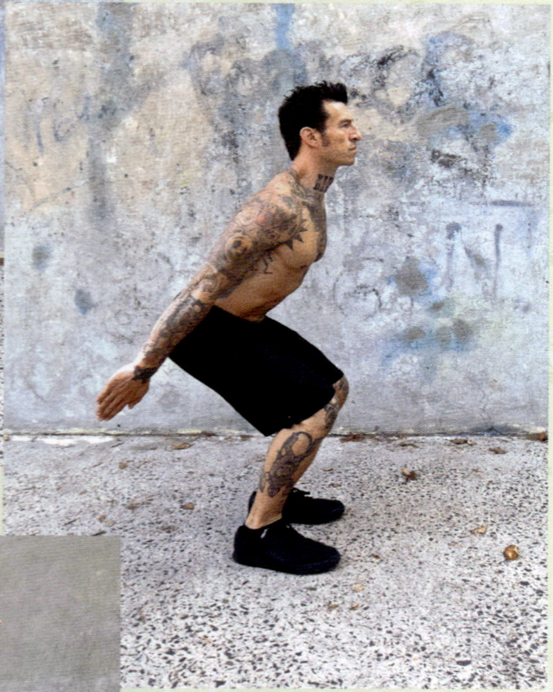

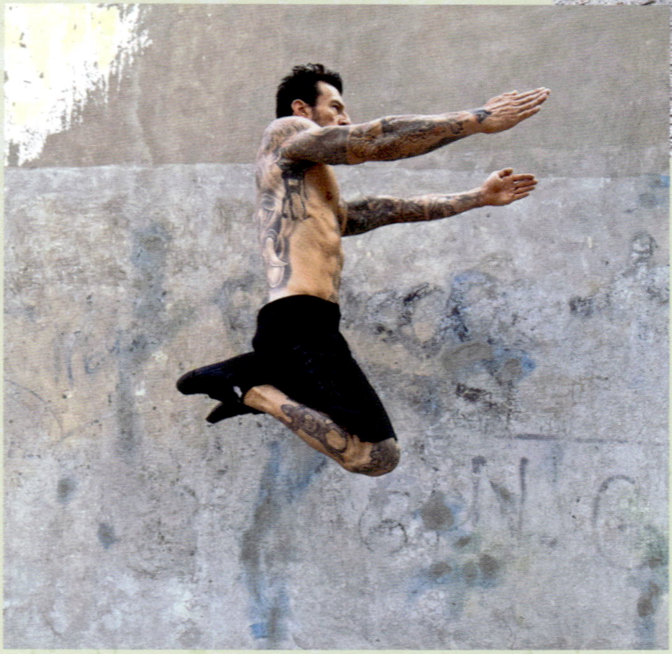

Step 6: SLAP TUCK JUMP

Bewegungsablauf

- In der Ausgangsstellung stehen die Füße schulterbreit nebeneinander, der Körper ist aktiviert. Du kannst die Hände mit den Handflächen nach unten vor der Brust oder seitlich am Körper halten.
- Beuge die Gelenke zur Ausgangsstellung für Squat Jumps (Step 2).
- Springe explosiv nach oben ab und setze dafür die gesamte Schnellkraft deiner Beine und des Körpers ein.
- Ziehe zum höchsten Punkt des Sprungs explosiv die Knie hoch und schlage damit gegen die Hände. (Wenn du die Hände in der Ausgangsstellung an der Seite hattest, musst du sie jetzt schneller als die Beine bewegen.) Im Umkehrpunkt befinden sich die Knie auf Hüfthöhe.
- Strecke nach dem Anziehen die Beine wieder und bereite dich auf die Landung vor.
- Lande sanft, indem du den größten Teil deines Gewichts mit den Fußballen abfängst.
- Nutze den Dehnungs-Verkürzungs-Zyklus, um die Technik sofort zu wiederholen.

Übungsanalyse

Der Slap Tuck Jump ist ein wichtiger Schritt zum echten Tuck (Oberschenkel dicht an den Rumpf ziehen) im Sprung, der die Fähigkeiten von Durchschnittssportlern übersteigt. Die beste Methode zum Lernen jeglicher schwieriger Körpergewichtsbewegung ist Schritt für Schritt. In Step 4 (Butt-kick Jump) hast du gelernt, die Knie im Sprung etwas zu heben. Hier ziehst du die Knie hoch, bis die Oberschenkel parallel zum Boden sind, und berührst die Hände. Im nächsten Schritt gehen wir darüber hinaus. Schritt-für-Schritt-Progressionen sind immer am besten.

Regression

Wenn du es nicht schaffst, die Beine bis auf Höhe der Hüfte zu heben, schlage mit den Händen an einem tieferen Punkt auf die Knie.

Progression

Wenn du leicht mit den Knien an die Hände kommst, kannst du schwierigere Varianten ausprobieren, etwa auf die Außenseite der Waden oder die Fußrücken schlagen.

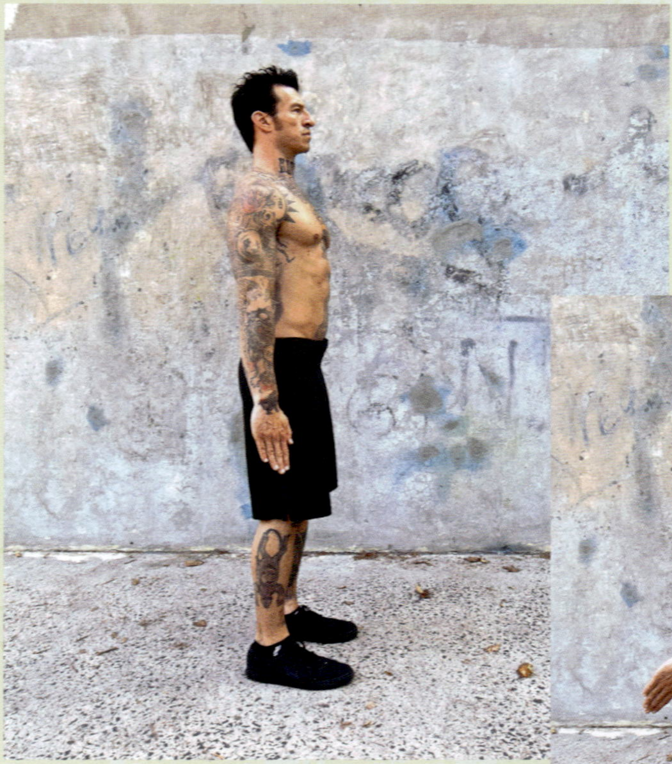

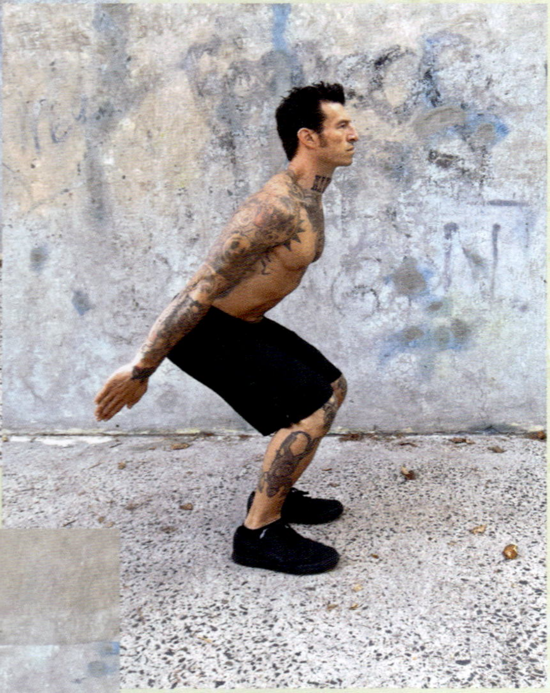

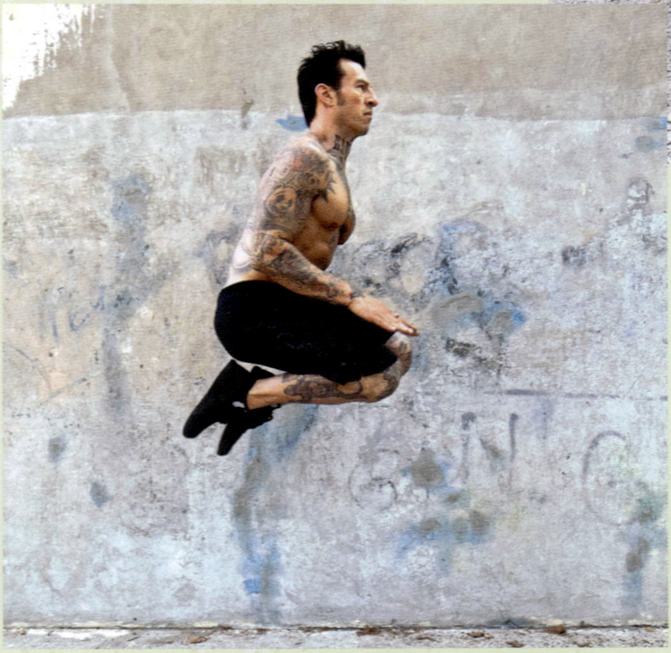

Step 7: TUCK JUMP

Bewegungsablauf

- In der Ausgangsstellung stehen die Füße schulterbreit nebeneinander, der Körper ist aktiviert.
- Beuge die Gelenke zur Ausgangsstellung für Squat Jumps (Step 2).
- Springe explosiv nach oben ab und setze dafür die gesamte Schnellkraft deiner Beine und des Körpers ein.
- Ziehe zum höchsten Punkt des Sprungs explosiv die Knie so dicht wie möglich zum Brustkorb (das nennt man Tuck). Dein Rumpf kommt automatisch nach vorn, aber achte darauf, nicht zu übertreiben.
- Strecke nach dem Anziehen die Beine wieder und bereite dich auf die Landung vor.
- Lande sanft, indem du den größten Teil deines Gewichts mit den Fußballen abfängst.
- Nutze den Dehnungs-Verkürzungs-Zyklus, um die Technik sofort zu wiederholen.

Übungsanalyse

Tuck Jumps fordern vom Unterkörper jede Menge Schnellkraft. Sprunggelenke, Waden, Oberschenkel, Gesäß und sogar der untere Rücken müssen eine knackige Geschwindigkeit entwickeln, damit du die für die Übung notwendige Höhe erreichst. Darüber hinaus ist es Aufgabe der Hüft- und Bauchmuskeln, die Beine explosiv nach oben zu ziehen. Tuck Jumps mögen einfach erscheinen, aber sie sind auf dem Weg zu schwierigeren Kunststücken eine grundlegende Fertigkeit. Einfach gesagt: Wenn du nicht richtig hocken kannst, wirst du nie richtig schnell.

Regression

Im Tuck Jump ist die richtige Technik das A und O. Wenn du die Knie nicht bis zum Brustkorb ziehen kannst, versuche, sie zumindest auf Hüfthöhe zu bringen. Mehr Kniehöhe kommt mit der Übung.

Progression

Wenn richtige Tuck Jumps kein Problem sind, dann steigere die Sprunghöhe. Der übliche Test: Klatsche auf dem höchsten Punkt des Sprungs unter der Oberschenkelrückseite in die Hände. Das betont den Einsatz der Körpermitte und fördert Handschnelligkeit.

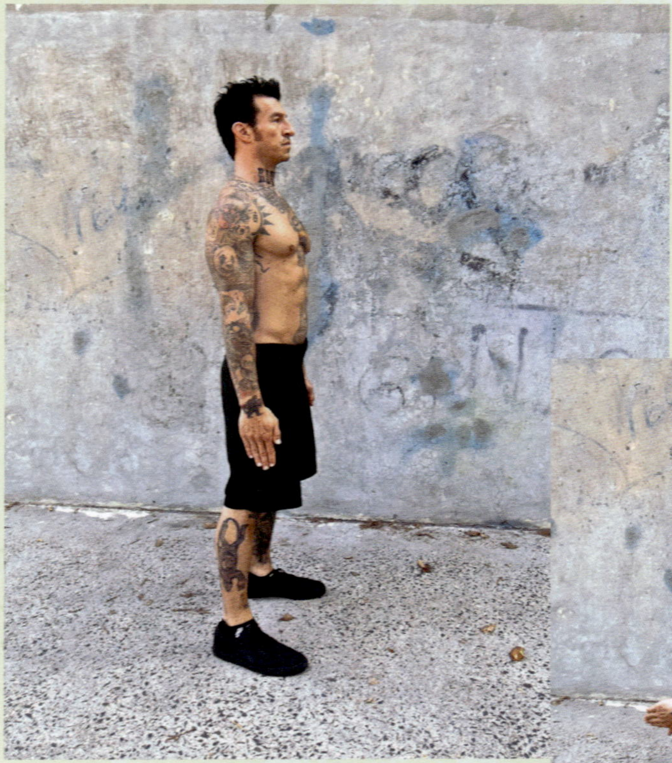

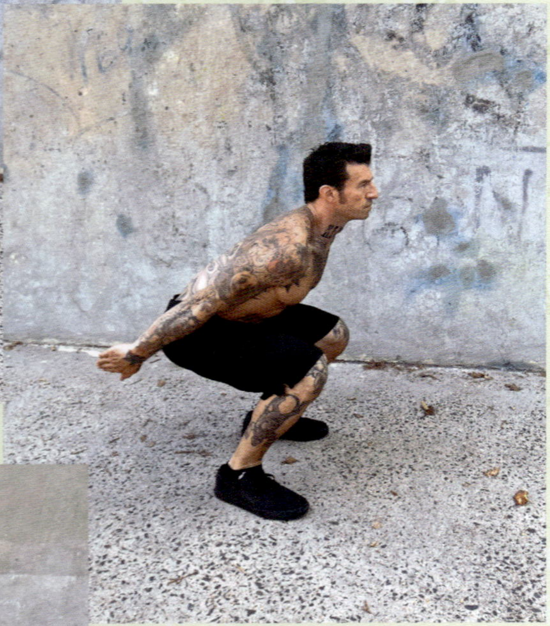

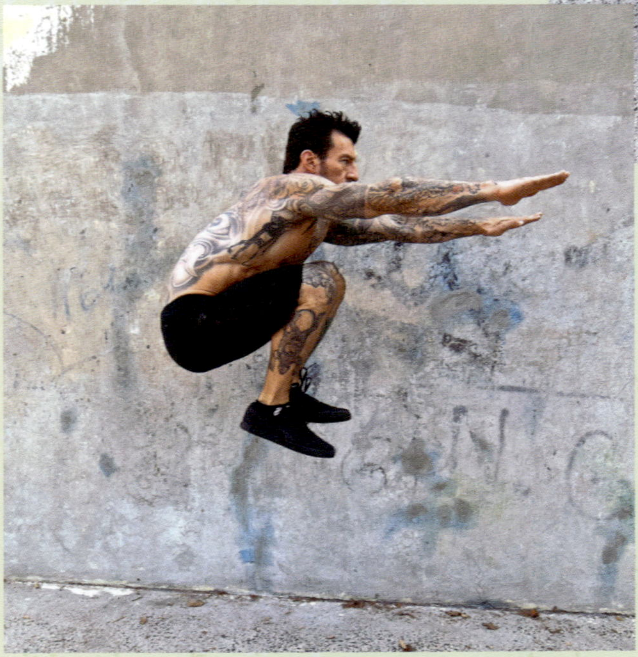

Step 8: CATCH TUCK JUMP

Bewegungsablauf

- In der Ausgangsstellung stehen die Füße schulterbreit nebeneinander, der Körper ist aktiviert.
- Beuge die Gelenke zur Ausgangsstellung für Squat Jumps (Step 2).
- Springe explosiv nach oben ab und setze dafür die gesamte Schnellkraft deiner Beine und des Körpers ein.
- Ziehe bis zum höchsten Punkt des Sprungs explosiv die Knie so dicht wie möglich zum Brustkorb.
- Am höchsten Punkt des Sprungs ziehst du die Schienbeine mit den Händen an den Körper und drückst so die Oberschenkel vollständig gegen den Brustkorb.
- Lass die Schienbeine los, strecke die Beine und bereite dich auf die Landung vor.
- Lande sanft, indem du den größten Teil deines Gewichts mit den Fußballen abfängst.
- Nutze den Dehnungs-Verkürzungs-Zyklus, um die Technik sofort zu wiederholen.

Übungsanalyse

Tuck Jumps (Step 7) fordern explosive Schnellkraft in Hüfte und Beinen. Damit er den Master Step dieser Kette, den Suicide Jump, vollziehen kann, braucht ein Athlet auch durch den Oberkörper erzeugte, nach vorn gerichtete Schnellkraft. Nur so kann er die Beine fest gegen den Rumpf drücken. Step 8 fordert und fördert diese Qualität. Die Beine mit den Armen während der Hocke an den Körper zu ziehen ist ein wichtiges Muster komplexerer explosiver Bewegungen wie Front- und Backflip. Du hast vielleicht schon Turner gesehen, die Saltos so ausführen.

Regression

Zu Beginn ziehst du die Hocke nicht zu fest. Zeige deinen besten Tuck, die Arme berühren sich vor den Beinen. Mit der Zeit schließt du die Arme um die Beine, und am Ende ziehst du sie fest zum Körper.

Progression

Sobald dein Tuck durch starkes Umarmen der Beine fest ist, konzentrierst du dich darauf, die Knie höher und höher, zuletzt bis unters Kinn zu ziehen.

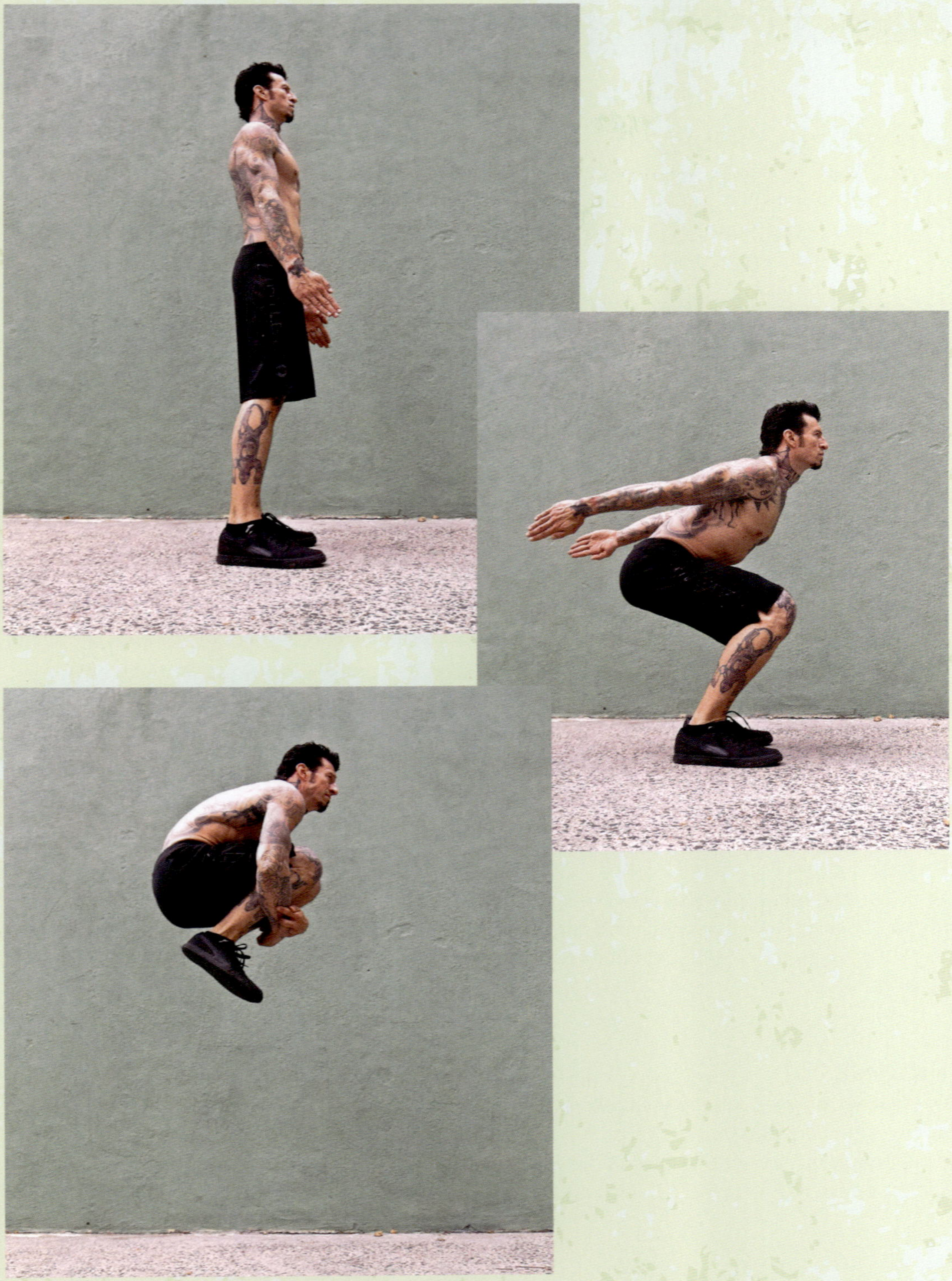

Step 9: THREAD JUMP

Bewegungsablauf

- Fasse im Stand eine Fußspitze mit der gegenüberliegenden Hand. Das Standbein ist leicht gebeugt und der Oberkörper so aufrecht wie möglich.
- Beuge das Standbein schnell und explodiere in der Umkehrbewegung nach oben. Ziehe in weitgehend aufrechter Haltung das Knie so hoch und dicht zum Brustkorb wie möglich.
- Über den höchsten Punkt des Sprungs führst du die mit dem Fuß verbundene Hand unter dem Sprungfuß nach hinten. Viele Sportler versuchen, mit dem Fuß durch die Öffnung zu springen. Das ist falsch. Hebe den Sprungfuß und ziehe dann die Öffnung nach hinten.
- Strecke nach dem Einfädeln das Sprungbein und bereite dich auf die Landung vor.
- Lande sanft, indem du den größten Teil deines Gewichts mit dem Fußballen abfängst.
- Kehre zurück in die Ausgangsstellung und wiederhole die Technik oder absolviere sofort einen Thread Jump rückwärts.

Übungsanalyse

Der Begriff »Thread« kommt aus dem Breakdance, vielleicht kennst du den Move aus alten Hip-Hop-Videos. Es ist ziemlich offensichtlich, warum die Bezeichnung verwendet wird: Du fädelst deinen Fuß durch die Öffnung wie einen Faden in ein Nadelöhr – eine super Ein-Bein-Methode zum Vorbereiten auf die technischen Anforderungen des Suicide Jumps. Wenn du es vermasselst, lässt du den Fuß los und landest sicher.

Regression

Probiere für den Fall, dass du gleich aussteigen musst, die Übung zu Beginn mit sehr lockerem Griff. Durch minimales Fassen der Fußspitzen vergrößerst du die Öffnung. Und falls das nicht reicht, schlingst du ein schmales Handtuch oder einen Gürtel um die Fesseln und hältst statt des Fußes dessen Ende. So gelingt es dir in der Lernphase leichter, die Öffnung nach hinten zu ziehen.

Progression

Die Bewegung wird schwieriger, wenn du die Außenseite des Fußes statt der Zehen fasst. Und noch härter: Du fasst deinen freien Fuß hinter dem Sprungbein. Danach springst du ab, führst die Öffnung nach vorn und fädelst das Sprungbein hindurch (Reverse Thread Jump). Am Ende kannst du die Front- und die Back-Thread-Version unmittelbar nacheinander ausführen.

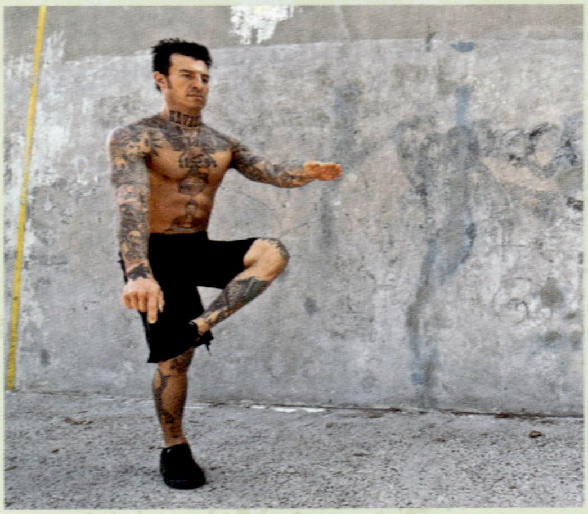

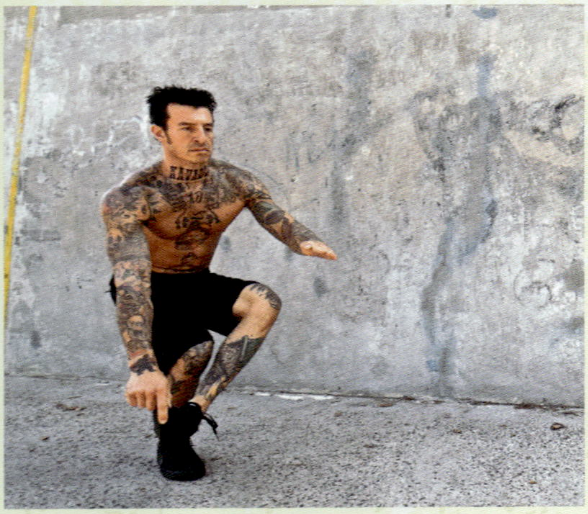

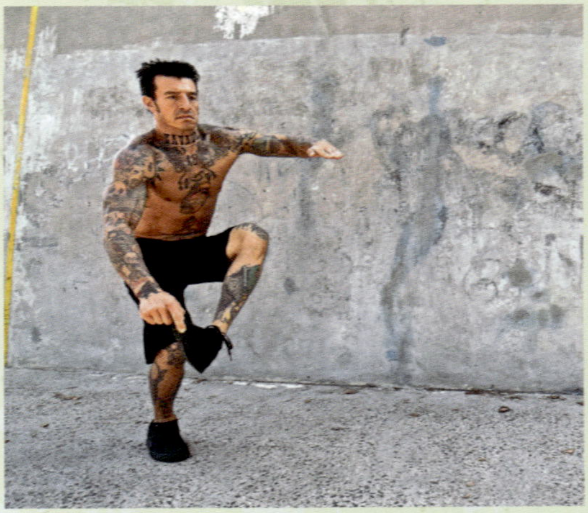

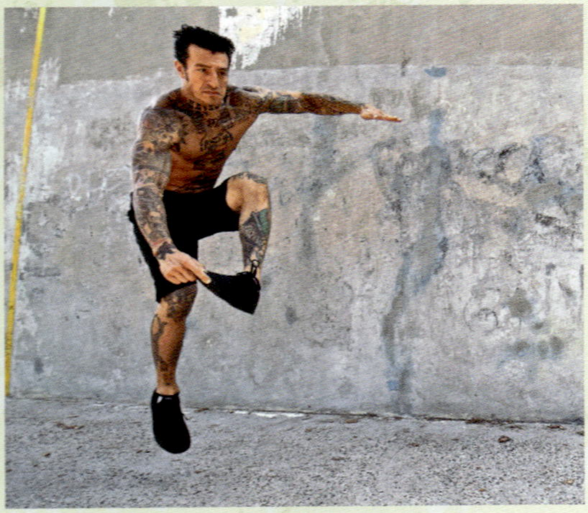

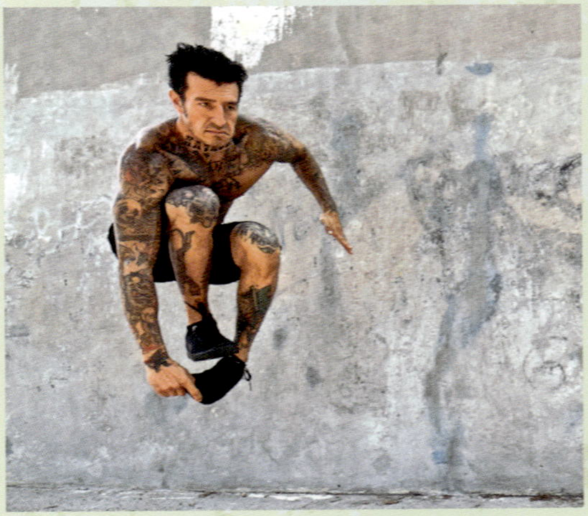

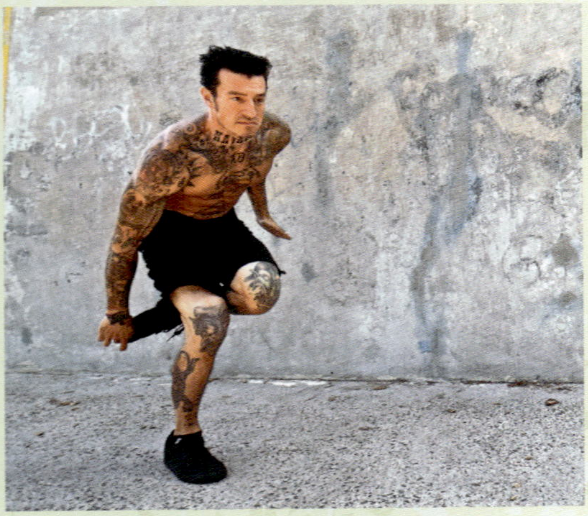

Master Step: SUICIDE JUMP

Bewegungsablauf

- In der Ausgangsstellung stehen die Füße schulterbreit nebeneinander, der Körper ist aktiviert. Vor der Hüfte hältst du mit weitem Griff eine Stange oder einen Besenstiel. (Wenn du anfänglich Angst vor einem Sturz hast, nimm statt der Stange ein Seil oder einen Gürtel.)
- Stehe gerade. (Anfänger glauben oft, dass Vorbeugen/Squatten hilft, um die Stange tiefer zu halten. Tut es nicht!)
- Beuge die Knie leicht. Etwas weniger als ein viertelter Squat reicht vollkommen.
- Explodiere ohne Pause in der Umkehrbewegung nach oben und ziehe die Knie zum Brustkorb.
- Ziehe zum höchsten Punkt des Sprungs die Stange unter den Füßen durch nach hinten.
- Strecke nach dem Einfädeln die Beine und bereite dich auf die Landung vor.
- Lande sanft, indem du den größten Teil deines Gewichts mit den Fußballen abfängst.
- Kehre zurück in die Ausgangsstellung und wiederhole die Technik oder absolviere sofort einen Suicide Jump rückwärts (siehe S. 78).

Übungsanalyse

Jeder Sportler kann einfache Sprünge wie die in Step 1 bis 3 absolvieren, um maximale Sprungkraft aufzubauen. Diese Kette soll dir aber mehr geben. Von Step 5 (Butt-Kick Jump) eignest du dir die Kraft, Schnellkraft und Technik an, um perfekt zu hocken, also hochzuspringen und die Knie zum Brustkorb zu ziehen. Suicide Jumps sind die ultimative Hockübung: Wenn du die Knie nicht sehr schnell sehr hoch ziehen kannst, kommst du nicht an der Stange vorbei. Die Übung verlangt auch das Beherrschen aller grundlegenden Komponenten explosiven Springens: schnellkräftiger Absprung, Beteiligung von Hüfte und Taille, schnelles Strecken der Beine und das Abfangen der Kräfte in der Landung. Sobald dir diese Übung in Fleisch und Blut übergegangen ist, sind schwierigere explosive Techniken wie Kip-ups und Front- und Backflips viel einfacher, als du dir je hast träumen lassen.

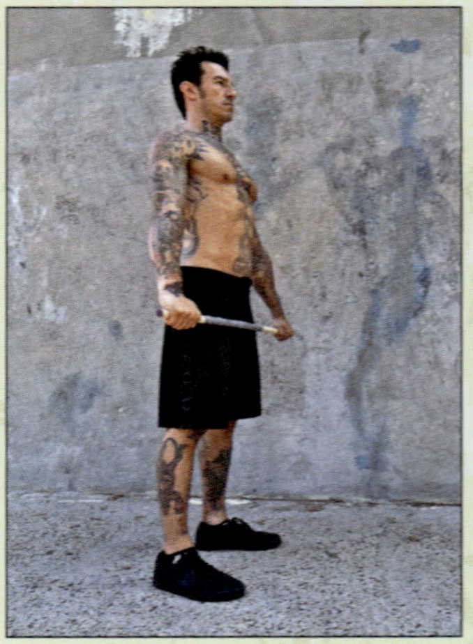
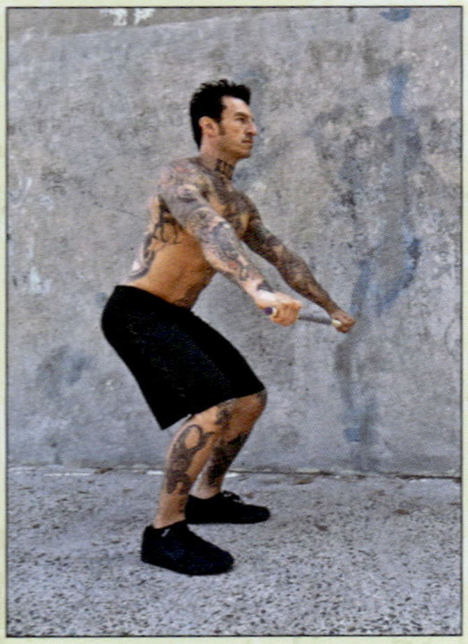
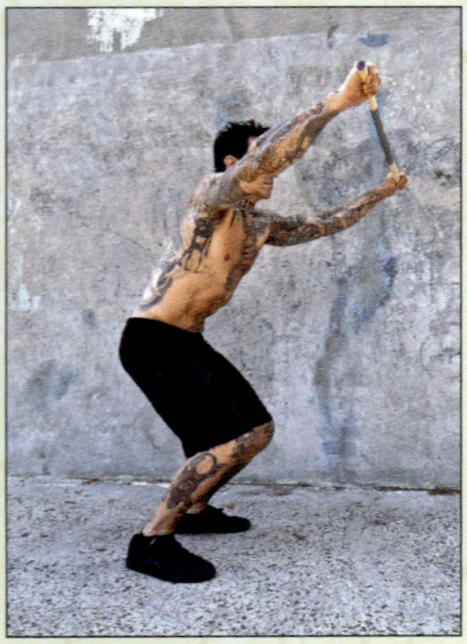
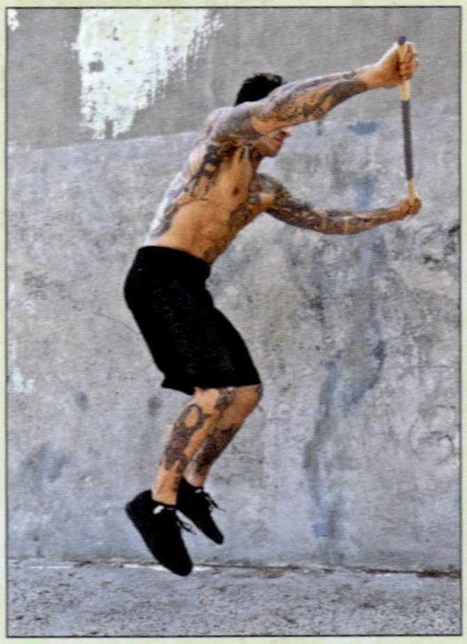
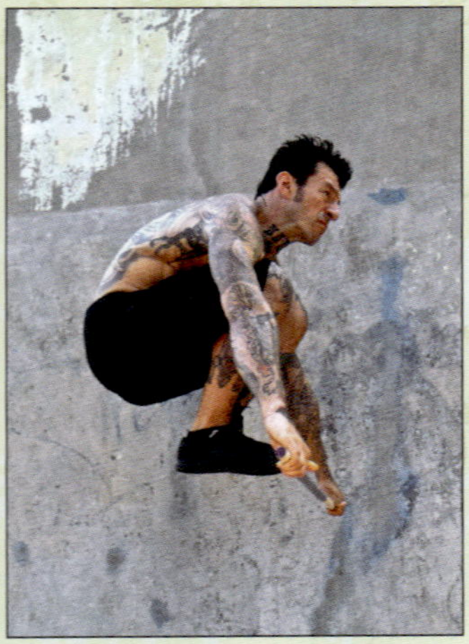
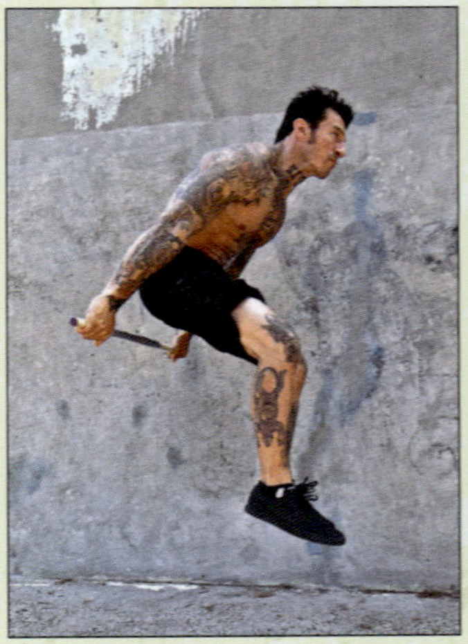
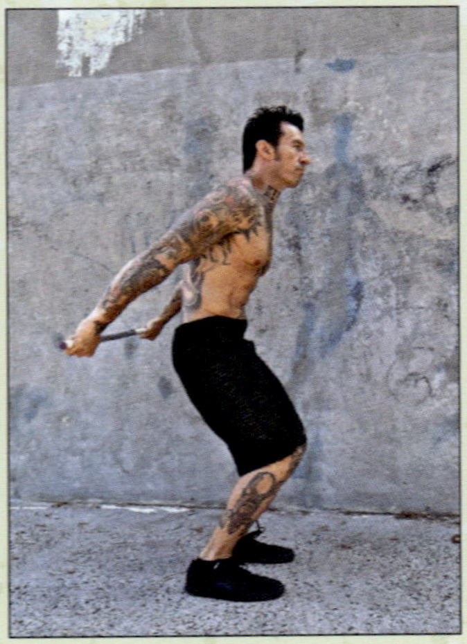
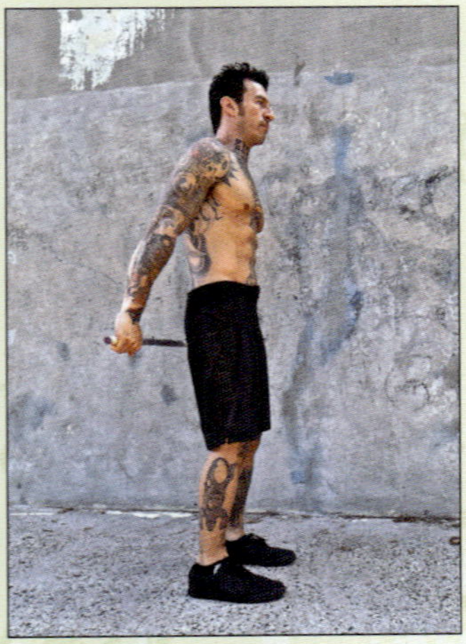

GRENZEN SPRENGEN

Sobald ein Athlet Suicide Jumps zuverlässig sauber beherrscht, muss sie oder er sich zuvor die Fertigkeiten Absprung, Landung und vor allem Hocke auf hohem Niveau angeeignet haben. Sie liefern die wichtigsten Grundlagen für das Gelingen komplexerer explosiver Fertigkeiten, speziell Flips. Das bedeutet aber nicht, dass du von nun an keine Power Jumps mehr trainieren müsstest. Sprünge sind unverzichtbar zum Aufbau und Erhalt von Schnellkraft im Unterkörper. So wie Karatemeister ihre Basisformen beibehalten, um Grundlagen zu trainieren, müssen alle Athleten, die Schnellkraft anstreben, immer wieder springen.

Wie geht es weiter, wenn der Suicide Jump für dich kein Problem mehr ist? Der Reihe nach: Der Suicide Jump ist einfach, richtig? Der Weg zur Hölle: Absolviere ihn rückwärts! Halte die Stange hinter dem Rücken, springe ab und ziehe sie in der Luft nach vorn.

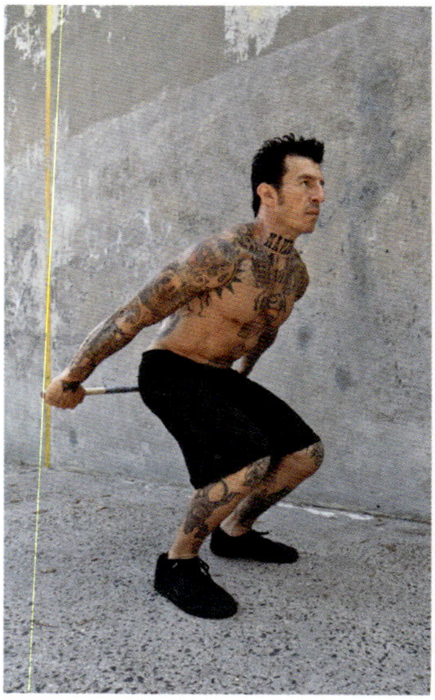
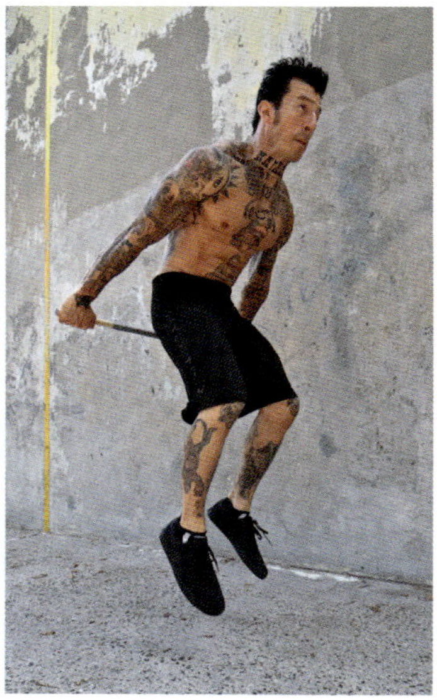
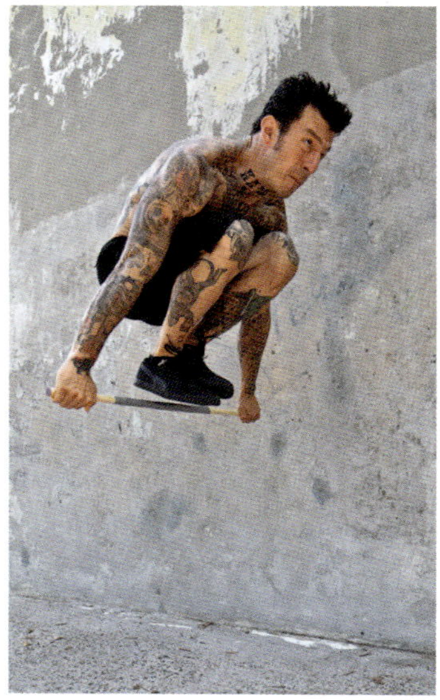

Okay, ich übertreibe. Der Reverse Suicide Jump ist für die meisten Athleten erheblich schwieriger als der Basic Suicide Jump. Die Stellung der Stange, kombiniert mit dem Umstand, dass die meisten Menschen nie rückwärts über ein Objekt springen, macht ihn so tricky. Aber wenn du den Suicide Jump wirklich beherrschen willst, kommst du nicht drum herum. Probieren solltest du es auf alle Fälle.

Wie immer kannst du die Schwierigkeit von Calisthenics-Bewegungen durch Ändern der Hebelverhältnisse nach oben treiben. In der Hocke beispielsweise sind die Knie gebeugt, was die Hüftbeuger und die Körpermitte weniger fordert als gestreckte Beine (Bücke). Mit der Bücke steigen Belastung und Herausforderung. Das gelingt entweder durch stufenweises Verringern der Kniebeuge, bis die Beine gestreckt sind, oder du fängst mit gestreckten Beinen an und steigerst die Hüftbeuge. Die folgende Seite zeigt diese Methode: Zu Beginn zeigen die Beine im Bücksprung nach unten, am Ende sind sie parallel zum Boden.

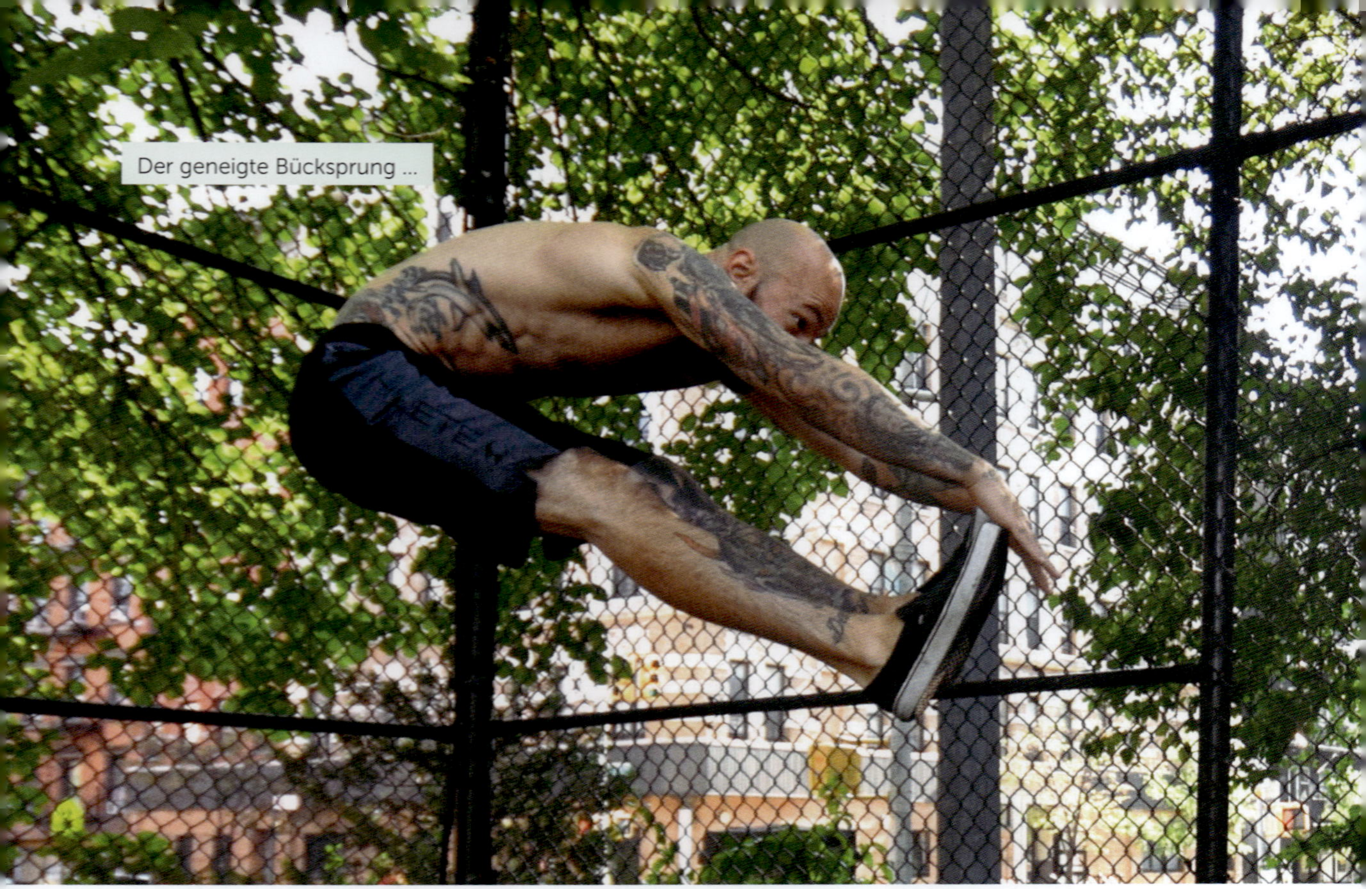

Der geneigte Bücksprung ...

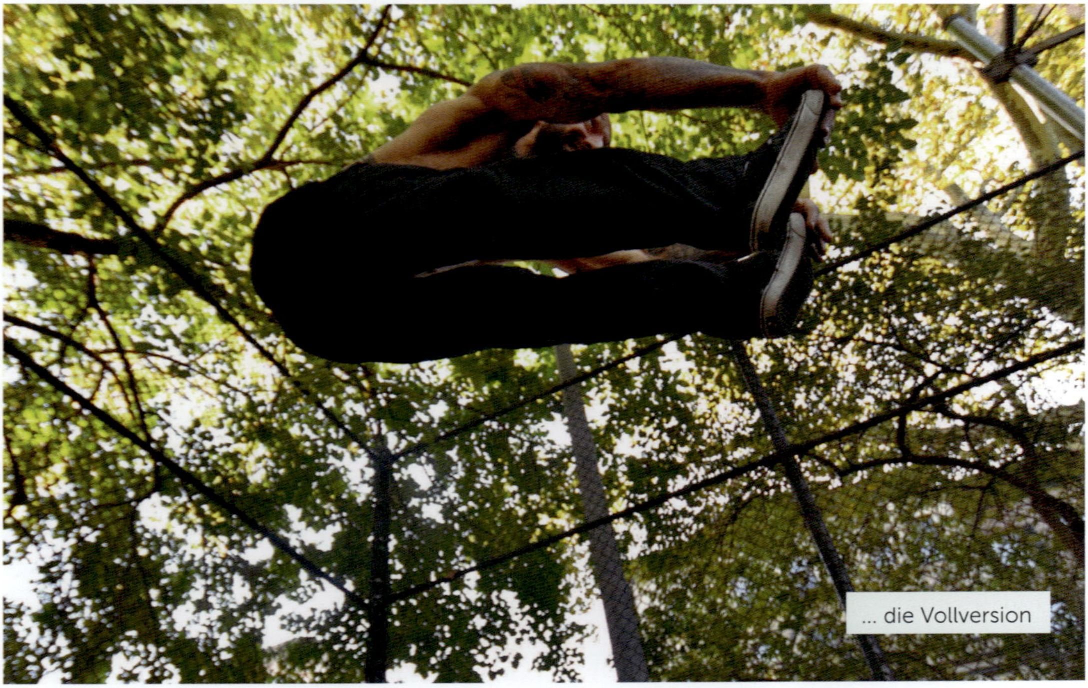

... die Vollversion

Eine Alternative zum Aufbau deiner Sprungfähigkeiten ist das Absolvieren von mehr explosiven Luft-Stunts, die mehr Höhe und Ganzkörperschnellkraft erfordern. Das ist natürlich genau das, was in den Front- und Backflip-Ketten dieses Buches auf dich zukommt: Was ist ein Frontflip aus dem Stand, wenn nicht eine der schwierigsten Sprungtechniken überhaupt?

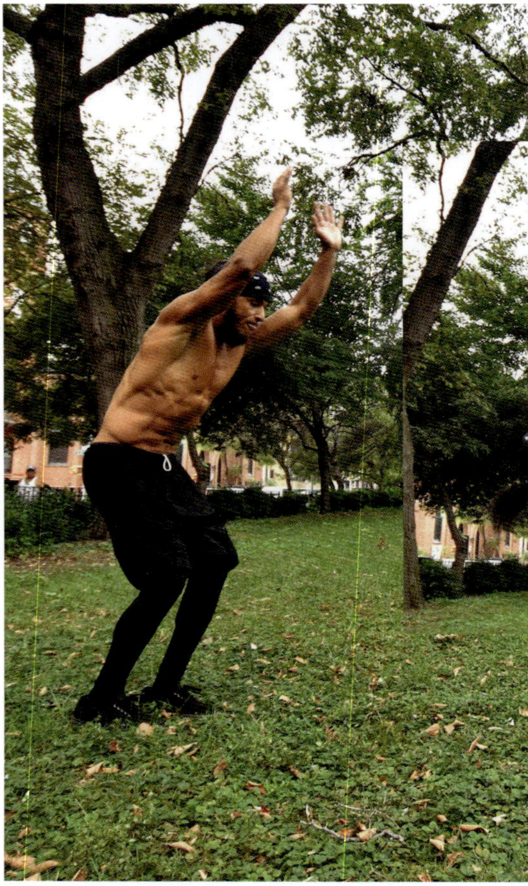

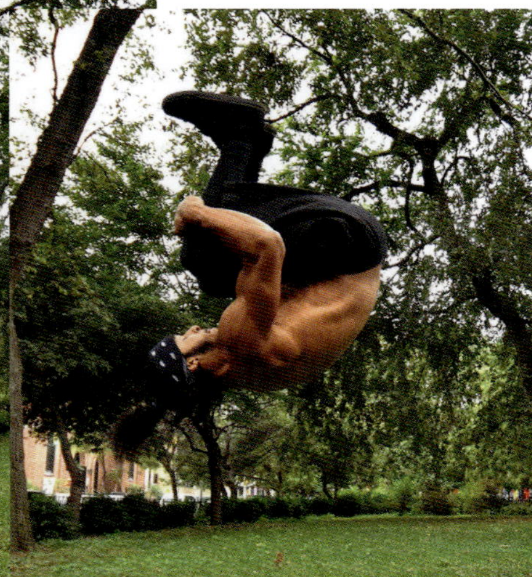

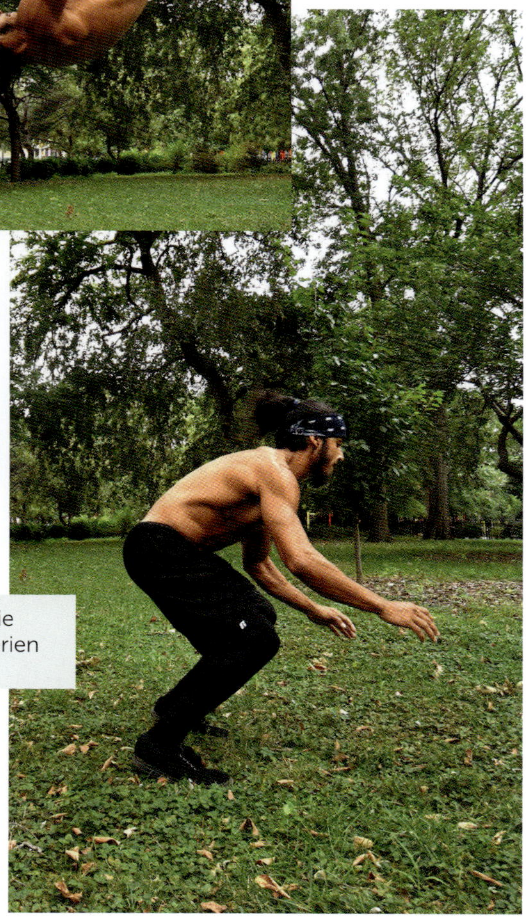

Du springst ab, du hockst, du landest. Die Flips sind eine Fortsetzung der Jump-Serien auf höherem Level.

Manche Leute sagen: »Wenn ich in der Front- oder Backflip-Kette schon auf hohem Level bin, brauche ich keine Sprünge zum Aufbau von Schnellkraft mehr, denn die Flips selbst stehen für Schnellkraftsprünge.« Ich aber finde das Beibehalten von Sprüngen als Basistraining eine sehr gute Idee, und zwar deshalb, weil Flips und vergleichbare Techniken viel Konzentration auf Agilität, Gleichgewicht und Koordination erfordern – im Gegensatz zu Basissprüngen, in denen du all deine Energie auf Schnellkraft und Höhe oder Weite lenken kannst, was sie viel effizienter macht. Viele Sportler beginnen ihr Jump-Training mit Kastensprüngen, aber ich bin überzeugt: Wenn du das Springen auf Objekte ausprobierst, profitierst du über die üblichen Grundlagen hinaus. Kastensprünge erweitern die Bandbreite und taugen zum Messen der Sprunghöhe. Sie fordern zudem eine andere Einstellung als normale Sprünge. Bedenke aber: Solange das Objekt, auf das du springst, fest und trocken ist, brauchst du keinen Fitnessstudio-Plyokasten. Schau dir die Parkour-Typen an: Sie springen auf alles. Das ist funktionelles Springen!

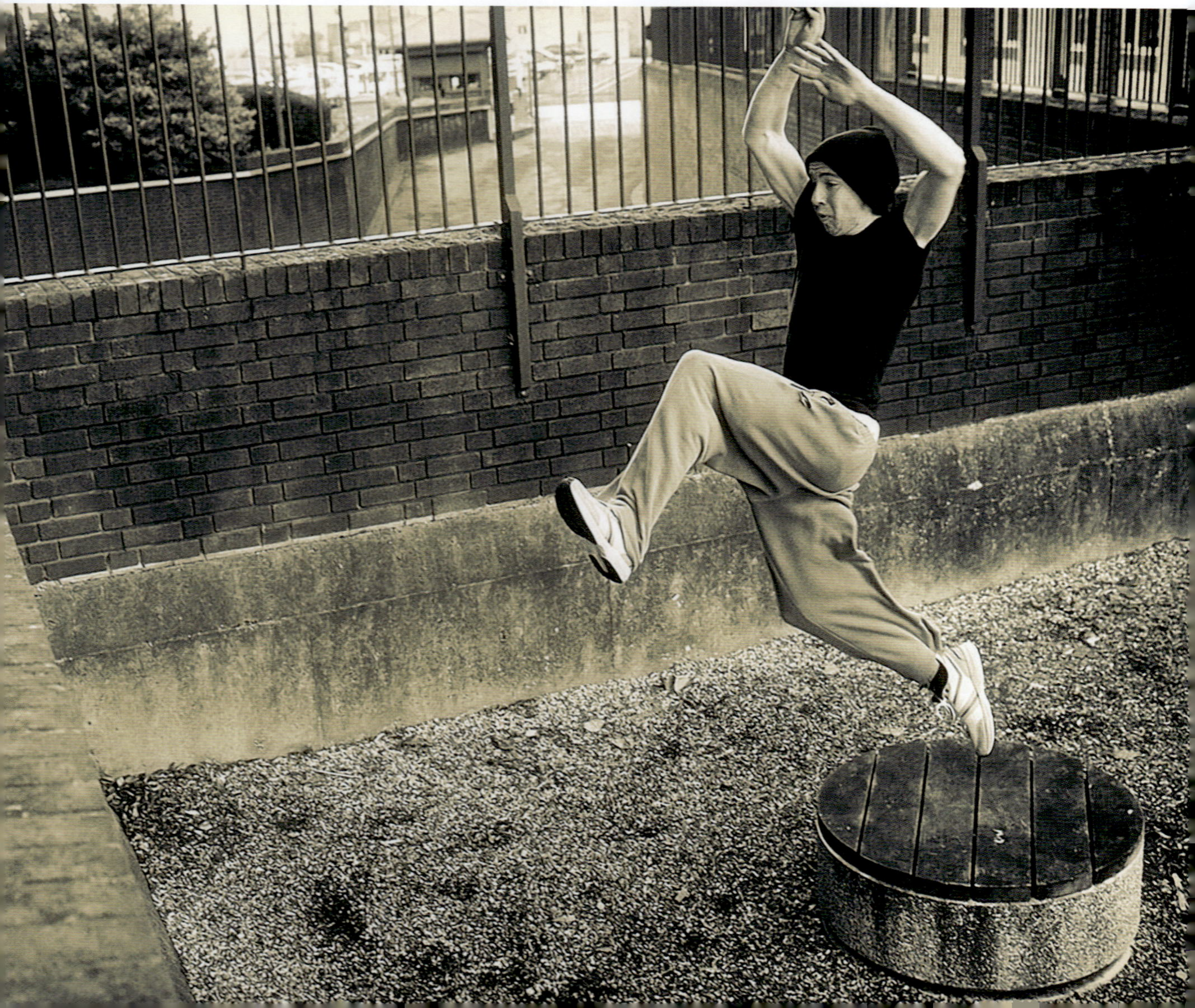

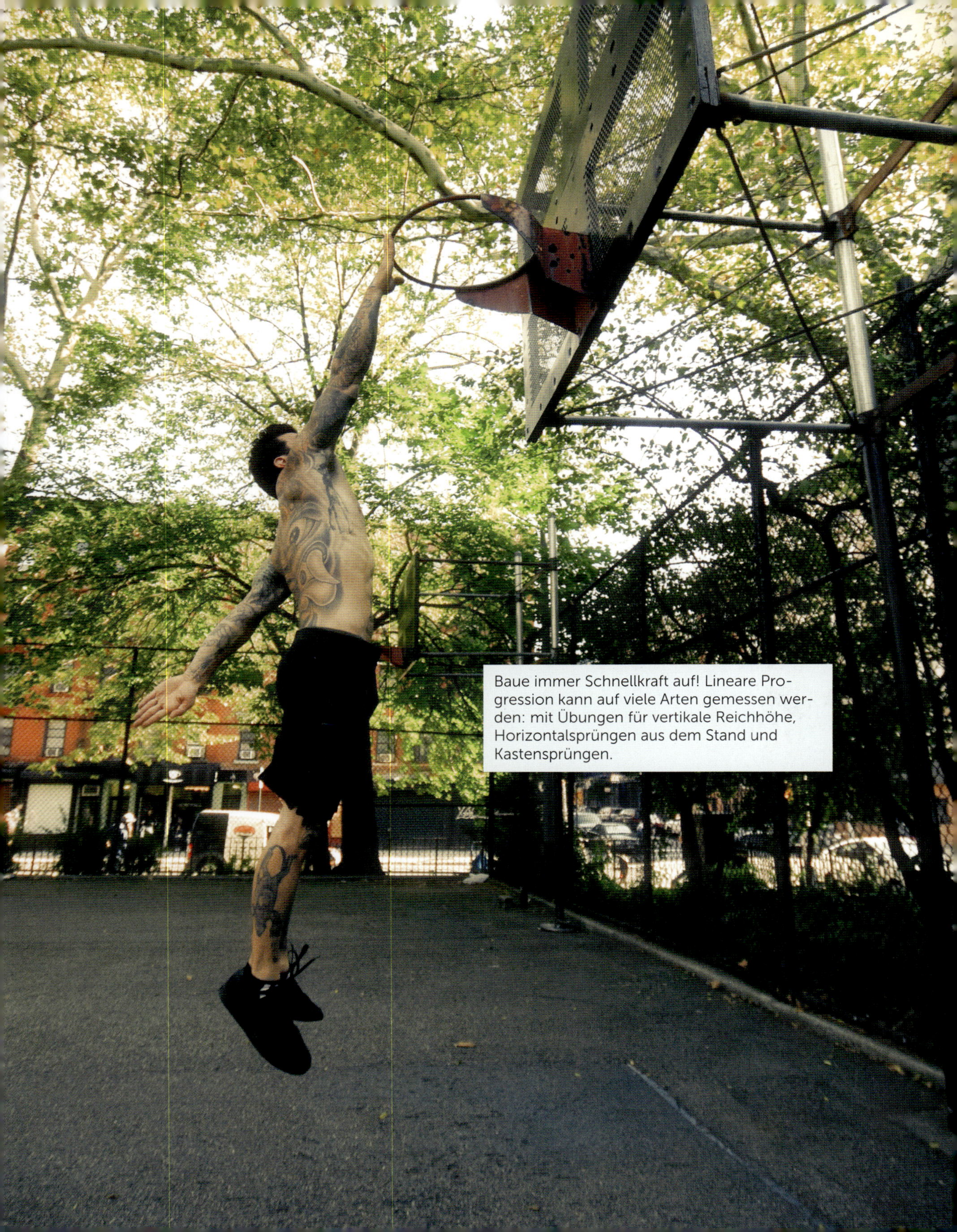

Baue immer Schnellkraft auf! Lineare Progression kann auf viele Arten gemessen werden: mit Übungen für vertikale Reichhöhe, Horizontalsprüngen aus dem Stand und Kastensprüngen.

ÜBUNGEN AUF ENGEM RAUM

Die folgenden drei Einzelübungen, die keine Ausrüstung erfordern, sind nützliche Schnelligkeits- und Schnellkrafttechniken, die du in dein Programm einstreuen kannst – als Ergänzung, für mehr Abwechslung oder um deine Muskeln aus einem anderen Winkel zu trainieren. Im Gegensatz zu den Übungen in den Ketten kannst du die meisten der folgenden Übungen rhythmisch und mit mehreren Wiederholungen absolvieren. Sie sind eine gute Ergänzung und eignen sich zum Aufwärmen vor oder zum Cool-down nach den Schnellkraftteilen.

Kosaken

Jump-Training trainiert vorwiegend Schnellkraft in eingeschränktem Bewegungsumfang. Um Sprunggelenke, Knie und Hüfte durch Elastizität zu stärken, brauchst du Kosaken, benannt nach dem traditionellen Tanz des gleichnamigen Volksstamms. Du gehst dafür tief in die Knie, stellst abwechselnd einen Fuß nach vorn und holst ihn wieder zurück. Das schult Dehnungsfreude und Gleichgewicht.

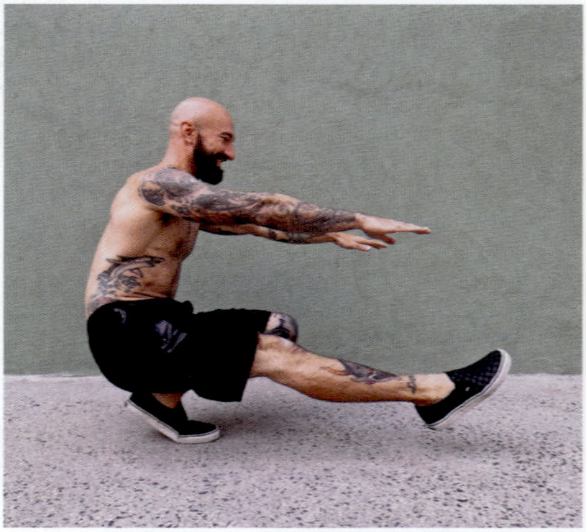

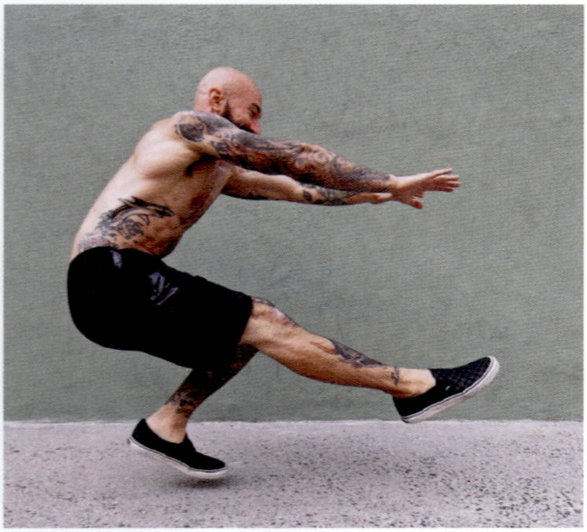

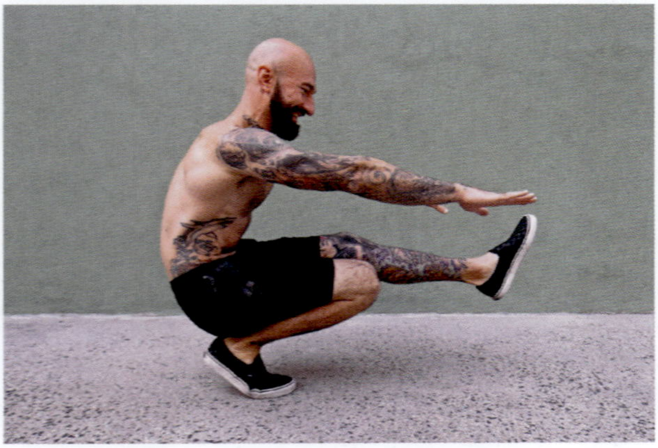

Wide-to-close Pop-ups

Zum Freisetzen jeglicher Ganzkörperschnellkraft müssen schnelle Beine mit schnellen Armen einhergehen. Explodiere aus einer engen Push-up-Ausgangsstellung, sodass deine Hände vom Boden abheben, breite die Arme aus und lande in weiter Push-up-Stellung. Gehe nach unten und schließe weitere Wiederholungen an.

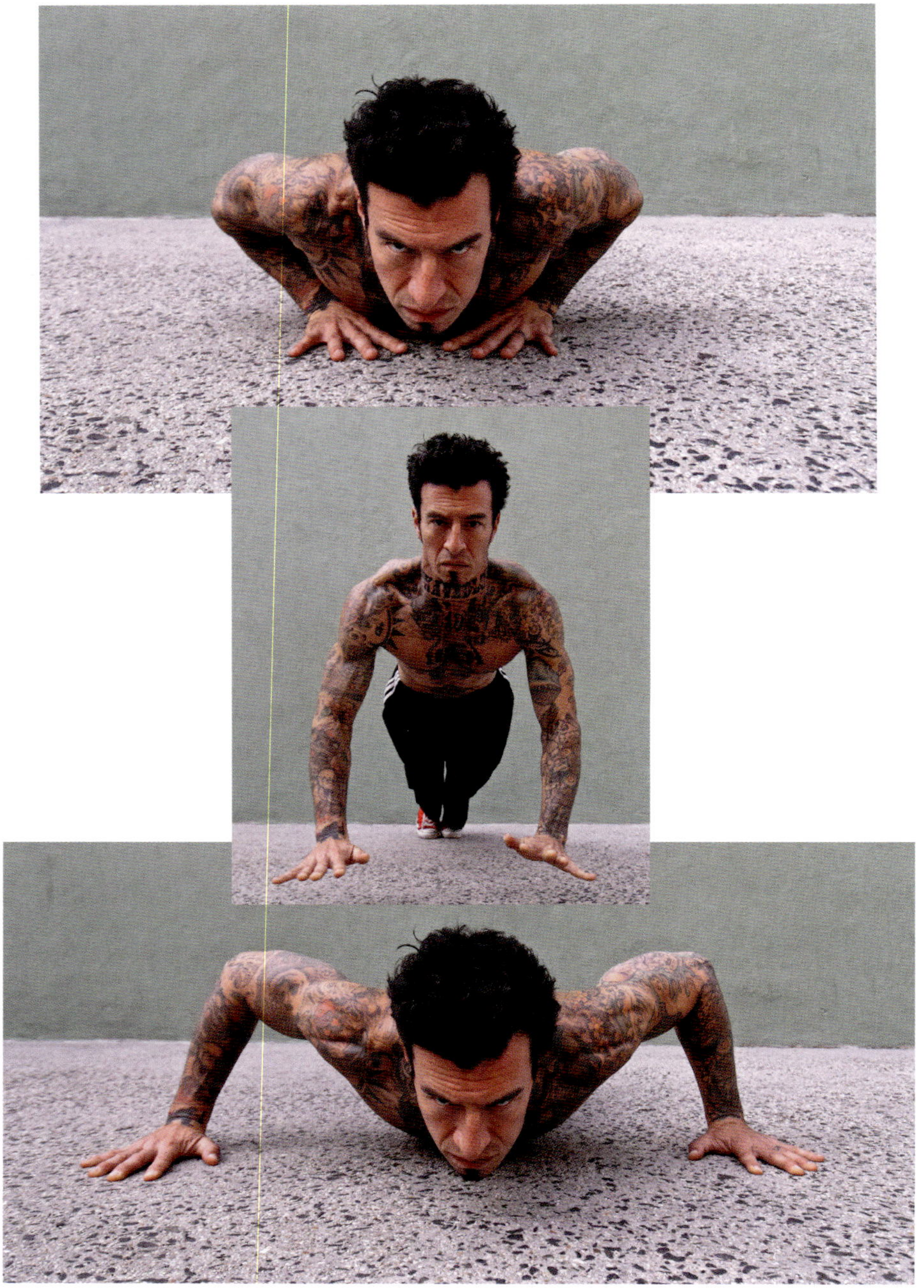

Wall Threads

Diese Übung ähnelt den beiden Threads der vorangegangenen Kette (Step 9 und 10). Sie passt gut zu Jumps, wobei man alle Übungen mischen und austauschen kann. Platziere einen Fuß an einer vertikalen Wand, springe darüber und bleibe so lang wie möglich mit dem Fuß auf derselben Stelle. Gut für schnelle Füße.

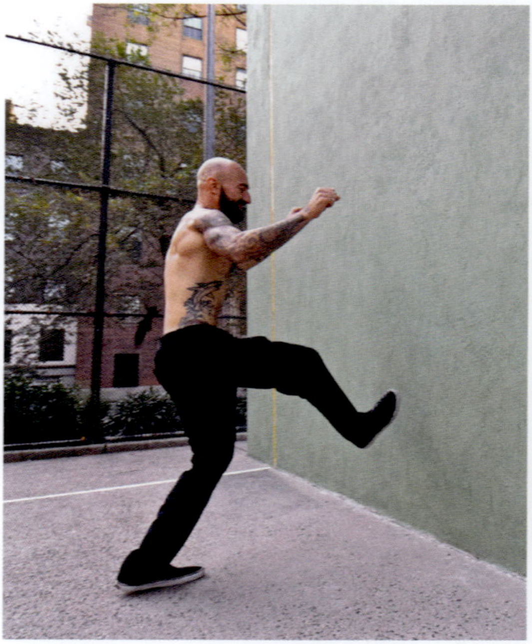

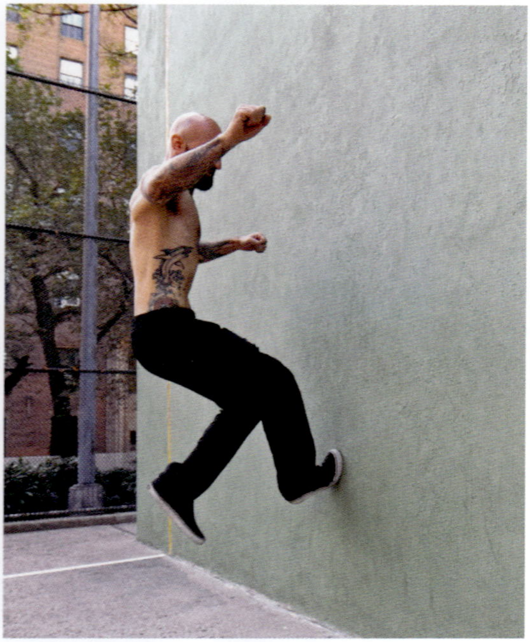

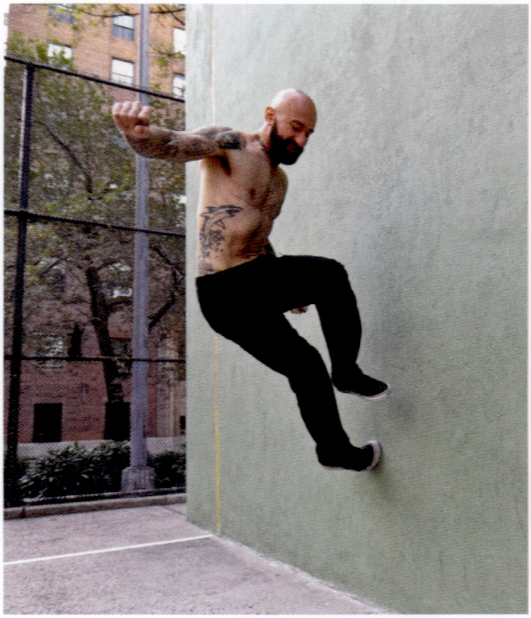

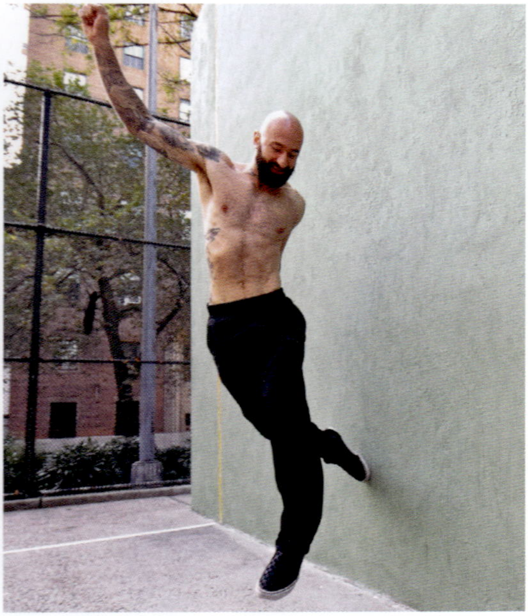

LICHT AUS!

Wenn du wirklich explosiv werden willst, sind die Beine der wichtigste Antrieb. Und du trainierst sie am besten mit progressiven Power Jumps. Gewichte oder langsame Bewegungen führen dich nicht ans Ziel. Alle Athleten müssen die fünf grundlegenden Fertigkeiten des Springens lernen, die schon von sich aus Schnellkraft vermitteln, aber unverzichtbar sind, wenn du dich als Athlet in Akrobatik verbessern willst.

Obwohl ich über notwendige Fertigkeiten für das Springen spreche, handelt es sich nicht um Hexenwerk, sondern um einfache und leicht zu erlernende Bewegungen, die in engem Zusammenhang mit einfacher Schnellkraft (Kraft × Geschwindigkeit) stehen. Deswegen sollten Sprünge, auch wenn es einige Überschneidungen gibt, in erster Linie als grundlegende Schnellkraftbewegung statt als komplexe Fertigkeit (wie ein Kip-up) betrachtet werden. Die unterschiedlichen Übungen müssen auch unterschiedlich angegangen werden, wie ich in Teil III dieses Buches erläutere.

Richtig angewendet, baut die Jump-Kette maximale Schnellkraft in Hüfte und Beinen auf. Um ein grundlegendes Schnellkrafttraining angemessen abzurunden, sollte der Athlet Sprünge mit einer Bewegungskette kombinieren, die einen ähnlichen Beitrag für Oberkörper und Arme leistet. Power Push-ups sind dafür am besten geeignet. Und die sind jetzt an der Reihe.

5

POWER PUSH-UPS

Maximalkraft wird Schnellkraft

Es ist für mich immer ein bisschen paradox, wenn Trainer bei »explosiv« als Erstes an das Training des Unterkörpers denken: Kastensprünge, Weitsprünge und solche Sachen. Als ich im Gefängnis war, interessierten sich die Gefangenen, die Sport trieben, viel mehr für das Explosivtraining des Oberkörpers. Angesagt waren Power Push-ups, Pop-ups, Push-ups hinter dem Rücken und Triple Claps. Und die Kerle hatten Arme wie verdammte Presslufthämmer! Ihr Schnellkraftniveau knallte bei maximaler Schnelligkeit durch die Decke, und die Muskeln an Rumpf und Armen wuchsen schichtweise. Ihre Herangehensweise ist für mich immer noch am sinnvollsten. Ich respektiere Beintraining, keine Frage – du brauchst diese Sprünge! Aber der Oberkörper ist mindestens genauso sehr auf Schnellkraft angewiesen. Schlagen, Schlägeblocken, Werfen, Drücken: All diese Techniken erfordern optimale Schnellkraft, um effektiv zu sein. Wenn du jemanden ausknocken willst, brauchst du einen explosiven Punch, und der kann nur aus einem explosiven Oberkörper kommen. Wenn dich in einer dunklen Seitenstraße einer angreift, interessiert sich keiner dafür, wie hoch du springen kannst.

Zum explosiven Oberkörper gibt es noch eine Zugabe: Speed-Schnellkrafttraining bereitet das Nervensystem und die Gelenke auf den Umgang mit größeren Widerständen vor. Je schnellkräftiger deine Arme, dein Brustkorb und deine Schultern sind, desto stärker werden sie. Und je stärker sie werden, desto härter kannst du sie trainieren und desto mehr wachsen die Muskeln. Calisthenics-Athleten, die ihre Übungen immer langsam absolvieren, legen ordentlich an Masse zu, aber ein Typ, der High-Speed-Training dazunimmt, wird sich in Sachen Kraft und Muskelumfang einen Vorteil verschaffen.

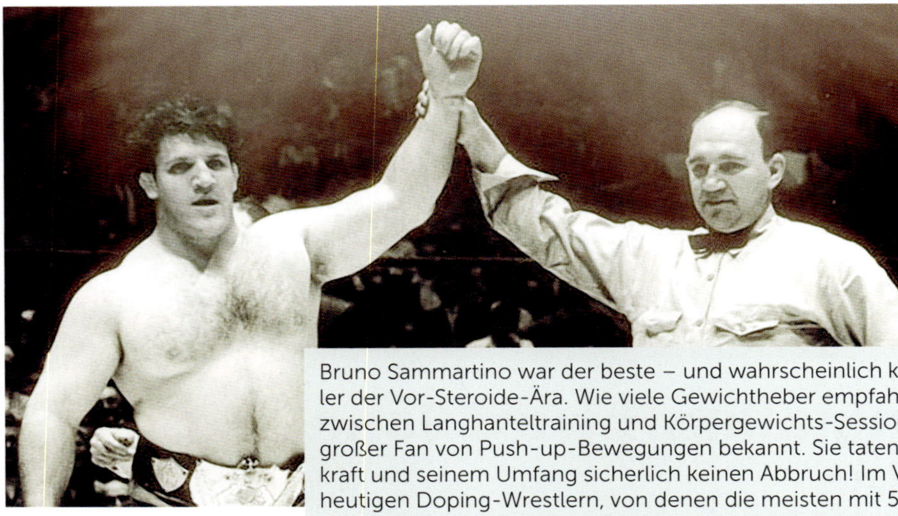

Bruno Sammartino war der beste – und wahrscheinlich kräftigste – Wrestler der Vor-Steroide-Ära. Wie viele Gewichtheber empfahl er den Wechsel zwischen Langhanteltraining und Körpergewichts-Sessions und war als großer Fan von Push-up-Bewegungen bekannt. Sie taten seiner Schnellkraft und seinem Umfang sicherlich keinen Abbruch! Im Vergleich zu den heutigen Doping-Wrestlern, von denen die meisten mit 50 am Ende sind, sieht Sammartino immer noch super aus. Und er ist über 80.

Ein Teil der Gründe, warum Sportler im Freien über Bänder springen und im Zickzack zwischen Kegeln laufen, liegt womöglich in einer Wissenslücke in Sachen Explosivität des Oberkörpers. Klar, manchmal sieht man ein paar Jungs, die Medizinbälle werfen, aber das ist eine nur bedingt taugliche Methode. Die Bälle sind einfach zu leicht, um echte Schnellkraft zu provozieren. Du kannst natürlich Langhanteln mit Push Press, Jerks und sonst was explosiv einsetzen, aber diese Methoden haben ihren Schwerpunkt auf hohen Lasten, sodass die Schnelligkeit leidet und Schnellkraft verloren geht. Körpergewichts-Push-ups bereiten Athleten auch ganz wunderbar auf Bewegungen wie Handstandüberschlag vorwärts und rückwärts vor, die wesentliche Elemente von Akrobatik sind. Darüber hinaus ist es einfach eine Tatsache, dass das Training mit schweren Lasten mit der Zeit deine Schultern ruiniert – von den Handgelenken, den Ellbogen, dem oberen Rücken etc. ganz zu schweigen. Der natürliche Weg ist immer der beste. Nutze deinen Körper!

POWER PUSH-UPS ANALYSIEREN

Den perfekten Power Push-up zu beschreiben ist gar nicht so einfach, denn es gibt so viele verschiedene Techniken. Konzentrieren wir uns also auf einige Prinzipien, die für die meisten Bewegungen der folgenden Kette gelten.

Ellbogenstellung

Ausschlaggebend ist die Position der Hände, denn in sogenannten geschlossenen Ketten (mit Bodenkontakt der Extremität) wie dem Push-up folgen die Ellbogen den Händen und die Schultern den Ellbogen. Wichtigste Leitlinie: Was fühlt sich natürlich an? Vermeide besonders weite Handstellungen, denn sie verhindern optimale Schnelligkeit und machen die Schultern angreifbar. Auf der anderen Seite kann, wenn du dich explosiv abdrückst, eine ganz enge Stellung der Hände für die Handgelenke, Unterarme und Ellbogen zu problematisch sein. Was für dich richtig ist, liegt irgendwo dazwischen, und du wirst es herausfinden. Ich bevorzuge eine schulterbreite bis etwas engere Handstellung, damit meine Ellbogen den Latissimus streifen. Etwas mehr als schulterbreit finden viele Athleten für explosive Push-ups ideal, weil dann die Sehnen des Schultergürtels mehr Kräfte als die Ellbogen absorbieren und in Muskelkontraktion umwandeln können.

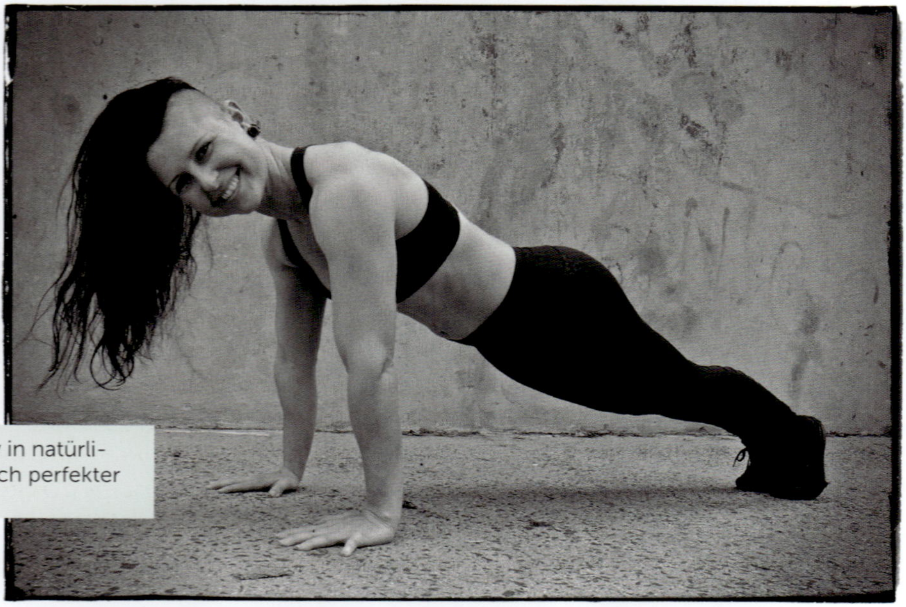

Adrienne Harvey in natürlicher und dennoch perfekter Haltung

HANDSTELLUNG

Einige Typen mit lädierten Handgelenken drücken Push-ups auf den Fingerknöcheln – oder sogar auf dem Handrücken. Glaub mir: Das Ganze mit explosiven Push-ups ist ein Garant für schnelle Knochenbrüche. Selbst wenn deine Fingerknöchel von Karate gestählt sind, kann die Hand in einer schlechten Wiederholung zur Seite drehen – wie ein Fuß beim Laufen –, und das Handgelenk ist gebrochen. Deshalb: Halte die Handflächen auf dem Boden und spreize die Finger ein wenig. So tragen auch die Hände so weit wie möglich zum Abfangen auftretender Kräfte bei und entlasten damit Handgelenke und Unterarme.

Körperhaltung

Dieser dritte Punkt ist der wichtigste. Während Push-ups muss dein Körper eine Linie bilden – von den Sprunggelenken über die Hüfte bis zum Hinterkopf. Weder sackt die Körpermitte durch, noch schiebt einer von euch den Hintern hoch.

Die meisten Athleten beachten dies auch, wenn sie Standard-Push-ups demonstrieren. Aber sobald Power Push-ups anstehen, geht alles den Bach runter. Sogar bei starken Jungs schießt der Hintern in die Höhe, sobald sie sich nach oben abdrücken. Diese scheußliche Angewohnheit ähnelt dem Bewegungsmuster eines Wurms oder einer Raupe, die ihren kleinen Körper auf ähnliche Weise biegt, um vorwärtszukommen.

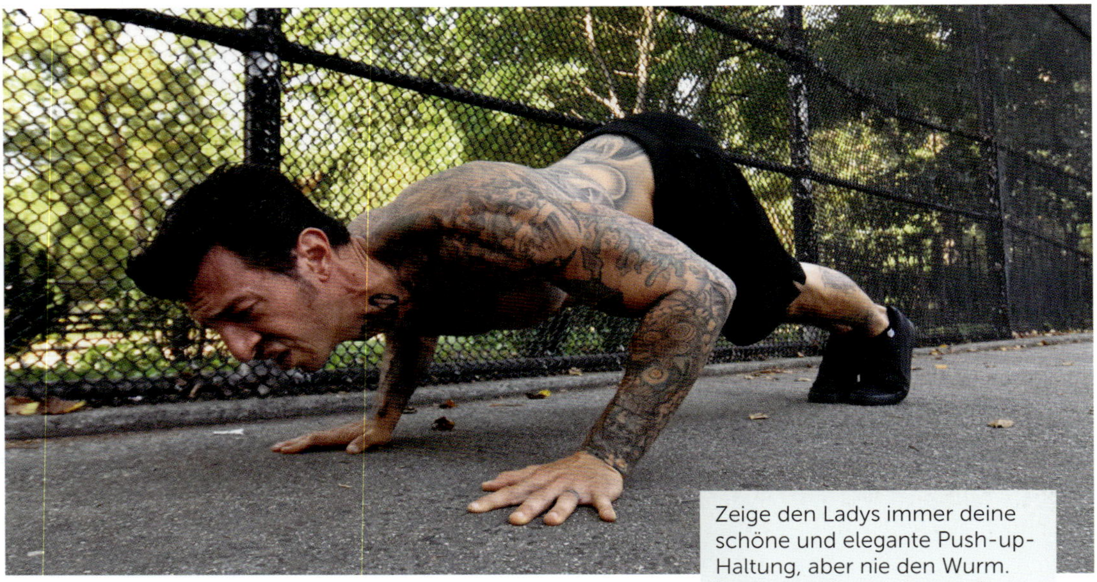

Zeige den Ladys immer deine schöne und elegante Push-up-Haltung, aber nie den Wurm. (Außer, sie fragen danach.)

Es gibt durchaus Gründe dafür, dass explosive Push-ups mit dem Wurm einhergehen. Er begünstigt die Hebelverhältnisse, steigert die »Airtime« und erleichtert die Übung. Aber: Der Wurm ist eine Form des Selbstbetrugs und deshalb verboten. Ausnahmen gelten nur, wenn du bewusst Push-ups im Pike-, Azteken- oder Jackknife-Stil absolvierst. Sei dir immer klar darüber, dass du die Übungen machst, um irre viel Schnellkraft aufzubauen, nicht um sie zu demonstrieren. Ahnungslose sehen nur, dass du durch den Wurm zwischen zwei Push-ups öfter klatschen kannst. Aber du betrügst dich selbst. Mit der richtigen Körperhaltung baust du in kürzerer Zeit mehr Schnellkraft auf.

Sich durch Schummeln um den Nutzen bringen? Auf keinen Fall! Dafür ist mir dein Training viel zu wichtig.

Haltung

Für langsame, kraftbasierte Push-ups empfehle ich immer eine geschlossene Beinstellung, die Schummeln durch Drehen (beispielsweise Ein-Arm-Training) nicht zulässt. Explosive Push-ups sind da was anderes. Zum einen brauchst du wegen der höheren Geschwindigkeiten eine stabilere Basis; zum anderen kommen asymmetrische Übungen im explosiven Schnellkrafttraining nur selten vor (in der Power-Push-up-Kette gibt es sie überhaupt nicht).

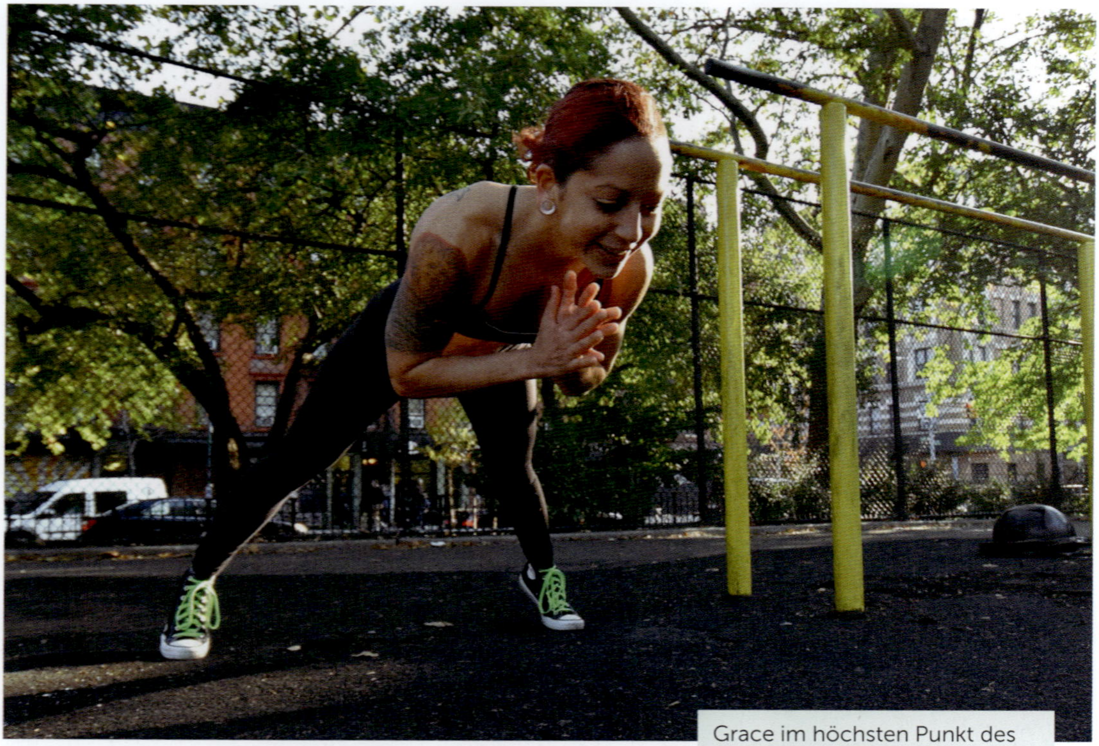

Grace im höchsten Punkt des Power Push-ups

Deshalb sind Drehen und andere Schummeleien kein so großes Problem, und du musst die Beine nicht schließen.

Tatsächlich – und das mit gutem Grund – ist eine breite Basis für explosive Push-ups sehr nützlich. Irgendwo zwischen etwas mehr als Schulterbreite und doppelter Schulterbreite ist für jeden die perfekte Unterlage dabei. Erfahrenere Athleten mit ausgezeichnetem Gleichgewichtssinn können die Beine enger schließen. Probiert es aus!

Tiefe

Ein weiterer Unterschied zwischen Standard- und Power Push-ups ist Tiefe: Wie tief senkt sich die Brust in der Endstellung herab? Für normale Push-ups gilt: voller Bewegungsumfang. Das heißt, du senkst den Körper ab, bis das Brustbein eine Faustbreit vom Boden entfernt ist. In Power Push-ups musst du nicht so tief gehen. Du willst maximale Kraftgeschwindigkeit, zu tiefes Absinken würde dich verlangsamen. Um die Gelenke und das Nervensystem im Sinne maximaler Explosivität zu trainieren, genügen etwa 20 cm oder ungefähr ein Drittel des Weges nach unten. Stell dir die Bewegung der Arme eher wie einen Dip nach unten als wie eine komplette Beugung vor. Probiere es aus: Wenn du nicht tief genug dippst, ist die Vorspannung zu gering, die dazu beiträgt, dass du so hoch wie möglich zurückfederst. Wenn du zu tief dippst, ist die Spannung der Sehnen schon zu groß.

Dehnungs-Verkürzungs-Zyklus

Wenn du langsame Push-ups trainierst, ist eine kurze Pause am tiefsten Punkt ideal, denn sie verstärkt den Effekt zum Aufbau von Muskeln und Kraft. Wenn du aber auf Schnellkraft und Schnelligkeit gehst, gibt es am tiefsten Punkt keine Pause. Stattdessen drückst du dich nach einem der Schwerkraft folgenden kurzen Dip so hart und so schnell du kannst wieder nach oben ab. So nutzt du die Fähigkeiten deiner Muskeln und Sehnen, die Vorspannung für stärkere und schnellere Kontraktion im Dehnungs-Verkürzungs-Zyklus zu nutzen. (Mehr über Plyometrie, siehe S. 331). Stelle dir diese schnelle Umkehr nicht als Federn, sondern eher als Abprallen vor.

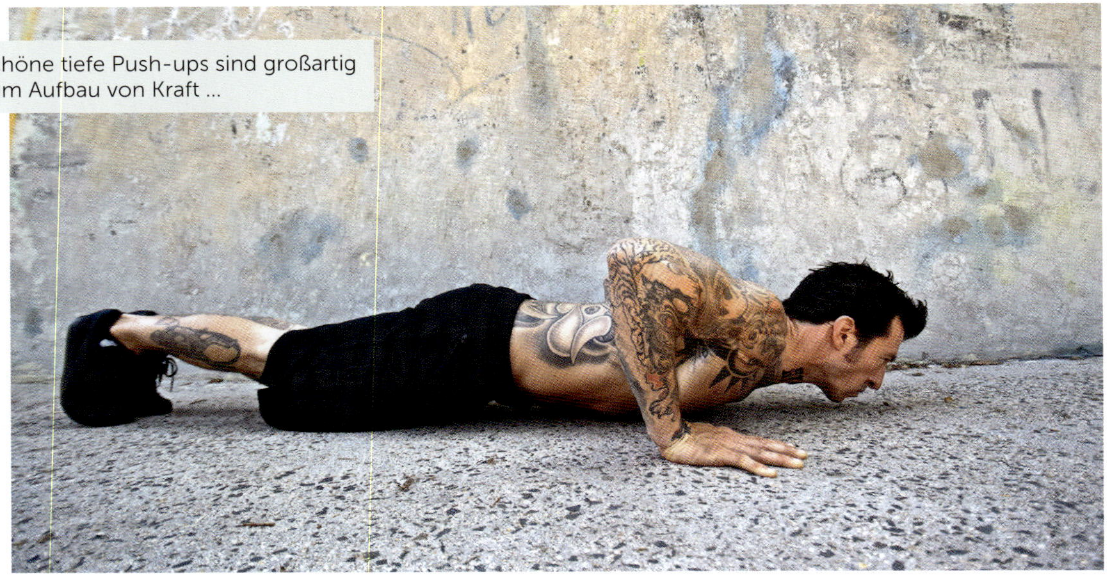

Schöne tiefe Push-ups sind großartig zum Aufbau von Kraft ...

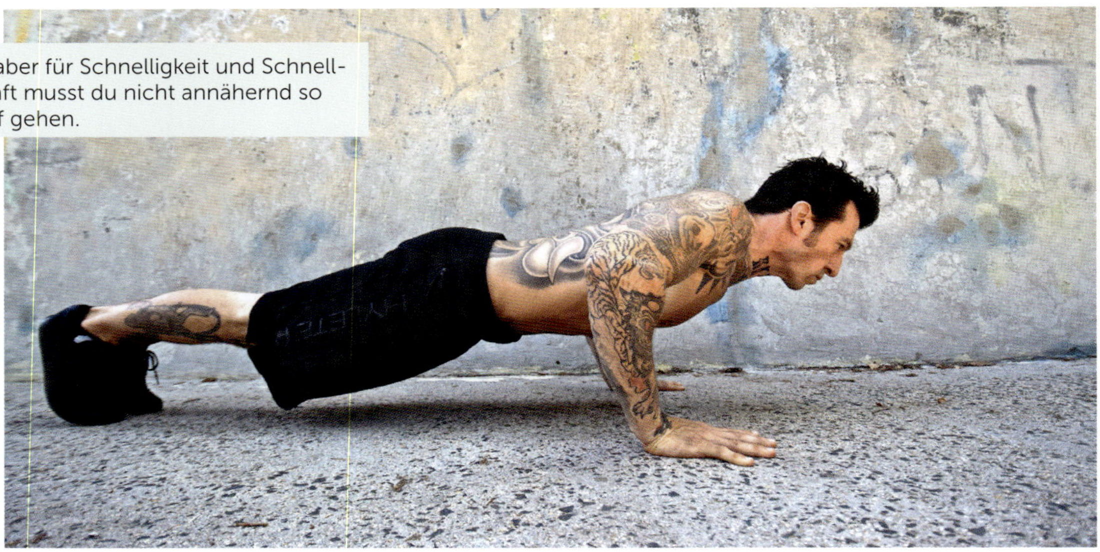

... aber für Schnelligkeit und Schnellkraft musst du nicht annähernd so tief gehen.

Die Power-Push-up-Kette

Die Kette beginnt mit der einfachsten und sichersten Übung für explosives Drücken, den Incline Pop-ups (Step 1). Der Athlet drückt sich mit geneigtem Körper von einer Stange ab. Sobald das klappt, machen wir weiter mit Push-offs im Knien (Step 2). Sie sind viel explosiver, brauchen aber durch den Kniestand nur reduzierte Brust- und Armschnellkraft und dazu einiges an Kraft der Körpermitte.

Mit Pop-ups (Step 3) nähert sich der Athlet dem Boden und setzt die Pop-up-Bewegung fort, die er in Step 1 gelernt hat. Wenn Pop-ups, die sich dadurch auszeichnen, dass sich die Hände einige Zentimeter vom Boden heben, funktionieren, ist der Athlet bereit für einmal in der Luft in die Hände klatschen, den klassischen Clap Push-up (Step 4).

Sobald er den Clap Push-up beherrscht, nutzt der Athlet die nun durch schnellkräftigeres Abdrücken längere »Airtime« für neue Varianten. In Step 5 schlägt er sich mit der Hand gegen den Brustkorb und in Schritt 6 gegen die Hüfte. Die schwierigste der neuen Formen ist das Klatschen mit den Händen hinter dem Rücken wie im Convict Push-up (Step 7).

Die beiden nächsten Schritte bereiten den Athleten auf den maximal herausfordernden Superman Push-up vor, bei dem er die Hände nach vorn wirft und die Füße vom Boden abhebt, als würde er fliegen – deshalb der Name. Der Einstieg gelingt über das Beherrschen der Handstellung durch Half-Supers (Step 8). Danach lernst du am höchsten Punkt der Bewegung, die Beine vom Boden zu heben – eine krasse Variante, die große Kraft im Rumpf plus absoluter Ganzkörperexplosivität verlangt. Der Name der Übung: Full Body Pop-up (Step 9). Sobald der halbe Superman und der Full Body Pop-up gut entwickelt sind, fügst du die beiden Techniken zusammen, hebst die Beine vom Boden und wirfst die Hände nach vorn. So schaffst du den Master Step, den Superman.

Diese Variante verlangt viel mehr Schnellkraft und Schnelligkeit als normale Clap Push-ups, das Level, auf dem die meisten nicht mehr weiterkommen. Du natürlich schon.

Step 1: INCLINE POP-UP

Bewegungsablauf

- Nutze eine feste Grundlage etwa auf Höhe des Brustkorbs.
- Platziere deine Hände ungefähr schulterbreit auf der Grundlage.
- Stelle die Füße so weit auseinander, wie für dein Gleichgewicht notwendig.
- Beine, Hüfte und Rumpf bilden eine Linie, die etwas zur Grundlage geneigt ist.
- Beuge Arme und Schultern und führe so den Rumpf an die Grundlage heran.
- Drücke deinen Körper durch explosives Strecken der Arme von der Grundlage ab.
- Drücke dich so stark ab, dass sich die Hände 10 bis 20 cm von der Grundlage entfernen.
- Wenn die Schwerkraft ihr Werk tut, »fängst« du die Grundlage mit den Händen auf.
- Nutze den Dehnungs-Verkürzungs-Zyklus, um die Technik sofort zu wiederholen.

Übungsanalyse

Geneigte Pop-ups sind prima geeignet, um die Schultern, Ellbogen und Handgelenke auf größere Belastungen vorzubereiten.

Regression

Ein Anfänger könnte explosive Push-ups auf noch niedrigerem Level beginnen, und zwar an einer vertikalen Wand. Weil aber Athleten, die mit Power Calisthenics beginnen, schon etwas Konditionstraining hinter sich haben sollten (siehe S. 36), ist das nicht nötig.

Progression

Für alle Push-ups mit geneigter Körperlage gilt: je tiefer die Grundlage und somit auch die Hände und je geneigter der Körper, desto schwieriger die Übung. Du steigerst also die Schwierigkeit durch den schrittweisen Wechsel auf tiefere Unterstützungsflächen. Beginne mit einem Tisch, wechsle zu einem Bett, dann zu einem Kasten usw. Die letzten Stufen einer Treppe sind eine ganz wunderbare Möglichkeit zur Progression dieser Übung. Welche Unterlagen du auch immer nutzt, achte darauf, dass sie wirklich stabil sind.

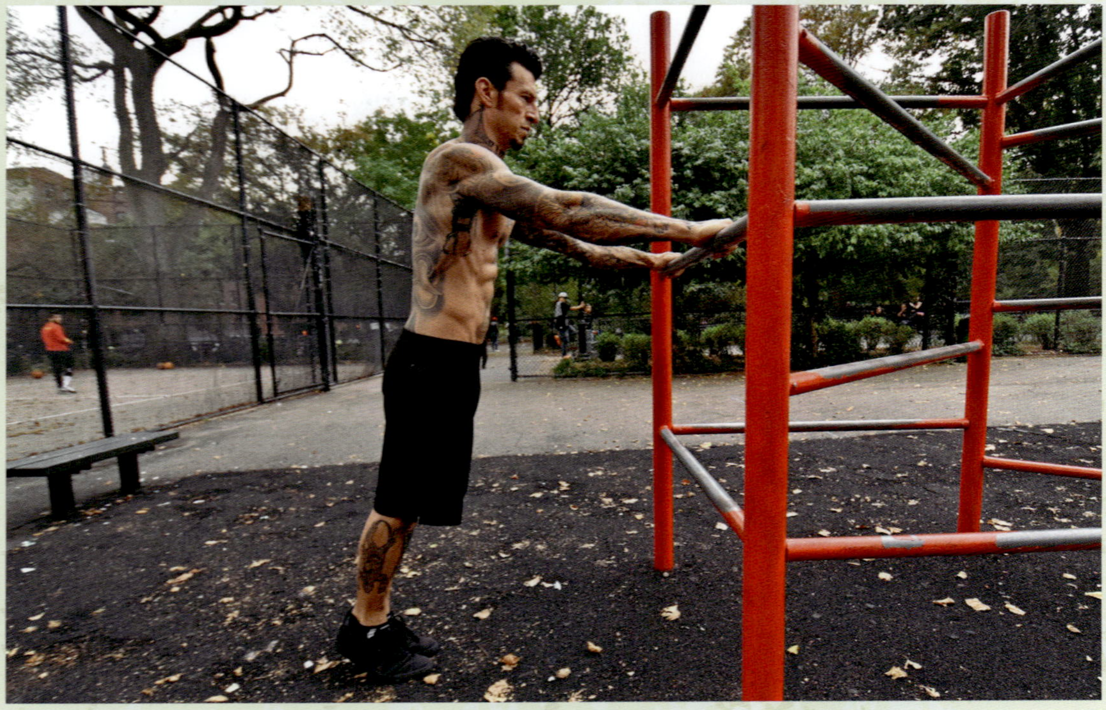

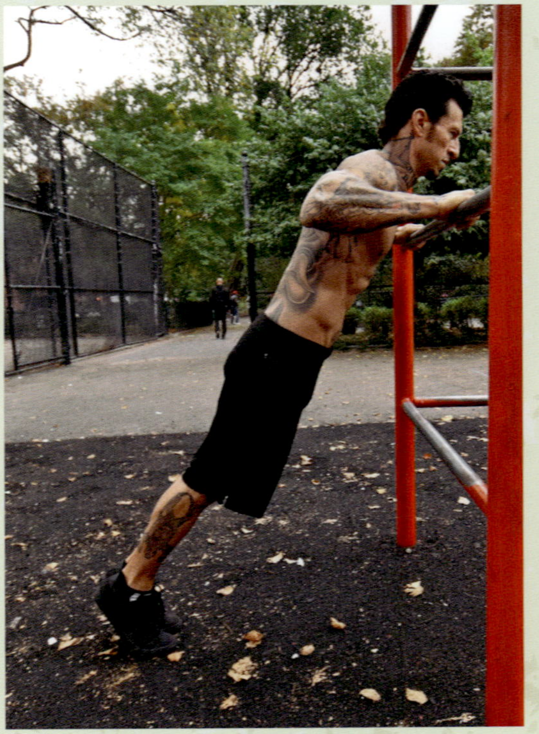

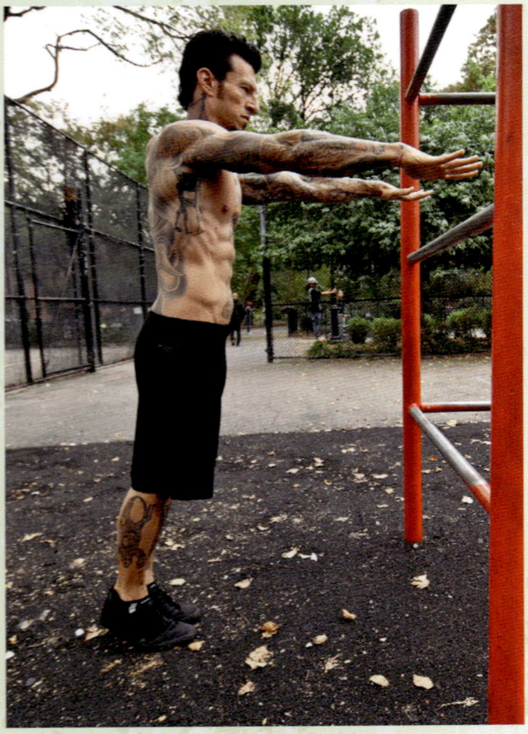

Step 2: KNEELING PUSH-OFF

Bewegungsablauf

- Knie dich auf den Boden, Oberschenkel und Rumpf sind aufrecht. Strecke die Arme waagerecht nach vorn, die Fingerspitzen zeigen nach oben.
- Lehne dich nach vorn, bis der Körper kippt und fällt. Behalte die gerade Linie von den Knien bis zum Kopf bei.
- Berühre den Boden mit den Handflächen etwas mehr als schulterbreit.
- Beuge Arme und Schultern und führe den Rumpf näher zum Boden. Wer stark genug ist, dippt so tief, dass er mit dem Brustbein den Boden berührt (siehe Foto).
- Drücke dich in der Umkehrbewegung durch Strecken der Arme explosiv vom Boden ab.
- Behalte in der schnellen Aufwärtsbewegung die gerade Linie von den Knien bis zum Kopf bei.
- Bremse ab, sobald du die Ausgangsstellung erreicht hast.
- Wiederhole den Ablauf.

Übungsanalyse

Das Gelingen dieser Übung erfordert einen großen Sprung in den Schnellkraftfähigkeiten. Manche starken Jungs haben zu Beginn ganz schön Probleme mit Kneeling Push-offs. Nicht dass ihnen Maximalkraft fehlen würde – sie können sie schlicht nicht in Schnellkraft umsetzen.

Regression

Klar, es ist geschummelt, aber durch Beugen der Hüfte kann man die Übung schaffen, wenn es noch nicht richtig klappt. Besser: Schräglage des Körpers durch Platzieren der Hände auf einer Grundlage. Manche Sportler berichten auch, dass sie durch das Beschränken auf die negative Phase der Bewegung (sich auf die Hände fallen lassen) ein gutes Gefühl für die Technik entwickelten.

Progression

Sobald du schnellkräftig genug bist, wirst du feststellen, dass die Übung auch mit nur einem Arm zu schaffen ist – eine ausgezeichnete Methode, um Stoß- und Schlagkraft aufzubauen. Manche Athleten können diese Push-offs, mit den Füßen als Drehpunkt, auch aus dem Stand, aber natürlich nur mit zwei Händen. Das gilt selbst in Fachkreisen als sehr extreme Variante.

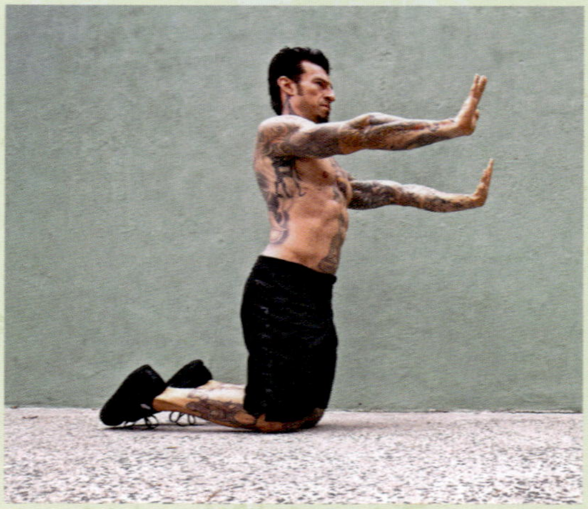

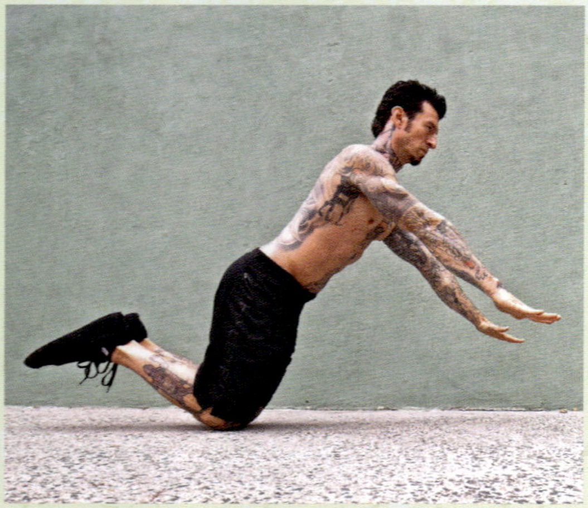

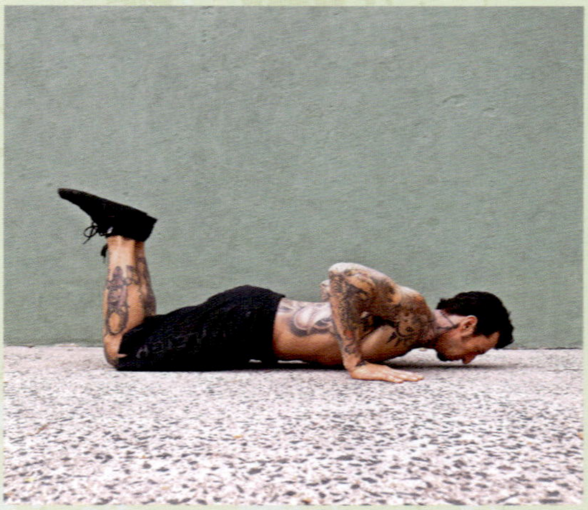

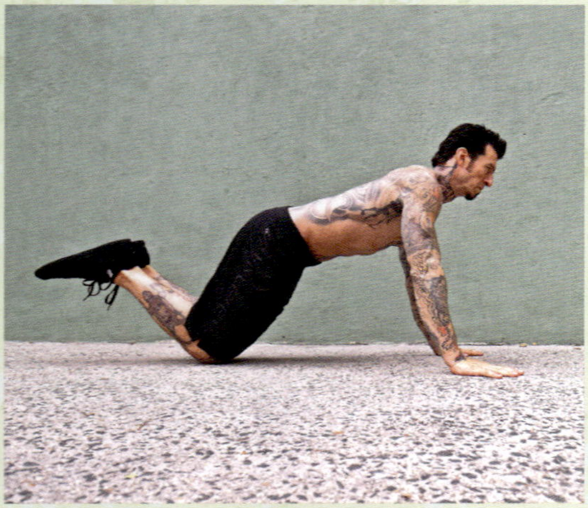

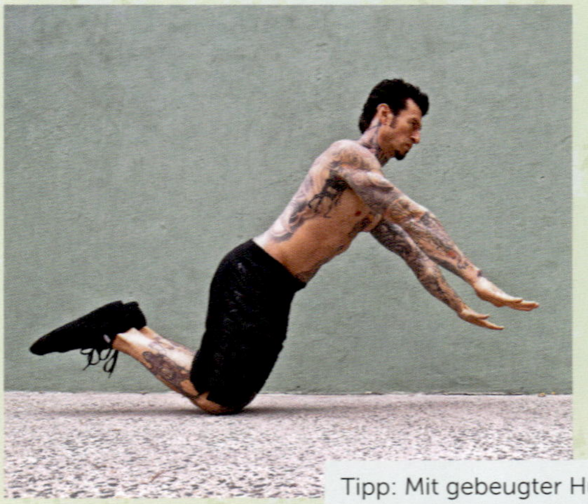

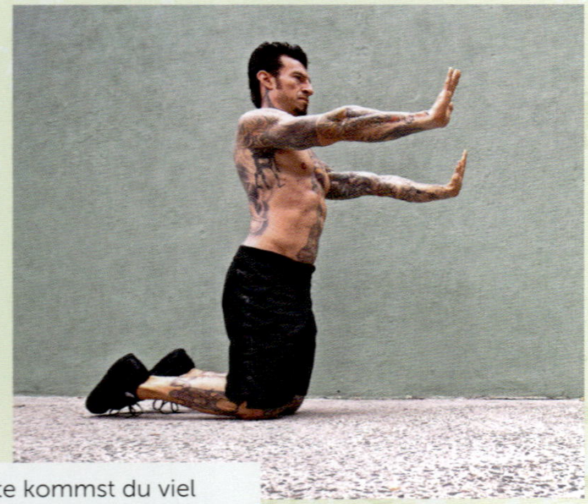

Tipp: Mit gebeugter Hüfte kommst du viel leichter wieder hoch – vermeide es deshalb.

Step 3: POP-UP

Bewegungsablauf

- Gehe in die Hocke, setze die Handflächen auf den Boden und strecke die Beine nach hinten.
- Die Handflächen stützen direkt unter den Schultergelenken.
- Stelle deine Füße so weit auseinander, wie es sich gut anfühlt. Für Einsteiger ist eine breitere Basis gut, Geübte können enger schließen.
- Beine, Hüfte, Rumpf und Kopf bilden eine Linie.
- Beuge die Arme und senke den Rumpf zum Boden ab.
- Drücke dich in der Umkehr durch Strecken der Arme explosiv vom Boden ab.
- Dein Schnellkrafteinsatz ist so hoch, dass die Hände vom Boden abheben.
- Im Rückfall zum Boden stützt du dich wieder mit den Händen ab.
- Nutze den Dehnungs-Verkürzungs-Zyklus, um die Technik sofort zu wiederholen.

Übungsanalyse

Pop-ups sind eine Vorstufe mit fast schon magischer Wirkung für die Athleten, die sich in Clap-Push-ups (Step 4) steigern wollen. Vielen Sportlern werden Clap Push-ups zum Aufbau von Oberkörperschnellkraft empfohlen. Das geht meistens schief, oft landen sie hart auf dem Boden. Pop-ups sind ein wunderbarer Brückenschlag zu den schwierigeren Clapping-Versionen.

Regression

Diese Übung ist die Grundlage fast aller explosiven Push-ups, und der Übergang zwischen normalen Push-ups (langsam) und Power Push-ups (über Pop-ups) ist sehr einfach: Du steigerst nach und nach die Abdrückgeschwindigkeit, und am Ende lösen sich die Hände für wenige Zentimeter vom Boden.

Progression

Pop-ups sind die perfekte Übung, um nach und nach die »Airtime« zu steigern, die Athleten brauchen, um schwierigere plyometrische Varianten zu bewältigen. Und so – mit Geduld und Spucke – solltest auch du an die Sache herangehen. Am Anfang lösen sich die Hände kaum vom Boden, aber mit ein wenig Training wirst du bald abheben.

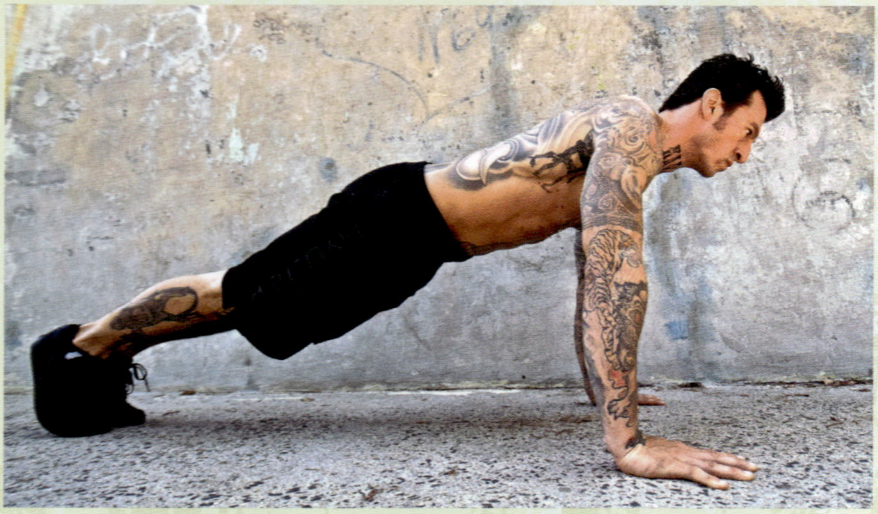

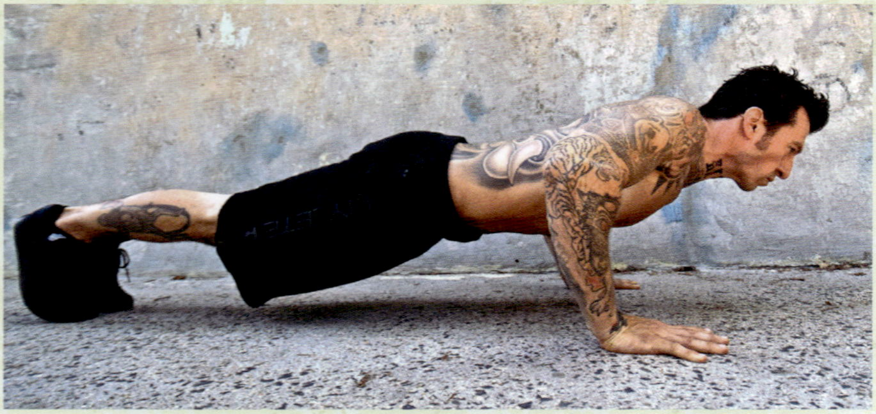

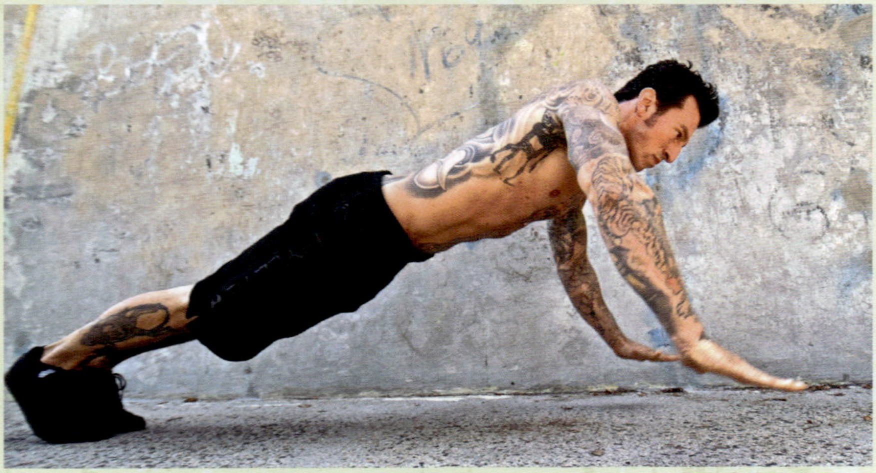

Step 4: CLAP PUSH-UP

Bewegungsablauf

- Gehe in die Hocke, setze die Handflächen auf den Boden und strecke die Beine nach hinten.
- Die Handflächen stützen direkt unter den Schultergelenken.
- Stelle deine Füße so weit auseinander, wie es sich gut anfühlt. Für Einsteiger ist eine breitere Basis gut, Geübte können enger schließen.
- Beine, Hüfte, Rumpf und Kopf bilden eine Linie.
- Beuge die Arme und senke den Rumpf zum Boden ab.
- Drücke dich in der Umkehr durch Strecken der Arme explosiv vom Boden ab.
- Dein Schnellkrafteinsatz ist so hoch, dass die Hände weit vom Boden abheben und du in der Luft gut hörbar in die Hände klatschen kannst.
- Im Rückfall zum Boden stützt du dich wieder mit den Händen ab.
- Nutze den Dehnungs-Verkürzungs-Zyklus, um die Technik sofort zu wiederholen.

Übungsanalyse

Clap Push-ups gelten als der Klassiker zum Aufbau von explosiver Push-Schnellkraft – aus guten Gründen. Boxer, Kampfsportler und Footballspieler wussten schon immer, dass sie mit dieser Übung ein hohes Niveau an Rumpfschnellkraft und schnelle Hände erreichen, einhergehend mit starken Armen und Schultern.

Regression

Stelle die Hände enger zusammen, und der zurückgelegte Weg wird kürzer.

Progression

Sobald du die Technik beherrschst, gibt es einen sehr geradlinigen Weg, um deine Clap Push-ups zu verbessern: Klatsche vor dem Landen immer öfter in die Hände. Viele Jungs bekommen so schnelle Hände, dass sie fast ein halbes Dutzend Claps schaffen, aber das ist mehr ein Zirkustrick – die Hände flattern eher, als dass sie klatschen, und die notwendige Zeit in der Luft provoziert den Wurm (siehe S. 90). Du konzentrierst dich besser auf starkes Abdrücken und einen gut hörbaren Doppel- oder sogar Triple-Clap. Hast du das geschafft, kannst du dich darauf konzentrieren, mit den Händen auf den Körper zu schlagen.

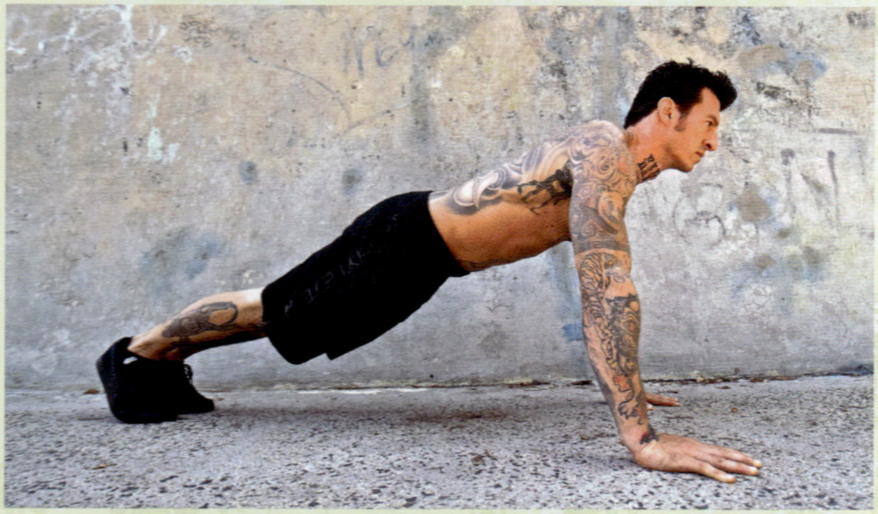

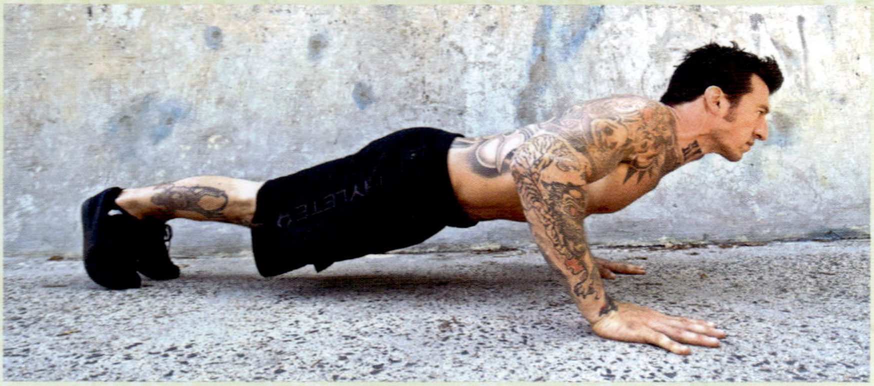

Tipp: In allen Push-ups mit gestreckten Beinen kannst du die Intensität leicht steigern, indem du die Füße höher lagerst. Je höher die Füße, desto mehr Körpergewicht müssen deine Arme bewältigen.

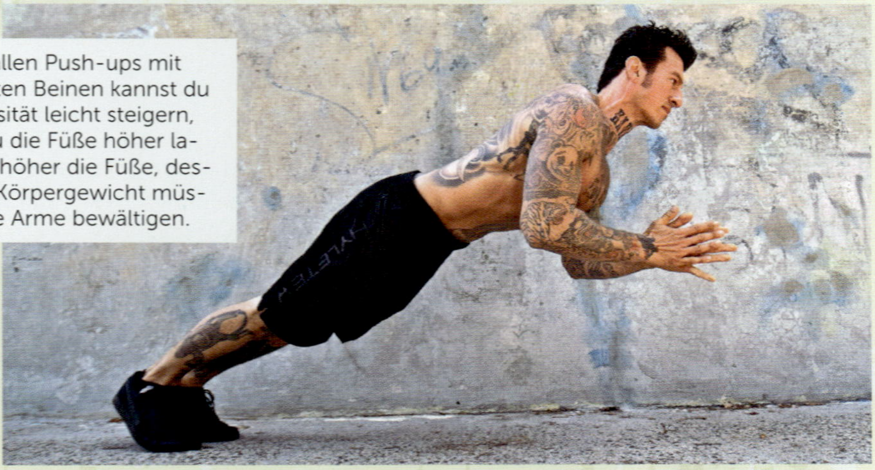

Step 5: CHEST-STRIKE PUSH-UP

Bewegungsablauf

- Gehe in die Hocke, setze die Handflächen auf den Boden und strecke die Beine nach hinten.
- Die Handflächen stützen direkt unter den Schultergelenken.
- Stelle deine Füße so weit auseinander, bis es sich gut anfühlt. Für Einsteiger ist eine breitere Basis gut, Geübte können enger schließen.
- Beine, Hüfte, Rumpf und Kopf bilden eine Linie.
- Beuge die Arme und senke den Rumpf zum Boden ab.
- Drücke dich in der Umkehr durch Strecken der Arme explosiv vom Boden ab.
- Dein Schnellkrafteinsatz ist so hoch, dass die Hände weit vom Boden abheben und du in der Luft auf deinen Brustkorb schlagen kannst.
- Im Rückfall zum Boden stützt du dich wieder mit den Händen ab.
- Nutze den Dehnungs-Verkürzungs-Zyklus, um die Technik sofort zu wiederholen.

Übungsanalyse

Das Ausmaß der Handbewegung in der Zeit in der Luft während eines Power Push-up ist sehr gut geeignet, um diese sogenannte Airtime zu messen. Und im Umkehrschluss verbessert sich deine Airtime im direkten Verhältnis zur explosiven Abdrückschnellkraft deines Oberkörpers. Deshalb stehen Schläge auf die Brust für eine erhebliche Steigerung gegenüber einfachen Clap Push-ups: Die Hände legen mehr Strecke zurück. Der Bizeps ist im Übrigen auch beteiligt: Er zieht die Hände blitzschnell nach oben zum Brustkorb.

Regression

Am Anfang hebst du deine Hände nur in Richtung Brust, bevor du sie zur Landung wieder dem Boden entgegenstreckst.

Progression

Die Progression von Chest-Strike Push-ups zu Hip-Strike Push-ups ist einfach. Sobald du die Brust berühren kannst, wanderst du zu den Rippen, und wenn das gelingt, weiter zu den Bauchmuskeln. Von dort ist es nicht mehr weit zur Hüfte.

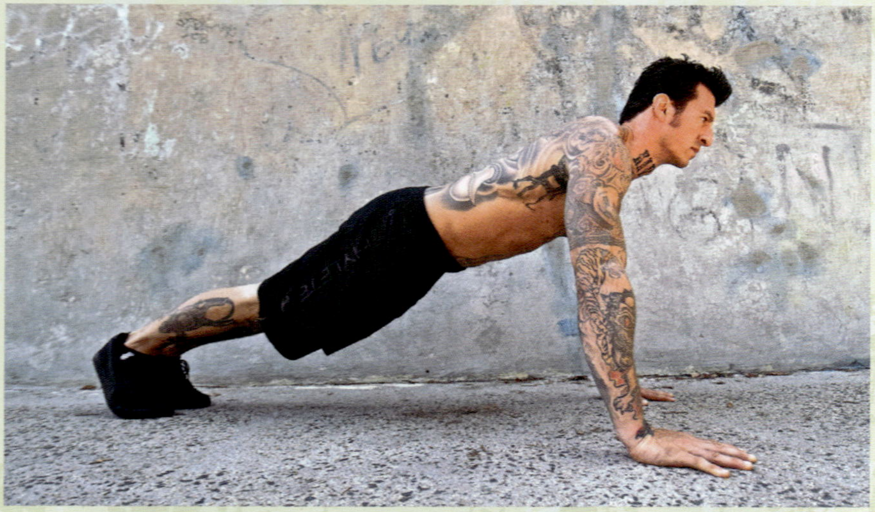

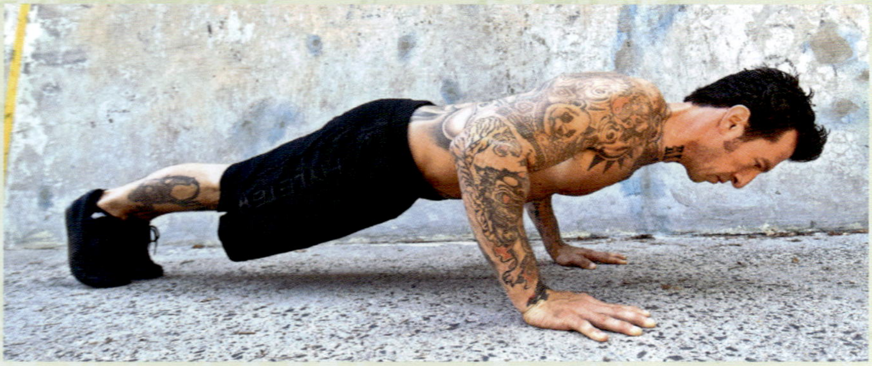

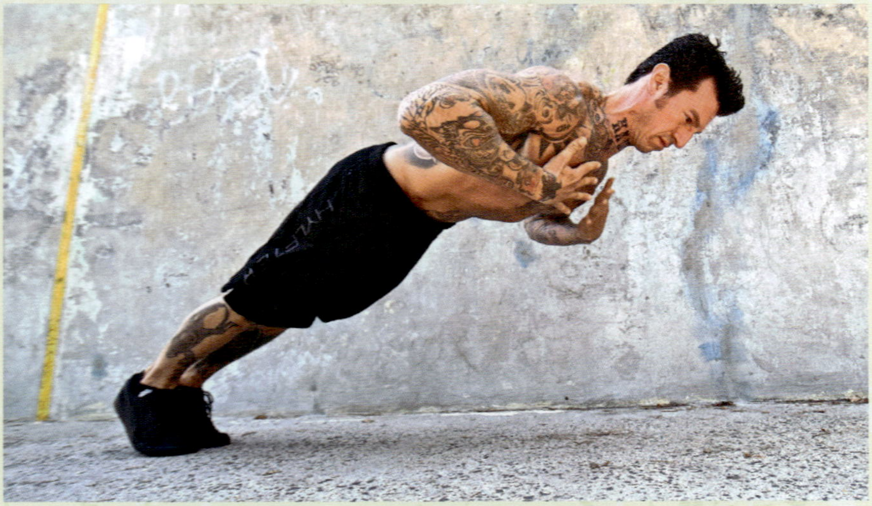

Step 6: HIP-STRIKE PUSH-UP

Bewegungsablauf

- Gehe in die Hocke, setze die Handflächen auf den Boden und strecke die Beine nach hinten.
- Die Handflächen stützen direkt unter den Schultergelenken.
- Stelle deine Füße so weit auseinander, wie es sich gut anfühlt. Für Einsteiger ist eine breitere Basis gut, Geübte können enger schließen.
- Beine, Hüfte, Rumpf und Kopf bilden eine Linie.
- Beuge die Arme und senke den Rumpf zum Boden ab.
- Drücke dich in der Umkehr durch Strecken der Arme explosiv vom Boden ab.
- Dein Schnellkrafteinsatz ist so hoch, dass die Hände weit vom Boden abheben und du in der Luft gegen deine Hüfte schlagen kannst.
- Im Rückfall zum Boden stützt du dich wieder mit den Händen ab.
- Nutze den Dehnungs-Verkürzungs-Zyklus, um die Technik sofort zu wiederholen.

Übungsanalyse

Sogar schnellkräftige Athleten, die Clap Push-ups problemlos beherrschen, können schwer ins Schlingern geraten, wenn sie versuchen, während Plyo-Push-ups die Hände hinter dem Körper zusammenzuschlagen. Hip-Strike Push-ups sind eine super Zwischenübung zu Klatschen vor und Klatschen hinter dem Rücken (Step 7).

Regression

Wenn du es noch nicht bis zu Hüfte schaffst, mache auf halbem Weg an der Taille Station.

Progression

Der Sprung von Hip-Strikes zu Convict Push-ups (Step 7) ist für manche Athleten sehr groß. Aber wie immer liegt der Schlüssel zu vorher scheinbar unmöglichen Calisthenics-Kunststücken in vielen kleinen Schritten. Sobald du gegen die Hüfte schlagen kannst, wanderst du mit den Händen immer ein Stück höher, bis du an der Seite der Oberschenkel angekommen bist. Nun arbeitest du daran, deine Hände schnell hinter die Hüfte zu ziehen. Sobald das mit jeder Wiederholung gelingt, ist es zum Zusammenführen zum Klatschen (Convict Push-up) nicht mehr weit.

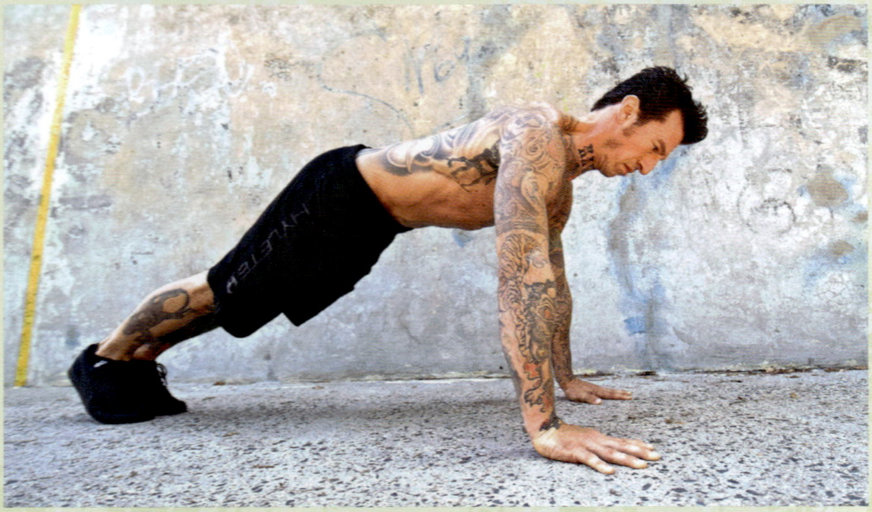

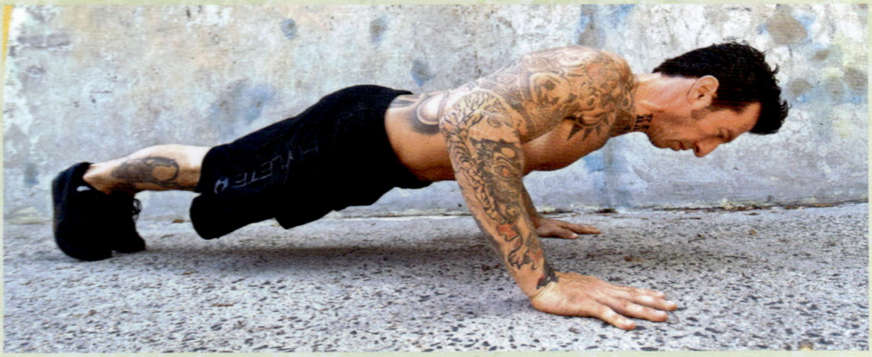

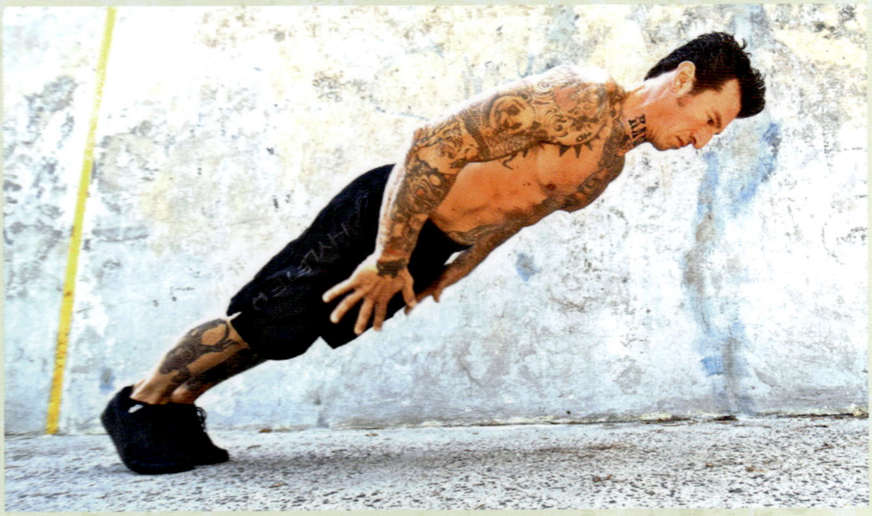

Step 7: CONVICT PUSH-UP

Bewegungsablauf

- Gehe in die Hocke, setze die Handflächen auf den Boden und strecke die Beine nach hinten.
- Die Handflächen stützen direkt unter den Schultergelenken.
- Stelle deine Füße so weit auseinander, wie es sich gut anfühlt. Für Einsteiger ist eine breitere Basis gut, Geübte können enger schließen.
- Beine, Hüfte, Rumpf und Kopf bilden eine Linie.
- Beuge die Arme und senke den Rumpf zum Boden ab.
- Drücke dich in der Umkehr durch Strecken der Arme explosiv vom Boden ab.
- Dein Schnellkrafteinsatz ist so hoch, dass die Hände damit weit vom Boden abheben und in der Luft hinter dem Rücken klatschen können.
- Im Rückfall zum Boden stützt du dich wieder mit den Händen ab.
- Nutze den Dehnungs-Verkürzungs-Zyklus, um die Technik sofort zu wiederholen.

Übungsanalyse

In vielen Gefängnissen gehören Convict Push-ups zu den grundlegenden Schnellkraftübungen. Draußen habe ich diesen Namen nie gehört, aber hinter Gittern haben wir die Übung gern Convict (Sträfling) Push-up genannt, denn wenn du mit den Händen hinter dem Rücken klatschst, bist du kurz in der Haltung, in der dir üblicherweise Handschellen angelegt werden.

Regression

Pass auf, dass du beim ersten Versuch nicht voll aufs Gesicht fällst! Um sich an die eigenartige Klatschtechnik zu gewöhnen, empfehle ich, die Übung erst im Kniestand (Step 2, S. 96) auszuführen.

Progression

Manche Jungs drinnen beten diese Übung förmlich an. Ich kannte mal einen Typen, der einen Clap vorn konnte, dann einen Clap hinten – zweimal – in großartiger Technik, alles in derselben Airtime. Man kann vor der Landung sogar noch einen fünften Clap einbauen, aber dafür musst du ein Push-up-Genie sein. Quintuple Clap Push-up, mag jemand?

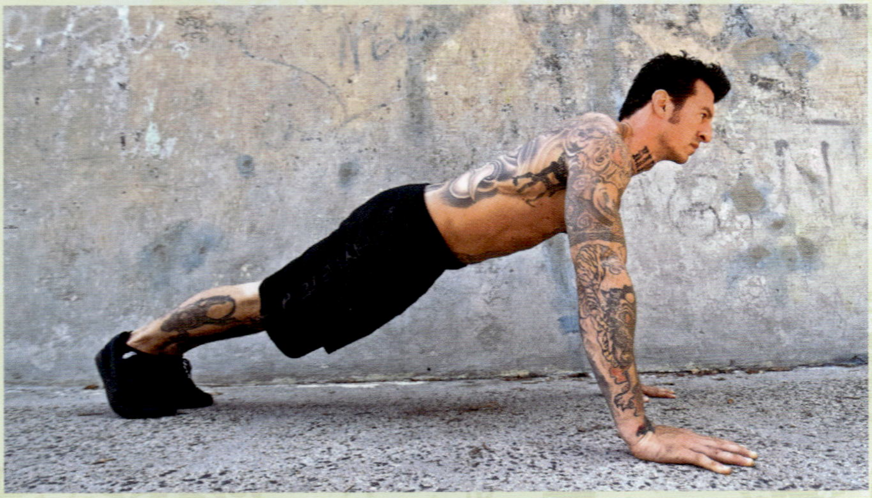

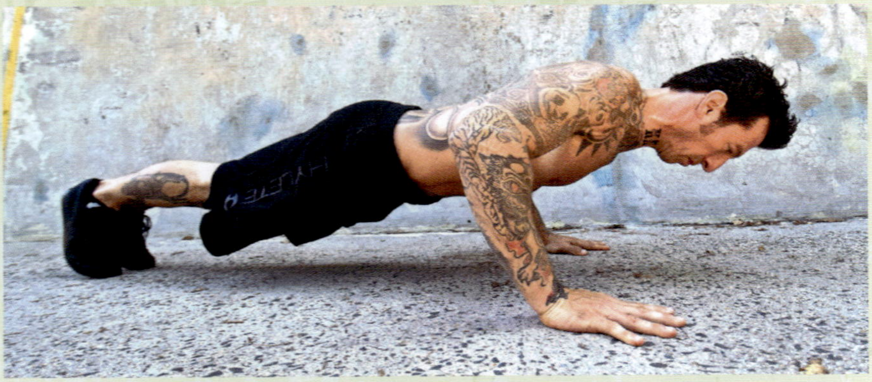

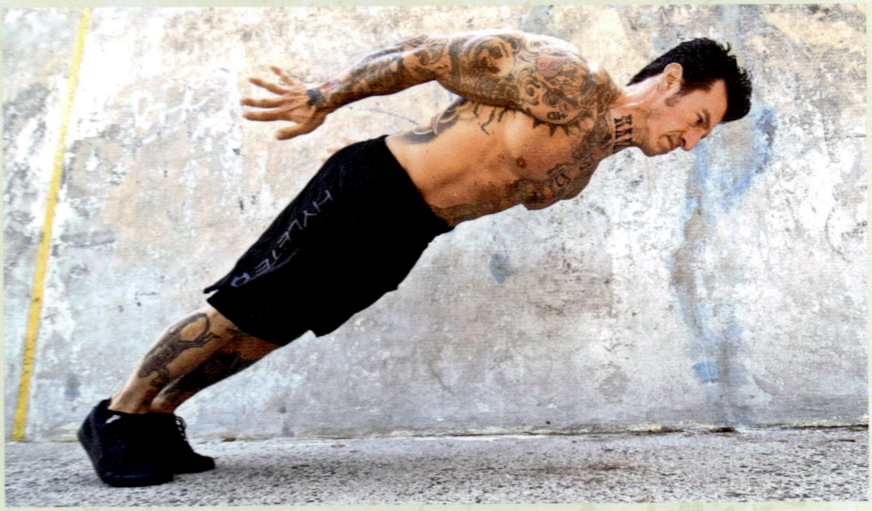

Step 8: HALF SUPER

Bewegungsablauf

- Gehe in die Hocke, setze die Handflächen auf den Boden und strecke die Beine nach hinten.
- Die Handflächen stützen direkt unter den Schultergelenken.
- Stelle deine Füße so weit auseinander, wie es sich gut anfühlt. Für Einsteiger ist eine breitere Basis gut, Geübte können enger schließen.
- Beine, Hüfte, Rumpf und Kopf bilden eine Linie.
- Beuge die Arme und senke den Rumpf zum Boden ab.
- Drücke dich in der Umkehr durch Strecken der Arme explosiv vom Boden ab.
- Dein Schnellkrafteinsatz ist so hoch, dass die Hände weit vom Boden abheben und du sie nach vorn wegstrecken kannst.
- Im Rückfall zum Boden stützt du dich wieder mit den Händen ab.
- Nutze den Dehnungs-Verkürzungs-Zyklus, um die Technik sofort zu wiederholen.

Übungsanalyse

Half Supers werden so genannt, weil in der Endstellung der halbe Körper, und zwar die obere Hälfte, die Superman-Haltung einnimmt (siehe S. 109). Und sobald du die Superman-Haltung mit den oberen Extremitäten hinbekommst, liegt der nächste Schritt darin, das auch mit den unteren Extremitäten zu schaffen. Das ist Step 9, Full Body Pup-ups (S. 110). Von diesem Punkt an arbeitest du daran, Ober- und Unterkörper zusammenzuführen. Weil die Arme rasend schnell nach vorn schießen, fordert und fördert die Übung jede Menge Schulterschnelligkeit – nützlich für alle Kampfsportler unter euch.

Regression

Ich rate Athleten, diese Technik erst mit dem Strecken eines Armes zu probieren, abwechselnd zu beiden Seiten. Wenn das klappt, ist es Zeit, die Vollversion auszuprobieren. Zur Vorbereitung ist auch die Variante im Kniestand zu empfehlen.

Progression

Schwieriger wird es, wenn du nach dem Strecken der Arme, sozusagen auf dem Rückweg, die Hände über dem Kopf zusammenschlägst, bevor du sie zur Landung dem Boden entgegenstreckst.

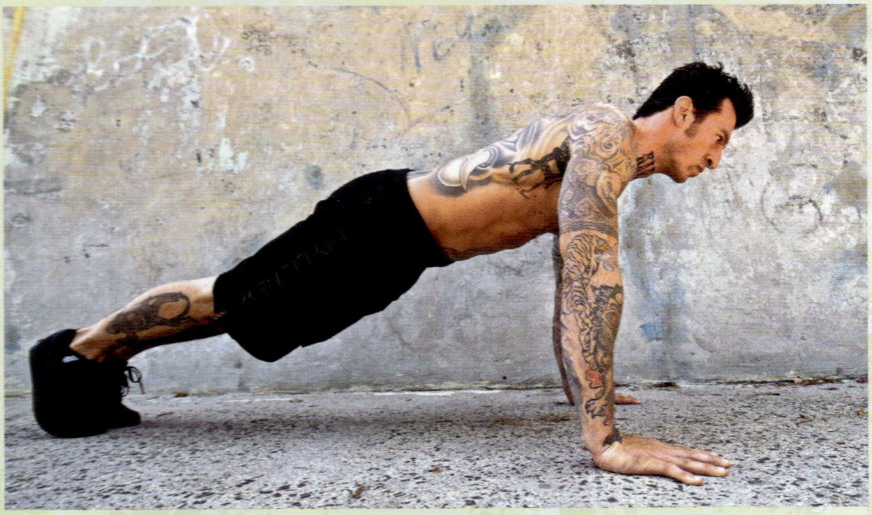

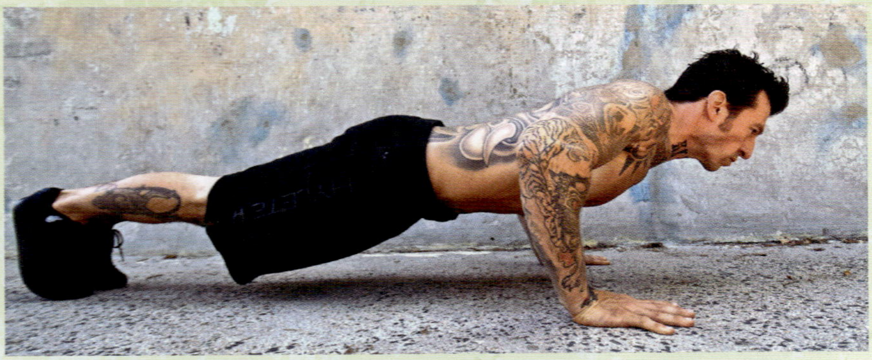

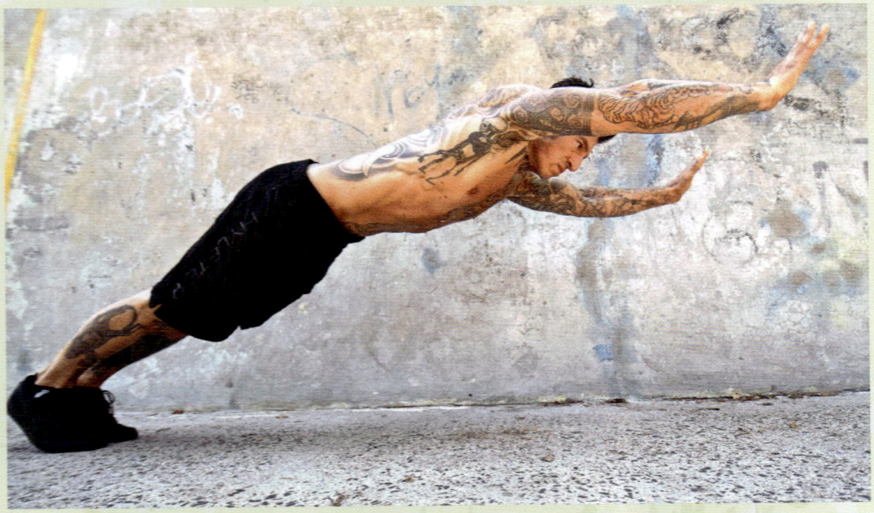

Step 9: FULL BODY POP-UP

Bewegungsablauf

- Gehe in die Hocke, setze die Handflächen auf den Boden und strecke die Beine nach hinten.
- Die Handflächen stützen direkt unter den Schultergelenken.
- Stelle deine Füße so weit auseinander, wie es sich gut anfühlt. Für Einsteiger ist eine breitere Basis gut, Geübte können enger schließen.
- Beine, Hüfte, Rumpf und Kopf bilden eine Linie.
- Beuge die Arme und senke den Rumpf zum Boden ab.
- Drücke dich in der Umkehr durch Strecken der Arme explosiv vom Boden ab.
- Gleichzeitig drückst du dich mit den Beinen ab und streckst sie nach hinten; der Körper bleibt auf einer Linie.
- Dein Schnellkrafteinsatz ist so hoch, dass die Hände und Füße gleichzeitig weit vom Boden abheben.
- Im Rückfall zum Boden stützt du dich wieder mit den Händen ab.
- Nutze den Dehnungs-Verkürzungs-Zyklus, um die Technik sofort zu wiederholen.

Übungsanalyse

Im Step 3 hast du gelernt, deine Hände und Arme in der Push-up-Haltung vom Boden abzudrücken. Jetzt ist es Zeit für eine härtere Nummer: mit allen vier Extremitäten vom Boden wegschießen. Es stimmt, dass einige vorangegangene Steps (wie der Convict Push-up) vom Oberkörper mehr Explosivität als diese Übung verlangen, aber Full Body Pop-ups sind für das Erlernen des Supermans eine unerlässliche Voraussetzung; deswegen stehen sie hier als Step 9.

Regression

Steige ein, indem du mit nur drei Extremitäten vom Boden abhebst; wähle jeweils unterschiedliche.

Progression

Diese Übung wird mit Wurm (siehe S. 90) leichter. Viel schwieriger ist sie mit dem Körper auf einer Linie. Drücke dich mit besser werdender Technik immer höher ab. Schau dir an, wie hoch Dannys Hüfte auf dem Foto rechts unten nach oben kommt.

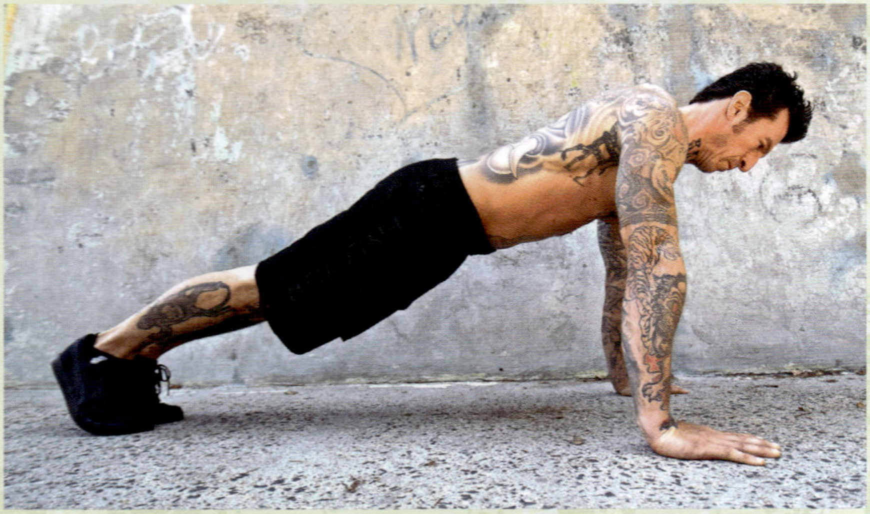

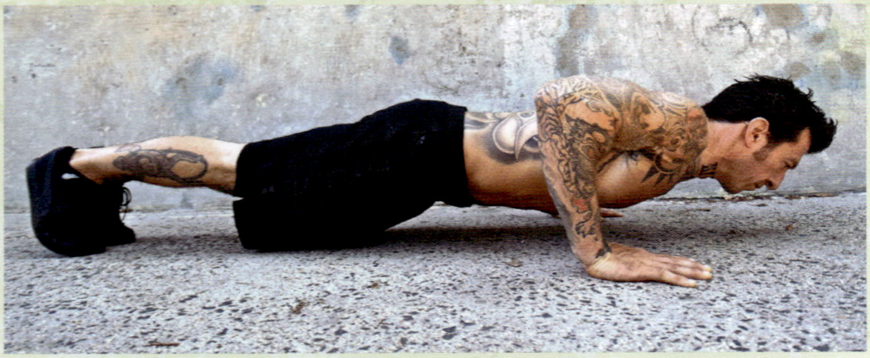

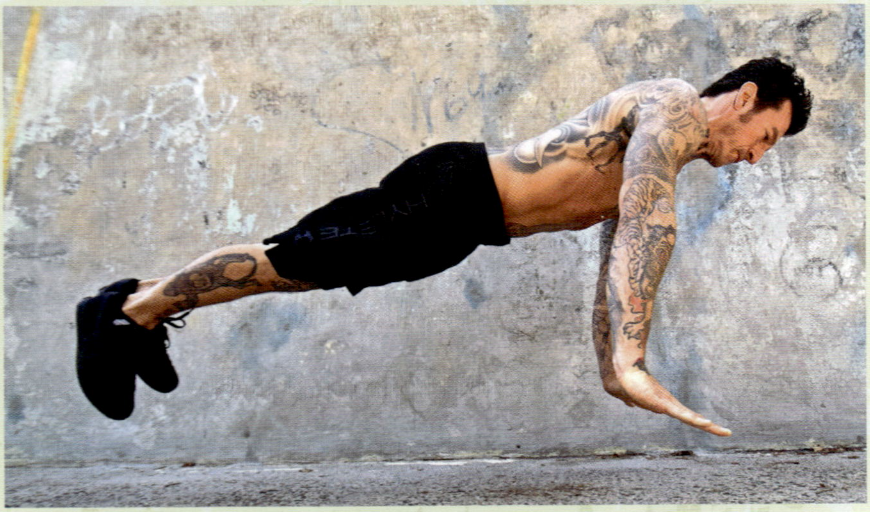

Master Step: THE SUPERMAN

Bewegungsablauf

- Gehe in die Hocke, setze die Handflächen auf den Boden und strecke die Beine nach hinten.
- Die Handflächen stützen direkt unter den Schultergelenken.
- Stelle deine Füße so weit auseinander, wie es sich gut anfühlt. Für Einsteiger ist eine breitere Basis gut, Geübte können enger schließen.
- Beine, Hüfte, Rumpf und Kopf bilden eine Linie.
- Beuge die Arme und senke den Rumpf zum Boden ab.
- Drücke dich in der Umkehr durch Strecken der Arme explosiv vom Boden ab. Sobald die Hände in der Luft sind, streckst du die Arme schnell nach vorn.
- Gleichzeitig drückst du dich mit den Beinen ab und streckst sie nach hinten; der Körper bleibt auf einer Linie.
- Dein Schnellkrafteinsatz ist so hoch, dass Hände und Füße gleichzeitig weit vom Boden abheben.
- Im Rückfall zum Boden stützt du dich wieder mit den Händen ab.
- Nutze den Dehnungs-Verkürzungs-Zyklus, um die Technik sofort zu wiederholen.

Übungsanalyse

Klar, es sieht krass cool aus. Klar, es ist ein Kunststück, das im Grunde kein Gym-Fitnesssportler richtig nachmachen kann (nicht ohne mindestens einen Leistenbruch). Aber der Superman ist viel, viel mehr als ein endgeil aussehender Move. Alle wirklich explosiven Übungen trainieren nicht nur eine oder zwei Zonen, sondern den ganzen Körper, und der Superman macht da keinen Unterschied. Während normale Push-ups von der vorderen Kette (Bauchmuskeln, Hüfte, Quadrizeps) harten Einsatz fordern, damit die Hüfte nicht absinkt, verlangt der Superman auch von der hinteren Kette (Rückenmuskeln, Gesäß, Oberschenkelrückseite) energische Mitarbeit, um die Füße vom Boden abzuheben. Beide Ketten werden explosiv und darüber hinaus in Verbindung mit den Push-Muskeln des Oberkörpers (Brust, Trizeps, Schultern) trainiert, die dadurch Kung-Fu-Schnellkraft und Gorillakraft bekommen. Wenn Gott uns eine perfekte Schnellkraftübung für den Oberkörper gegeben hat, dann diese. Lernt sie!

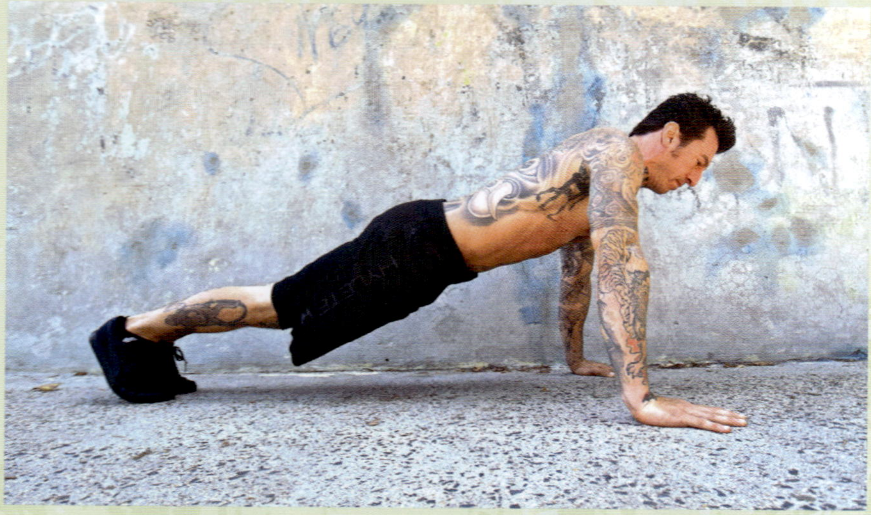

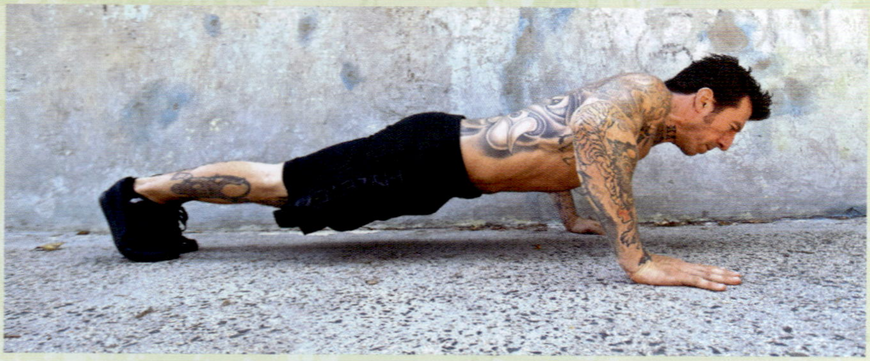

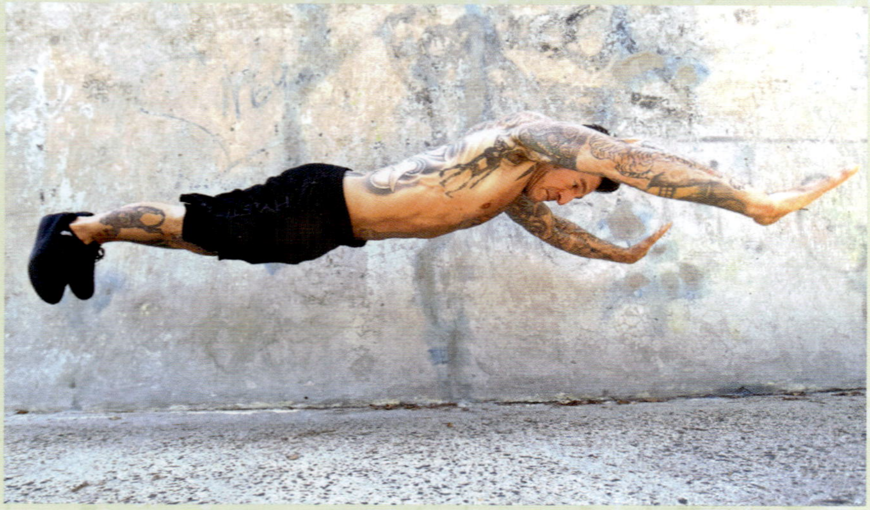

GRENZEN SPRENGEN

Wie in den Sprüngen können sich Athleten auch in den Power Push-ups linear steigern, und zwar durch höheres Abdrücken und häufigeres Klatschen. Manche schaffen sogar Abdrücken vom Boden bis in den Stand, wobei ich das noch nie mit perfekt geradlinigem Körper gesehen habe. Die meisten talentierten und nicht zu schweren Athleten sollten die negative/exzentrische Version der Bewegung beherrschen, also sich aus dem Stand in die Endstellung eines Push-up fallen lassen (siehe S. 332).

Eine einfache Art, dem Superman einen zusätzlichen Dreh zu verleihen: am höchsten Punkt Arme und Beine spreizen. Manche nennen diese Variante X-Jump Push-up. Sie fordert mehr Bewegung der Extremitäten, mehr Airtime und mehr Einsatz der Hüfte.

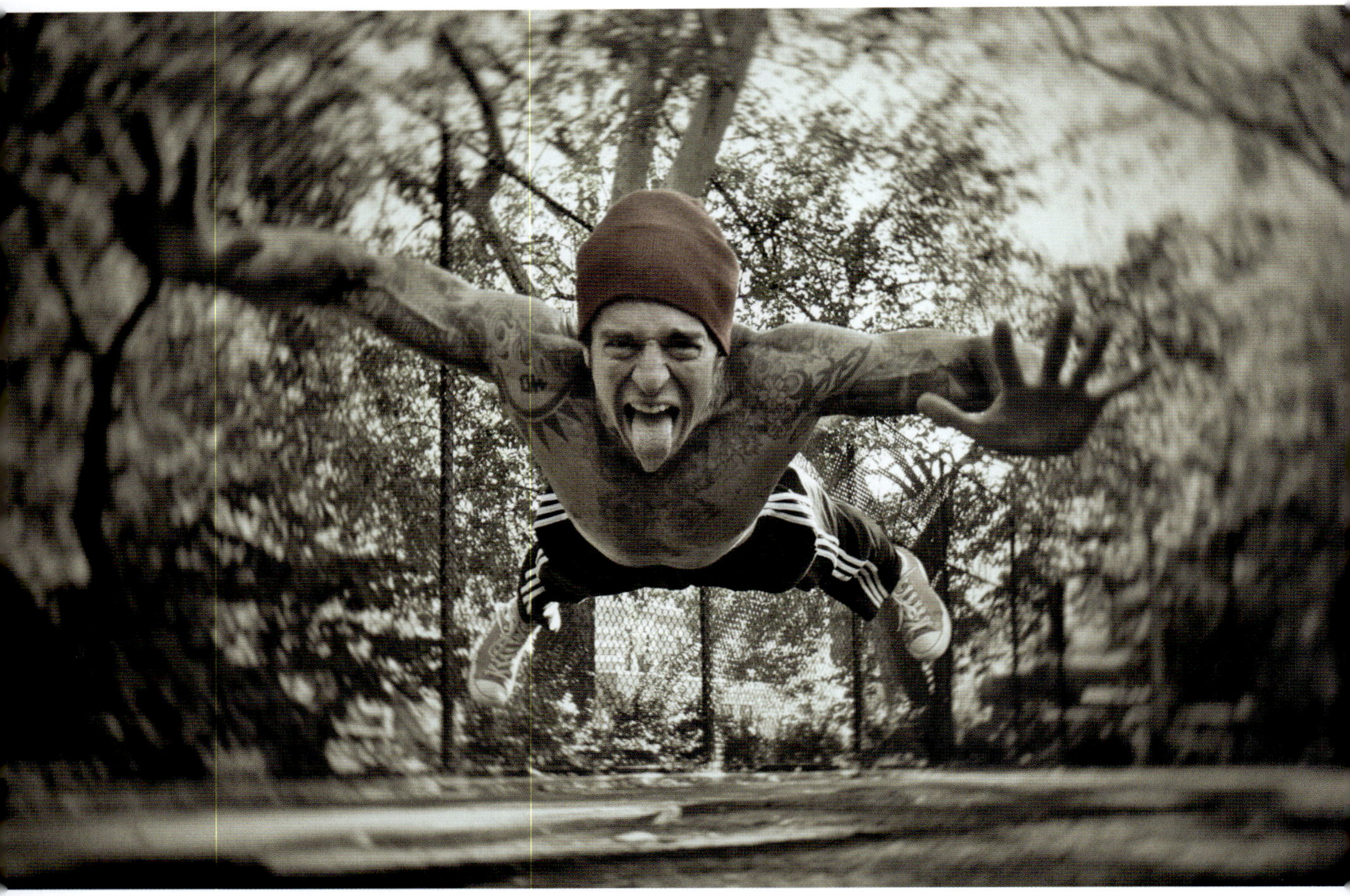

Das ist eine Möglichkeit, den Superman zu variieren. Du kannst aber auch Hybridversionen ausprobieren, wie auf die Brust schlagen, hinter dem Rücken klatschen oder die Hände auf den Hinterkopf legen. Sobald du den Superman beherrschst, öffnet sich dir die ganze Welt der Power Push-ups.

Aztec Push-up

Der legendäre Aztec Push-up ist sogar schwieriger als der Superman. Du musst deine Hüfte so hoch treiben, dass du in der höchsten Stellung mit den Händen die Zehen berühren kannst. Eine schier unglaubliche Übung, aber meiner Meinung nach kein reiner Push-up, denn es geht mindestens genauso viel um die Schnellkraft der Körpermitte.

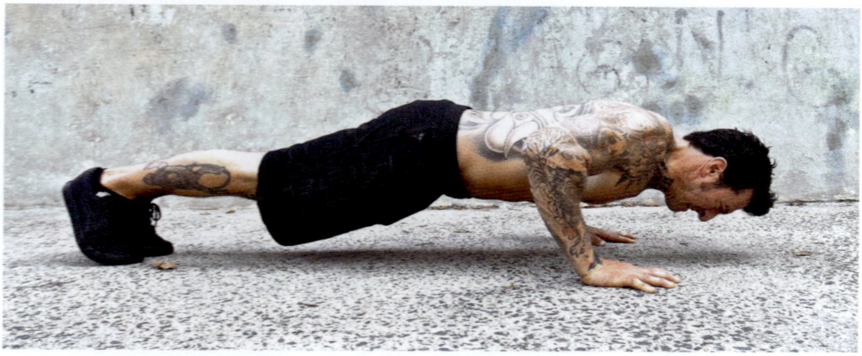

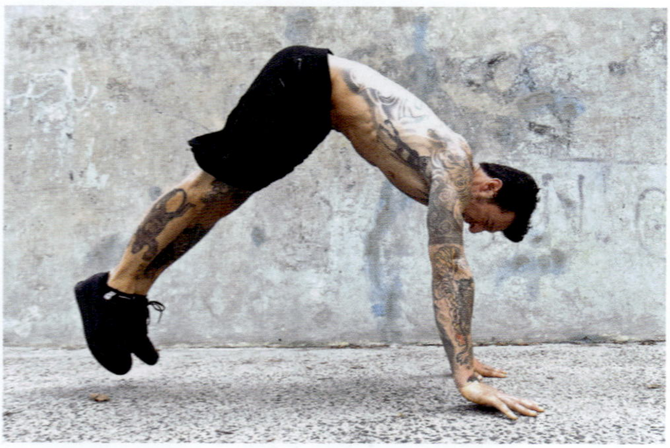

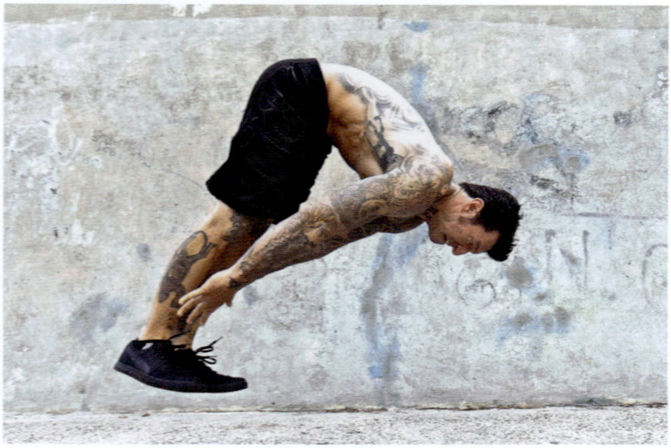

Crossing Aztec Push-up

Wenn der Aztec zu einfach für dich ist (was bist du, ein Mutant?), kannst du die Anforderungen an die Koordination steigern, indem du am Höhepunkt der Flugkurve mit einer Hand den gegenüberliegenden Fuß berührst.

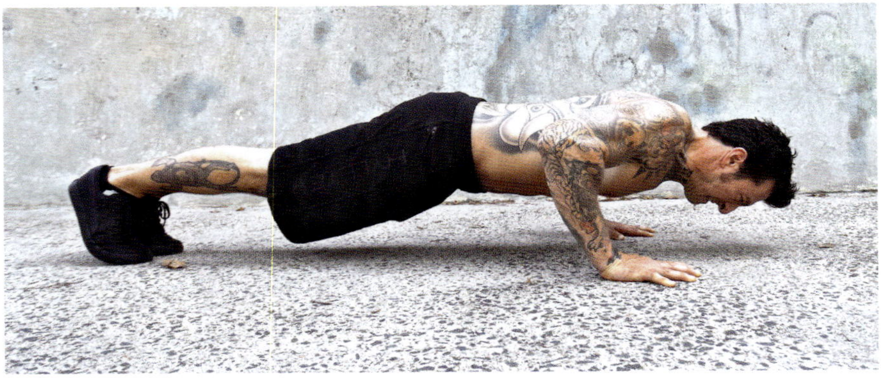

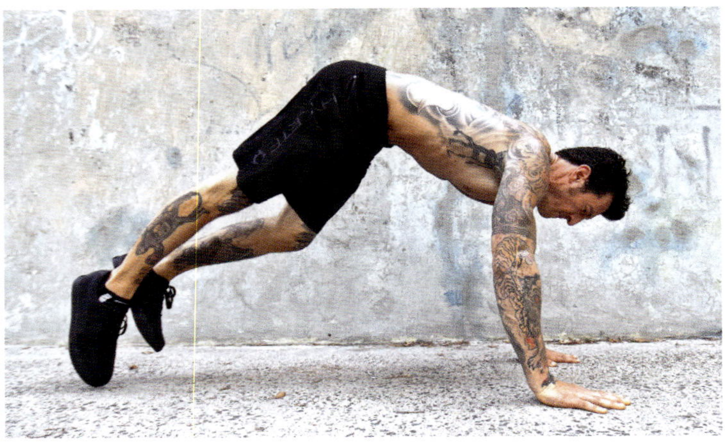

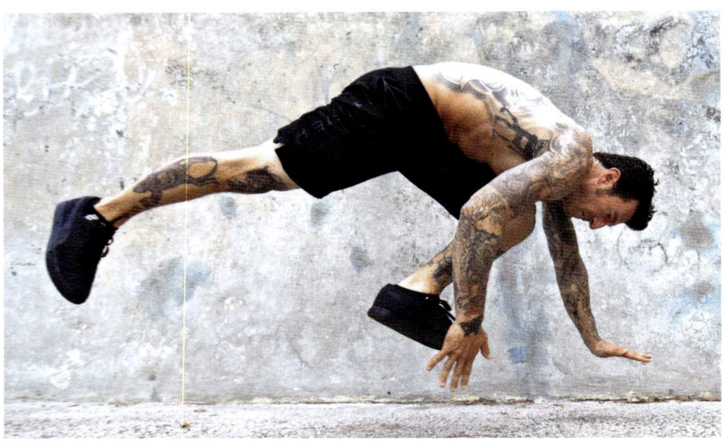

Wer sich mit der Progression von Körpergewichtsübungen auskennt, weiß, dass einer der besten Wege zum Maximieren über das Training mit nur einer Extremität führt. Ich kann mir vorstellen, dass für manche ein einarmiger Clap Push-up (mit nur einer Hand auf die Brust schlagen) unmöglich scheint. Aber wenn du Al Kavadlo bist, ist das Unmögliche immer möglich!

Für noch mehr Oberkörperschnellkraft rate ich meinen Athleten, wenn sie dafür bereit sind, zu Handstandüberschlägen – vorwärts (S. 170) und rückwärts. Das sind Hochgeschwindigkeitsbewegungen unter Einsatz großer Kräfte, die die Schnellkraft in Schultern und Armen radikal steigern. Push-ups bleiben aber immer die Grundlage.

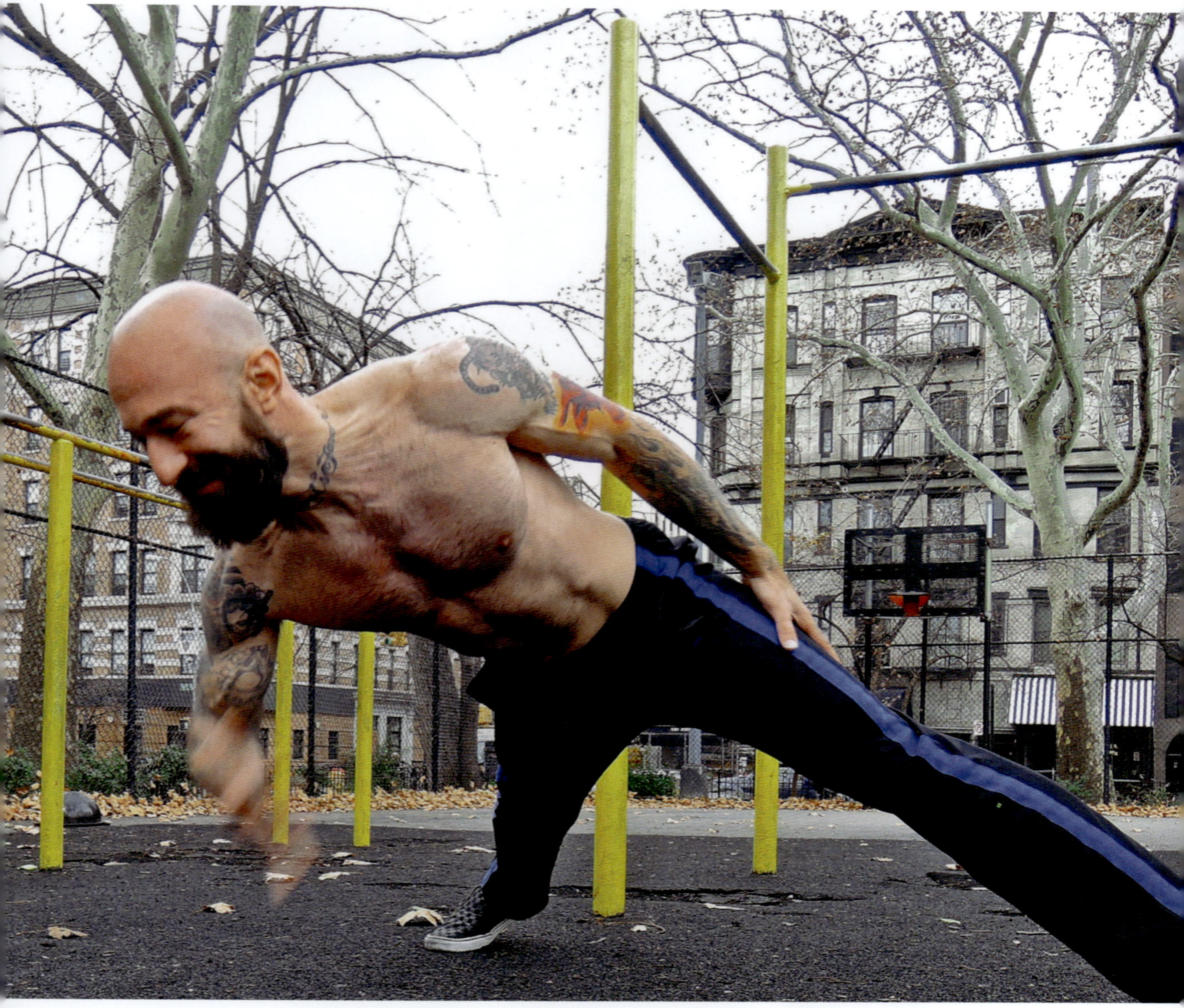

ÜBUNGEN AUF ENGEM RAUM

Die drei folgenden Einzelübungen, die keine Ausrüstung erfordern, sind nützliche Schnelligkeits- und Schnellkrafttechniken, die du in dein Programm einstreuen kannst – als Ergänzung, für mehr Abwechslung oder um deine Muskeln aus einem anderen Winkel zu trainieren. Im Gegensatz zu den Übungen in den Ketten kannst du die meisten der folgenden Übungen rhythmisch und mit mehr Wiederholungen absolvieren. Sie sind eine gute Ergänzung und zudem prima zum Aufwärmen vor oder als Cool-down nach den Schnellkraftteilen geeignet.

Push Get-up

Dippe aus der Ausgangsstellung des Push-ups bis in die Endstellung, explodiere nach oben und führe die Füße nach vorn bis in den Stand – eine super Übung für den oberen Unterkörper plus eine erstklassige Vorbereitung auf den Aztec Push-up und der coolste Weg, um nach normalen Push-ups wieder in die Senkrechte zu kommen.

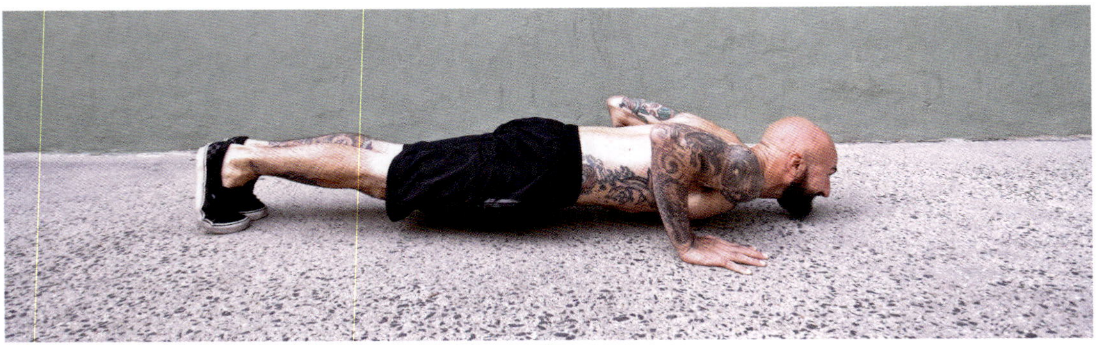

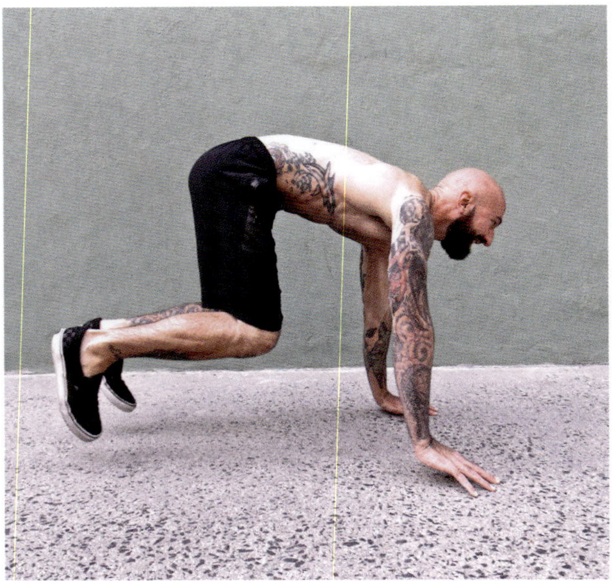

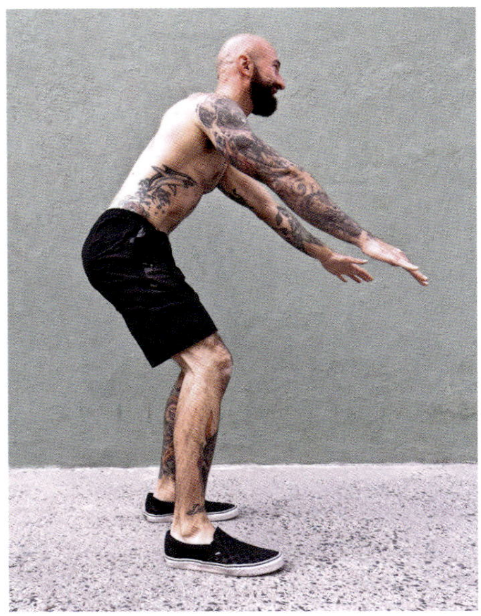

6

KIP-UPS

Kung-Fu-Körperschnelligkeit

Nur wenige Athleten haben je ernsthaft einen Muscle-up ausprobiert, aber es würde eng werden, heutzutage einen Teenager zu finden, der noch nicht das Äußerste angestellt hätte, um einen Kip-up zustande zu bringen. Für die paar unter euch, die die Bewegung noch nicht kennen: Der Kip-up ist die explosivste Art und Weise, um aus der Rückenlage aufzustehen. Du wickelst erst auf dem Rücken deinen Körper auf und schnellst dann deine Beine nach vorn unten. Der Reiz eines Kip-up ist naheliegend: In einer faszinierenden Bewegung bist du in einer Sekunde noch auf dem Rücken und stehst in der nächsten schon auf den Füßen. Und es gibt ihn überall, als Teil des Street-Dance-Styles genauso wie zu jeder Zeit im Pro Wrestling. Die Krone für den besten Wrestling-Kip-up aller Zeiten trägt The Rock. Er rollte sich ohne Anstrengung ein und war – schwups – plötzlich auf den Füßen, elegant wie eine Katze. Wie wurde er so gut? Auf die traditionelle Art: durch Übung. Schon als Kind verließ er beim Training den Ringboden nur mittels Kip-up. Selbst wenn er hundertmal in einer Einheit am Boden lag, selbst wenn er müde war, immer stand er per Kip-up auf. Wenn wir über Meister des Kip-up sprechen, muss ich auch den großartigen Jackie Chan loben. Schon in seinen ersten Filmen legte er perfekte Kip-ups an den Tag, und er machte das so gut, dass man heutzutage keinen Kung-Fu-Film mehr findet, in dem ein Meister den Kip-up ausließe.

Ist es ein Wunder, dass so viele diesen Move probieren?

Aber dass sich jede Menge Leute am Kip-up versuchen, heißt nicht, dass er auch vielen gelingt. Ich schätze, dass nur einer von zehn Jugendlichen, die den Kip-up probieren, ihn tatsächlich hinbekommt – und das sind junge Körper, die meist in besserer Verfassung als Erwachsene sind. Erwachsene würden es erst gar nicht versuchen. Das wiederum schreit zum Himmel, denn jenseits der Coolness ist der Kip-up in den explosiven Calisthenics eine erstaunlich nützliche Technik.

Warum ist er nützlich? Weil er Athleten beibringt, ihre Körper mit den Händen explosiv nach oben zu drücken. Er vermittelt grundlegendes Gleichgewichtsgefühl, und in der Körpermitte und der Wirbelsäule provoziert er enorm viel Hochgeschwindigkeitsschnappen. Gewichtheber reden oft von Hüftschnappen. Vergiss Gewichte! Der Kip-up bringt dir den Goldstandard des Hüftschnappens bei. Und das Beste: Diese Qualitäten sind eine perfekte Grundlage für Athleten, die sich an so komplexen akrobatischen Bewegungen wie Front- und Backflips versuchen wollen.

Deshalb bin ich davon überzeugt, dass der Kip-up Inhalt der ersten fertigkeitsbasierten explosiven Kette sein sollte, nachdem Athleten mit den grundlegenden Schnellkraftübungen, Jumps und Power Push-ups, gute Fortschritte erzielt haben.

KIP-UPS ANALYSIEREN

Ich habe schon ein paar wesentliche Elemente des Kip-up genannt. Besondere Aufmerksamkeit erfordern folgende.

Der Roll-up

Bevor dir der Kip-up gelingt, musst du deine Beine explosiv wegkicken. Superathleten genügt eine minimale Vorbereitung, aber die meisten von uns müssen dafür ihren Körper wie Federn aufwickeln. Die einfachste Art und Weise, den notwendigen Schwung zu erzeugen, ist voller Bewegungsumfang im Roll-up: Führe die Knie bis fast an den Kopf. Kaum zu glauben, aber ein guter dynamischer Roll-up liegt jenseits der Bauchschnellkraft der meisten Leute. Ich rate daher allen Möchtegern-Kip-uppern, mit einem kombinierten Konditionstraining für die Körpermitte einzusteigen. Da du die Beine heben musst, sind Leg Raises eine gute Wahl. Lass die Finger von Müll wie Crunches oder Bauchmaschinen, denn sie isolieren die Bauchmuskeln und lassen so die Muskeln außen vor, die über die Hüfte ziehen: die Hüftbeuger. Sie sind aber der Schlüssel zu dieser Art echtem Muskeltraining.

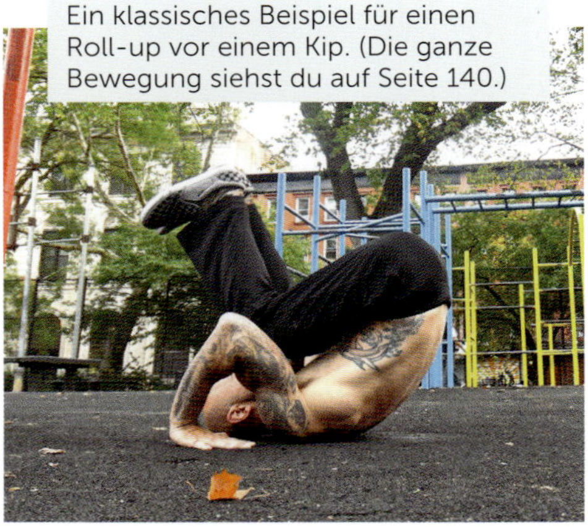

Ein klassisches Beispiel für einen Roll-up vor einem Kip. (Die ganze Bewegung siehst du auf Seite 140.)

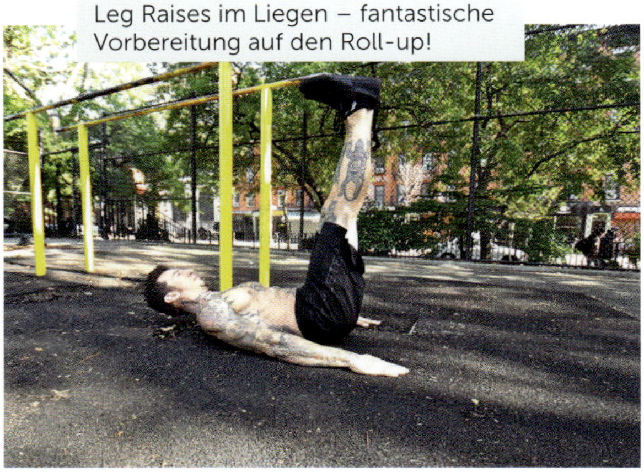

Leg Raises im Liegen – fantastische Vorbereitung auf den Roll-up!

Handstellung

Um dem Kick nachzuhelfen, musst du deinen Roll-up stabilisieren und mit den Händen unterstützen. Echte Könner dosieren ganz und gar mit den Händen, aber es bleibt eine Schlüssellernstufe der technischen Kette. Du musst die Hände schnell mit den Fingern nach unten neben den Ohren platzieren. Diejenigen von euch (hoffentlich die meisten), die eine Brücke beherrschen, kennen das Muster und nehmen es rasch an. Die Arme unterstützen das erste Abdrücken zusätzlich und leiten den Kick mit ein. Das Abdrücken findet in einem außerordentlichen Winkel statt; wenn deine Rotatorenmanschette nicht beweglich genug ist, wirst du Schwierigkeiten bekommen. Die Steps dieses Kapitels bringen dich ans Ziel. Aber wenn dein Körper den Bridge Push-up von *Trainieren wie im Knast* kennt, ist alles ein Kinderspiel.

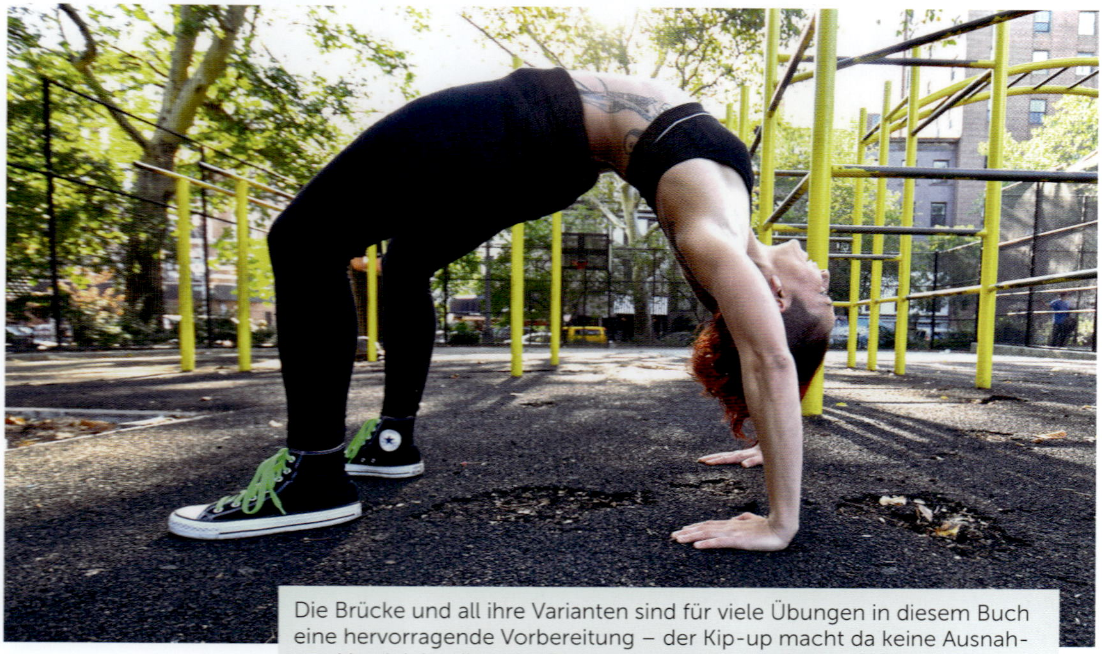

Die Brücke und all ihre Varianten sind für viele Übungen in diesem Buch eine hervorragende Vorbereitung – der Kip-up macht da keine Ausnahme. Vergleiche die beim Roll-up identische Handstellung (S. 126).

Der Kick

Der Kick ist der Punkt, an dem ein Basic Kip-up für die meisten Sportler knifflig wird. Zunächst einmal muss er, zusammen mit dem Abdrücken der Hände, schnellkräftig sein und genug Impuls generieren, um den Oberkörper durch Übertragen vom Boden abzuheben. Wenn du an deinen Jumps gearbeitet hast, ist das zum Glück kein Problem. Der Kick folgt dem Roll-up unmittelbar, du federst förmlich aus der Rolle nach oben. Wenn du zu lang wartest, geht die elastische Energie des Roll-up verloren. Aufwickeln und exlodieren! Der Hauptfehler, den die meisten Sportler begehen: Sie keilen aus oder, noch schlimmer, in Richtung Boden. Das ist falsch. Es ist nicht notwendig, die Füße schnell zum Boden zu bringen, sondern du musst die Schnellkraft der Beine und des Körpers nutzen, um Höhe zu gewinnen. Das gelingt, indem du dich auf den Kick nach oben konzentrierst. Und jetzt denkst du: Wie komme ich mit Kick nach oben in die Drehung?

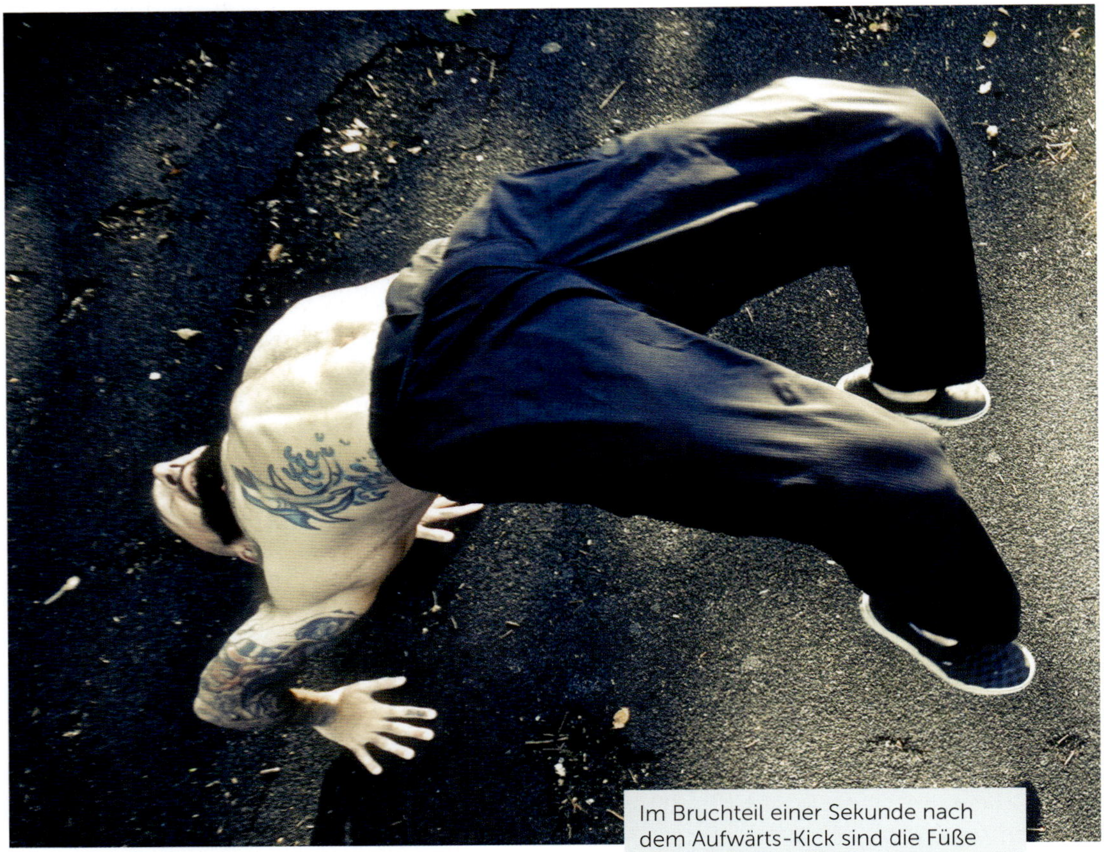

Im Bruchteil einer Sekunde nach dem Aufwärts-Kick sind die Füße auf dem Weg zurück zum Boden.

Die Drehung

Deine Hüfte, dein Oberkörper und deine Arme drehen dich, nicht deine Beine. Denke daran: Obwohl du mit den Beinen vertikale Schnellkraft generierst, fliegen deine Füße nicht senkrecht nach oben. Das können sie gar nicht. Wenn dein Roll-up tief und gut war, sind deine Füße hinter dir. Was tatsächlich passiert: Dein Körper springt rasend schnell auf wie ein Klappmesser, mit der Taille als Scharnier. Es sind aber nicht deine Beine, die dich drehen, sondern es ist die Fortsetzung deines Handabdrückens in einen Abwärtsschwung plus der schon erwähnte Hüftschnapper, der im Grunde einem superschnellen Sit-up gleichkommt. Der Blick über deine Füße zum Horizont sorgt dafür, dass Hals und Nacken an der richtigen Stelle sind. Die Beine kümmern sich jetzt um sich selbst: Sie beschreiben einen natürlichen Bogen nach unten in Richtung Boden. Für die meisten Athleten ist die Drehung am schwierigsten, aber sie bringt für das Konditionstraining auch den meisten Output. Sie fördert nicht nur den goldenen Hüftschnapper und Hochgeschwindigkeitsbauchmuskeln, sondern die (90-Grad-)Teilrotation ist auch eine Art der kinästhetischen Vorbereitung auf schwierigere Drehakrobatiken, die ein Athlet womöglich in der Zukunft schaffen will (wie den Front- oder Backflip, beide 360-Grad-Drehungen).

Die Kip-up-Kette

Die größte Herausforderung für untrainierte Körper ist der schnelle Roll-up – da die Bauch- und Hüftmuskeln einfach zu schwach sind. Rolling Sit-ups (Step 1) nehmen sich der Angelegenheit durch Training der Körpermitte an, und zwar im mit dem klassischen Kip-up vergleichbarem Bewegungsumfang. Sobald der Rückwärtsschwung der Beine geschafft ist, muss der Athlet lernen, danach einen Vorwärtsimpuls zu erzeugen. An diesem Punkt kommen die Rolling Squats (Step 2) ins Spiel.

Im nächsten Step arbeiten wir am vertikalen Bewegungsimpuls: dem Kick mit Handabdrücken. Shoulder Pops (Step 3) sind dafür eine großartige Übung. Sie kommen bei den meisten Trainern zum Einsatz, die einen richtigen Kip-up lehren. Mit Bridge Kips (Step 4) beginnt der Athlet die Beine explosiv von sich zu schlagen, um auf den Füßen zu landen – aber in der Brücke, nicht im Stand. Die nächste Fertigkeit, die es zu erlernen gilt, ist der Hüftschnapper (Butt Kips, Step 5): Du wirfst deinen Oberkörper nach vorn, landest aber auf dem Gesäß. Der nächste Step besteht aus Half Kips (Step 6). Sie entsprechen einer Übergangsphase, in der du Impuls aufbaust, um vollständig auf den eigenen Füßen zu landen (klassischer Kip-up, Step 7).

Für die meisten Leute ist der klassische Kip-up der einzige wirkliche Kip-up-Style, den sie kennen. Mit Übung und Hingabe aber können die meisten Athleten auch schwierigere Varianten meistern. Die Beine gerade halten ist die wichtigste Grundlage, um die Bewegung herausfordernder zu machen: Ohne Bewegung im Knie müssen sich Hüfte und Wirbelsäule in Hochgeschwindigkeit öffnen. Wenn die Körpermitte härter arbeiten soll, kann man die Arme aus dem Bewegungsablauf herausnehmen. Im Übergang drückt man stärker mit den Händen, die zudem weiter außen platziert sind. Das ist der Wushu Kip-up (Step 9). Den Master Step erreichst du durch komplettes Herausnehmen der Hände aus der Bewegung – du bist beim superschwierigen No-Hands Kip-up angekommen.

Step 1: ROLLING SIT-UP

Bewegungsablauf

- Setze dich mit gebeugten Knien auf den Boden. Die Fußsohlen sind auf dem Boden. Die Handflächen liegen auf dem Boden oder auf den Unterschenkeln.
- Rolle dich nach hinten auf den Rücken, führe die Beine über den Körper, die Knie bleiben gebeugt.
- Mit dem Aufrollen setzt du die Hände mit den Handflächen nach unten neben die Ohren, die Finger zeigen in Richtung Füße (die gleiche Handstellung wie beim Bridging). Verlagere einen Teil deines Gewichts auf die Handflächen.
- Schwinge, während du auf den oberen Rücken und die Schultern rollst, die Beine weiter nach hinten.
- Führe die Knie dicht ans Gesicht, aber berühre nicht das Gesicht mit ihnen.
- Rolle zurück in die Ausgangsstellung.
- Wiederhole die Technik.

Übungsanalyse

Rolling Sit-ups sind eine fantastische Vorbereitungsübung. Sie kräftigen auf dem Weg zum Kip-up die Körpermitte, die Hüfte und den Rücken. Darüber hinaus enthalten sie viele Bewegungsmuster, die für einen vollständigen Kip-up (Step 7) unerlässlich sind: das Rollen auf die Schultern, das erst Zurück-, dann Nach-Vorn-Schwingen der Beine und die sehr wichtige Handstellung mit den Fingern in Richtung Füße. Die Bewegung bereitet auch das Gleichgewichtssystem auf die schnelle Umkehr vor, die für Kip-ups typisch ist. Da die Übung nicht sehr fordernd ist, kannst du sie oft einsetzen.

Regression

Wenn es dir anfangs schwerfällt, die Knie nah ans Gesicht zu führen, schwinge die Beine zunächst über den Kopf.

Progression

Berühre in der Endstellung der Bewegung den Boden hinter dem Kopf mit den Fußspitzen.

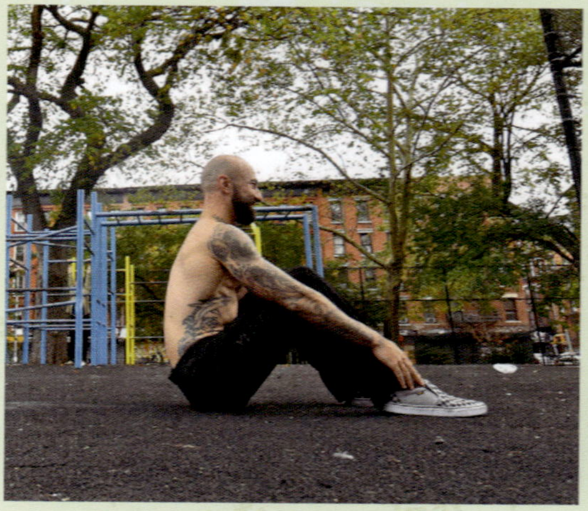

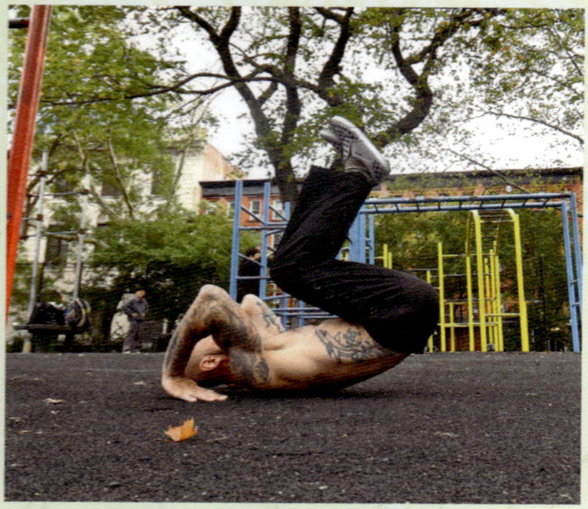

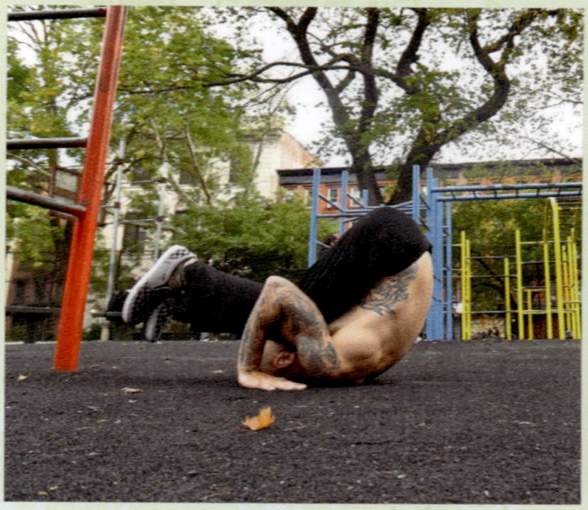

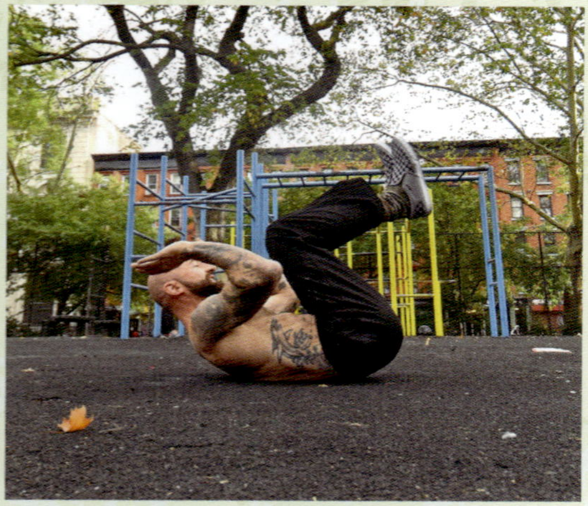

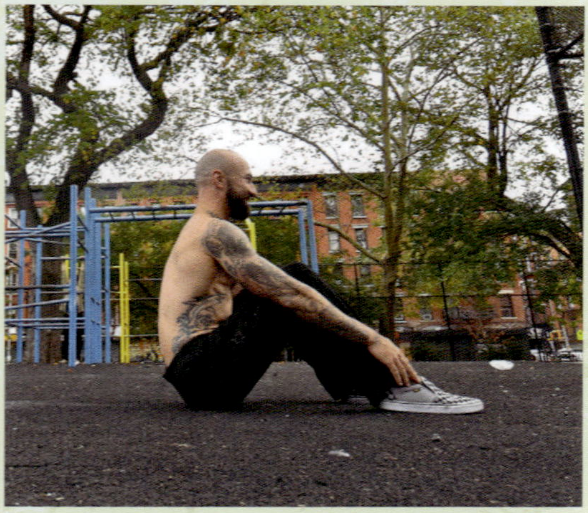

Step 2: ROLLING SQUAT

Bewegungsablauf

- Setze dich mit gebeugten Knien auf den Boden. Die Fußsohlen sind auf dem Boden. Die Handflächen liegen auf dem Boden oder auf den Unterschenkeln.
- Rolle dich nach hinten auf den Rücken, führe die Beine über den Körper, die Knie bleiben gebeugt.
- Mit dem Aufrollen setzt du die Hände mit den Handflächen nach unten neben die Ohren, die Finger zeigen in Richtung Füße (die gleiche Handstellung wie beim Bridging). Verlagere einen Teil deines Gewichts auf die Handflächen.
- Schwinge, während du auf den oberen Rücken und die Schultern rollst, die Beine weiter nach hinten.
- Führe die Knie dicht ans Gesicht, aber berühre nicht das Gesicht mit ihnen.
- Rolle zurück in die Ausgangsstellung, aber nimm den Schwung mit, bis deine Hüfte vom Boden abhebt. Strecke die Arme und »lande« in einem tiefen Squat.
- Ziehe durch und strecke dich bis in den Stand.
- Rolle nach einem Squat wieder nach hinten, dann wiederholst du die Übung.

Übungsanalyse

Rolling Squats ergeben sich aus Rolling Sit-ups. Der erste Teil der Bewegung ist identisch, aber du stehst anschließend auf, wofür du einen Extraimpuls nach vorn brauchst. (Die Fähigkeit, Vorwärtsimpuls zu erzeugen, bestimmt darüber, ob ein Full Kip-up gelingt.) Aus diesem Grund sind Rolling Squats eine gute Übung, die sich später unter Garantie auszahlt.

Regression

Manche Anfänger haben Schwierigkeiten, genug Schwung zu erzeugen, um in den tiefen Squat zu kommen. Wenn es dir auch so geht und dein Gesäß den Boden berührt, platziere die Hände auf dem Boden und drück dich damit hoch.

Progression

Das Verschränken der Arme vor dem Brustkorb nimmt sie aus der Bewegung, was die Beine und die Körpermitte zwingt, den nötigen Schwung zu erzeugen.

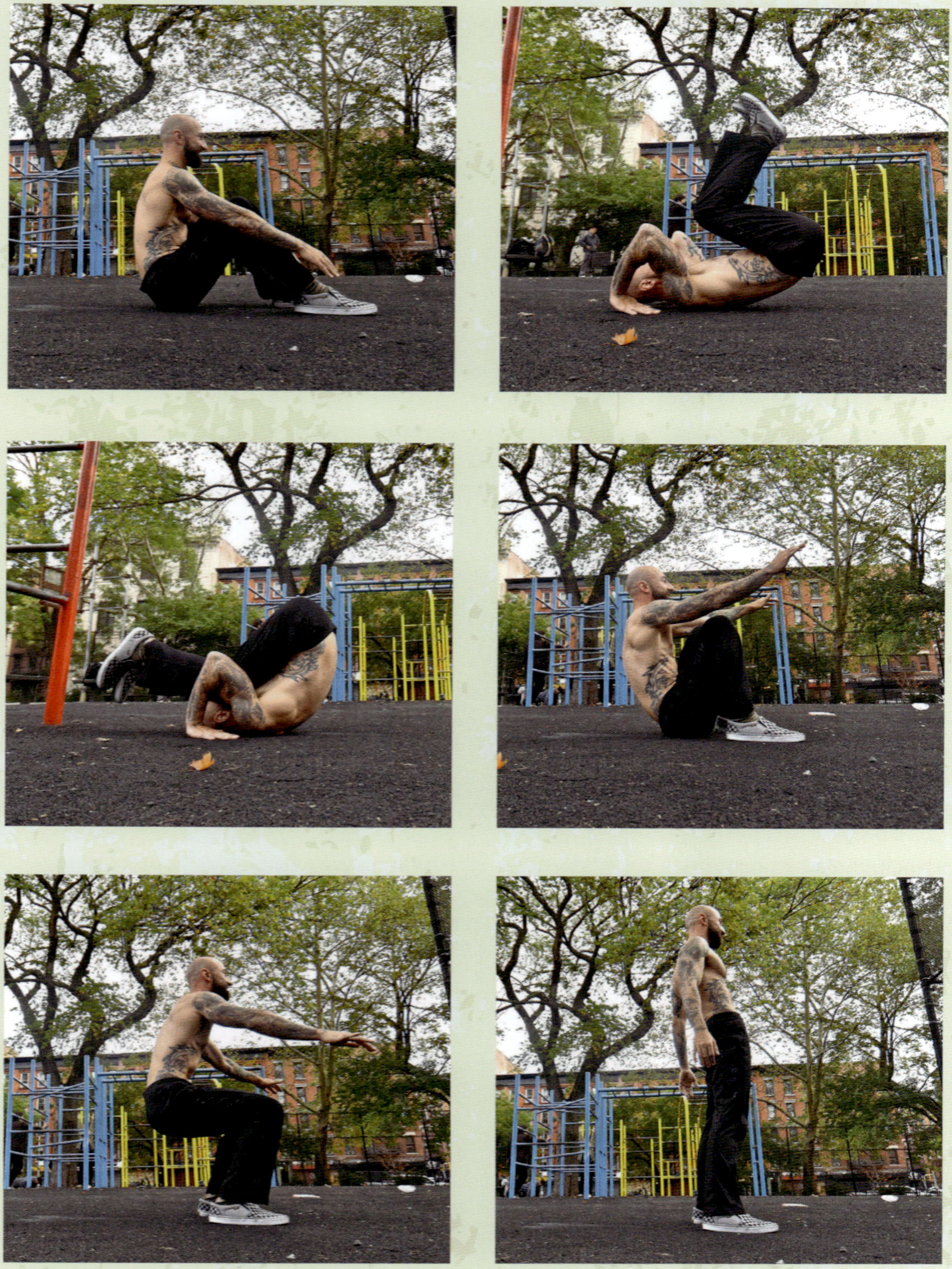

Step 3: SHOULDER POP

Bewegungsablauf

- Setze dich mit gebeugten Knien auf den Boden. Die Fußsohlen sind auf dem Boden. Die Handflächen liegen auf dem Boden oder auf den Unterschenkeln.
- Rolle dich nach hinten auf den Rücken, führe die Beine über den Körper, die Knie bleiben gebeugt.
- Mit dem Aufrollen setzt du die Hände mit den Handflächen nach unten neben die Ohren, die Finger zeigen in Richtung Füße (die gleiche Handstellung wie beim Bridging). Verlagere einen Teil deines Gewichts auf die Handflächen.
- Wenn deine Füße über dem Kopf sind, streckst du deine Beine explosiv nach oben, um vertikalen Schwung zu erzeugen.
- Gleichzeitig drückst du mit den Handflächen so gegen den Boden, dass deine Schultern und dein Kopf sich ein paar Zentimeter vom Boden abheben.
- Nutze die muskuläre Spannung in deinen Armen und Schultern (stelle sie dir wie Federn vor, die man zusammendrückt), um die Abwärtsbewegung so gut wie möglich abzufangen.
- Rolle zurück in die Ausgangsstellung und wiederhole die Übung.

Übungsanalyse

Step 1 und 2 haben dir beigebracht, wie du mit der Körpermitte und den Beinen Schwung erzeugst. Step 3 fängt damit an, in den Schultern und Handgelenken die notwendige Stärke aufzubauen, um den Körper explosiv nach oben zu drücken, wie es im klassischen Kip-up (Step 7) nötig ist.

Regression

Wenn sich deine Schulter noch nicht vom Boden abheben, konzentrierst du dich darauf, die Beine über den Kopf zu bekommen und hart nach oben zu treten. Mit der Zeit gewinnst du etwas an Höhe.

Progression

Wenn dir Step 3 mühelos gelingt, drücke deine Schultern weiter vom Boden weg. Mit einem gewissen Maß an Gleichgewichtsgefühl kannst du es sogar bis in den Handstand schaffen.

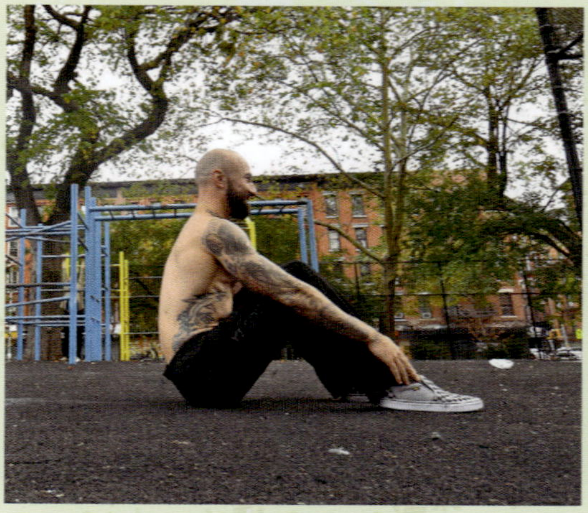

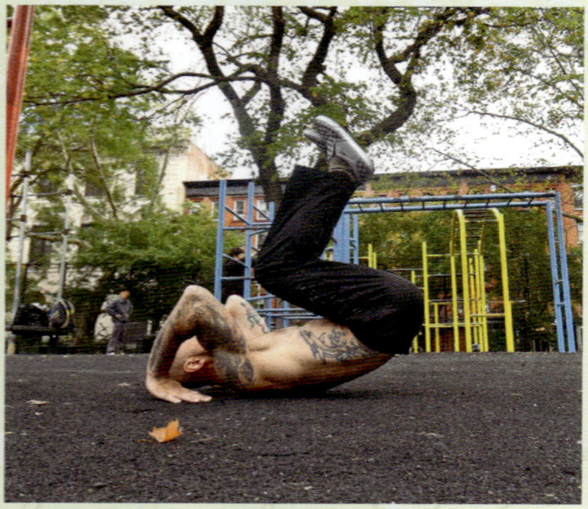

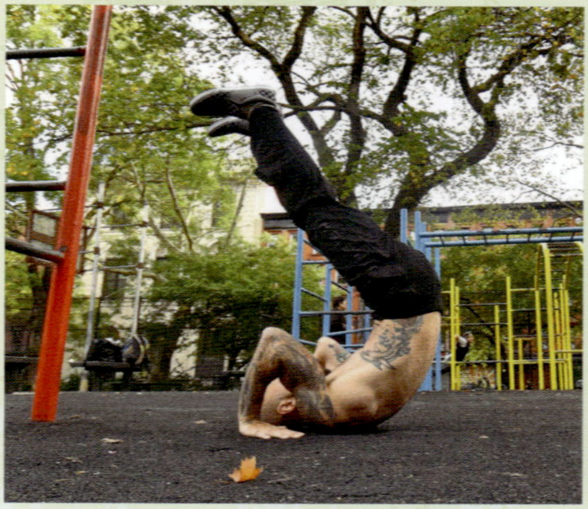

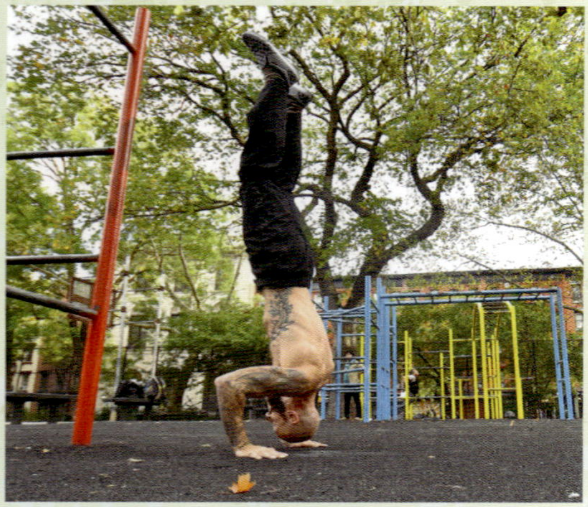

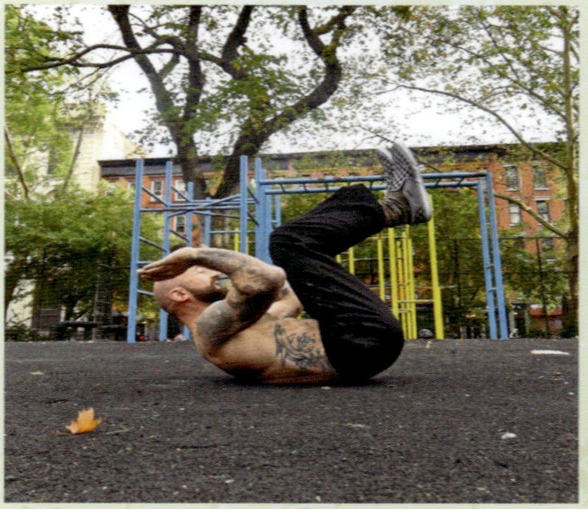

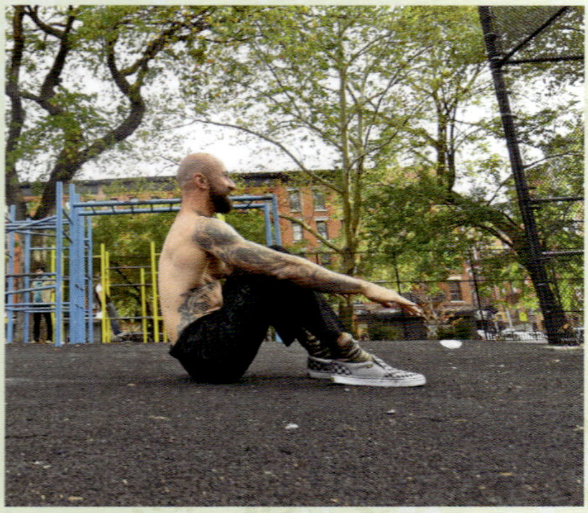

Step 4: BRIDGE KIP

Bewegungsablauf

- Setze dich mit gebeugten Knien auf den Boden. Die Fußsohlen sind auf dem Boden.
- Rolle dich nach hinten auf den Rücken, schwinge die Beine hoch und platziere die Hände wie in der Bridge-Haltung (neben den Ohren, die Finger zeigen zu den Füßen).
- Rolle dich auf Oberkörper und Schultern zu einem engen Ball zusammen, die gebeugten Knie dicht am Kopf. So kannst du dich am besten explosiv strecken.
- Um vertikalen Schwung zu erzeugen, streckst du deine Beine explosiv nach oben, bildest damit einen Bogen, führst die Füße zurück zum Boden und drückst gleichzeitig mit den Händen gegen den Boden.
- Nutze den Schwung, um deinen Kopf und den oberen Rücken vom Boden abzuheben, dein Push mit den Armen hilft dir dabei. Wenn deine Füße auf dem Boden ankommen, stützt du dich nur noch darauf und auf den Händen.
- Halte die Endstellung – im Wesentlichen eine Brücke – für kurze Zeit.
- Senke den Körper ab und wiederhole die Übung.

Übungsanalyse

Ziel dieses Schritts ist es, zu lernen, wie man genug Schnellkraft im Unterkörper erzeugt, um Kopf, Schultern und Oberkörper vom Boden abzuheben. Wir brauchen sie noch nicht für Vorwärtsdrehung, das kommt mit den nächsten Steps.

Regression

Wenn du es noch nicht schaffst, den notwendigen Schwung zu erzeugen, um den oberen Rücken und den Kopf vom Boden abzuheben, stellst du die Füße nach dem Kick zwar schon auf den Boden, belässt dort aber auch Schultern und Kopf. Mit der Zeit und genügend Übung heben sie sich wie von selbst.

Progression

Entwickle diese Bewegung durch mehr Qualität in der Brücke weiter. Am Anfang schaffst du es vielleicht nur bis in eine Halbbrücke mit dem Kopf nah am Boden. Mit der Zeit wirst du in der Lage sein, deine Arme (und Beine) mehr und mehr zu strecken.

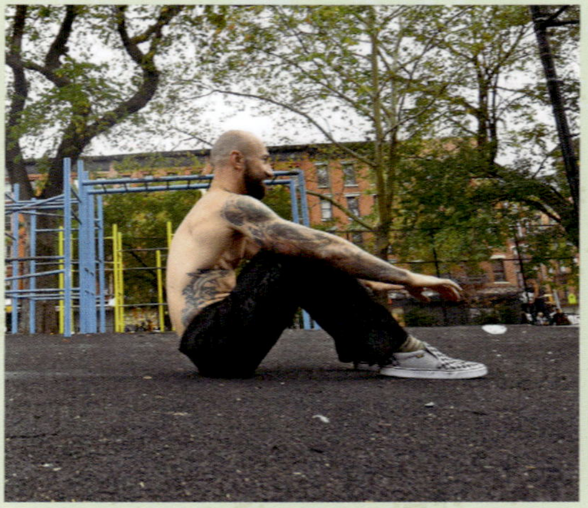

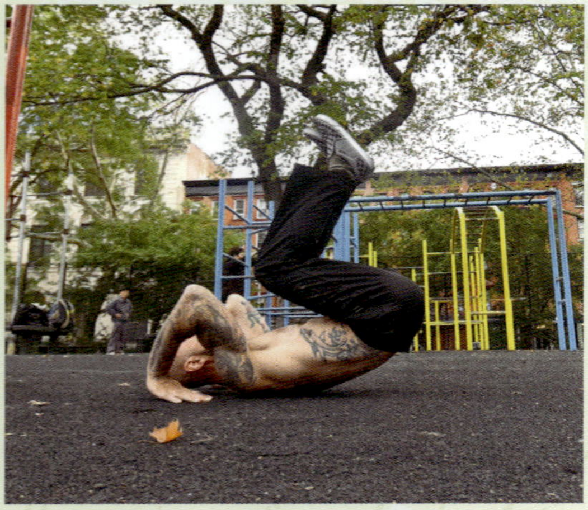

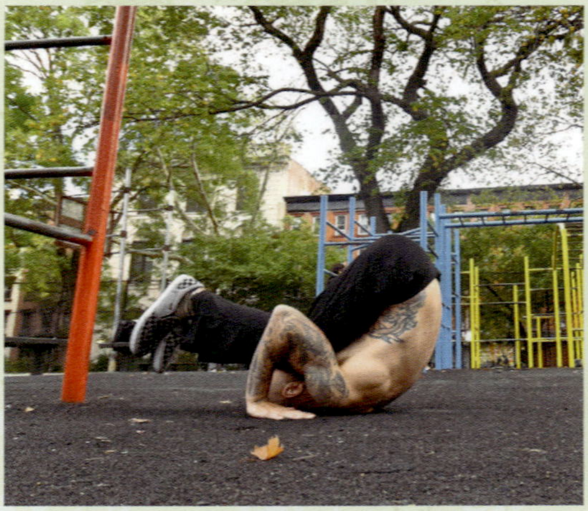

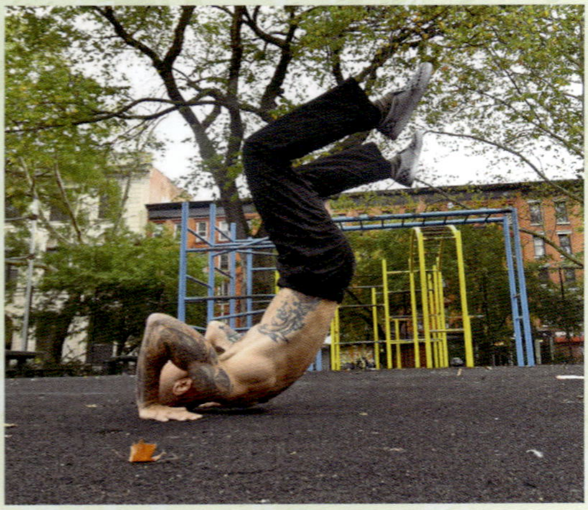

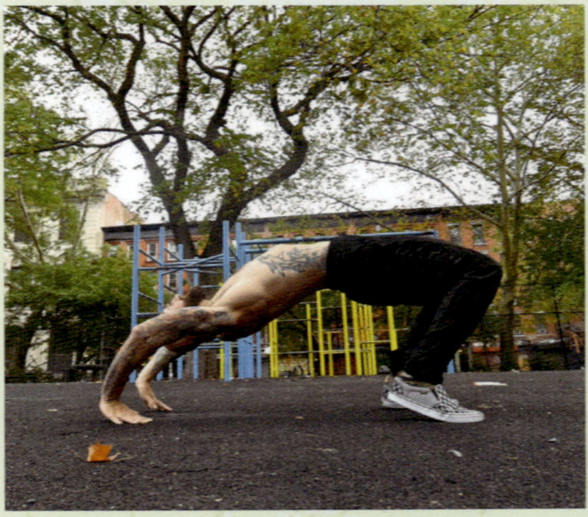

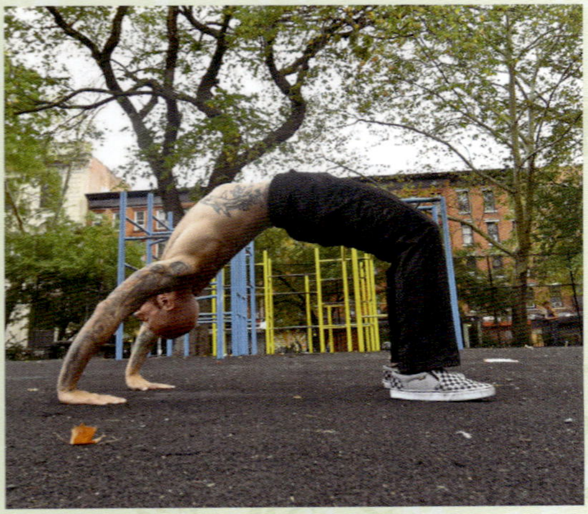

Step 5: BUTT KIP

Bewegungsablauf

- Setze dich mit gebeugten Knien auf den Boden. Die Fußsohlen sind auf dem Boden.
- Rolle dich nach hinten auf den Rücken, schwinge die Beine hoch und platziere die Hände in der Bridge-Haltung (neben den Ohren, die Finger zeigen zu den Füßen).
- Rolle dich auf Oberkörper und Schultern zu einem engen Ball zusammen, die gebeugten Knie dicht am Kopf. So kannst du dich am besten explosiv strecken.
- Um vertikalen Schwung zu erzeugen, streckst du deine Beine explosiv nach oben, bildest damit einen Bogen, führst die Füße zurück zum Boden und drückst gleichzeitig mit den Händen so hart gegen den Boden, dass sie abheben.
- In der Luft wirfst du deinen Rumpf und deine Hände einem explosiven Sit-up vergleichbar nach vorn.
- Versuche, nicht auf den Füßen zu landen, sondern mit aufrechtem Oberkörper auf Gesäß und Füßen.
- Senke den Körper ab und wiederhole die Übung.

Übungsanalyse

Sobald du genügend Schnellkraft erzeugen kannst, um deinen Kopf und Rücken vom Boden abzuheben (Step 4), sind das Lösen der Hände und die Vorwärtsbewegung des Rumpfes an der Reihe. Wenn dir mit dieser Übung das Landen auf dem Gesäß mit aufrechtem Oberkörper gelingt, sollte dir der nächste Step (6) leichtfallen.

Regression

Du kannst die Übung einfach beginnen, indem du mit den Beinen einen Bogen schlägst und auf dem Gesäß landest und Kopf und Rücken nur etwas anhebst. Mit der Zeit lernst du die Endstellung in der aufrechten Sit-up-Haltung.

Progression

Je mehr Schwung du erzeugst, desto einfacher ist es, im Bruchteil einer Sekunde auf den Füßen zu landen, statt auf den Hintern zu fallen. Wenn dir das gelingt, hast du im Wesentlichen Step 6 erreicht: Half Kips.

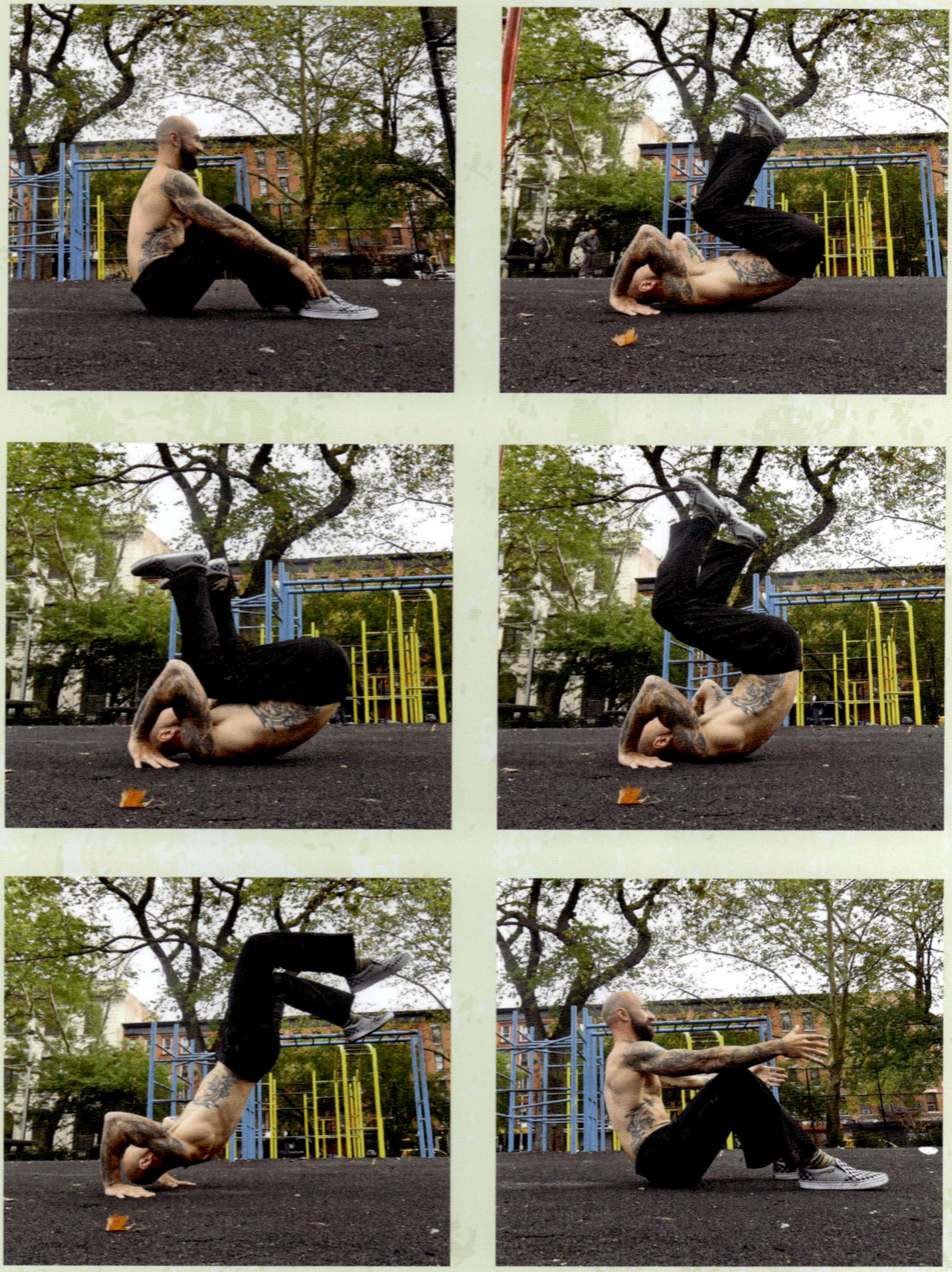

Step 6: HALF KIP

Bewegungsablauf

- Setze dich mit gebeugten Knien auf den Boden. Die Fußsohlen sind auf dem Boden.
- Rolle dich nach hinten auf den Rücken, schwinge die Beine hoch und platziere die Hände in der Bridge-Haltung (neben den Ohren, die Finger zeigen zu den Füßen).
- Rolle dich auf Oberkörper und Schultern zu einem engen Ball zusammen, die gebeugten Knie dicht am Kopf. So kannst du dich am besten explosiv strecken.
- Um vertikalen Schwung zu erzeugen, streckst du deine Beine explosiv nach oben, bildest damit einen Bogen, führst die Füße zurück zum Boden und drückst gleichzeitig mit den Händen so hart gegen den Boden, dass sie abheben.
- Wenn deine Füße den Boden berühren, wirfst du deinen Rumpf und deine Hände weiter nach vorn.
- Lande auf den Füßen, selbst für den Bruchteil einer Sekunde, bevor du zurück aufs Gesäß fällst.
- Rolle nach hinten und wiederhole die Übung.

Übungsanalyse

In Step 4 hast du die Bogenbewegung der Beine gelernt, in Step 5, den Rumpf nach vorn zu werfen. Nun musst du die beiden Muster zusammenfügen und die Schnellkraft steigern, damit du deinen Körperschwerpunkt so weit nach vorn bewegen kannst, dass du, wenn auch nur für den Bruchteil einer Sekunde, auf den Füßen landest.

Regression

Sportler, die den Kip-up zum ersten Mal probieren, »entdecken« diese Bewegung oft zufällig. Du versuchst den Kip-up, aber du kannst deinen Körperschwerpunkt nicht weit genug nach vorn bringen und fällst nach hinten. Aber du bist nah dran – alles, was noch fehlt, ist ein bisschen Übung.

Progression

Es gibt Hilfsmittel, um nach dem Kip aufrecht zu bleiben: sich an einem Objekt festhalten oder an der Hand eines Partners. Aber sie sind nur eine Ablenkung von der eigentlichen Aufgabe: dem Aufbau der Schnellkraft, die nötig ist, um nach vorn zu kommen. Wie du das schaffst? Mit Übung! Wieder und wieder und wieder.

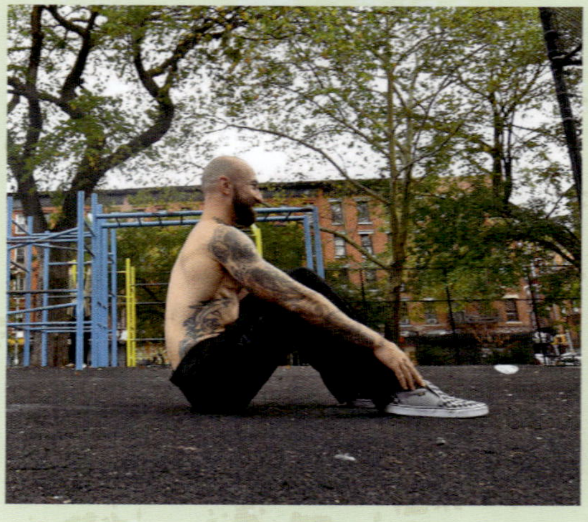
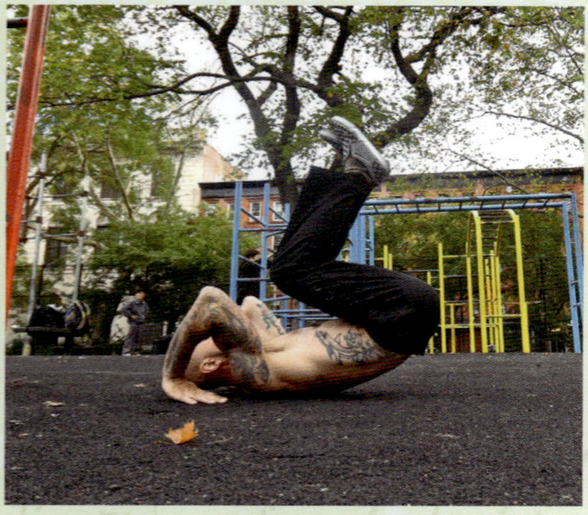
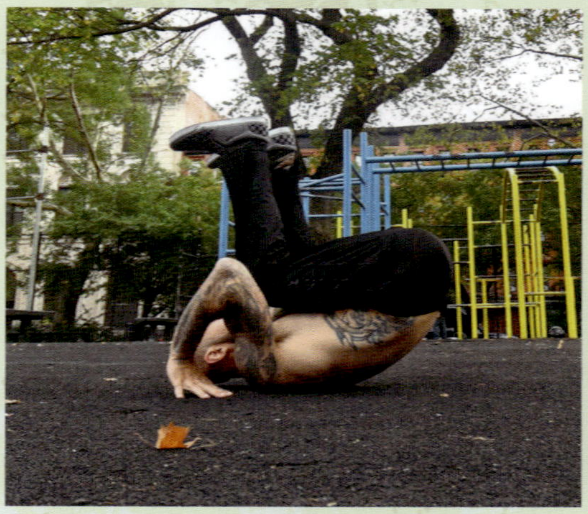
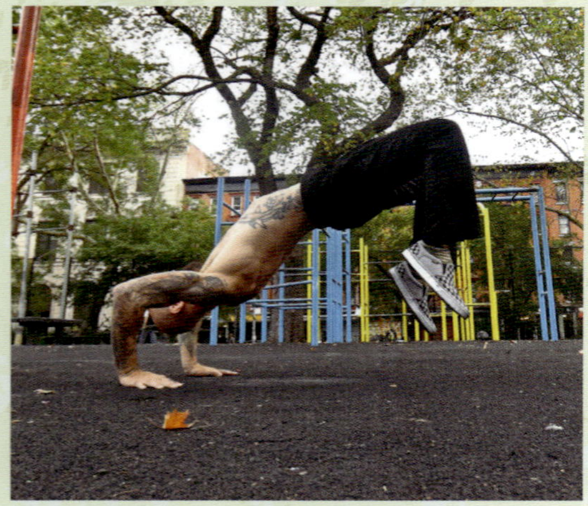
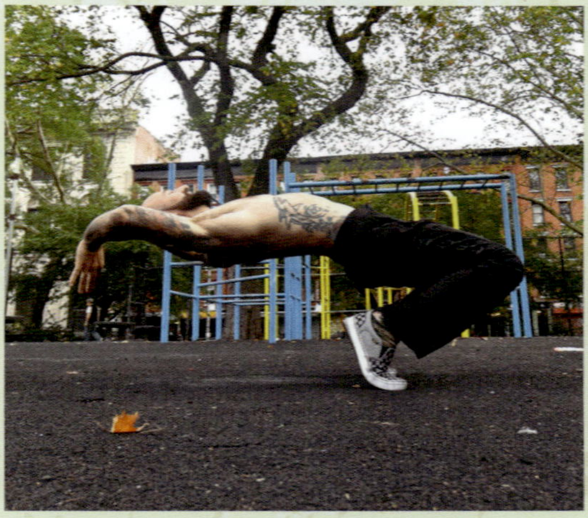
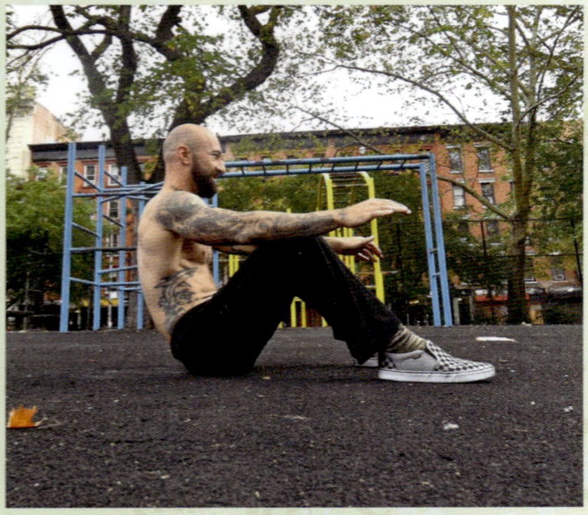

Step 7: KIP-UP

Bewegungsablauf

- Setze dich mit gebeugten Knien auf den Boden. Die Fußsohlen sind auf dem Boden.
- Rolle dich nach hinten auf den Rücken, schwinge die Beine hoch und platziere die Hände in der Bridge-Haltung (neben den Ohren, die Finger zeigen zu den Füßen).
- Rolle dich auf Oberkörper und Schultern zu einem engen Ball zusammen, die gebeugten Knie dicht am Kopf. So kannst du dich am besten explosiv strecken.
- Um vertikalen Schwung zu erzeugen, streckst du deine Beine explosiv nach oben, bildest damit einen Bogen, führst die Füße zurück zum Boden und drückst gleichzeitig mit den Händen so hart gegen den Boden, dass sie abheben.
- Wenn deine Füße den Boden berühren, behältst du die Vorwärtsbewegung von Rumpf und Händen bei.
- Lande im Squat auf den Fußballen. Halte Kopf und Hände vorn, bis du stabil bist. Richte dich auf in den Stand.
- Gehe in die Hocke, rolle nach hinten und wiederhole die Übung.

Übungsanalyse

Das ist der klassische Kip-up, geliebt von Kampfsportlern, Street-Dancern und Pro-Wrestlern, um nur ein paar zu nennen. Diese berüchtigte Bewegung zu beherrschen ist nur möglich mit explosiver Körpermitte (Hüfte, unterem Rücken), superschnellen Beinen und der Ganzkörperagilität eines Panthers. Wenn du so weit gekommen bist – Glückwunsch! Du hast dir den Neid von Millionen Bruce-Lee-Fans verdient. Nie hat es mehr Vergnügen bereitet, eins auf den Hintern zu bekommen.

Regression

Ein Weg, die Füße schneller unter den Körper zu bekommen, ist der Versuch, in einen breiteren Stand zu kippen. Das kann manchen helfen, ihren ersten Kip-up hinzulegen.

Progression

Das zur Regression gegenteilige Prinzip gilt genauso: Je enger die Füße zusammen sind, desto mehr Schwung brauchst du. Deshalb: Wenn du mehr Schwierigkeiten willst, halte die Füße zusammen. Das gilt für alle Kip-up-Styles.

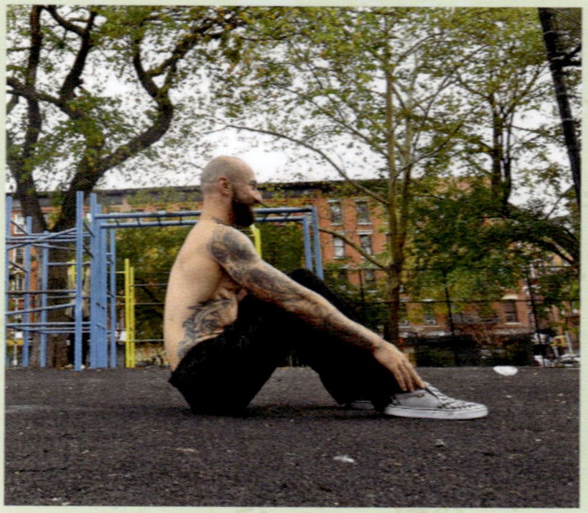

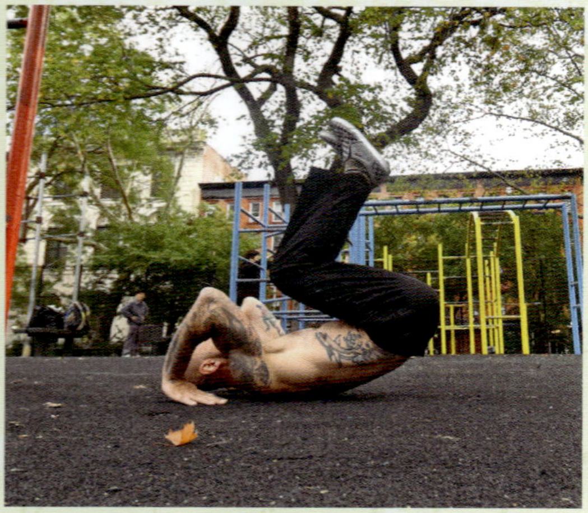

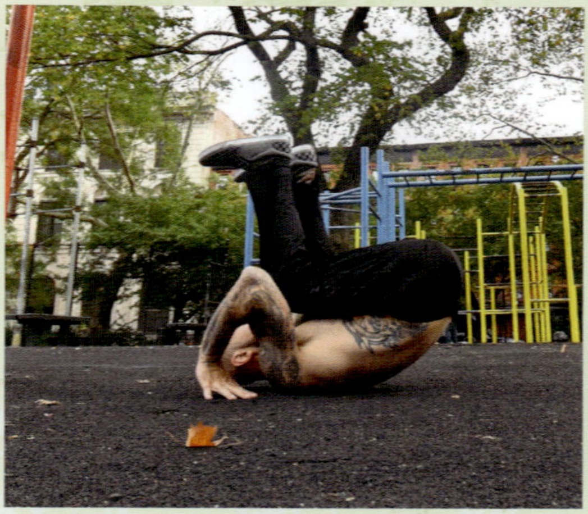

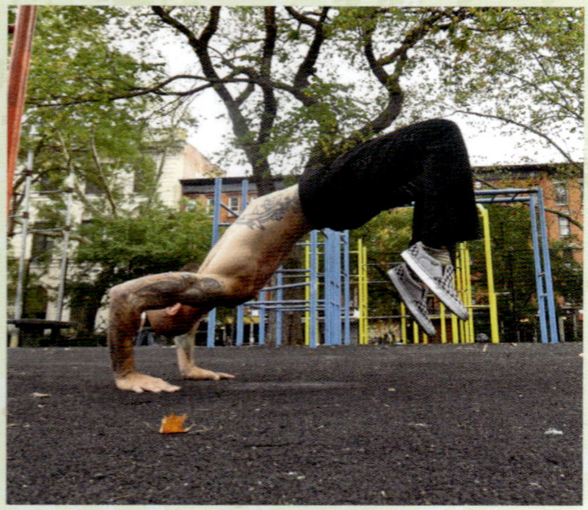

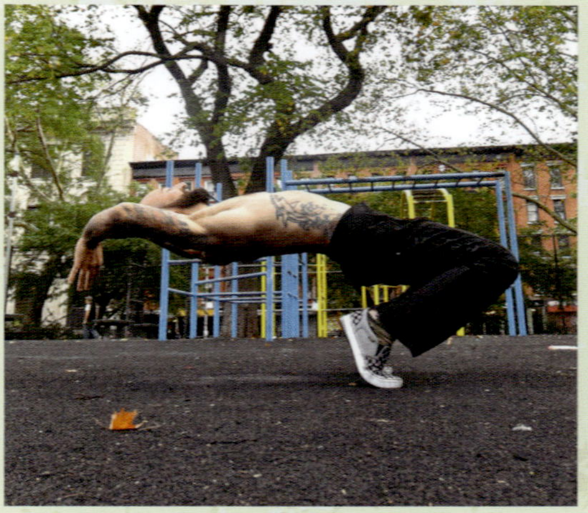

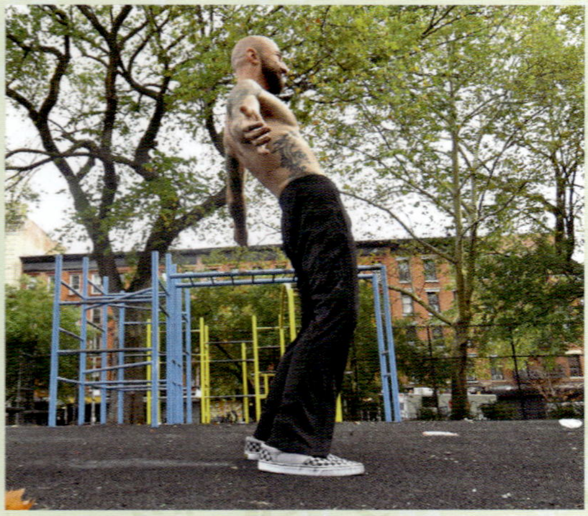

Step 8: STRAIGHT LEG KIP-UP

Bewegungsablauf

- Setze dich mit gestreckten Beinen auf den Boden.
- Rolle dich nach hinten auf den Rücken, schwinge die Beine gestreckt hoch und bringe die Hände in die Bridge-Haltung (neben den Ohren, die Finger zeigen zu den Füßen).
- Rolle dich auf Oberkörper und Schultern zu einem engen Ball zusammen, die Knie der gestreckten Beine dicht am Kopf.
- Katapultiere die Beine explosiv nach oben und drücke gleichzeitig mit den Händen so hart gegen den Boden, dass sie abheben.
- Beuge im Moment des Abhebens die Beine, peitsche sie nach unten und führe die Vorwärtsbewegung des Rumpfes und der Arme weiter.
- Wenn deine Füße den Boden berühren, behältst du die Vorwärtsbewegung von Rumpf und Händen bei.
- Lande im Squat auf den Fußballen. Halte Kopf und Hände vorn, bis du stabil bist. Richte dich auf in den Stand.
- Gehe in die Hocke, rolle nach hinten und wiederhole die Übung.

Übungsanalyse

Wenn du dachtest, der normale Kip-up wäre der Master Step der Kip-up-Kette, denk noch mal nach! Den Kip-up mit gestreckten Beinen einzueiten ist viel schwieriger. In normalen Kip-ups kannst du deine Oberschenkel und Gesäßmuskeln einsetzen, um die Beine zu strecken, und so zusätzlich Schnellkraft erzeugen. Mit gestreckten Beinen ist die Körpermitte gezwungen, die Arbeit zu erledigen, was die Übung viel schwieriger macht.

Regression

Regressionen für diese Übung sind einfach. Sobald du einen normalen Kip-up (Step 7) beherrschst, baust du die Beugezeit der Beine ab. Je größer die Kniebeuge, desto einfacher der Kip-up.

Progression

Um die Übung schwieriger zu machen, beginne nicht durch Zurückrollen aus dem Sitz (das liefert mehr Schwung), sondern lege dich flach auf den Boden. Diese Progression ist auf alle Steps dieser Kette anwendbar.

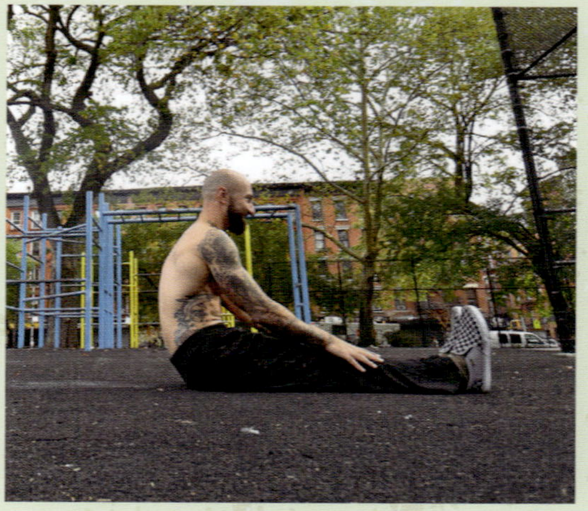
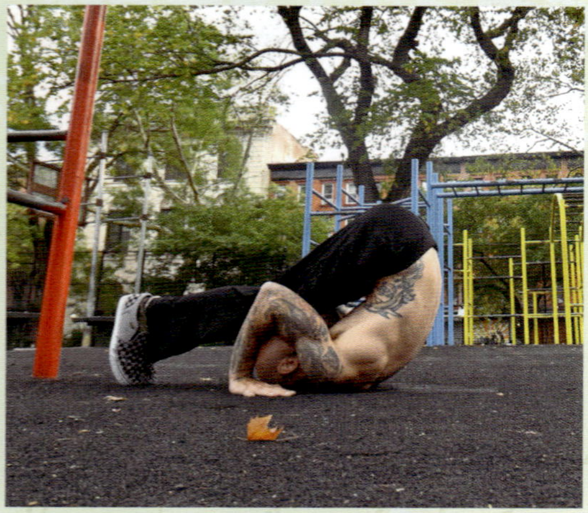
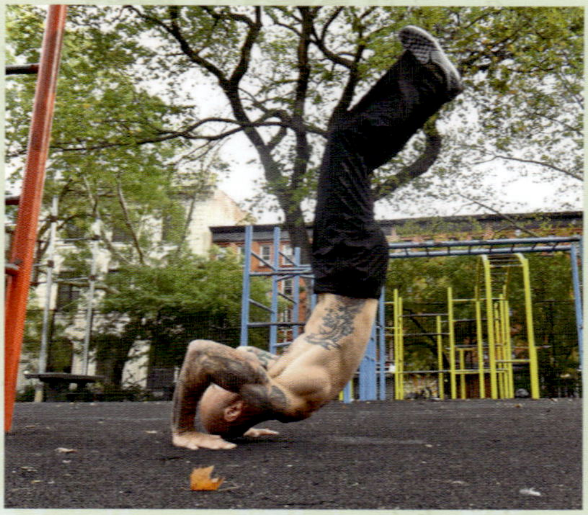
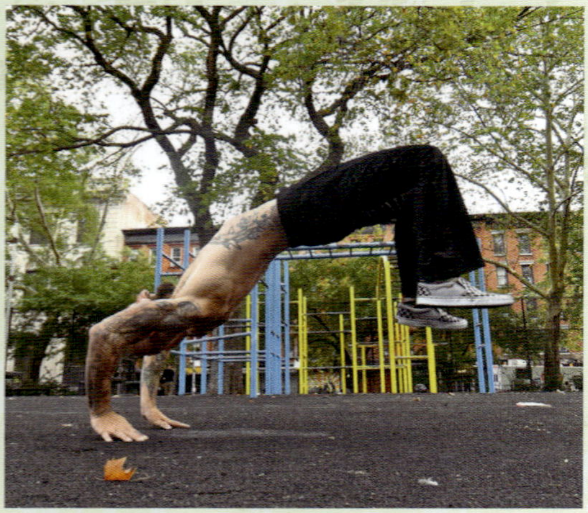
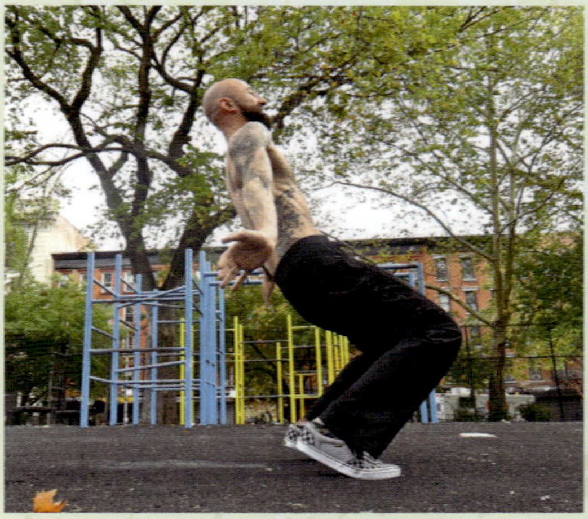
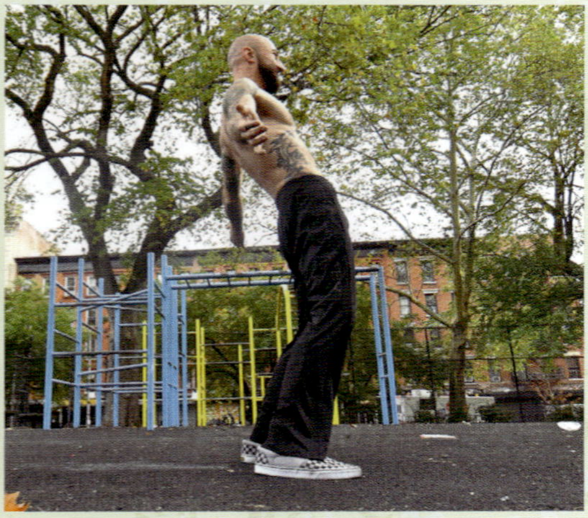

Step 9: WUSHU KIP-UP

Bewegungsablauf

- Setze dich mit gebeugten Knien auf den Boden. Die Fußsohlen sind auf dem Boden.
- Rolle dich nach hinten auf den Rücken, schwinge die Beine gestreckt hoch und lege die Arme im rechten Winkel zum Rumpf auf den Boden.
- Rolle dich auf Oberkörper und Schultern zu einem engen Ball zusammen, die gebeugten Knie dicht am Kopf. So kannst du dich am besten explosiv strecken.
- Um vertikalen Schwung zu erzeugen, streckst du deine Beine explosiv nach oben, bildest damit einen Bogen, führst die Füße zurück zum Boden und drückst gleichzeitig mit den Händen so hart gegen den Boden, dass sie abheben.
- Wenn deine Füße den Boden berühren, behältst du die Vorwärtsbewegung von Rumpf und Händen bei.
- Lande im Squat auf den Fußballen. Schiebe die Hüfte und den Brustkorb weiter vor, bis du stabil bist. Richte dich auf in den Stand.
- Gehe in die Hocke, rolle nach hinten und wiederhole die Übung.

Übungsanalyse

Es ist wahrscheinlich normal, anzunehmen, dass der beste Weg von normalen Kip-ups (Step 7) zu No-hands Kip-ups (Master Step) über die einarmige Variante hin zu null Armeinsatz verläuft. Das funktioniert aber nicht. Dein Körper ist clever, und sehr bald drückst du mit dem einen Arm doppelt so hart. Das Geheimnis des Verschiebens vom normalen Kip-up zum Kip-up ohne Hände liegt in der Fähigkeit, die Arme unterschiedlich einzusetzen. Der Wushu-Style (mit ausgestreckten Armen) zwingt dich, im Vergleich zum normalen Drücken mit den Händen neben den Ohren, wo er sehr stark ist, zu viel weniger Armeinsatz.

Regression

Es gibt einige Armhaltungen, mit denen diese Übung einfacher ist. Du kannst mit der Bridge-Style-Armhaltung anfangen, aber drücke dich mit den Fingerknöcheln statt mit den Handflächen ab. Strecke mit der Zeit die Arme. Die schwierigste Variante ist mit den senkrecht nach oben gestreckten Armen.

Progression

Um die Übung schwieriger zu machen, kannst du den Straight-Leg-Style, wie in Step 8 beschrieben, einsetzen.

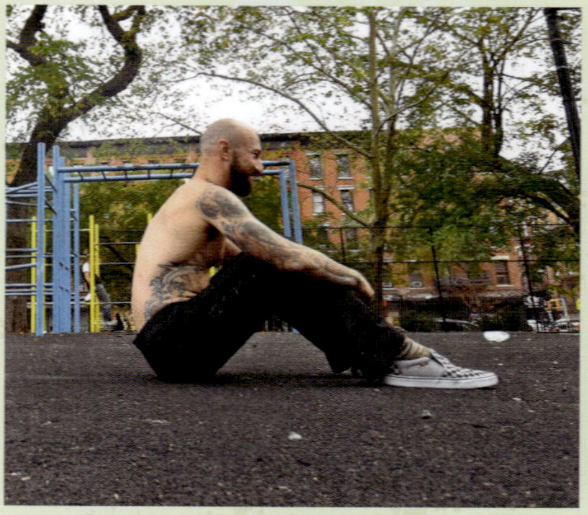

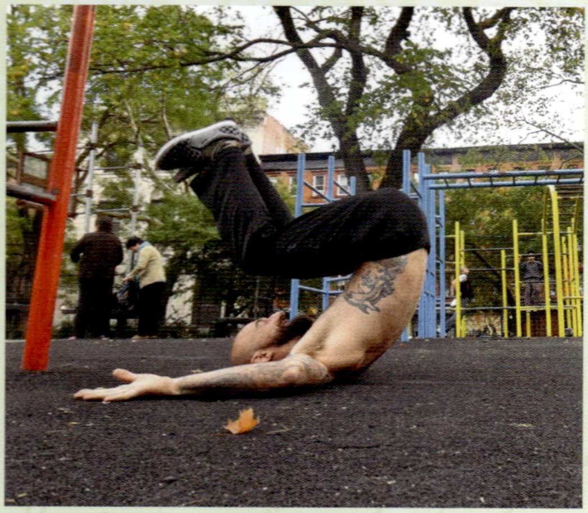

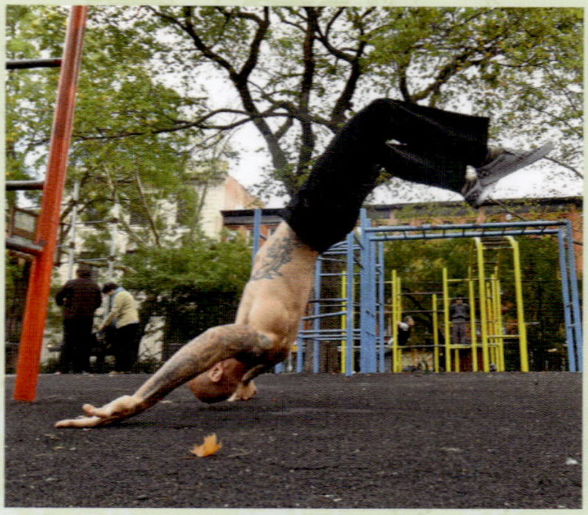

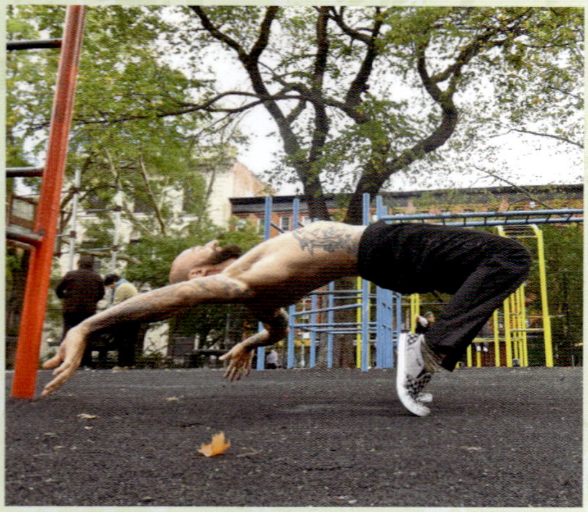

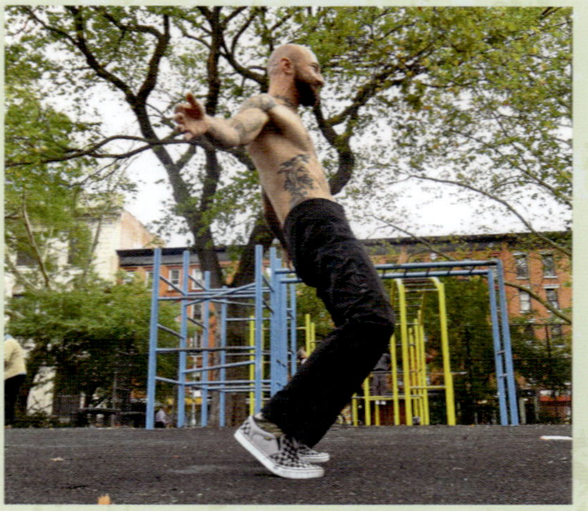

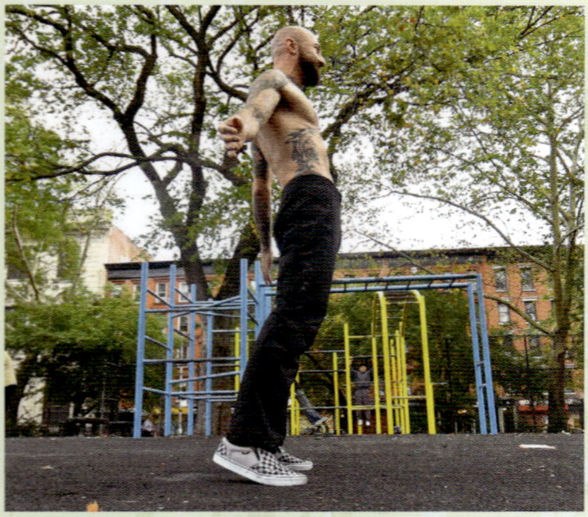

Master Step: NO-HANDS KIP-UP

Bewegungsablauf

- Setze dich mit gebeugten Knien auf den Boden. Die Fußsohlen sind auf dem Boden.
- Rolle dich nach hinten auf den Rücken, schwinge die Beine gestreckt hoch und halte die Arme zur Seite. Sie dürfen zu keiner Zeit den Boden berühren.
- Rolle dich auf Oberkörper und Schultern zu einem engen Ball zusammen, die gebeugten Knie dicht am Kopf. So kannst du dich am besten explosiv strecken.
- Um vertikalen Schwung zu erzeugen, streckst du deine Beine explosiv nach oben, bildest damit einen Bogen und führst die Füße zurück zum Boden. Halte die Arme vom Boden weg zur Körperseite.
- Wenn deine Füße den Boden berühren, behältst du die Vorwärtsbewegung von Rumpf und Händen bei.
- Lande im Squat auf den Fußballen. Schiebe die Hüfte und den Brustkorb weiter vor, bis du stabil bist. Richte dich auf in den Stand.
- Gehe in die Hocke, rolle nach hinten und wiederhole die Übung.

Übungsanalyse

Falls es eine beeindruckendere (oder explosivere) Art gibt, vom Boden wegzuschnellen, dann hat sie noch kein Mensch erfunden. Neulinge, die zum ersten Mal sehen, wie Könner diese unglaubliche Bewegung an den Tag legen, nehmen in der Regel an, dass der Athlet einen Nacken aus Stahl haben müsse. Obwohl du im Fall von Nackenproblemen die Übung meiden solltest, stimmt es in keiner Weise, dass man dafür einen irre starken Hals bräuchte. Der Nacken dient maximal für den winzigen Bruchteil einer Sekunde als Hebel, wenn überhaupt. Die Schnellkraft kommt vielmehr aus der Körpermitte und den Beinen. Wenn du diese sehr schwierige Übung schaffst, dann nur, weil deine Ganzkörperschnelligkeit und -agilität durch die Decke gegangen sind.

Um die Schwierigkeit der Technik auf die Spitze zu treiben, kannst du einige der in diesem Kapitel genannten Progressionen einsetzen. Beginne beispielsweise die Bewegung von Seite 142 nicht im Sitzen, sondern im Liegen oder probiere sie mit gestreckten Beinen (Step 8). Brutal wird es auch, wenn du die Arme vor der Brust kreuzt.

ÜBUNGEN AUF ENGEM RAUM

Die drei folgenden Einzelübungen, die keine Ausrüstung erfordern, sind nützliche Schnelligkeits- und Schnellkrafttechniken, die du in dein Programm einstreuen kannst – als Ergänzung, für mehr Abwechslung oder um deine Muskeln aus einem anderen Winkel zu trainieren. Im Gegensatz zu den Übungen in den Ketten kannst du die meisten der folgenden Übungen rhythmisch und mit mehreren Wiederholungen absolvieren. Sie sind eine gute Ergänzung und zudem prima zum Aufwärmen vor oder für das Cool-down nach den Schnellkraftteilen geeignet.

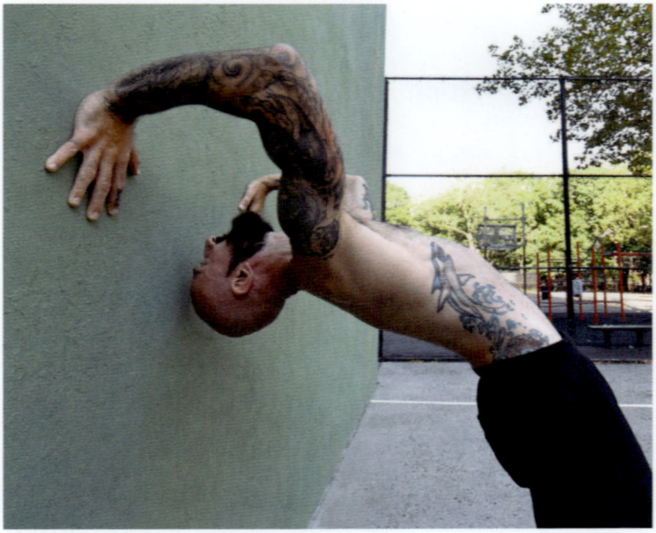

Bridge Push-offs

Stelle dich in kurzer Entfernung mit dem Rücken zu einer Wand. Beuge dich nach hinten und platziere die Hände mit maximal gebeugten Armen. Nun drückst du dich von der Wand so schnell ab, dass du mühelos in den Stand kommst. Diese Übung ist prima geeignet, um die Schulter- und Armmuskeln auf die Kip-up-Handstellung vorzubereiten. Wenn sie dir zu leicht ist, vergrößere den Abstand zur Wand oder übe mit nur einer Hand.

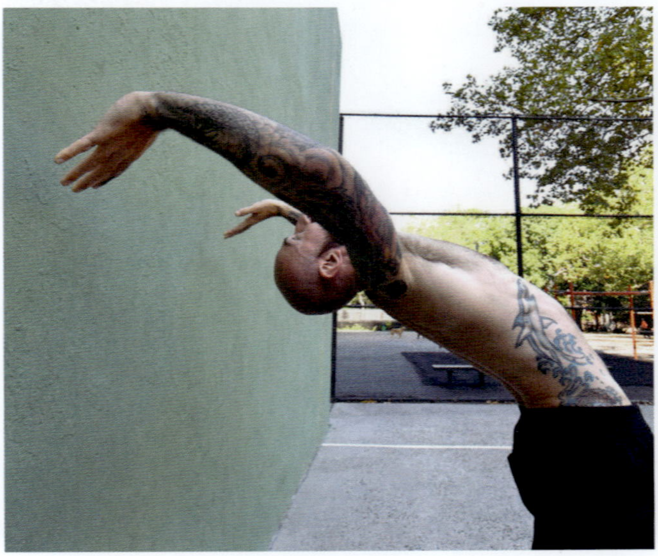

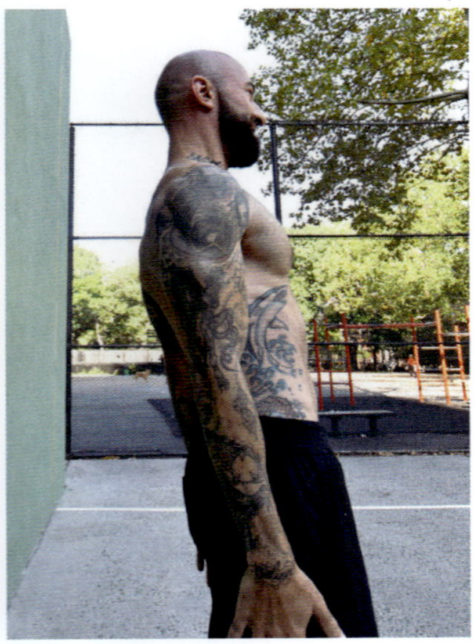

Sitting Kips

Knie dich im Japanstil auf deine Schienbeine und Fußriste. (Unten zeigt Al eine etwas einfachere Variante, auf den Knien und Zehen.) Wirf Rumpf und Arme mit einem Schnapper nach oben und nutze die Höhe, um mit den Beinen nach vorn zu schnellen und dich in den Stand zu strecken. Der Sitting Kip ist ein prima Beispiel für eine Schnelligkeitsübung und vermittelt die Art Hüftschnappen, die in echten Kips gebraucht wird. Ein paar Wiederholungen dieser Herrlichkeit sind ein großartiges Plus für jedes Trainingsprogramm, vor allem wenn du das Gefühl hast, immer langsamer zu werden.

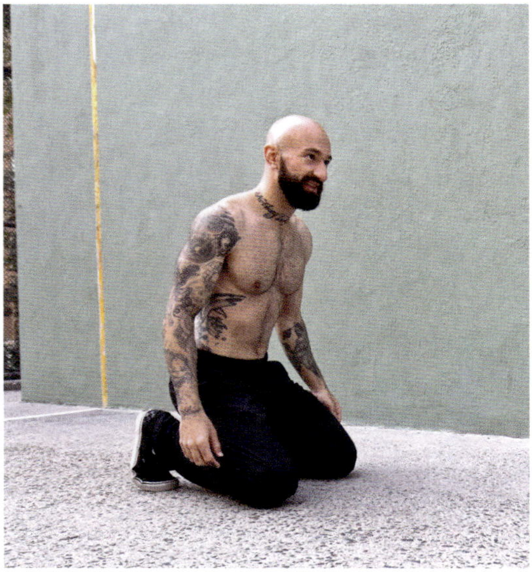

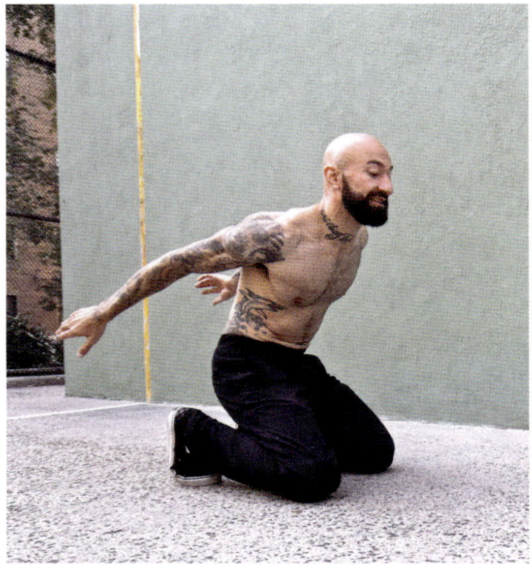

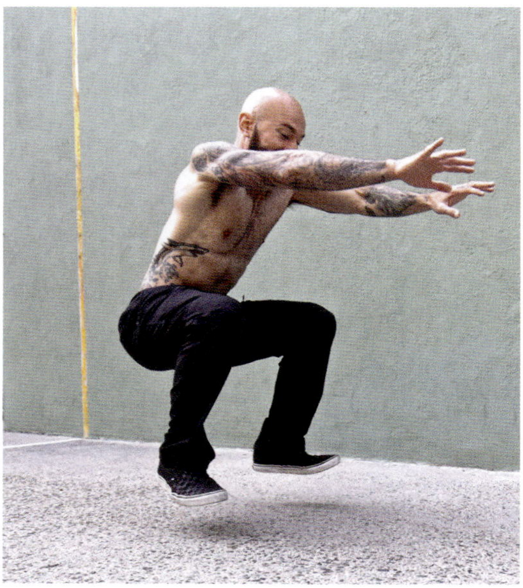

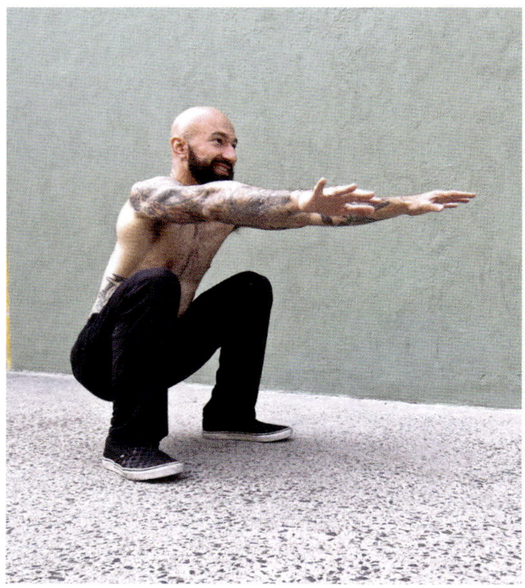

Prone Kip

Das ist eine recht ungewöhnliche Übung, obwohl sie einst als Liebling von Brett »The Hitman« Hart galt. Lege dich mit gebeugten Knien in Bauchlage und stütze dich auf den Körper und die Handflächen oder die Fingerknöchel. Drücke für ausreichend Höhe mit den Armen hart gegen den Boden, schwinge die Beine nach vorn und richte dich auf zum Stand – eine wunderbare Variante des klassischen Kip-up.

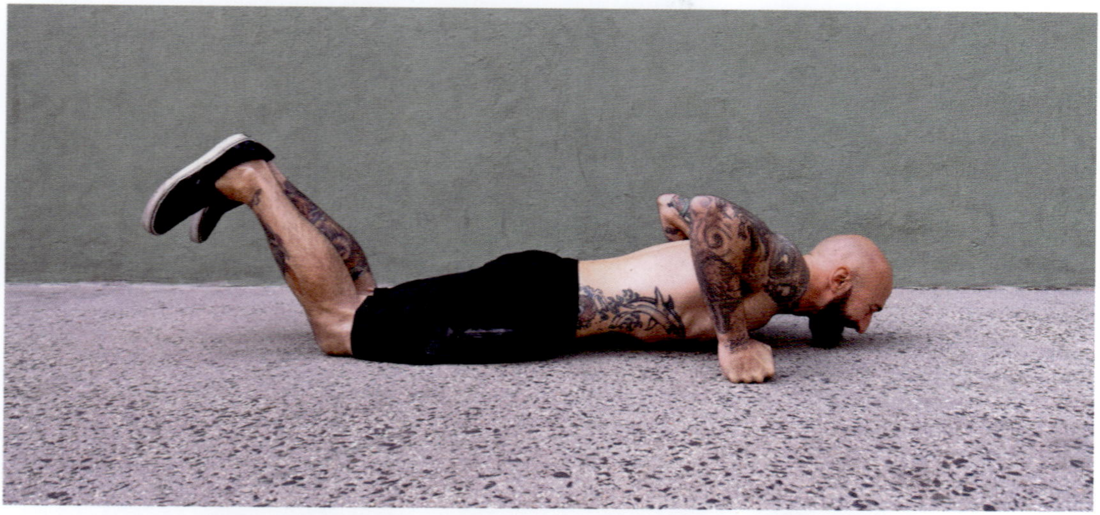

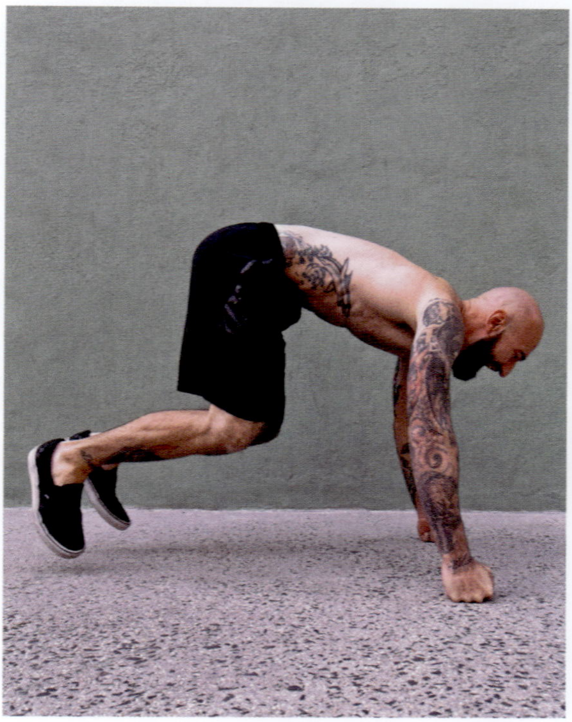

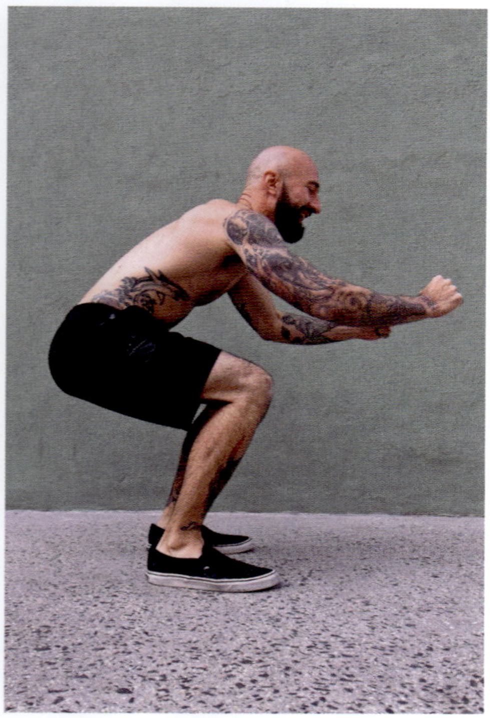

LICHT AUS!

Am Beginn dieses Kapitels habe ich erwähnt, dass die meisten Youngsters (in der Mehrzahl Jungs) schon einen Kip-up probiert haben. Es wird Zeit, dass mehr erwachsene Athleten die Bewegung als ernsthaftes Werkzeug in ihr Repertoire aufnehmen.

Dass Sportler aller Altersstufen den Kip-up eher meiden, liegt zum Großteil daran, dass sie ihn als Entweder-oder-Bewegung betrachten: ganz oder gar nicht. Manche (die begnadeten Leichten) hauen Kip-ups schon beim ersten Versuch raus. Andere wissen, dass sie keine Chance haben, und lassen es gleich sein. Wenn du auch einer von denen bist, bitte ich dich, deine Einstellung zu überdenken. Hör auf, Kip-ups als einzelne Bewegung zu betrachten, sondern sieh sie eher als Familie von Techniken. Manche Versionen gehören zum Shaolin-Spitzenniveau, andere sind eher familientauglich und von fast jedem zu schaffen. Wenn du von ganz vorn anfängst, kannst du es auch durch die Progressionen bis ganz nach oben schaffen und stolz vom Rücken auf die Füße springen.

Vertraue mir: Keiner schaut zu, und niemanden juckt es, außer dich und mich. Um James Brown, den Godfather of Soul, zu interpretieren: »Get down on the floor, then get up offa that thing!«

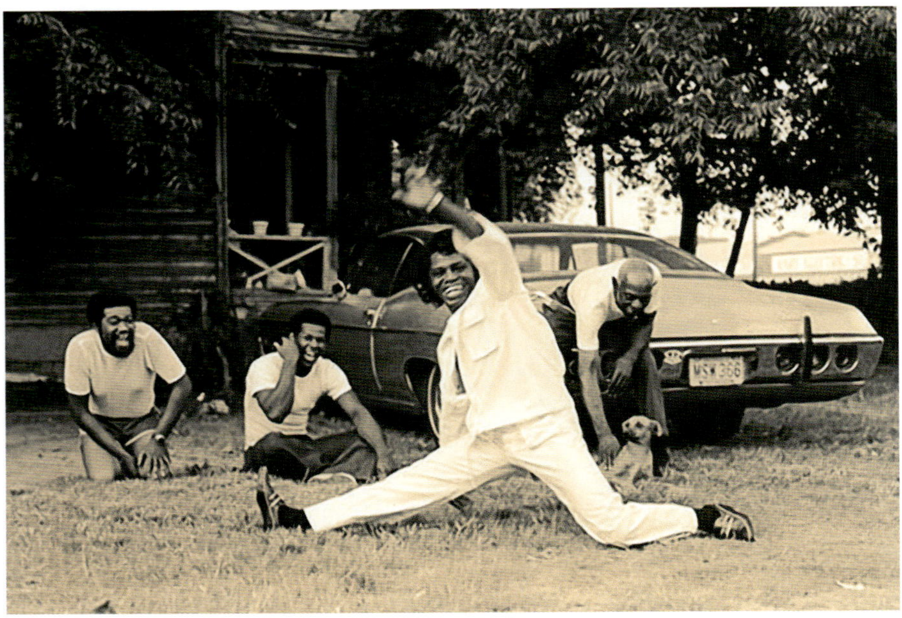

7

DER FRONTFLIP

Blitzschnelle Bewegungsfertigkeiten

Bist du schnellkräftig, explosiv, rasant schnell? Würdest du dich als gewandt bezeichnen? Glaubst du, du hast starke Gelenke und exzellente Koordination plus perfekte Reflexe?

Nun, es gibt einen verlässlichen Schnelltest, ob all das auf dich zutrifft. Er dauert nicht lang, wir brauchen keine spezielle Ausrüstung und erst recht keine wissenschaftlichen Messgeräte. Springe einfach ab, drehe dich in der Luft um 360 Grad vorwärts und lande mit den Füßen wieder auf der Ausgangsstelle. Ta-daa! Ein hübscher Schwarz-Weiß-Test: Wenn du es schaffst, bist du ein krass explosiver Athlet. Wenn nicht, liegt noch einiges an Weg vor dir, richtig? Falls das so ist, will ich dabei helfen.

Die Bewegung, die ich beschrieben habe, ist der Frontflip, in Turnerkreisen als Salto vorwärts gehockt bekannt. Wenn es einen ikonischen Test für Schnellkraft und Agilität gibt, dann den Frontflip. Glaub mir: Dein ganzer Körper, von den Zehen bis in den Nacken, muss dafür explosiv wie eine Peitsche sein. Der Test ist einfach, uralt, hardcore und braucht keine Ausrüstung. Aber es ist ein verdammt guter Test, der nur für Explosive infrage kommt. Die gute Nachricht: Du kannst explosiv werden, und du kannst dich selbst für den Frontflip trainieren, auch wenn du gerade nicht in Form bist. Alles, was du brauchst, sind die Progressionen und das Wissen in diesem Kapitel. Mache dich bereit, deine Nachbarn zu beeindrucken.

FRONTFLIPS ANALYSIEREN

Schauen wir uns eine der schwierigeren Techniken der Frontflip-Kette an: Step 9, den Frontflip mit Anlauf. (Dieser fantastische Move enthält viele Elemente der anderen Steps.) Es gibt für die Analyse des Frontflip fünf grundlegende Phasen:

Anlauf

Du brauchst dafür nur ein paar Schritte; für die meisten Athleten sind weniger als drei Meter optimal. Ein langer Anlauf ist im Weitsprung notwendig, bringt dir aber im Frontflip nichts. Es ist sinnvoll, nur den horizontalen Schwung aufzubauen, den du durch Blockieren in vertikale Höhe umwandeln kannst. (Du beherrschst bereits das Blocken durch Absolvieren der Power-Jump-Kette, S. 55 f.). Du musst auch nicht sprinten. Ein paar lockere Schritte sind genug. Mit zu viel Geschwindigkeit ins Blocken zu gehen bereitet Schwierigkeiten.

Absprung

Der Absprung wird oft missverstanden. Springen und vertikale Schnellkraft sind für einen Frontflip unerlässlich. Aber es wäre ein Fehler, zu glauben, dass du senkrecht nach oben springst. Stattdessen hechtest du nach vorn oben – als wolltest du kopfüber über die höchste Mauer, die du gerade so schaffst. In der Luft schwingen die Arme zuerst nach oben und dann vom Kopf nach unten, unmittelbar gefolgt von der explosiven Sit-up-Bewegung des Rumpfs. In der Vorwärtsrotation müssen alle Körperteile (Arme, Rumpf, Beine) ihren Beitrag zum Vergrößern der Winkelgeschwindigkeit beitragen. Eine der besten Übungen für den Aufbau des Drehimpulses gibt es in diesem Buch: den Kip-up. Ja, die Kip-up-Drehung beträgt nur 90 Grad und die des Frontflip 360 Grad, aber die Muskeln sind dieselben. Athleten, die die Progression zum klassischen Kip-up hinter sich haben, finden den Frontflip deshalb viel leichter.

Hocke

Nach dem Absprung, aber ziemlich gleichzeitig mit der schnellen Vorwärtsbewegung des Rumpfs, folgt die Hocke. Hast du je Pirouetten von Eiskunstläufern gesehen? Manchmal ziehen sie Arme und Beine an den Körper heran und drehen sich dadurch erheblich schneller. Falls ja, warst du Augenzeuge, wie das Heranziehen von Körperteilen an die Drehachse die Winkelgeschwindigkeit steigert. Deshalb gehen wir im Flip in die Hocke: Der Körper dreht sich schneller, und wir landen rechtzeitig auf den Füßen. Der größte Teil der Hocke kommt aus der Körpermitte und der Hüfte. Wenn du dich durch die Power-Jump-Übungen gearbeitet hast, ist deine Hocke bereits ausgeprägt. Und glaube mir: Du brauchst sie. Sie ist so wichtig, dass Turner den Frontflip immer noch Salto vorwärts gehockt nennen.

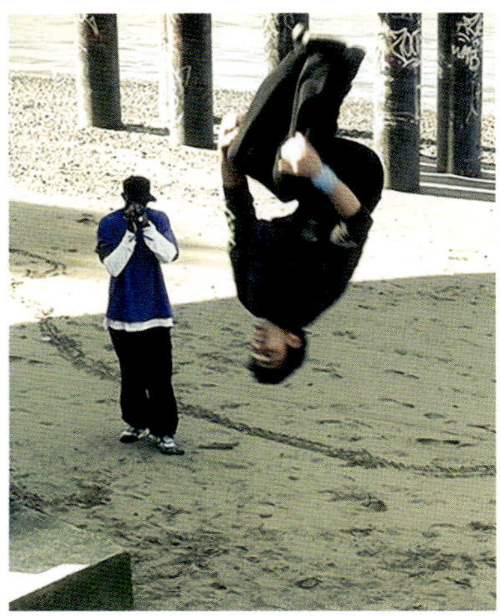

Öffnen

Sobald die Hocke ihren Zweck erfüllt hat, das heißt, die Beine haben den höchsten Punkt passiert und dein Rumpf nähert sich der Horizontalen, wird es Zeit, den Körper zu öffnen und die Beine zur Landung zu strecken. Das muss recht schnell geschehen, ist aber keine Frage von Schnellkraft. Das eigentliche Problem an dieser Stelle ist das Timing. Die meisten Anfänger nehmen an, der Backflip sei schwieriger als der Frontflip (wegen der Rückwärtsdrehung), aber ich bin davon überzeugt, dass der Frontflip schwieriger ist. Einer der Gründe dafür ist das Sehen. Während eines Backflip kannst du in der Drehung den Boden sehen, und dein Körper kann leichter einschätzen, wann er sich öffnen muss. Der Frontflip gleicht dagegen eher einem Blindflug, und der Athlet muss sich auf instinktives kinästhetisches Timing verlassen, indem er sich daran erinnert, wo der Boden ist. Eine gute, aber nicht perfekte Faustregel rät dazu, dann zu öffnen, wenn die Hocke am engsten ist.

Landung

Die Landung ist der Endpunkt, sozusagen die Summe der vier vorangegangenen Handlungen – die alle ineinander übergehen, und zwar zwingend. Im Sinn des Konditionstrainings müssen die Landereflexe durch viele Sprungübungen vorbereitet worden sein, was wiederum die Knochen und das Bindegewebe deiner Füße, Sprunggelenke und Knie gestärkt hat. Darüber hinaus kann ich dir nur einen Rat geben: Übe! Ja, du wirst oft auf dem Hintern landen. Danach überdrehst du wahrscheinlich und landest auf Knien und Händen. Die perfekte Landung ist alles andere als einfach. Der Autor G. K. Chesterton hat das so beschrieben: »Es gibt eine endlose Zahl an Winkeln, in denen man fallen kann, aber fast nur einen, in dem man auf dem Punkt steht.« Er hatte recht: Wobei machen Turner die meisten Fehler? Bei der Landung. Aber mit der Zeit wirst du deine Drehung perfektionieren.

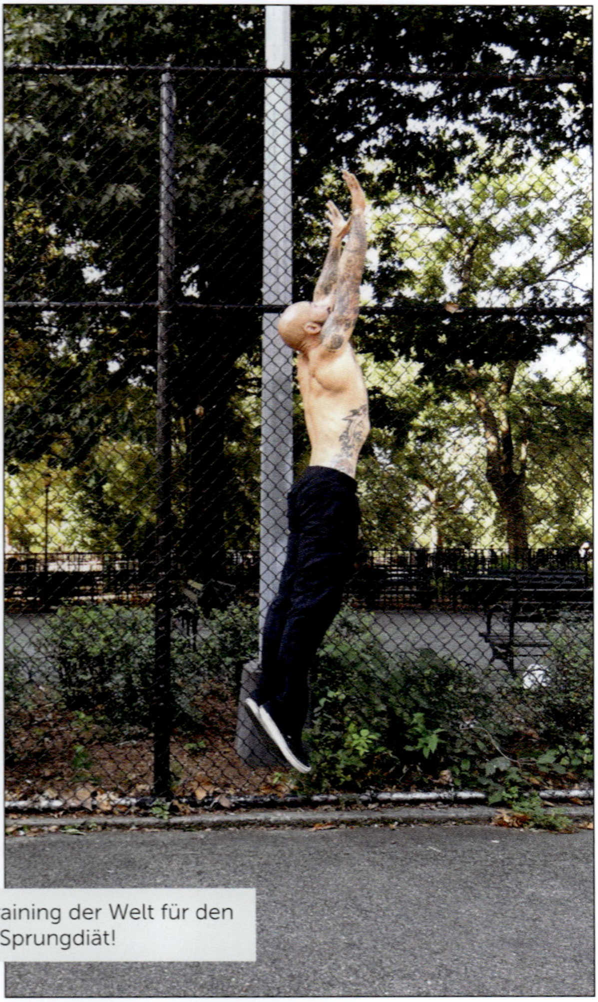

Das beste Konditionstraining der Welt für den Frontflip? Eine heftige Sprungdiät!

DIE FRONTFLIP-KETTE

Wie dreht man am einfachsten vorwärts? Mit einer Rolle. Deshalb fangen wir damit an. Die Shoulder Roll (Step 1) ist die einfachste Rolle vorwärts. Die Press Roll (Step 2) verlangt von dir, die Rolle mit den Händen zu steuern. Arme und Schultern tragen mit sanfter Kraftentfaltung dazu bei. Mehr dieser Kräfte verlangt die Jump Roll (Step 3), in der die Hände mit dem Bodenkontakt einen Teil deines Körpergewichts übernehmen, bevor du abrollst. Die Handstand Roll (Step 4) ist die letzte Rolle der Kette und steigert dein Konditionstraining durch den Umstand, dass du vor dem Abrollen, wenn auch nur für den Bruchteil einer Sekunde, dein ganzes Körpergewicht mit Händen, Armen und Schultern tragen musst. Sobald du alle Rollen trainiert hast, sind deine Arme, deine Schultern und dein Rücken in der Lage, dein Körpergewicht während einer Drehung zu tragen – und von Vorwärtsrotationen wird dir nicht mehr schwindelig, geschweige denn übel.

Wenn dir ein Handstand Roll gut gelingt, bist du bereit für den ersten Versuch eines Back-drop Handspring (Step 5). Dazu gehören ein kleiner Anlauf, ein Stütz und das Abdrücken zum Handstandüberschlag. Vom normalen Handstandüberschlag unterscheidet sich die Bewegung nur noch insofern, als du auf den Füßen und dem Gesäß landest. Und das kommt in den meisten Fällen auch heraus, wenn Leute zum ersten Mal einen Handstandüberschlag probieren: Sie heben ab, schaffen die Rotation aber nicht vollständig. Aber mit der Zeit und viel Übung kommst du fast automatisch ans Ziel. Und mit der Landung im aufrechten Stand bist du im Handstandüberschlag vorwärts (Step 6) angekommen. Und wenn du den beherrschst – nicht nur einmal, sondern immer wieder –, nimmst du die perfekte Version der Übung in Angriff, den Flyspring (Step 7). Ein Flyspring ist im Wesentlichen ein beidbeinig gesprungener Handstandüberschlag. In der Normalversion kommt ein einbeiniger Stemmschritt zum Einsatz, was die Bewegung erleichtert. Aber im Flyspring springst du mit beiden Beinen ab.

Sobald dir der Flyspring gelingt, bist du reif für den richtigen Frontflip, in dem die Hände nicht den Boden berühren. Wie im Front Handspring brauchst du zu Beginn womöglich eine Übungsphase, in der du nicht vollständig rotierst und nach Anlauf und Absprung auf den Füßen und dem Gesäß statt im Stand landest. Das ist der Back-drop Frontflip (Step 8). Sobald du komplett rotieren kannst, steht der Running Frontflip (Step 9) an, ein Meilenstein auf dem Weg zum Flip. Denn alles, was jetzt für den Master Step (Step 10) noch notwendig ist: der schrittweise Abbau des Anlaufs. Ich sage zwar »alles, was jetzt … noch notwendig ist …«, aber das ist natürlich noch ein großer Sprung, den du bewältigen musst. Doch er wird dir mit der Zeit gelingen, wenn du fleißig und progressiv an den grundlegenden Schnellkraftbewegungen (Jumps und Power Push-ups) arbeitest.

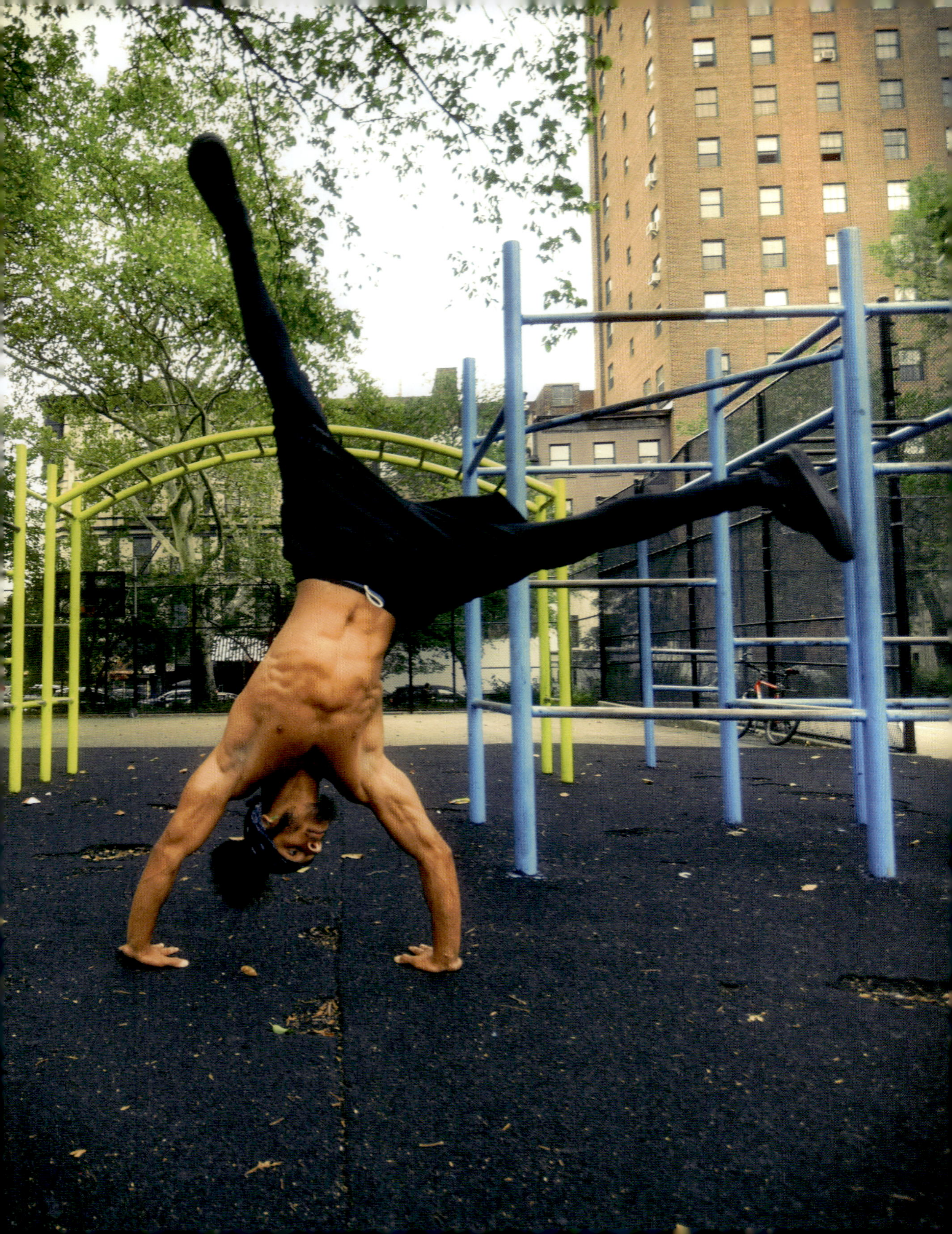

Step 1: SHOULDER ROLL

Bewegungsablauf

- Gehe in die Hocke und platziere deinen »starken« Fuß etwas weiter vorn als den anderen.
- Lege den Handballen deiner stärkeren Seite auf den Boden. Wenn es dir hilft, kannst du dich auch mit der freien Hand abstützen.
- Senke dich langsam weiter nach vorn unten ab und leite die Rolle ein. Spanne den Arm an, um dein Gewicht abzufangen. Wenn deine Beine schwingen, führst du gleichzeitig deine Hände in Richtung Kopf.
- Während der Rolle führen dein Stützarm und die Schulter die Bewegung. Ziehe den Kopf ein, damit er nicht im Weg ist.
- Rolle über den Rücken ab, ohne zu einer Seite auszubrechen.
- Beende die Rollbewegung mit einem Sitz.

Übungsanalyse

Diese Art Rolle ist für den Körper und die Gelenke am einfachsten. Sie entspricht der Vorwärtsrolle (Ukemi), die man in vielen japanischen Kampfsportarten wie Ju-Jutsu und Aikido beobachten kann. Weil der führende Arm das Körpergewicht direkt auf den oberen Rücken leitet, werden Handgelenke, Ellbogen und Schultern nicht belastet. Achte darauf, die Übung sanft auszuführen.

Regression

Rollen können Übelkeit verursachen, wenn man sie nicht gewohnt ist. Damit die Drehung zu Beginn leichter erscheint, bringe den Kopf vor dem Einleiten der Rolle vorsichtig näher zum Boden.

Progression

Sobald du die Übung langsam und in guter Technik ausführen kannst, steigerst du nach und nach die Geschwindigkeit, behältst aber die Geschmeidigkeit bei. Nach einiger Zeit bist du so schnell, dass du den Schwung nutzen kannst, um am Ende in den Stand zu gelangen. Manche Kampfsportler drehen sich während der Rolle um die Längsachse, damit sie nach dem Aufstehen ihrem Gegner direkt gegenüberstehen.

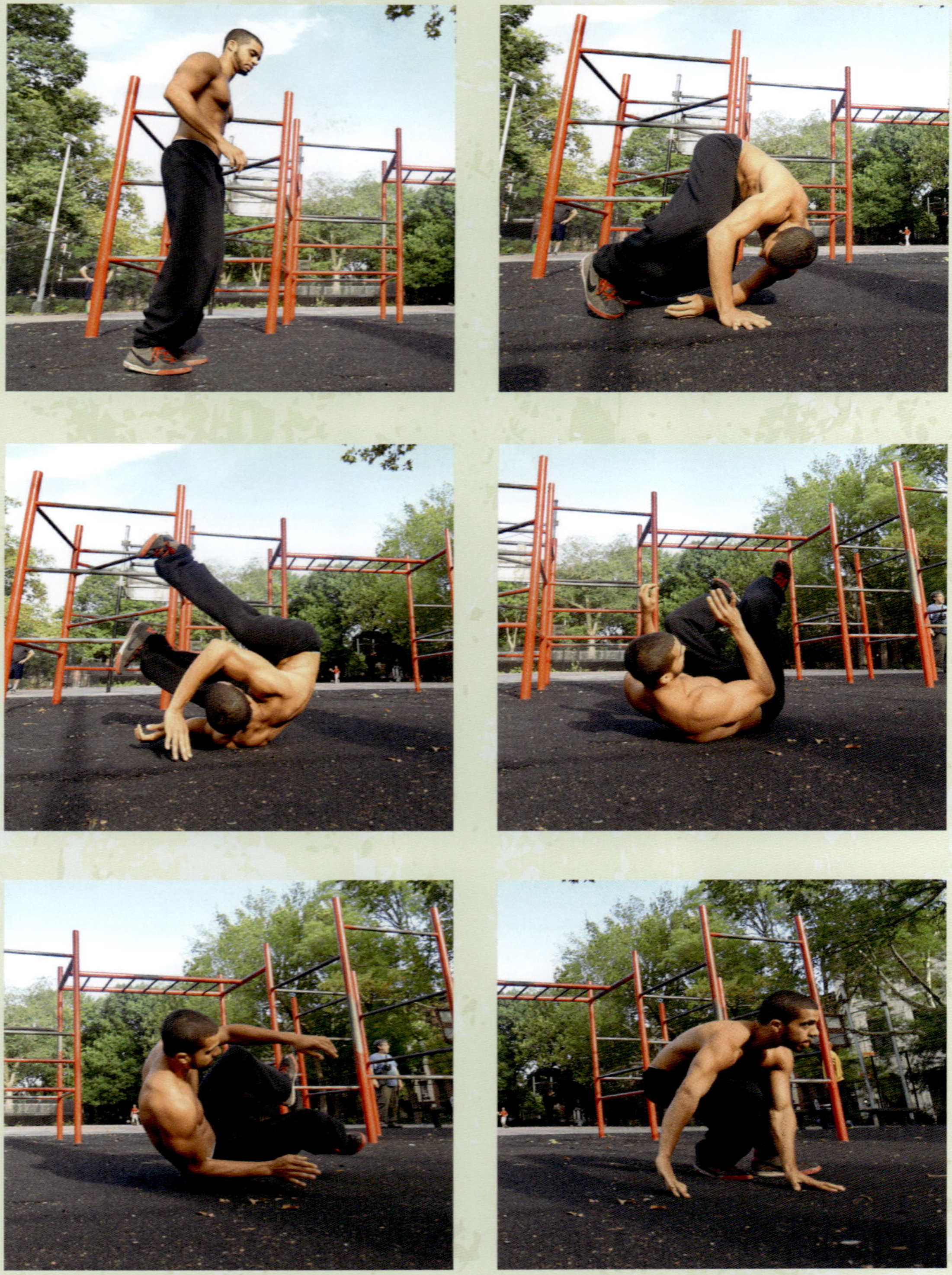

Step 2: PRESS ROLL

Bewegungsablauf

- Gehe in die Hocke, die Füße stehen parallel.
- Lege beide Handflächen vor dem Körper auf dem Boden ab.
- Senke dich langsam weiter nach vorn unten ab und leite durch leichtes Strecken der Beine die Rolle ein. Spanne die Arme an, damit sie den größten Teil deines Gewichts tragen.
- Während der Rolle führen deine Arme die Bewegung. Ziehe den Kopf ein, damit er nicht im Weg ist. Der Kopf berührt zu keiner Zeit den Boden.
- Rolle über den Rücken ab, ohne zu einer Seite auszubrechen.
- Beende die Rollbewegung mit einem Sitz.

Übungsanalyse

Während eines Handstandüberschlags müssen deine Arme dem Druck deines Körpers standhalten. Diese Art Rolle beginnt damit, die Hände als Hebel zur Kontrolle des Körpers einzusetzen, wenngleich auf sehr sanfte Art. Schwierigere Rollübungen steigern nach und nach die Kräfte, die auf die oberen Extremitäten wirken.

Regression

Rollen können Anfänger einschüchtern. Kontrolliertes Absenken des Kopfes, Anspannen des Rumpfes (Körpermitte) und der Einsatz weicher Unterlagen (Gras, Teppich) unterstützen beim Training.

Progression

In der einfachsten Form der Press Roll tragen zu Beginn der Bewegung die Hände und der obere Rücken das Körpergewicht. Der Kopf ist zu seinem Schutz eingezogen. Um die Übung schwieriger zu machen, trägst du mehr Körpergewicht mit den Händen. Der obere Rücken schaltet sich erst im letzten Moment ein.

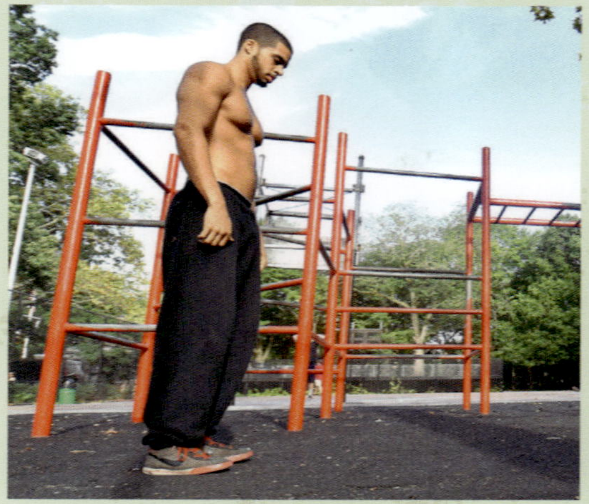

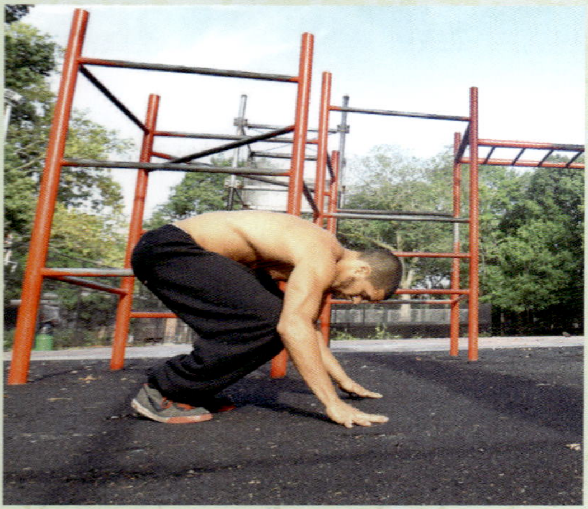

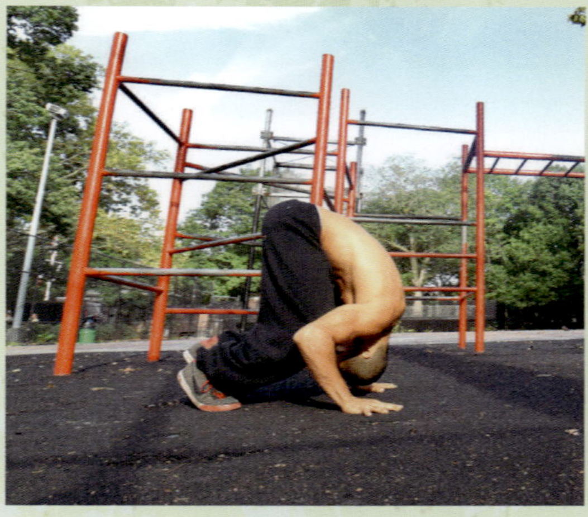

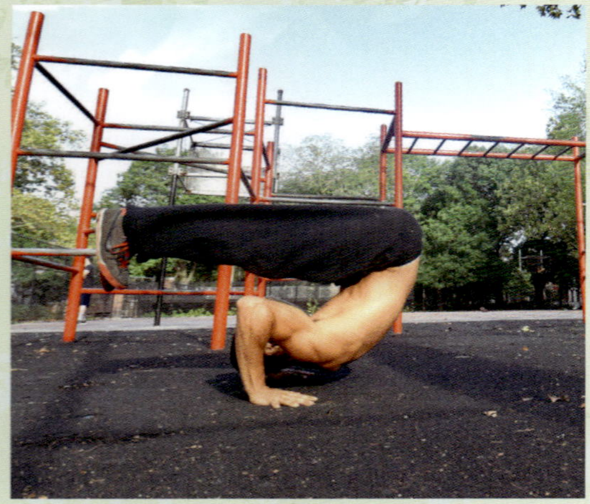

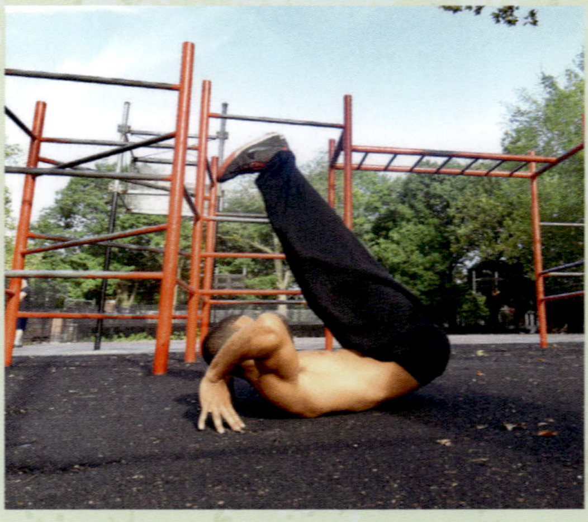

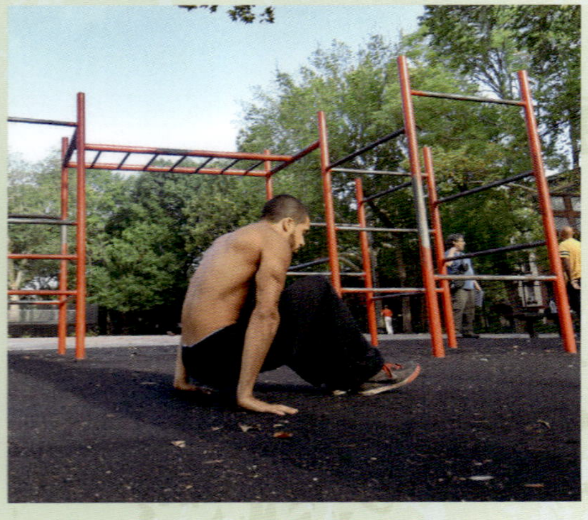

Step 3: JUMP ROLL

Bewegungsablauf

- Du stehst aufrecht mit parallelen Füßen und beugst dich nach vorn. Die Handflächen zeigen zum Boden.
- Springe in der Abwärtsbewegung leicht vom Boden ab.
- Lande, gleich nachdem die Füße den Boden verlassen haben, auf den Handflächen. Fange dein Körpergewicht mit nur leicht gebeugten Armen ab.
- Beuge deine Arme, damit sie während der Rolle die Bewegung führen. Ziehe den Kopf ein, damit er nicht im Weg ist. Der Kopf berührt zu keiner Zeit den Boden.
- Rolle über den Rücken ab, ohne zu einer Seite auszubrechen.
- Schließe die Rolle natürlich ab. Mittlerweile bist du gut und schnell genug, um mit dem Schwung in den Stand zu kommen.

Übungsanalyse

Die Rollübungen sehen nicht unbedingt nach Handstand aus, aber sie sind für Nichtakrobaten eine prima Methode, um das Gehirn auf Drehbewegungen vorzubereiten, bevor schwierigere Techniken auf dem Plan stehen. Turner lernen diese Rolle oft durch Absprung nach vorn oben und nennen es Hechtrolle. Mit der Jump Roll baust du allerdings Schnellkraft auf, indem du mehr nach oben als nach vorn springst.

Regression

Um die Anforderungen an die Schnellkraft des Oberkörpers zu reduzieren, springst du ab, wenn die Handflächen schon den Boden berühren.

Progression

Je weiter deine Hände im Moment des Absprungs vom Boden entfernt sind, desto plyometrischer wird die Übung (siehe S. 331).

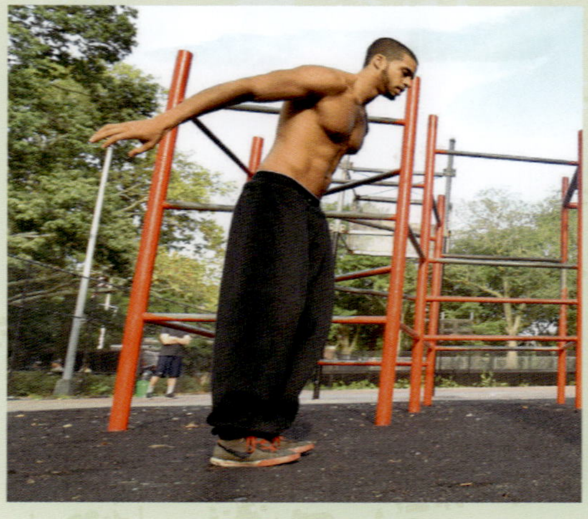

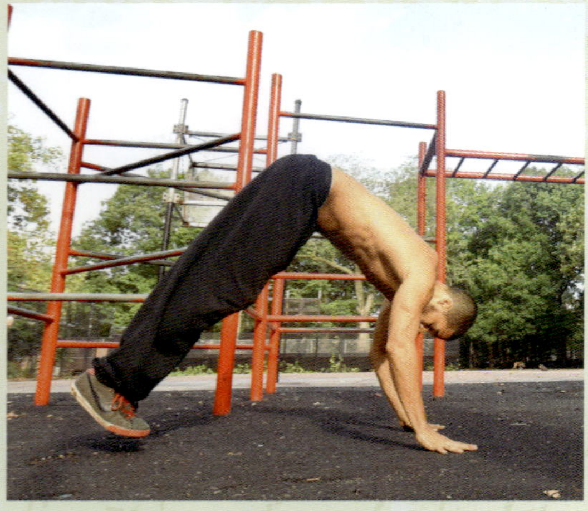

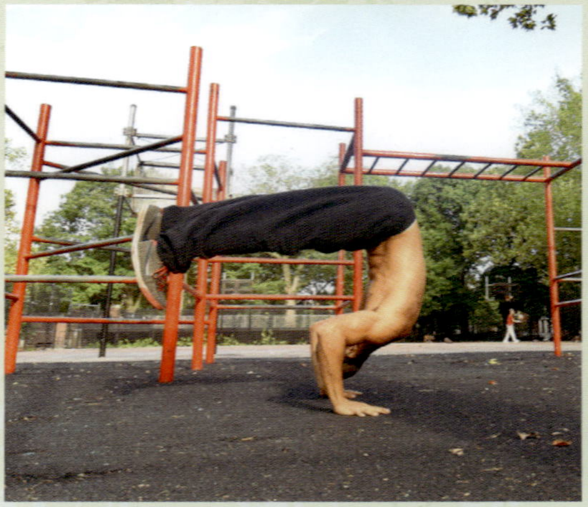

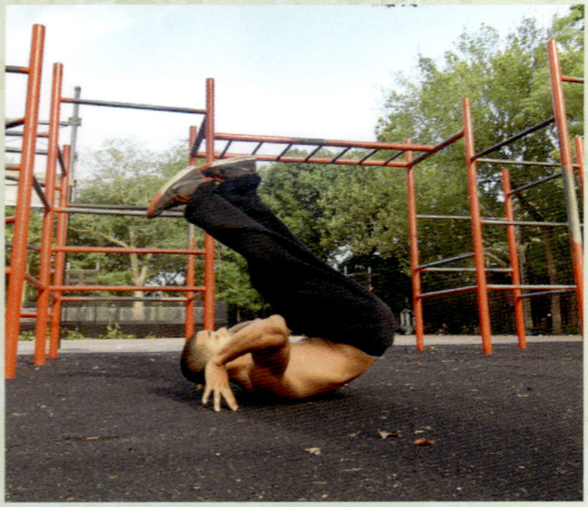

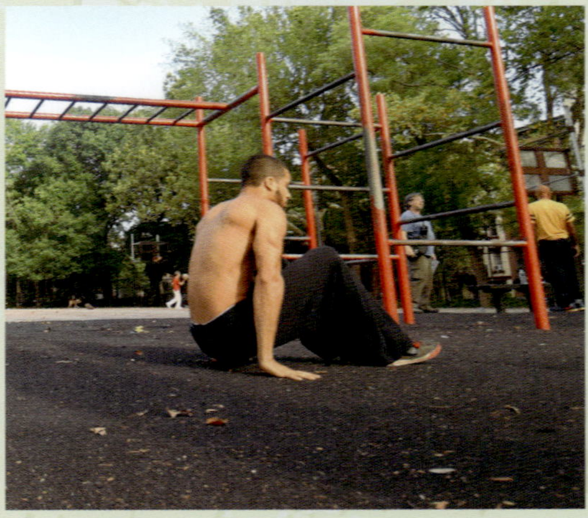

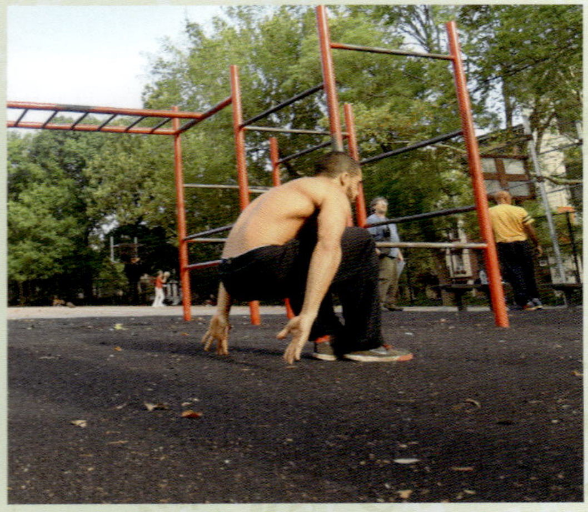

Step 4: HANDSTAND ROLL

Bewegungsablauf

- In einem weiten Ausfallschritt mit dem starken Fuß vorn platzierst du die Handflächen auf dem Boden.
- Drücke dich vom vorderen Fuß ab, schwinge das hintere Bein nach oben und führe den Rumpf in die Senkrechte.
- Der Impuls des Abdrückens vom vorderen und der des Schwungs des hinteren Beins heben deine Beine über den Rumpf. Strecke Beine, Hüfte und Arme, bis du ganz im Handstand bist.
- Du musst den Handstand nicht halten. Beuge Arme und Rumpf, sobald du nach vorn kippst.
- In der Einleitung der Rolle führen deine Arme die Bewegung. Ziehe den Kopf ein, damit er nicht im Weg ist. Der Kopf berührt zu keiner Zeit den Boden.
- Rolle über den Rücken ab, ohne zu einer Seite auszubrechen.
- Schließe die Rolle natürlich ab. Mittlerweile bist du gut und schnell genug, um mit dem Schwung in den Stand zu kommen.

Übungsanalyse

Das ist die letzte echte Rolle der Frontflip-Kette. Sie erfordert etwas Schnellkraft, um die Beine über den Rumpf zu stellen, und beginnt mit dem Aufbau solider Armkraft, die du für Handstandüberschläge vorwärts brauchst.

Regression

Beuge, um die Bewegung zu vereinfachen, die ganze Zeit über die Arme; so kannst du den Handstand vermeiden.

Progression

Beginne mit den Händen in der Luft und beschleunige mit den Beinen im Bruchteil einer Sekunde, bevor die Handflächen den Boden berühren.

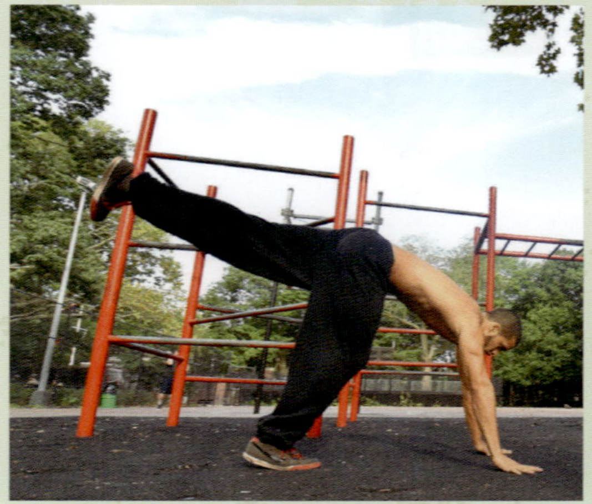
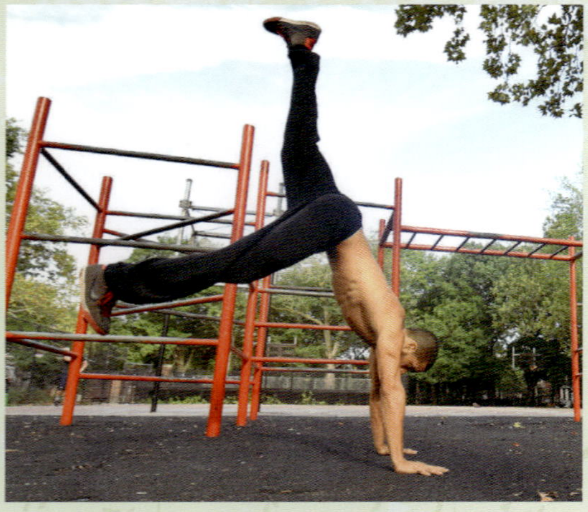
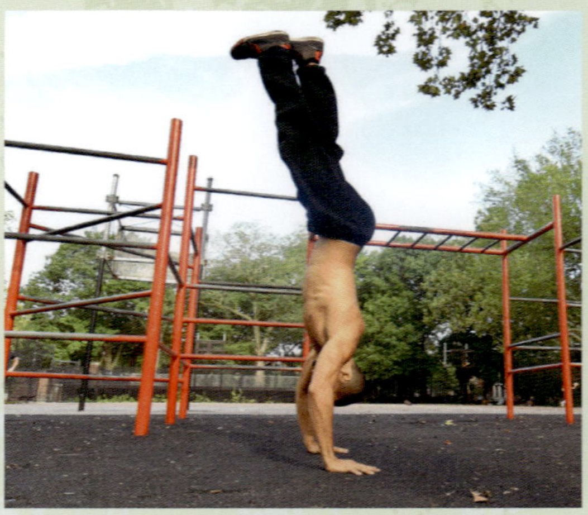
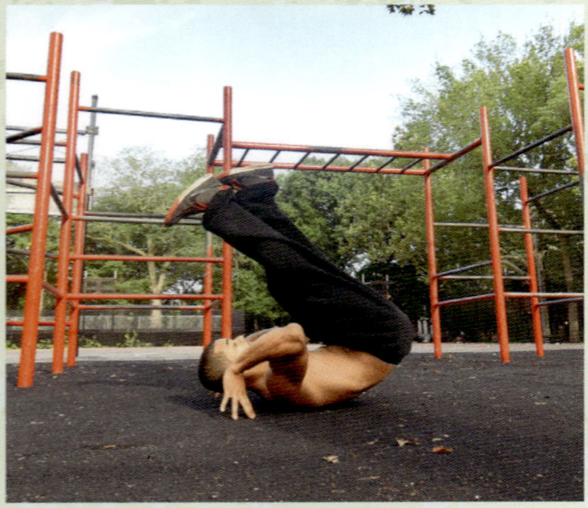
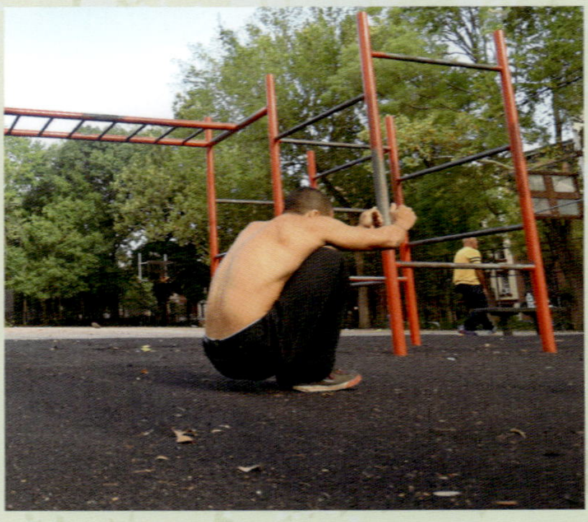
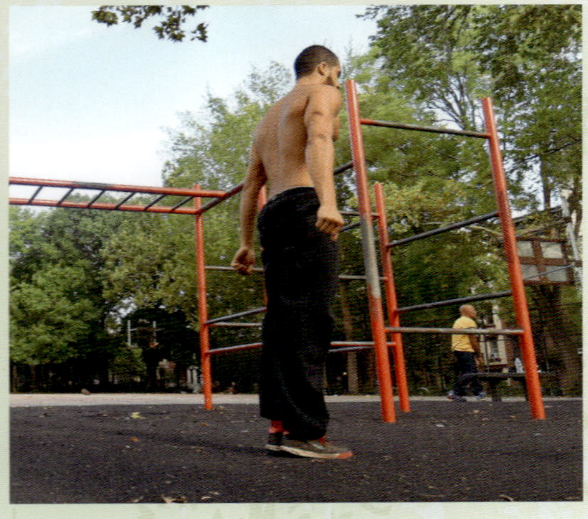

Step 5: BACK-DROP HANDSPRING

Bewegungsablauf

- In einem weiten Ausfallschritt mit dem starken Fuß vorn platzierst du die Handflächen auf dem Boden.
- Drücke dich vom vorderen Fuß ab, schwinge das hintere Bein kräftig nach oben und führe den Rumpf in die Senkrechte.
- Halte die Arme fast gestreckt, besonders nachdem die Füße den Boden verlassen haben.
- Der Schwung deines Absprungs führt die Beine über den Rumpf.
- Führe die Drehung fort, wobei deine Hände der Drehpunkt sind. Sobald der Zenit überschritten ist, drückst du dich mit den Händen vom Boden ab.
- Nach dem Abheben der Hände berühren zuerst deine Fußsohlen den Boden.
- Deine Füße dienen als Stoßdämpfer, bevor auch Gesäß, Rücken und Arme den Boden berühren.

Übungsanalyse

Du bist nun sehr dicht dran am Handstandüberschlag – einer Schlüsselübung zum Beherrschen des Frontflip. Step 5 sieht aus wie ein teilweiser Handstandüberschlag, der Athleten das Überdrehen nach dem Handstand beibringt. Dazu ist nur wenig Oberkörperschnellkraft nötig, und sogar recht schwache Sportler können die Übung durchführen.

Regression

Zu Beginn kannst du auf dem Gesäß oder dem Rücken landen, bevor deine Füße als Stoßdämpfer dienen. Falls das deine Übung ist, hilft sie dir, besser zu werden, aber benutze auf alle Fälle eine weiche Unterlage wie Kissen, Polster, Teile einer Couch, eine Matratze.

Progression

Wenn du immer besser wirst, erzeugst du genügend Schwung, um erst nach dem Landen mit den Füßen auf den Hintern zu fallen. Das ist in Ordnung. Denke an den Fall-back Handspring als verborgenen Schritt zwischen dem Back-drop Handspring und dem Running Front Handspring und übe, bis du darüber hinaus bist.

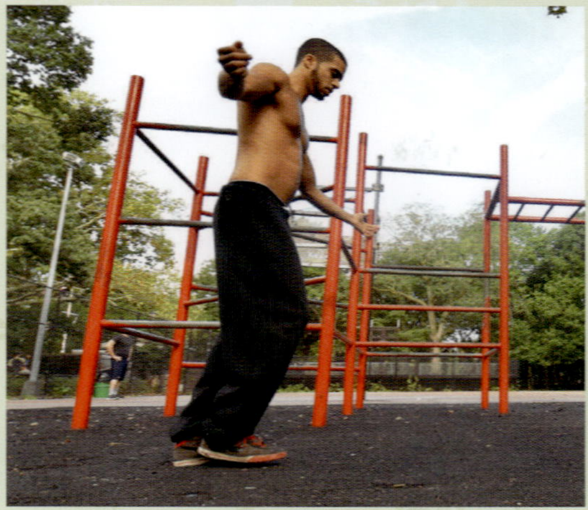
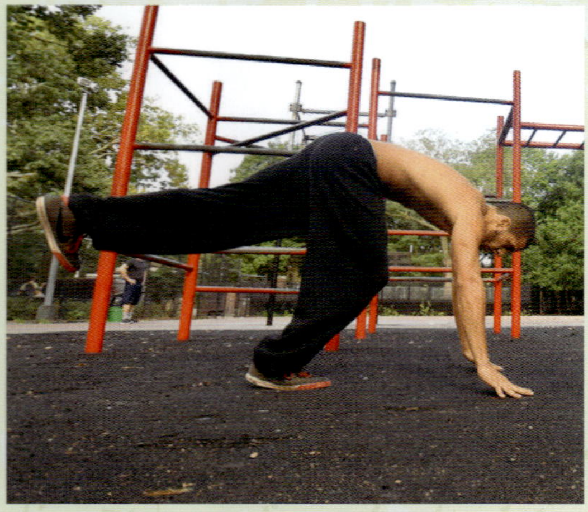
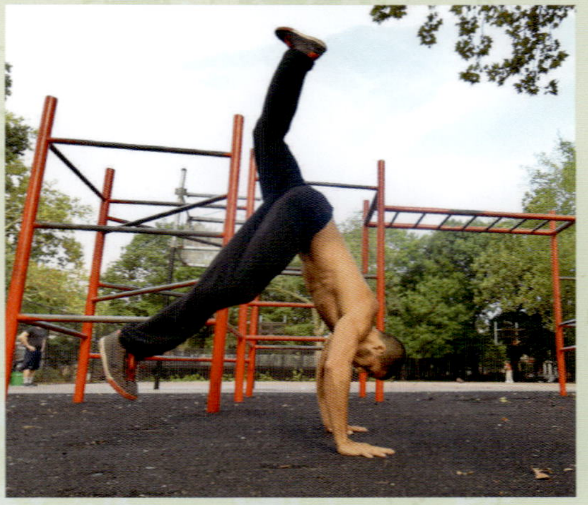
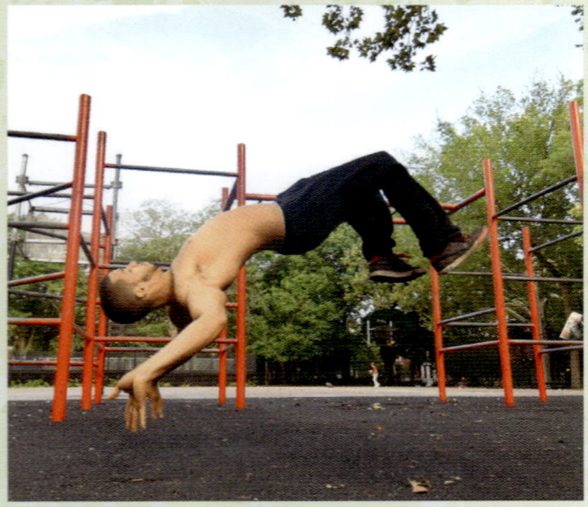
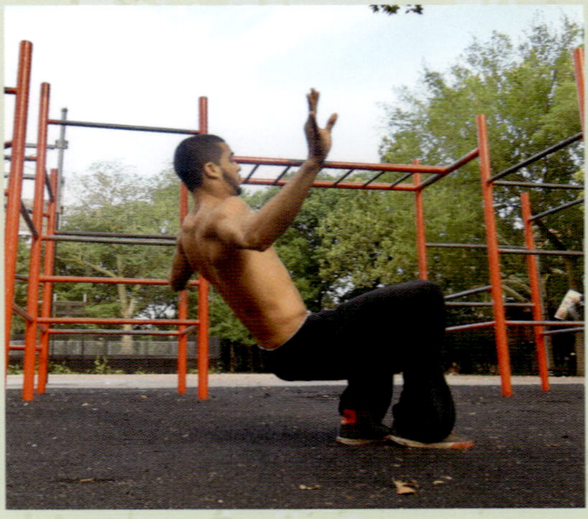
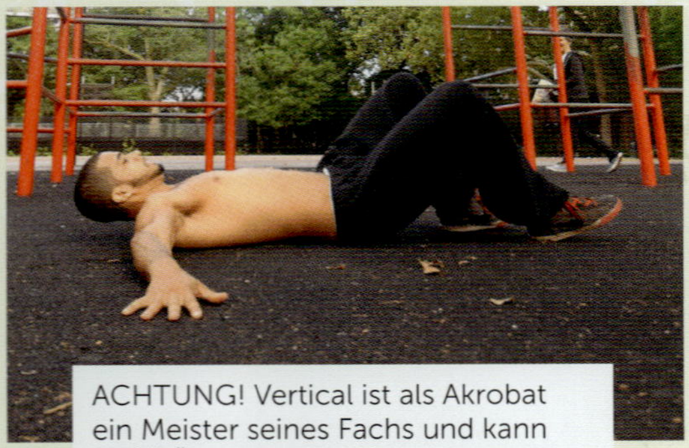

ACHTUNG! Vertical ist als Akrobat ein Meister seines Fachs und kann diese Übung sogar auf harter Unterlage sicher demonstrieren. Anfänger sollten eine weiche Unterlage benutzen, um sich zu schützen.

Step 6: FRONT HANDSPRING

Bewegungsablauf

- Nimm etwas Anlauf, um Schwung zu holen.
- Nach einem weiten Ausfallschritt mit dem starken Fuß vorn platzierst du die Handflächen auf dem Boden.
- Drücke dich energisch vom vorderen Fuß ab, schwinge das hintere Bein schnell nach oben und führe den Rumpf in die Vertikale.
- Halte die Arme fast gestreckt, erst recht nachdem die Füße den Boden verlassen haben.
- Der Schwung deiner Beine führt sie über den Rumpf.
- Der Handstand wird nicht gehalten.
- Führe die Drehung fort; deine Hände sind der Drehpunkt. Sobald der Zenit überschritten ist, drückst du dich mit den Händen vom Boden ab.
- Am Ende der Flugphase berühren zuerst deine Fußsohlen den Boden. Nach der Landung führst du den Oberkörper bis in die Senkrechte. Fange, falls nötig, überschüssigen Schwung durch einen Schritt nach vorn ab.

Übungsanalyse

Für viele Calisthenics-Experten ist der Front Handspring ein Schlüsselelement auf dem Weg zum Frontflip. Das stimmt, aber er ist auch eine phänomenale Schnellkraftübung. Der Athlet, der ihn beherrscht, hat ein außerordentliches Niveau an grundlegenden Fertigkeiten erreicht wie Laufen, Blocken, explosives Drücken (mit dem Oberkörper), Rotationsverträglichkeit und Landung.

Regression

Die Landung in einem tiefen Squat ist einfacher; sie erfordert weniger Drehung. Du kannst dich auch erst einmal aufs Gesäß fallen lassen.

Progression

Verbessere deine Rotation! Ein guter Maßstab ist die Fähigkeit, mit immer stärker gestrecktem Körper zu landen anstatt im tiefen Squat. Vermeide Überdrehen genauso wie Unterdrehen und lerne zu landen, ohne dass ein Ausgleichsschritt notwendig wird.

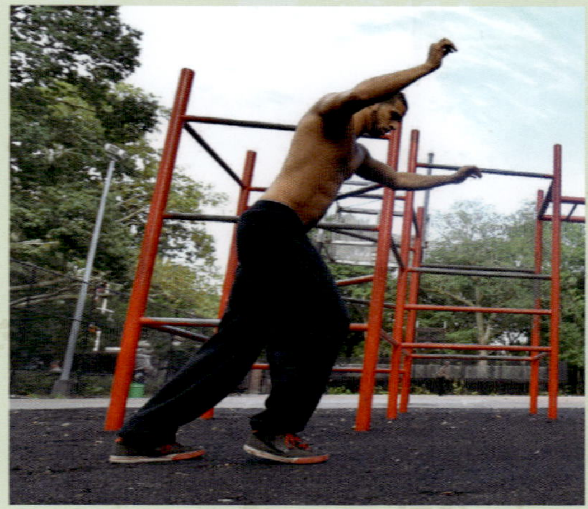

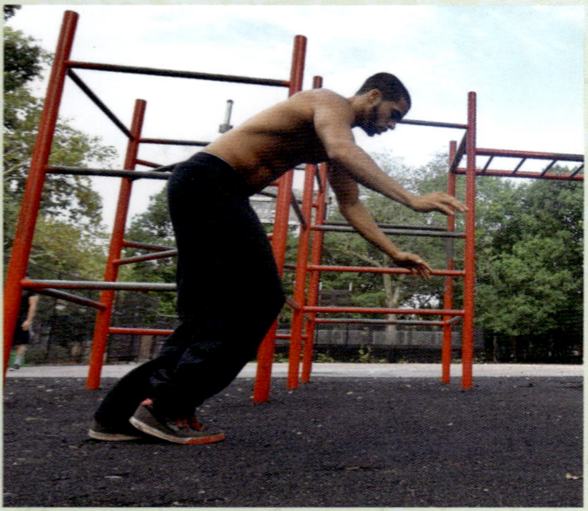

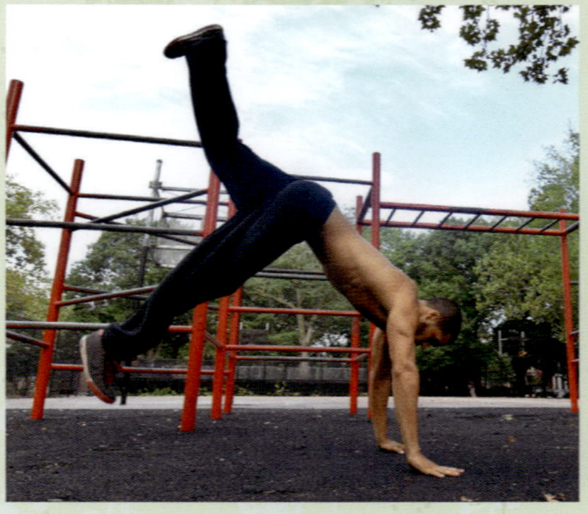

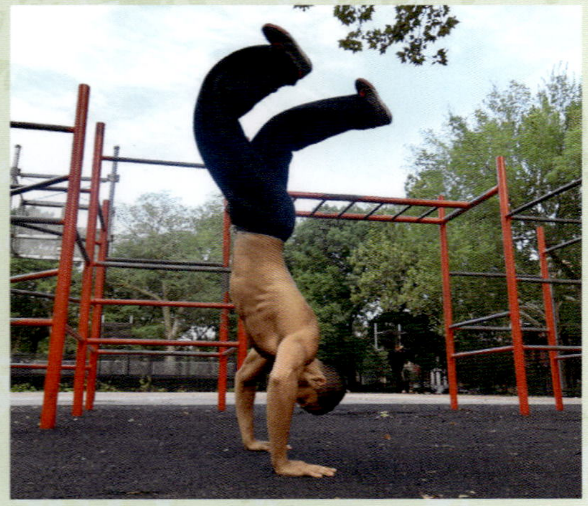

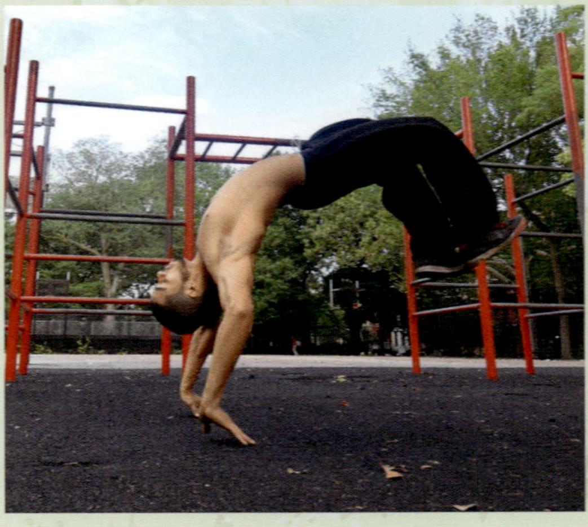

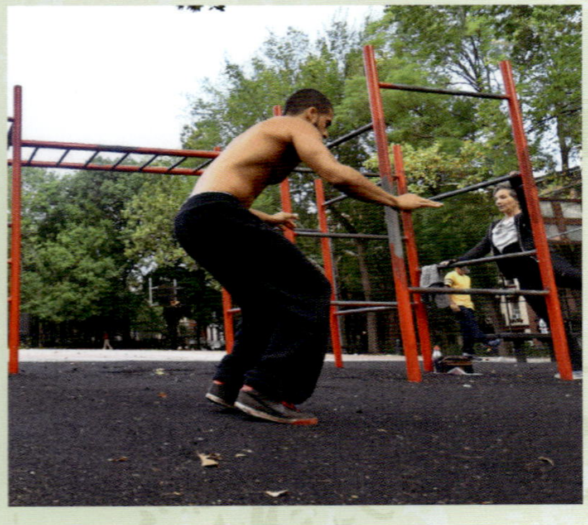

Step 7: FLYSPRING

Bewegungsablauf

- Nimm etwas Anlauf, um Schwung zu holen.
- Blockiere mit beiden Füßen, beuge in der Hüfte und führe den Oberkörper nach vorn unten.
- Springe energisch gegen den Boden, hebe mit den Füßen und Beinen ab und strecke Arme und Rumpf dem Boden entgegen.
- Lande mit fast gestreckten Armen auf den Händen. Du fängst dich sozusagen mit den Handflächen auf.
- Der Schwung deiner Beine führt sie über den Rumpf.
- Führe die Drehung fort; deine Hände sind der Drehpunkt. Sobald der Zenit überschritten ist, drückst du dich mit den Händen vom Boden ab.
- Nach der Landung auf beiden Füßen führst du den Oberkörper bis in die Senkrechte. Fange, falls nötig, überschüssigen Schwung durch einen Schritt nach vorn ab.

Übungsanalyse

Sobald ein Athlet den Front Handspring mit Anlauf beherrscht, steht das Ausprobieren des Flysprings an. Während sich der Front Handspring durch das Abdrücken vom stärkeren Bein und die gelegentliche Landung auf ungleich platzierten Füßen auszeichnet, blockierst du zur Einleitung des Flysprings mit beiden Füßen gleichzeitig und landest auch mit beiden Füßen parallel. Das erfordert viel mehr Ganzkörperschnellkraft. Der Flyspring ist unter mehreren Namen bekannt; manche nennen ihn Bounder.

Regression

Wenn der direkte Übergang vom Front Handspring (Step 6) zum Flyspring zu schwierig ist, probierst du es zunächst mit Back-drop Flysprings. Benutze eine weiche Unterlage, absolviere die Bewegung mit geschlossenen Beinen und lande in der Back-drop-Haltung.

Progression

Zum Erhöhen der Schwierigkeit reduzierst du nach und nach die Zahl der Anlaufschritte. Letztlich kannst du die Bewegung auch aus dem Stand vollziehen, was gleichermaßen für den Front Handspring (Step 6) gilt. Das erfordert allerding sehr viel Schnellkraft und ist für die Annäherung an den Frontflip nicht notwendig.

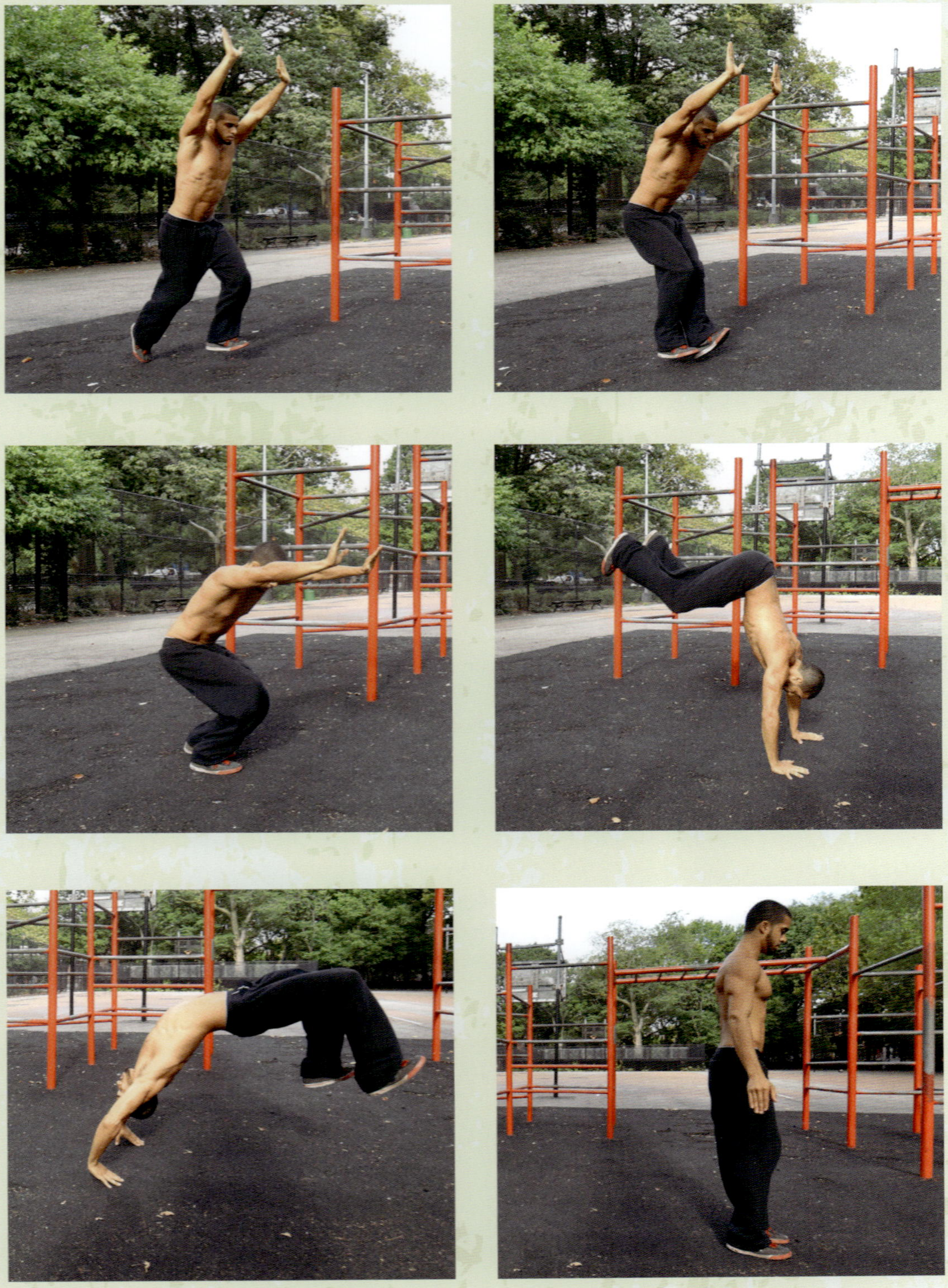

Step 8: BACK-DROP FLIP

Bewegungsablauf

- Nimm ein paar Schritte Anlauf, um Schwung zu holen.
- Blockiere mit beiden Füßen, beuge in der Hüfte und führe den Oberkörper nach vorn unten.
- Springe energisch gegen den Boden, hebe mit den Füßen und Beinen ab und verstärke danach die Beugung in der Hüfte.
- Führe in der Luft Oberkörper und Oberschenkel zusammen und ziehe mit den Händen die Schienbeine und Knie an den Körper heran.
- Sobald dein Körper bis in die Waagerechte gedreht hat, leitest du das Öffnen ein. Strecke die Beine so, dass die Füße vor dem Rücken den Boden berühren; das schützt deine Wirbelsäule. Wenn du es irgendwie vermeiden kannst, lande niemals flach auf dem Rücken, auch nicht auf weicher Unterlage.
- Die Fußsohlen berühren nach der Drehung zuerst den Boden. Füße und Sprunggelenke sind wie Stoßdämpfer, bevor auch Gesäß und Rücken landen. Zum Verteilen der Kräfte kannst du auch die Hände zu Hilfe nehmen.

Übungsanalyse

Für die meisten Athleten ist es normal, dass sie im Lernprozess zum Frontflip mehr als einmal auf dem Hintern landen, wobei es keine Rolle spielt, wie diszipliniert sie zuvor den intelligenten Progressionen gefolgt sind. Es dauert einige Zeit bis zum Aufbau der zur Vorwärtsrotation in den Stand oder Fast-Stand notwendigen Schnellkraft. Betrachte deshalb Back-drop Flips als Zwischenschritt.

Regression

Ich plädiere normalerweise für Übungen mit minimaler Ausrüstung, aber diese ist eine Ausnahme. Achte darauf, dass du vor allem zu Beginn, um deine Wirbelsäule zu schützen, immer mit einer genügend weichen Unterlage (z. B. Matratze) übst.

Progression

Zunächst landest du mehr auf dem Gesäß als auf den Füßen. Mit der Zeit aber bringst du dein Körpergewicht über die Füße, landest in einem Halb-Squat und fällst noch oft nach hinten. Sobald du es stabil bis in den Halb-Squat schaffst, ist es Zeit, die Unterlage wegzuräumen und mit Step 9 weiterzumachen.

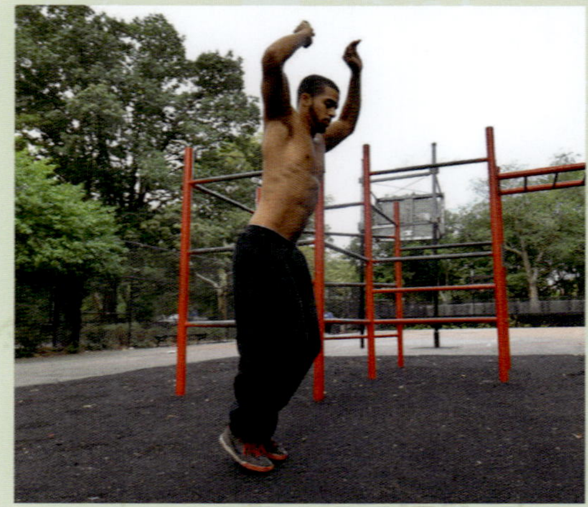

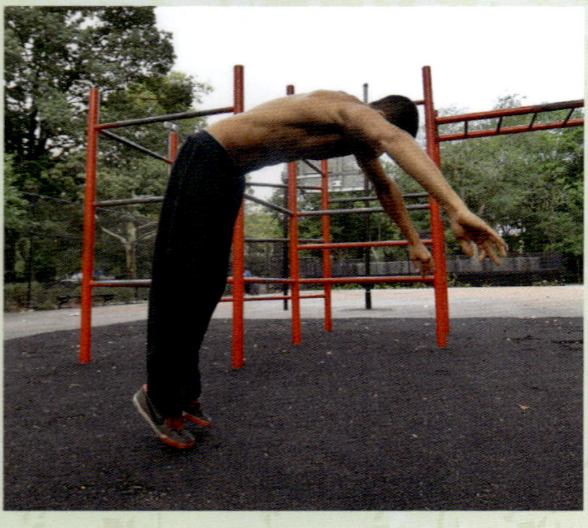

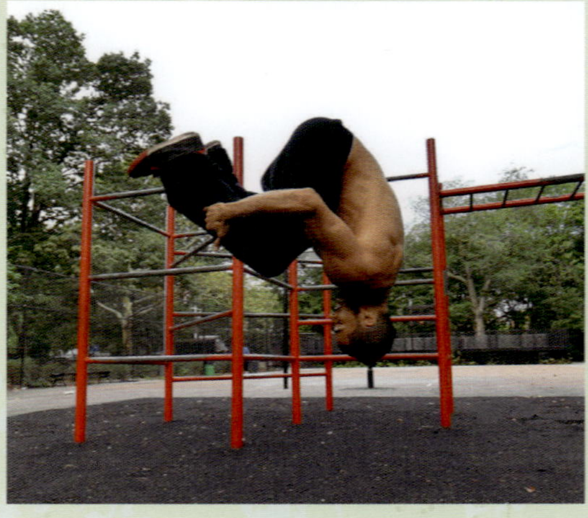

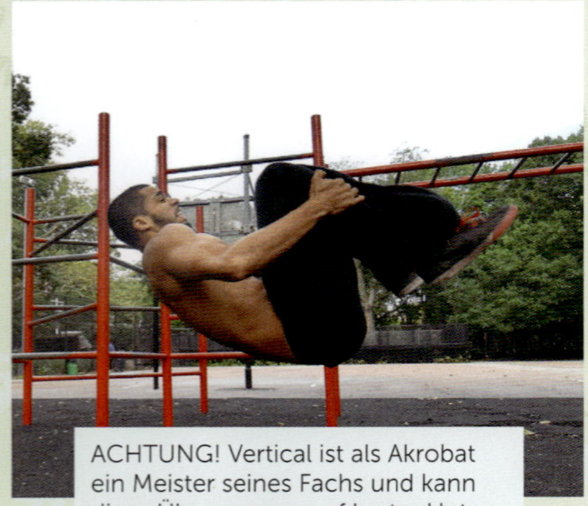

ACHTUNG! Vertical ist als Akrobat ein Meister seines Fachs und kann diese Übung sogar auf harter Unterlage sicher demonstrieren. Anfänger sollten eine weiche Unterlage benutzen, um sich zu schützen.

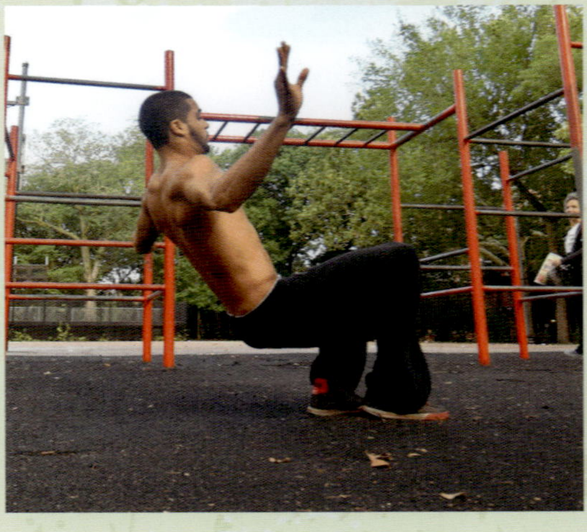

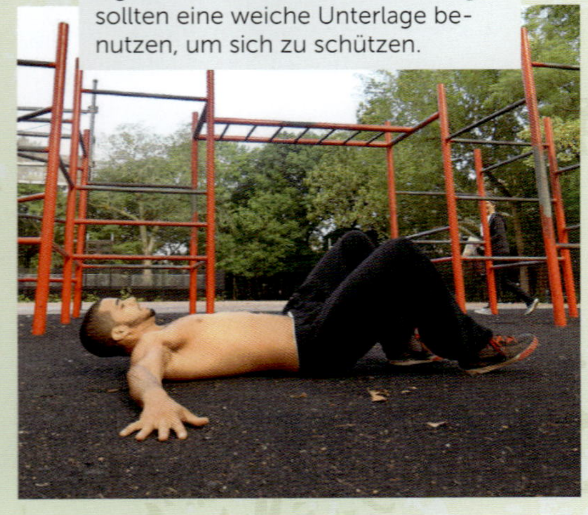

Step 9: RUNNING FRONTFLIP

Bewegungsablauf

- Nimm ein paar Schritte Anlauf, um Schwung zu holen.
- Blockiere mit beiden Füßen, beuge in der Hüfte und führe den Oberkörper nach vorn unten.
- Springe energisch gegen den Boden, hebe mit den Füßen und Beinen ab und verstärke danach die Beugung in der Hüfte.
- Führe in der Luft Oberkörper und Oberschenkel zusammen und ziehe mit den Händen die Schienbeine und Knie an den Körper heran.
- Sobald dein Körper bis in die Waagerechte gedreht hat, leitest du das Öffnen ein. Strecke die Beine so, dass die Füße den Boden berühren.
- Lande mit leicht gebeugten Beinen auf den Fußballen und fange den Kraftstoß mit den Beinen und dem ganzen Körper ab. Mit ein paar Schritten nach vorn oder hinten kannst du dich, falls notwendig, stabilisieren.

Übungsanalyse

Der Master Step dieser Kette, der Frontflip aus dem Stand in den Stand, ist die schwierigste Variante der Übung. Der Running Frontflip ist als Vorstufe erheblich einfacher, weil schon ein paar Schritte Anlauf einen Schwung erzeugen, der sich durch Blocken (S. 55) sowohl auf die Sprunghöhe als auch auf die Rotation überträgt. Diese Übung wird in so unterschiedlichen Calisthenics-Disziplinen wie Parkour oder Kampfsport eingesetzt, und jeder Athlet, der diese Stufe erreicht hat, darf krass stolz darauf sein.

Regression

Wie im Back-drop Flip sind auch hier weiche Unterlagen (Matratze, Polster, Kissen etc.) sehr hilfreich, um Sturzängste zu mildern. Sie dienen einerseits der Sicherheit, aber die psychische Wirkung ist viel wichtiger. Am Ende räumst du alle Unterlagen weg. Und wenn es so weit ist, wechselst du zunächst auf eine weitestgehend natürliche Unterlage wie beispielsweise ein Grasboden.

Progression

Steigere die Schwierigkeit durch weniger Anlaufschritte; das zwingt deinen Körper, die für die Drehung notwendige Schnellkraft zu erzeugen.

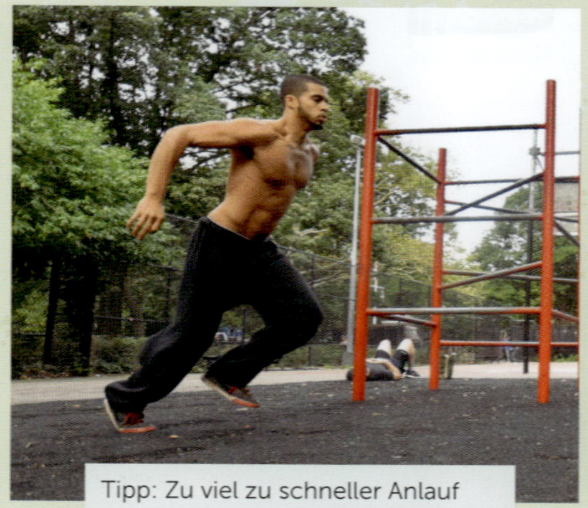

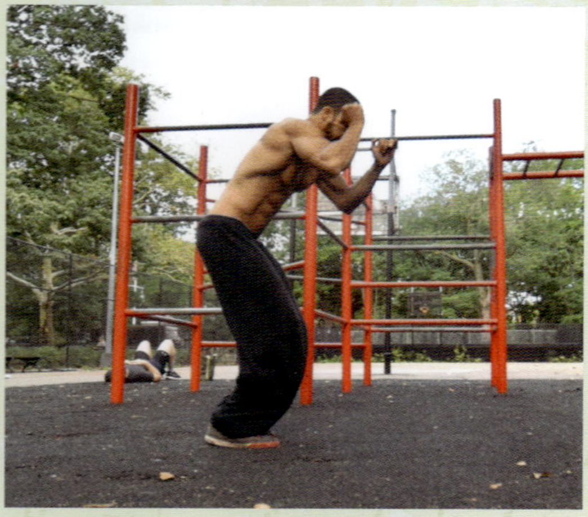

Tipp: Zu viel zu schneller Anlauf kann dich von maximaler Sprunghöhe abhalten. Mittlere Geschwindigkeit ist angesagt.

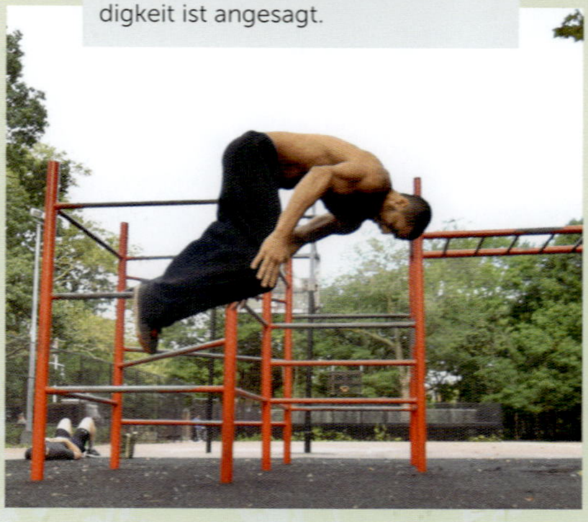

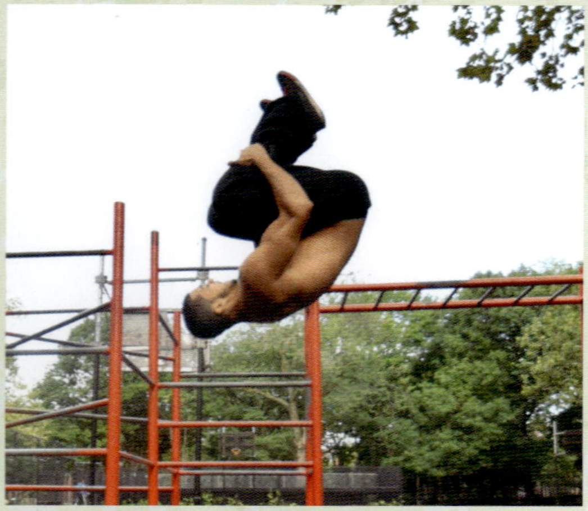

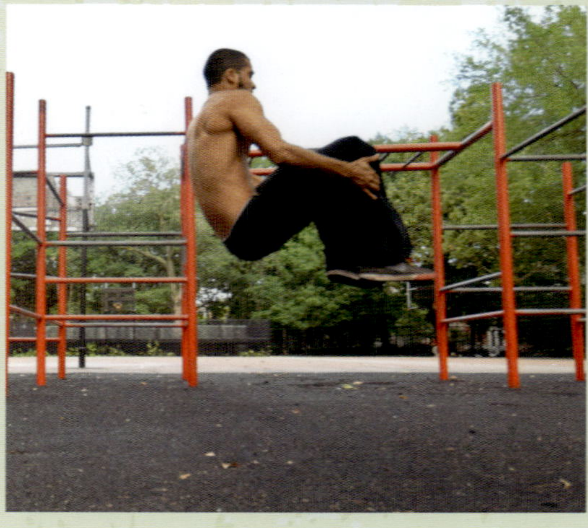

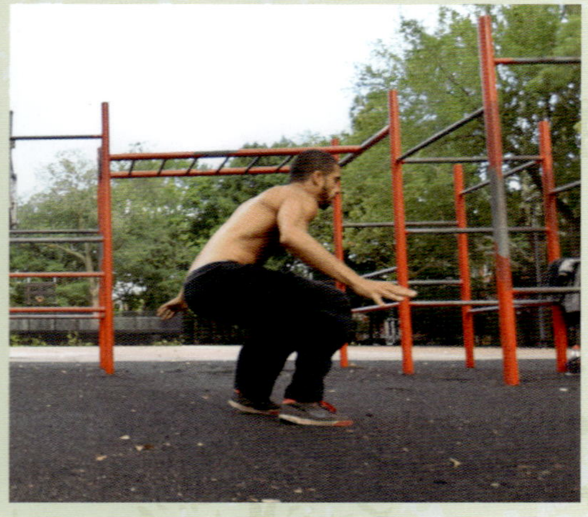

Master Step: FRONTFLIP

Bewegungsablauf

- In der Ausgangsstellung stehen deine Füße schulterbreit. Hebe die Hände über den Kopf.
- Hebe die Fersen, um etwas »Fallhöhe« zu erzeugen.
- Dippe in der Hüfte und den Knien nach unten, explodiere in der Umkehr nach oben, hebe mit den Füßen und Beinen ab und verstärke sofort die Beugung in der Hüfte.
- Der Abstoß der Beine in Kombination mit der schnellen Abwärtsbewegung der Arme und des Rumpfs sorgt dafür, dass sich dein Körper in der Luft dreht.
- Sobald die Füße den Boden verlassen, beugst du die Beine, schiebst den Oberkörper zu den Oberschenkeln und ziehst die Beine an den Körper heran – je näher, desto schneller drehst du dich. Schnelligkeit ist im Frontflip aus dem Stand ein wesentliches Kriterium. Auf dem Weg nach unten berühren die Hände die Schienbeine. Manche Athleten fassen sie sogar oder die Knie, um die Hocke zu verstärken. (Siehe auch Catch Tuck Jump, S. 72.)
- Wenn dein Körper bis in die Waagerechte gedreht hat, leitest du das Öffnen ein. Strecke die Beine, sodass die Füße den Boden berühren.
- Lande mit leicht gebeugten Beinen auf den Fußballen und fange den Kraftstoß mit den Beinen und dem ganzen Körper ab. Strecke, wenn nötig, die Arme zur Balance nach vorn.

Übungsanalyse

Kein Zweifel, der Frontflip ist **die** explosive Übung par excellence, sozusagen der Superdrill für jeden Athleten, der Schnelligkeit, Agilität und explosive Schnellkraft trainieren will. Der Frontflip fordert, fördert und prüft alle Komponenten höchster menschlicher Schnelligkeit und Agilität: Sprunggeschwindigkeit, Explosivität der Körpermitte, Armschnelligkeit und plyometrische Kraftabsorption (in der Landung). Ja, es ist am einfachsten, wenn man dem Frontflip Handstandüberschläge voranstellt, und zwar deshalb, weil Übungen mit Rückwärtsdrehung mehr Angst auslösen. Aber der Frontflip verlangt viel mehr, sowohl technisch als auch in Sachen roher Schnellkraft. Vor dem Hintergrund der Schwierigkeit gibt es auch eine große Lücke zwischen dem Running Frontflip (Step 9) und der Version im Stand, die unglaublich viel Schnelligkeit verlangt. Es gibt keinen Grund, sich für Training mit weichen Unterlagen zu schämen, wenn du dich intensiv mit einer Frontflip-Variante mit Back-drop auseinandersetzt, in der du auf den Füßen und dann auf dem Gesäß landest (siehe Step 8). Letztlich gibt es nur einen Weg, um sich den Frontflip anzueignen: über vorgelagerte einfachere Varianten, die man wiederholt, bis sie blitzartig aus dir rausbrechen. Deshalb: Fang an!

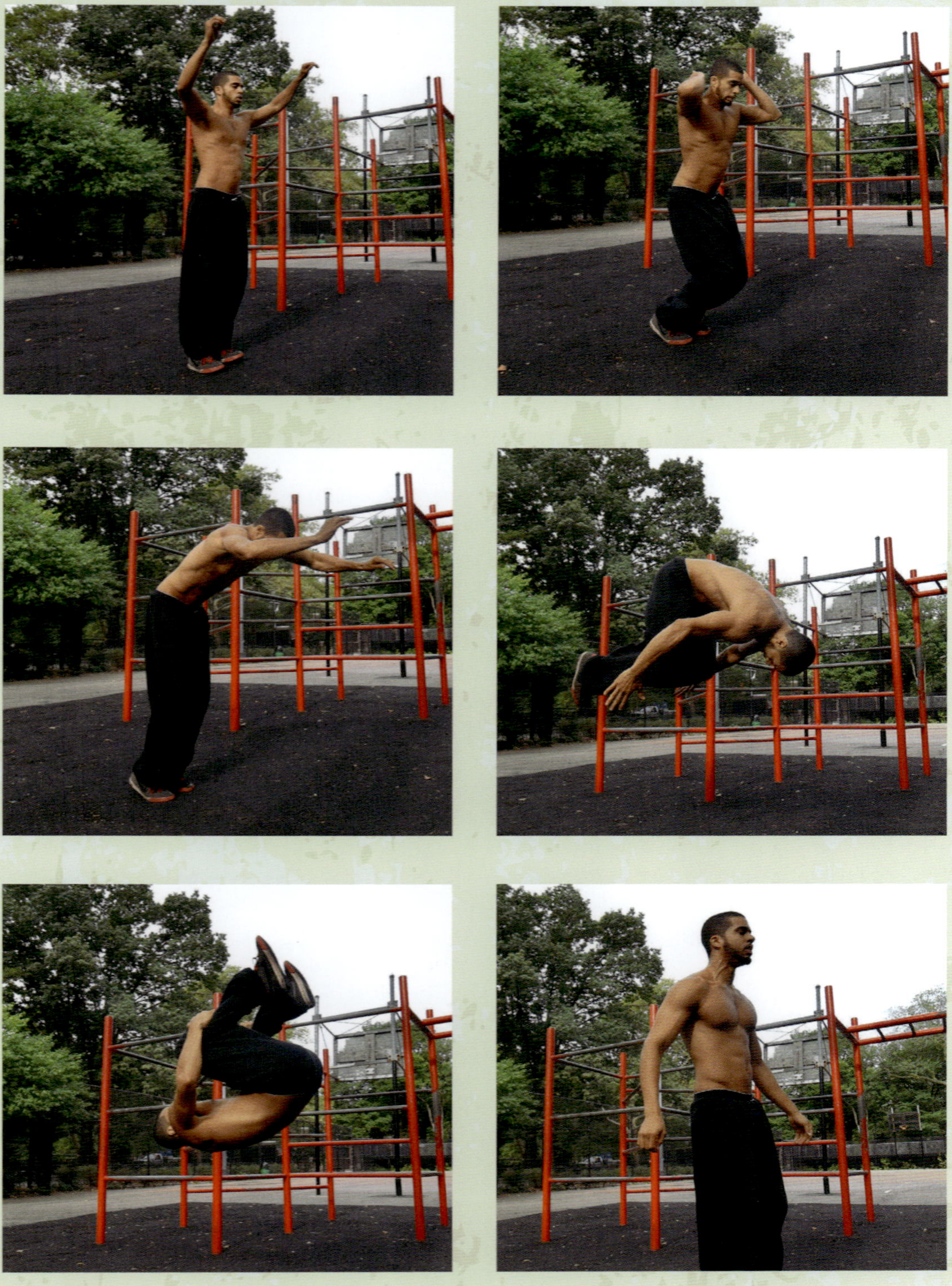

GRENZEN SPRENGEN

Viele Athleten, die es mindestens bis zu Step 9 der Frontflip-Kette (Running Frontflip) schaffen, können die Kombination akrobatischer Bewegungen in Betracht ziehen, je nachdem, wie weit sie auch in der Backflip-Kette schon gekommen sind. Keine der Kombinationen bringt mehr Schnellkraft, aber manche Athleten sind sicherlich daran interessiert, ihr akrobatisches Repertoire zu erweitern. Wenn du Kombinationen ausprobieren willst, dann füge deinem Arsenal eine weitere Rotationsbewegung hinzu: den Round-off. Er ähnelt sehr dem Cartwheel (Rad) der Turner, mit dem Unterschied, dass das Rad den Athleten, über die Tiefenachse drehend, nur seitwärts transportiert, während der Round-off (Radwende) mit einer Vierteldrehung über die Körpervorderseite endet.

Der Round-off

Die Bedeutung des Round-off für die Kombination akrobatischer Bewegungen: Er dreht dich (wie der Name schon sagt). Du beginnst die Bewegung frontal und beendest sie nach einer 180-Grad-Drehung um die Körperlängsachse. So wird aus einem Vorwärts- ein Rückwärtsimpuls, nutzbar für Backflips oder Handstandüberschläge.

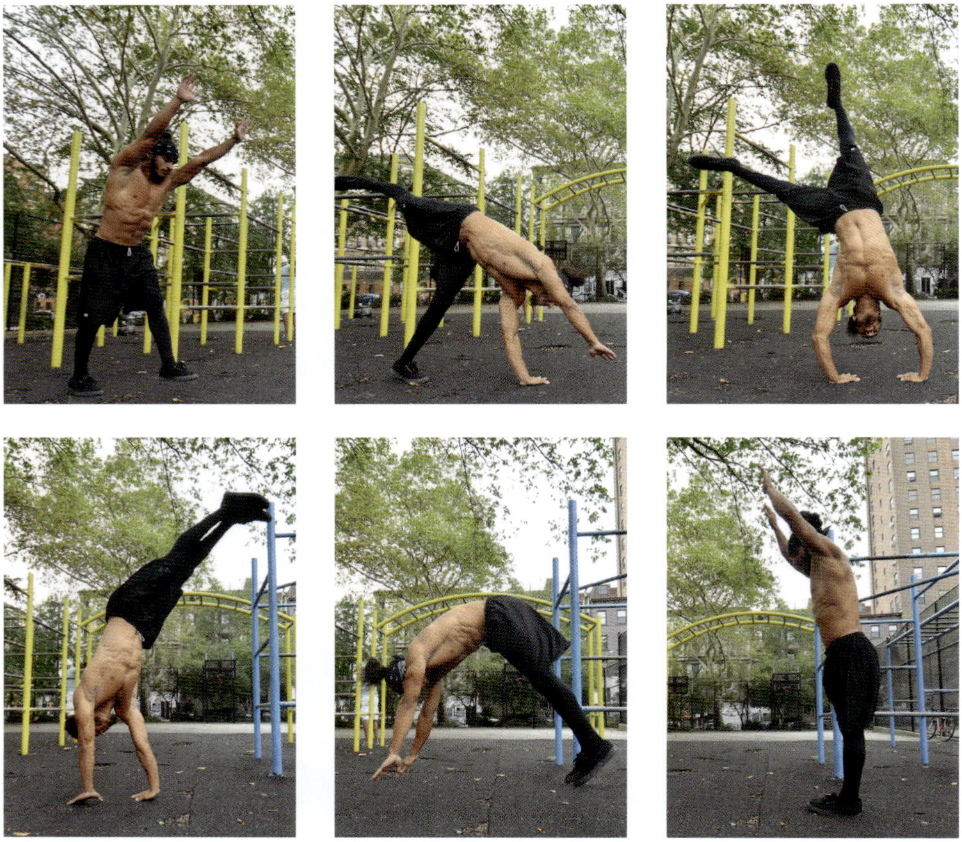

Sobald du den Round-off in deiner Trickkiste hast, sind diese Kombinationen möglich:

- Round-off zum Handstandüberschlag rückwärts
- Round-off zum Backflip
- Round-off zum Handstandüberschlag rückwärts zum Backflip

... und so weiter. Eine weitere interessante Kombination auf der Grundlage einer etwas anderen Idee ist die Verbindung eines Handstands mit Rolle vorwärts zum Frontflip (siehe S. 182). Die Bewegung fühlt sich ganz anders an, gefällt aber vielleicht Handbalance-Fans. Es gibt kaum coolere Arten, einen Handstand abzuschließen, vorausgesetzt, du hast genügend Platz.

Der Cartwheel

Der Cartwheel ist eine Progression, die zum Round-off führt. Beide sind erstklassige Ergänzungen für jedes athletische Schnellkrafttraining. Mit ihnen fügt man Seitwärtsrotationsschnellkraft genauso hinzu wie mit den Flips Vorwärtsrotations- und Rückwärtsrotationsschnellkraft.

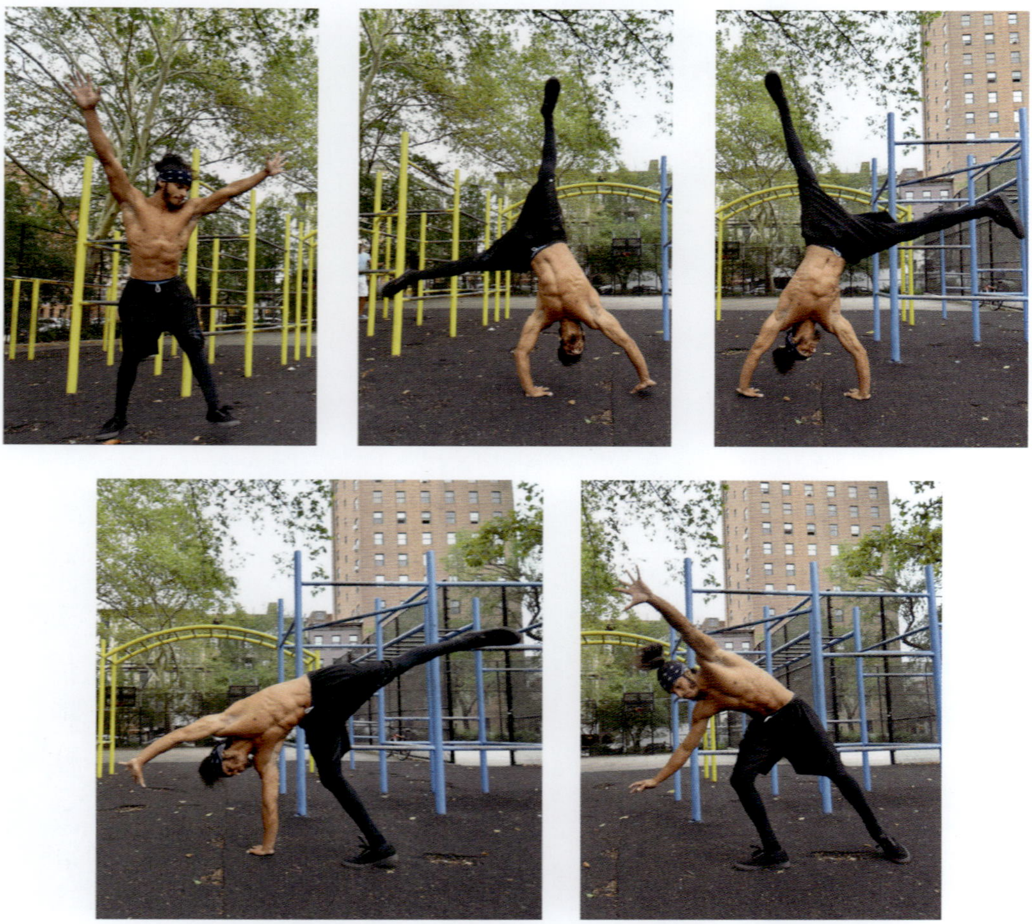

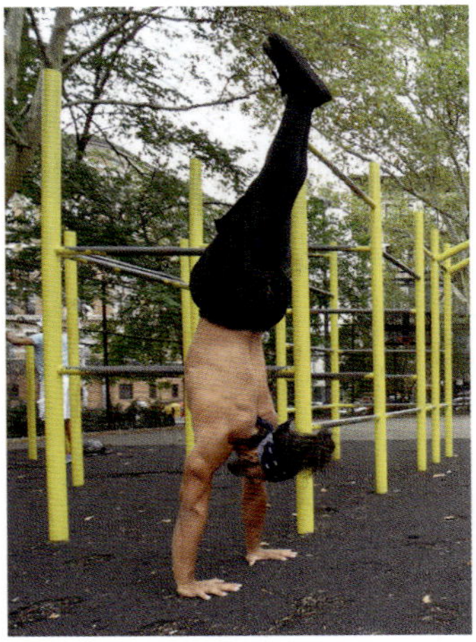
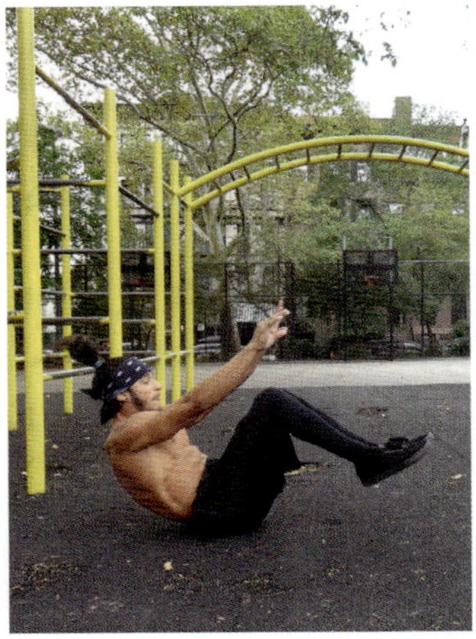
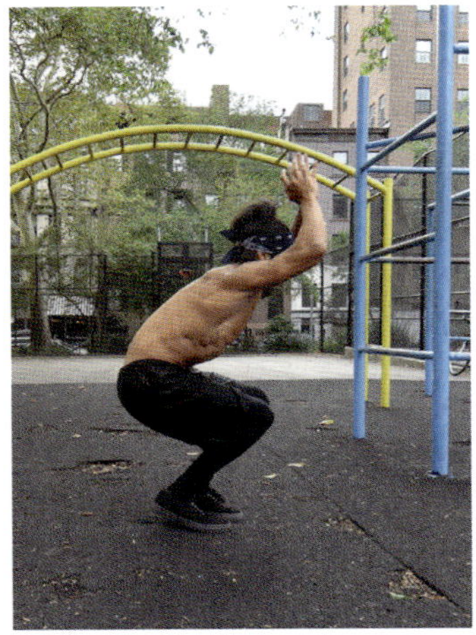
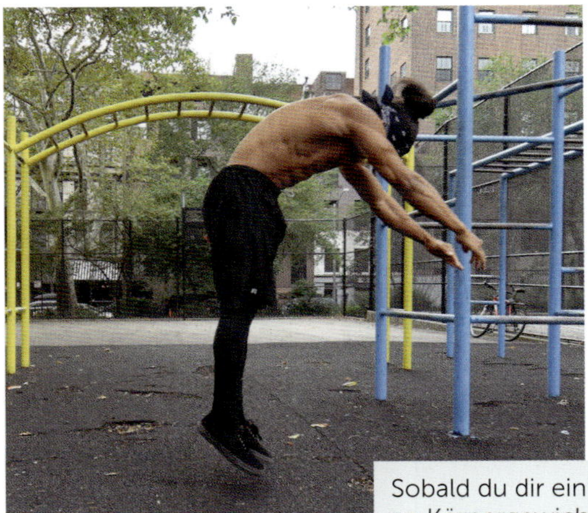
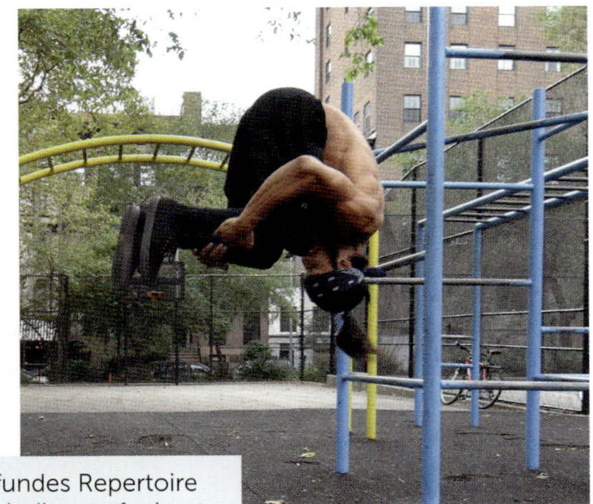

Sobald du dir ein profundes Repertoire an Körpergewichtstechniken aufgebaut hast, kannst du kreativ kombinieren. Ein Favorit: aus dem Handstand abrollen mit Frontflip.

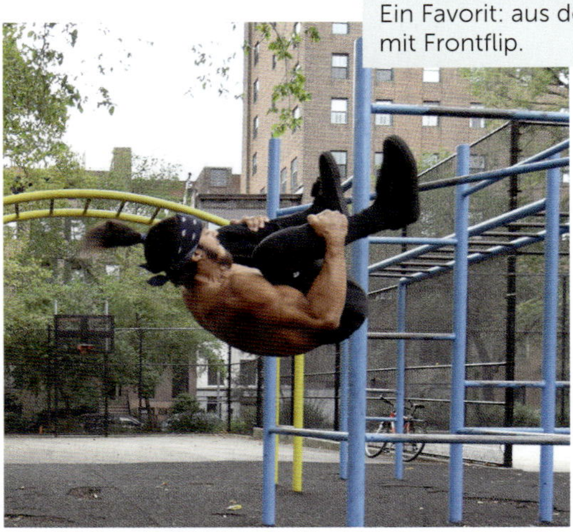
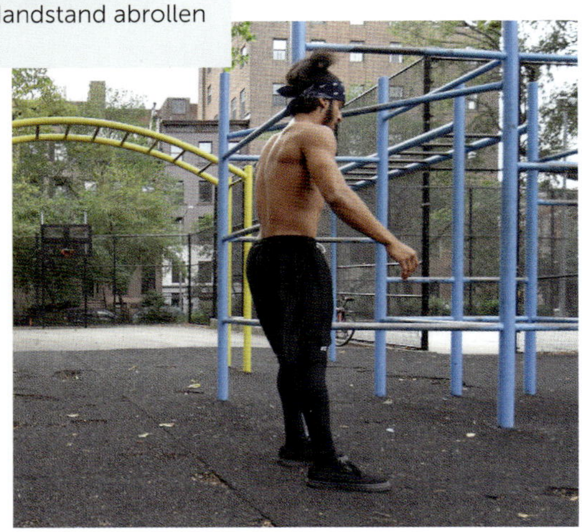

LICHT AUS!

Ich kann ausprobieren, wie viele Leute einen richtigen Klimmzug hinbekommen, aber es ist so gut wie unmöglich, die Prozentzahl derjenigen vorherzusagen, die einen Frontflip aus dem Stand schaffen. Die Zahl ist verschwindend klein, sogar unter Superathleten wie Mixed-Martial-Arts-Kämpfern sowie Football- und Basketball-Profis. Die Verbindung von Schnellkraft, Ganzkörperschnelligkeit, Agilität und Fertigkeiten ist kolossal.

Wenn du einer der wenigen Beherrscher dieser Übung werden willst, dann kannst du es schaffen. Es kann sein, dass es Jahre dauert, oder aber du bist recht schnell am Ziel. Ohne dich trainiert zu haben, kann ich es nicht wissen. Aber eines kann ich dir versprechen: Wenn du es schaffst, wirst du der explosivste Athlet im Raum sein, egal, was du sonst kannst oder nicht kannst, und zwar in so gut wie jedem Raum. Aber es wird dauern, und es wird Hingabe verlangen.

So viele Möchtegern-Athleten – potenzielle Supermänner und Superfrauen – verschwenden ihre Zeit mit Nachdenken über Training, Lesen über Training und Surfen im Internet über Training. Stell dir vor, du hättest all die verschwendete Zeit in Übungen der Frontflip-Kette kanalisiert. Du hättest sie schon vor Jahren im Körper gehabt.

Worauf wartest du noch?

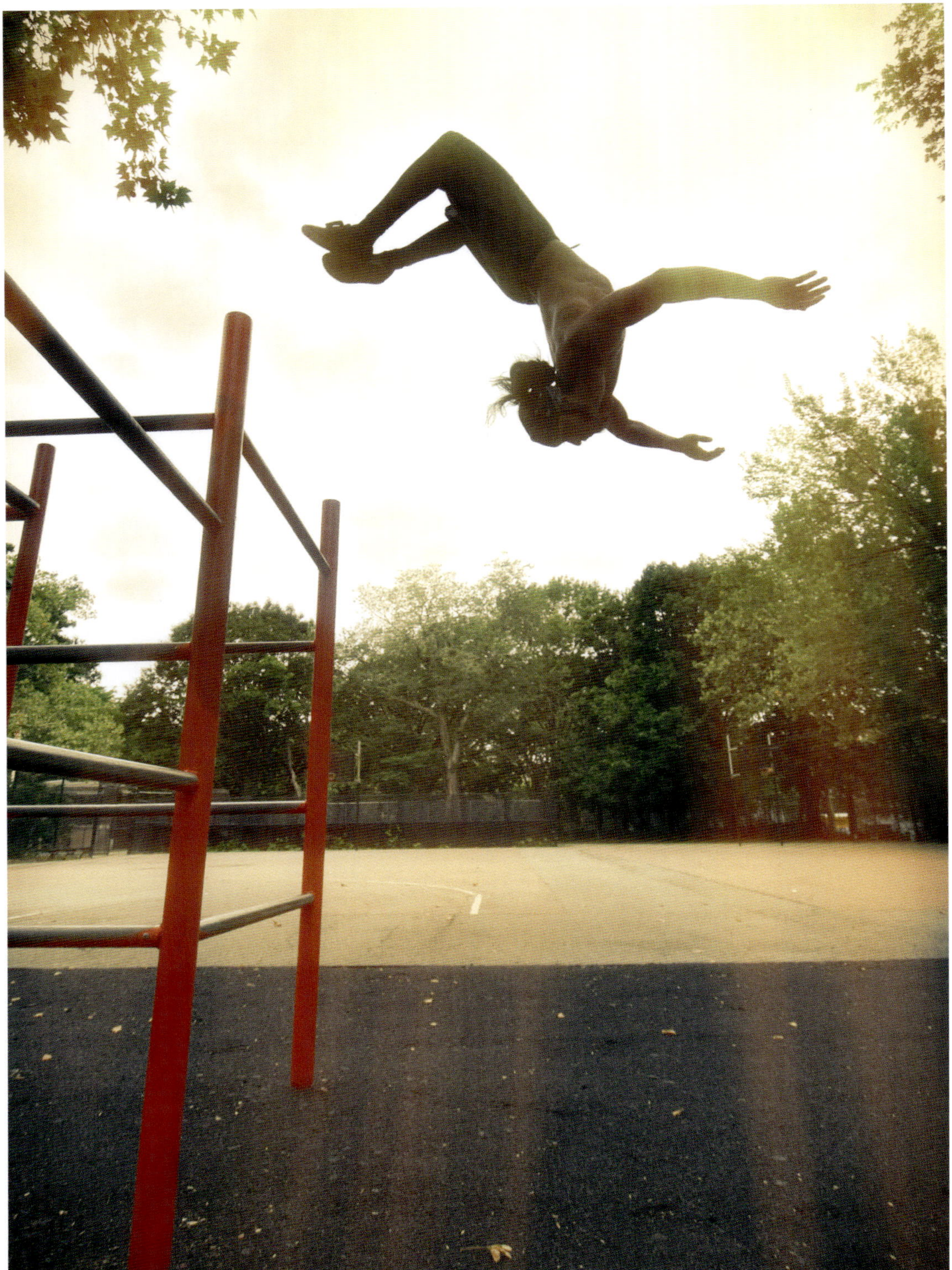

8

DER BACKFLIP

Ultimative Agilität

Wenn ein Durchschnittsmensch sich Agilität vorstellt, kommt ihm vor allem eine Bewegung in den Sinn: der Backflip. Nimm Hollywood: Jedes Mal, wenn ein Charakter körperliches Geschick transportieren soll, sieht man ihn gleich beim Salto rückwärts oder bei einer Art Handstandüberschlag rückwärts. Das sind die Moves, die Kinder am ehesten faszinieren, wenn sie sie im Fernsehen sehen. Und in jeder Turnklasse fragen die Schüler zuerst nach dem Backflip. Willst du ein Bewerber um die Krone der Schnellkraft sein? Dann pack dir den Backflip drauf, Baby!

Warum ist das so? Tatsächlich ist der Frontflip die schwierigere Übung und erfordert mehr Schnellkraft. Das Element, das dem Backflip fast mystischen Status verleiht, ist der Umstand, dass der Athlet rückwärts springt und damit in einen Raum abhebt, den er nicht sehen kann. Menschen fühlen sich wohl, wenn sie in Blickrichtung agieren. Wir gehen vorwärts, laufen vorwärts, drücken vorwärts. Hart abspringen und rückwärts drehen – bist du verrückt?

Die gute Nachricht: Man muss nicht verrückt sein, um den Backflip zu probieren, geschweige denn, ihn zu beherrschen. Wichtig ist, dass du Schritt für Schritt vorgehst und es deinem Körper nach und nach beibringst. Alles, was du dafür brauchst, findest du in diesem Kapitel.

Der Backflip kann dir gehören!

BACKFLIPS ANALYSIEREN

Die Kette der Techniken, die zum Backflip führt, ist abwechslungsreich; die einzige Gemeinsamkeit: die Rückwärtsrotation. Das muss so sein, denn es gilt, einige Fertigkeiten mitzunehmen. Anstatt mich auf die Techniken am Ende der Kette zu konzentrieren, gebe ich ein paar allgemeine Tipps, um effizient durch die Steps zu kommen. Meist geht es um Arbeit an den Grundlagen. Wenn du dich mit den Themen in der Einleitung zum Frontflip-Kapitel (S. 156 ff.) auseinandergesetzt hast – all das gilt genauso für den Backflip. Es gibt Akrobatikgeschwister.

Spring hoch

Je höher du springst, desto mehr Zeit hast du für die Drehung. Die einfache Botschaft: viel Schnellkrafttraining. Jump-Übungen in die Vertikale sind am besten.

Stärke deine Wirbelsäule

Der Back Handspring ist ein Schlüsselelement der Backflip-Kette. Man hat ihn vielfach als explosive Version der klassischen Brücke interpretiert. Die Wirbelsäule überstreckt mit hoher Geschwindigkeit, damit die Hände den Boden erreichen. Das erfordert Stärke und Robustheit in der Wirbelsäule und dem tiefen Bindegewebe. Du eignest sie dir am besten über das Konditionstraining mit Brücken an. Bridge Holds und Bridge Push-ups sind die Mittel der Wahl. Bridges bereiten auch deine Wirbelsäule und deine Schultern auf die Monkey-Flip-(Macaco-) Steps vor, vor allem Ein-Arm-Bridge-Varianten wie die Gecko Bridge. Das Training mit diesen Bewegungsmustern macht deine Gelenke »schusssicher« für die ungewöhnlichen Winkel, mit denen sie im Macaco konfrontiert werden.

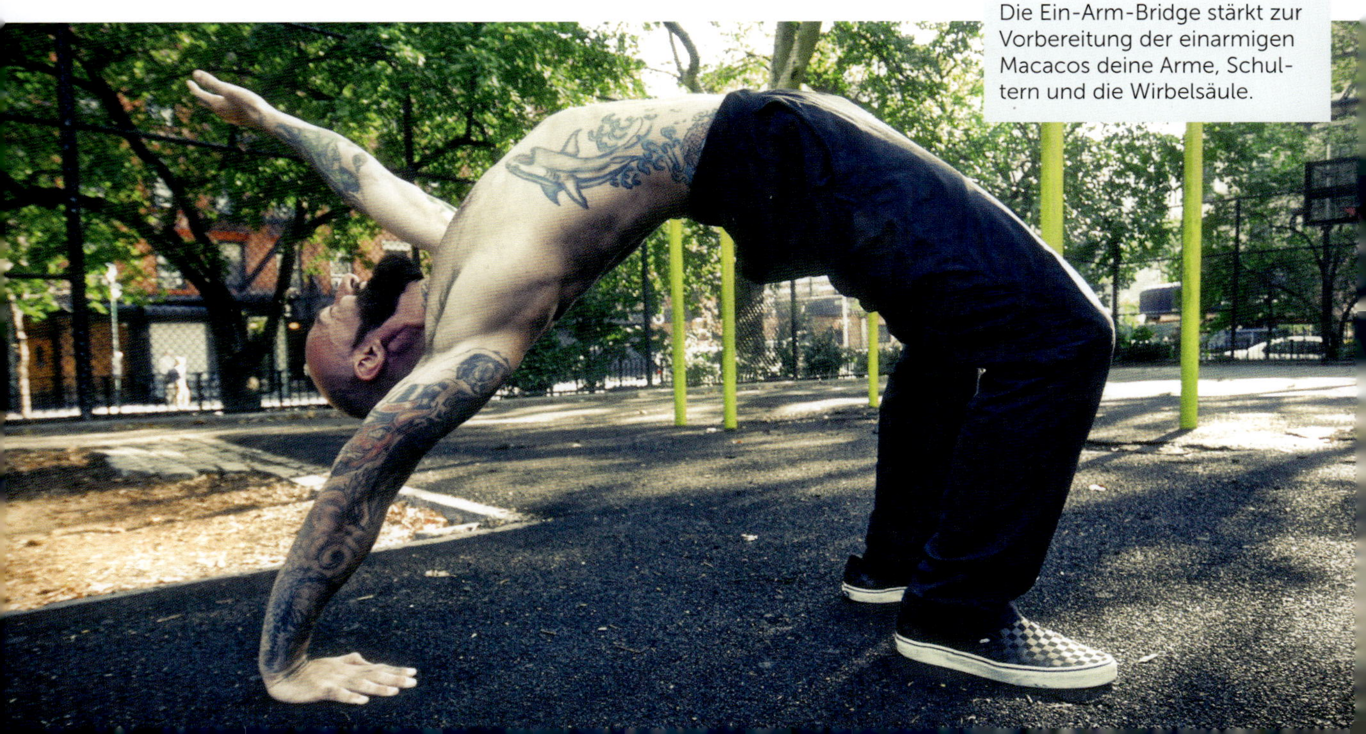

Die Ein-Arm-Bridge stärkt zur Vorbereitung der einarmigen Macacos deine Arme, Schultern und die Wirbelsäule.

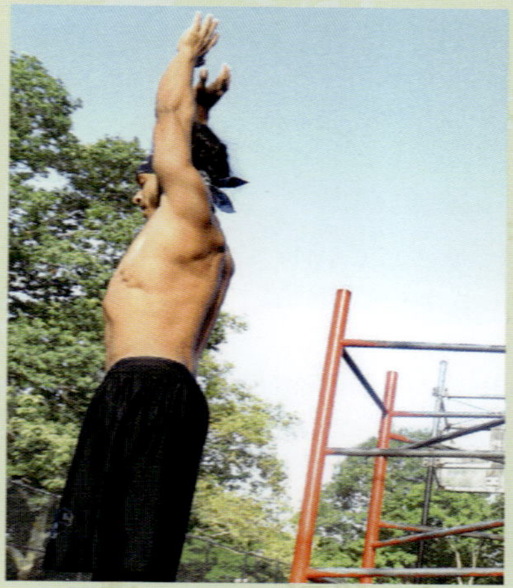

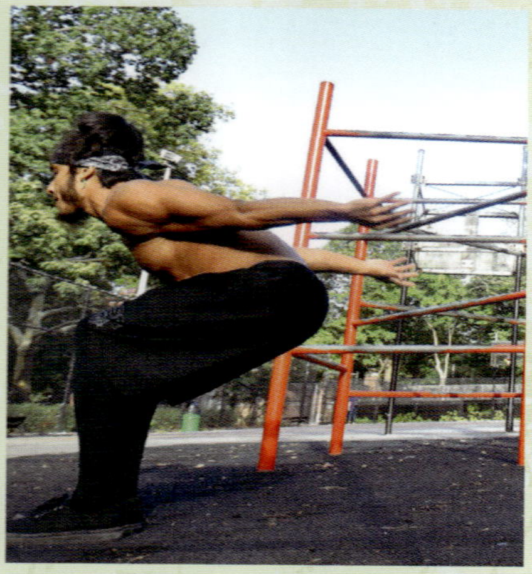

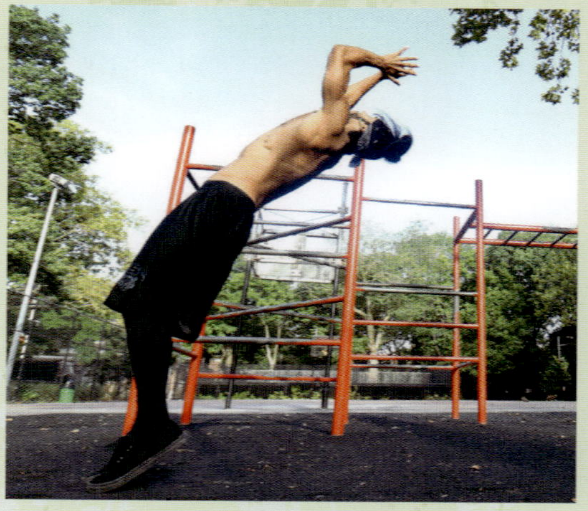

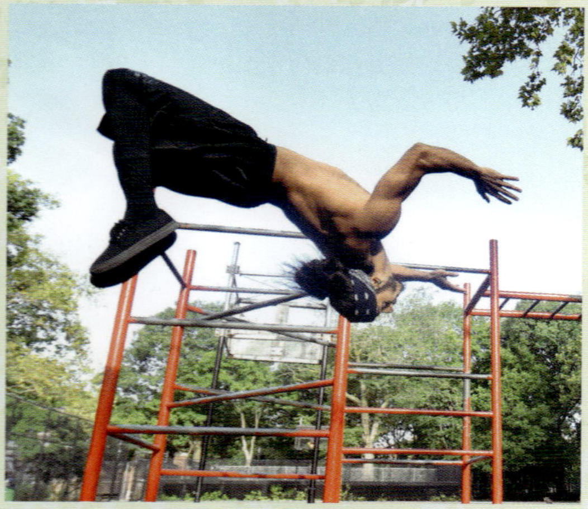

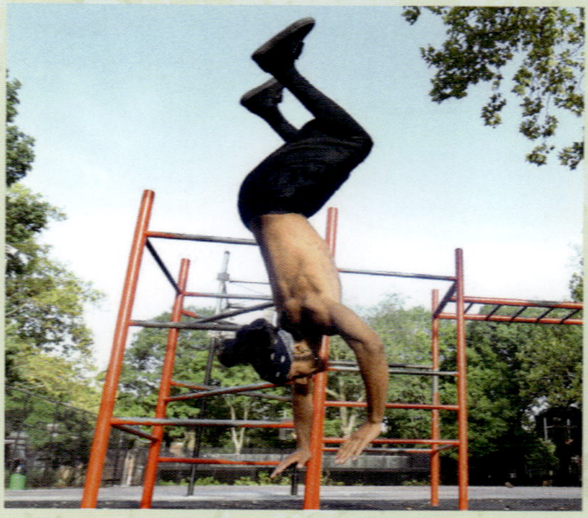

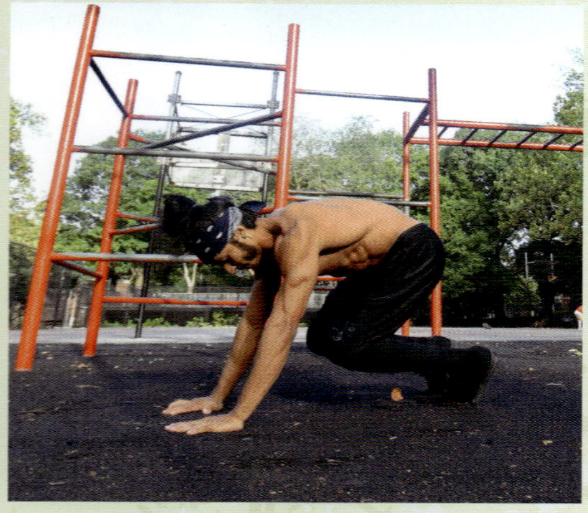

Master Step: BACKFLIP

Bewegungsablauf

- Halte im schulterbreiten Stand die gestreckten Arme über Kopfhöhe.
- Beuge Hüfte und Beine zum Squat, schwinge die Arme nach unten hinten und schaue währenddessen geradeaus.
- Schwinge Hände und Arme nach vorn oben durch und springe explosiv ab, und schaue dabei nach oben zu deinen Händen. Zu viele Sportler scheitern, weil sie nach hinten springen. Tu das nicht! Springe senkrecht!
- Wenn der Körper am höchsten Punkt gestreckt ist, ziehst du Knie und Oberschenkel explosiv an den Brustkorb heran (Turner nennen es Hocke). Die Hocke erhöht die Drehgeschwindigkeit.
- Umfasse mit den Händen deine Schienbeine und ziehe sie an den Körper heran.
- Sobald du nach ausreichend Drehung den Boden unter dir siehst, streckst du die Beine zur Landung nach unten.
- Wenn die Füße stehen, kommst du ins Gleichgewicht und streckst den Körper in den Stand.

Übungsanalyse

Wenn du so weit gekommen bist – und jeder kann so weit kommen, wenn er genügend Zeit und Anstrengung in die letzten neun Steps steckt –, Glückwunsch! Dich beneidet nun jeder Möchtegern-Ninja und -Breakdancer seit 1963! Du kannst den Backflip – nicht das schwierigste Kunststück der Welt, aber definitiv das archetypischste. Aber noch wichtiger, außer dass er verdammt cool aussieht – und wenn ein Backflip dich nicht verdammt cool aussehen lässt, dann bist du schon tot –, ist der Umstand, dass der Backflip das ganzheitliche Beherrschen der wichtigsten Eigenschaften belegt, die man für explosive Schnellkraft braucht. Ich spreche von superschnellem Absprung, kolossalem Hüftschnappen, schnellkräftiger Körpermitte, beweglicher Wirbelsäule und einem Oberkörper, der blitzartig reaktive Kräfte auf höchstem Niveau erzeugt. Sobald du den Backflip schaffst, sind Schnelligkeit, Schnellkraft und Agilität in deinem Werkzeugkasten, und du kannst sie benutzen, wann immer du sie brauchst.

9

DER MUSCLE-UP

Optimale Explosivkraft

Wenn ich eine Top-Ten-Liste der heißesten Körpergewichtsübungen der Welt aufstellen müsste, würde der Muscle-up zweifelsfrei auf Platz eins durchstarten – praktisch ohne Konkurrenz. Dank der steigenden Popularität von Street Calisthenics und ihrer Übernahme durch eine neue Generation von Körpergewichtsmeistern wie Al Kavadlo hat jeder an Stangentraining Interessierte diese Übung auf YouTube gesehen. Und – noch besser: Jeder will sie schaffen. Leider werden die wenigsten angemessen damit umgehen können, außer wenn sie progressiv herangehen. In diesem Kapitel erfährst du alle zum Erfolg notwendigen Geheimnisse und Taktiken. Und in null Komma nichts wirst du es sein, der sich über die Stange erhebt – zum ewigen Neid geringer Sterblicher. Bleibe nur bei mir.

Worum geht es in dieser Superübung? Einfach – viel zu einfach! – gesagt: Ein Muscle-up bedeutet, an einer Stange hängen, den Körper über die Stange ziehen und sich danach in den beidarmigen Stütz auf der Stange drücken.

Jüngere Leser mögen überrascht sein, aber wenn man vor zehn Jahren mit Calisthenics-Athleten über Muscle-ups sprach, hatten 99 Prozent keine Ahnung, wovon überhaupt die Rede war. Auch der Name ist ziemlich neu. Ich bin seit über vier Jahrzehnten im Krafttraining zu Hause und habe den Begriff erst 2006 zum ersten Mal gehört. Im Gefängnis nannten wir das Element Sentry Pullup (Sentry = Wache). Wahrscheinlich weil es aussieht, als würde man sich auf etwas hochziehen, um danach in die Ferne zu schauen. Turnern ist die Technik natürlich sehr geläufig: Sie ist ihre Bewegung Nummer eins, um am Reck oder an den Ringen aus dem Hang in den Stütz zu kommen und eine Übung zu beginnen.

Hängen, ziehen und drücken – sing mit mir: »Yah mo be there … up, and over.« Was? Du bist zu jung, um das Lied zu kennen? Das ist ein Klassiker, Mann! James Ingram ist der Interpret. Zum Teufel mit dir!

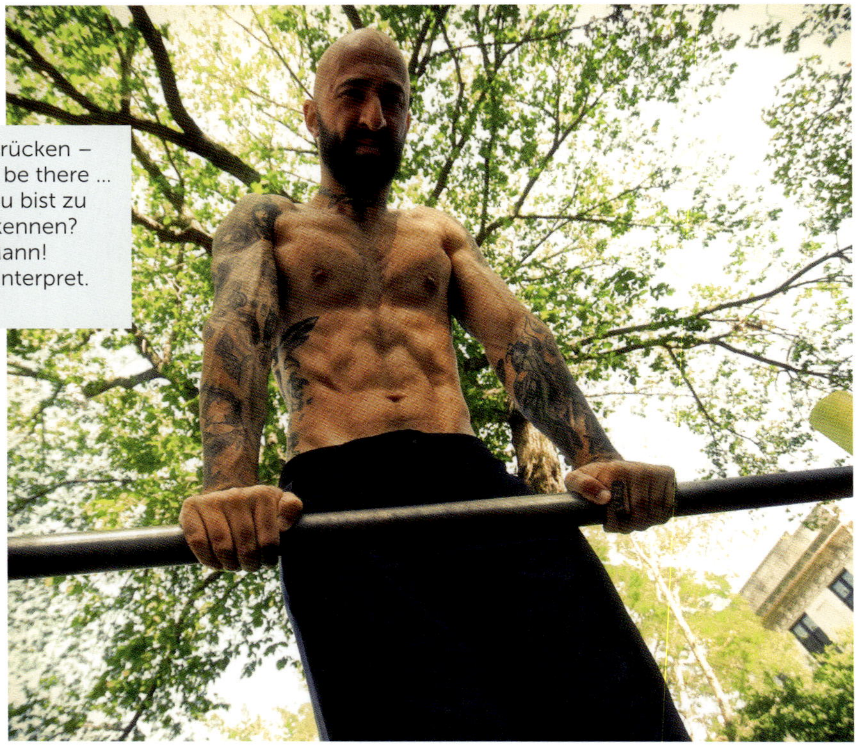

NUTZEN DES MUSCLE-UP

Die verrückte Popularität des Muscle-up ist ein ziemlich neues Phänomen, der Muscle-up als Bewegung selbst ist dagegen schon lang bekannt. Man kann das Element fast schon als uralt bezeichnen, denn es reicht zurück bis zu unseren Urahnen. Wenn du heute in den Zoo gehst und das Glück hast, einen Schimpansen oder einen anderen Affen auf und über einen Ast klettern zu sehen, dann siehst du den tierischen Muscle-up. Arten, die sich in ihrer Entwicklung an die Fortbewegung in Bäumen angepasst haben, sind in der Lage, sich an waagerechten Ästen hochzuziehen und drüberzuklettern – mithilfe es Muscle-ups oder etwas Ähnlichem. Wir Menschen gehören zu einer dieser Arten.

Zeitsprung: Die Drauf-und-drüber-Bewegung ist heute immer noch ein wesentliches Überlebenswerkzeug. Ich erinnere mich, wie sie in meiner Kindheit und Jugend oft hinter mir her waren und ich zum Verduften mehr als einmal über eine Mauer klettern musste. Zu fett oder nicht in Form sein hieß, sie kriegen dich! Kalisthenische Trainingsparcours gibt es deshalb beim Militär nur mit niedrigen Wänden, und die sind für einige Teilnehmer der schwierigste Teil, außer sie können den Muscle-up schon. Polizisten und Feuwerwehrmänner müssen ohne Ausnahme mit der Drauf-und-drüber-Technik niedrige Mauern überklettern können. Das kann, im Gegensatz zu einem Langhantel-Curl oder dem Bankdrücken, überlebensnotwendig sein.

Seit es systematische Leibesertüchtigung gibt, spielt der Muscle-up in den Trainingsplänen der jeweiligen Region eine wichtige Rolle. Das galt für die Griechen und Römer genauso wie für frühe moderne Pioniere wie Georges Hébert und Francisco Amoros. Leider ist das Ganze in Zeiten von Bodybuilding etwas in den Hintergrund geraten, in denen die Kerle sich nur noch um den Umfang ihrer Arme kümmern anstatt darum, was sie damit anfangen. (Aber diesen Fehler machen wir nicht, hmh?)

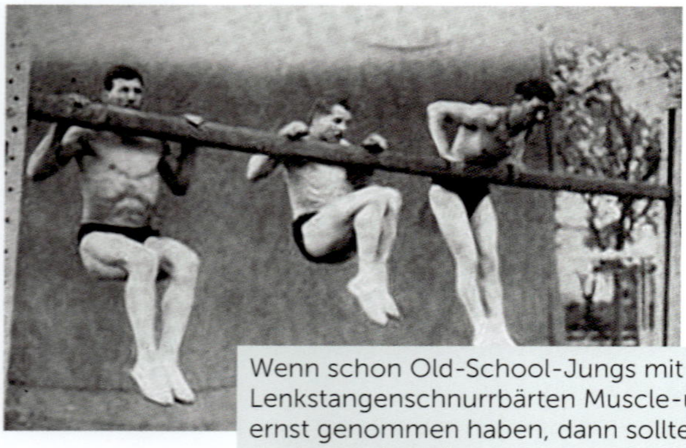

Wenn schon Old-School-Jungs mit Lenkstangenschnurrbärten Muscle-up ernst genommen haben, dann solltest du das auch tun!

Der Muscle-up ist sinnvoll – okay. Er ist funktionell. Na und? Das ist ein Spachtel auch. Ich will Schnelligkeit und Schnellkraft, Junge. Nun, der Muscle-up kann sie dir geben. Er ist wirklich eine einzigartige Fitnessübung. Im Gegensatz zur großen Mehrheit der Kraftübungen fordert der Muscle-up sehr explosives Ziehen, damit du zur Stange kommst, plus energisches Drücken in den Stütz. Er trainiert den kompletten Oberkörper: Ziehen mit Rücken und Bizeps, Drücken mit Brust, Schultern und Trizeps. Dein Griff muss fest wie ein Schraubstock sein, und du brauchst Bauchmuskeln wie Stahl und eine sehr athletische hintere Kette zum Einleiten des Kip und des Hüftschubs, die notwendig sind, damit du hochkommst. Darüber hinaus kannst du es ohne Koordination, Timing und leistungsfähige Sehnen gleich vergessen – kein Muscle-up wird dir gelingen. Das ist kein Gelaber. Ich habe mehr als einen sehr starken, sehr fitten Mann gesehen, der den ganzen Tag Push-ups und Pull-ups machen kann, der aber vom Muscle-up die Papiere ausgestellt bekam, weil ihm der X-Faktor totaler Körpersynchronisation fehlte, den diese Übung dir vermitteln kann – jenes gewisse Etwas, das das Geheimnis des Erzeugens explosiver Schnellkraft in extrem kurzer Zeit birgt. Deshalb: Schluck den Kaffee runter und lies weiter, Knabe. Ich zeige dir, wie du dir das Ding zu eigen machst.

MUSCLE-UPS ANALYSIEREN

Viele Frischlinge sehen den Muscle-up oder probieren ihn und nehmen an, dass er nur mit übermenschlicher Kraft und Schnellkraft zu schaffen wäre. Versteh mich nicht falsch: Maximalkraft und Schnellkraft sind wichtig – kein Schwächling könnte das Ding hinkriegen. Aber du wirst überrascht sein, welche Rolle Fertigkeit spielt. Ich habe mit vielen Jungs trainiert, die genug Muskeln hatten, um den Muscle-up zu bewältigen, aber dennoch Lichtjahre davon entfernt waren. Sie wussten nicht, wie es funktioniert. Natürlich kannst du Muscle-ups als Schnellkraftübung hernehmen, mit Sätzen und Wiederholungen. Aber es gibt viel mehr gute Gründe, ihn wie eine Fertigkeit zu trainieren, schon weil seine technischen Komponenten so wesentlich sind. Ich könnte über seine unterschiedlichen Bestandteile ein Buch schreiben, aber lass es uns in vier Basics einteilen: Kip, Pull, Pull-over und Press.

Der Kip

Zu Beginn des Muscle-up beschränkst du dich nicht auf einen sehr schnellen Pull-up, was du brauchst, ist ein Kipping Pull-up. Das heißt, du ziehst dich nicht senkrecht nach oben, sondern schwingst nach hinten und ziehst dich hoch und zur Stange. Denke kurz nach: Wenn du einen Muscle-up vollziehen willst, musst du die Hüfte zur Stange bringen, damit du dich darüberlehnen (Pull-over) und danach hochdrücken kannst. Sich vertikal nach oben zu ziehen und das Kinn über die Stange zu heben (Klimmzug) ist für die meisten Leute schon eine Leistung, vom Heranführen der Hüfte an die Stange ganz zu schweigen. Vergiss deshalb den Gedanken, der Muscle-up wäre die Erweiterung eines normalen Pull-up. Zur Kunst des Kipping gehört in diesem Zusammenhang die Fähigkeit, den Körper nach hinten und in einem leichten Bogen nach oben zu schwingen (du schwingst immer in einem Bogen nach hinten oben, wenn du die Arme gestreckt hältst – denke nur an einen Seilschwung oder ein Pendel in Bewegung).
Eines der Ziele dieser Kette: im Rückschwung des Swing Kip immer höher zu kommen. Schließlich wird sich dein Kopf auf einer Höhe mit der Stange befinden. Das ist es, was einen echten, schnellkraftbasierten Muscle-up möglich macht.

Schau dir den Swing Kip an: ein Schlüsselelement für jede Übung der Muscle-up-Kette!

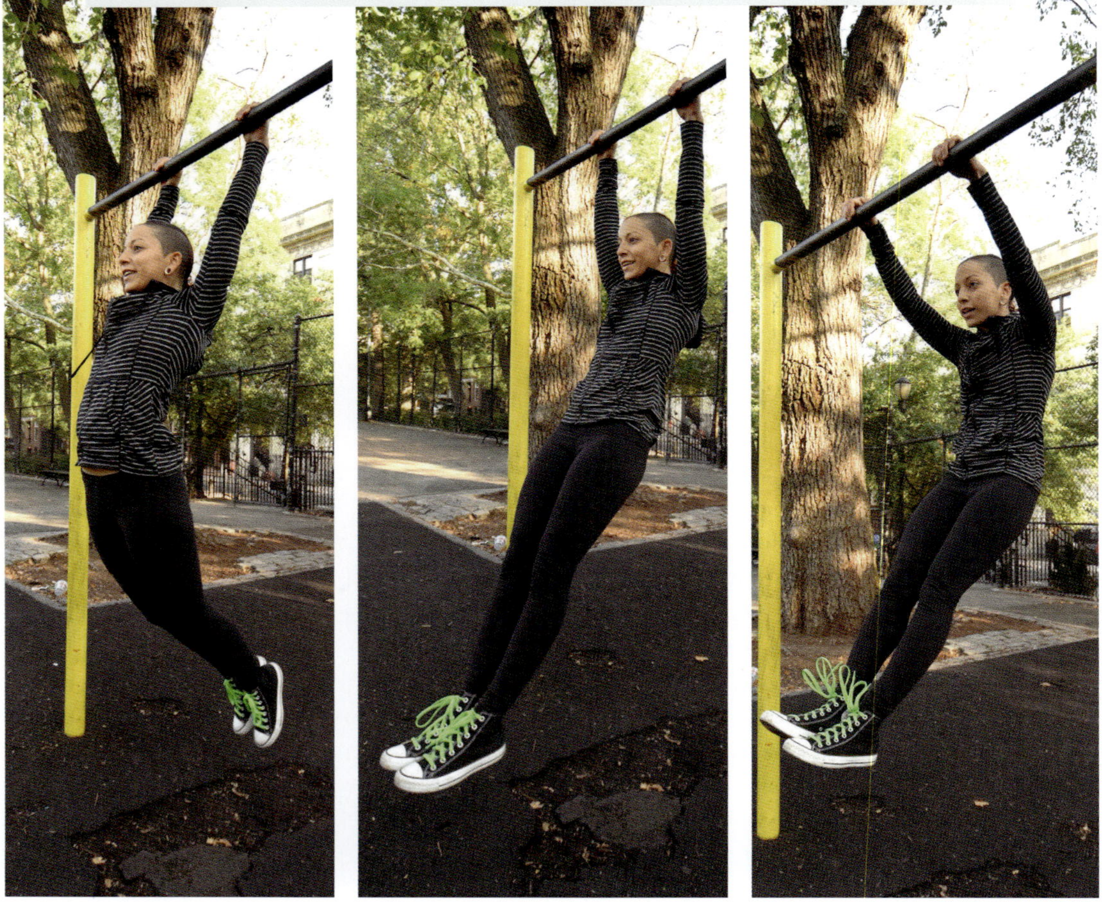

1. Auf dem ersten Foto schwingt Grace vorwärts, indem sie die Hüfte nach vorn und die Schultern nach hinten schiebt. Gleichzeitig überstreckt sie die Wirbelsäule, ähnlich wie bei einer Brücke, aber deutlich sanfter.

2. Im zweiten Bild schnellt Grace zurück und streckt mit dem einsetzenden Rückschwung den Oberkörper.

3. Schließlich der Rückschwung: Grace nutzt den Schwung, drückt mit den Händen auf die Stange (die Arme bleiben gestreckt), spannt die Bauchmuskeln (wie zum Crunch) an und formt den ganzen Körper zu einer konvexen Linie.

All das geschieht sehr schnell, und als Resultat befindet sich Grace mit viel Schwung auf dem Weg hinter die Stange – eine sehr energiegeladene Position, aus dem man nach oben innen explodieren und das Kinn, den Brustkorb oder sogar die Körpermitte zur Stange ziehen kann, wenn man die Hüfte nach oben schiebt und mit den Armen zurückschnappt. Es ist kein Klimmzug!

Der Pull

Der Pull in einem Muscle-up unterscheidet sich wegen des Kip von dem in einem normalen Pull-up. Statt langsamem Hochziehen schnappen die Arme in Verbindung mit dem Vorschieben der Hüfte schnell zurück zur Körpermitte, was die unteren Bauchmuskeln an die Stange drückt.

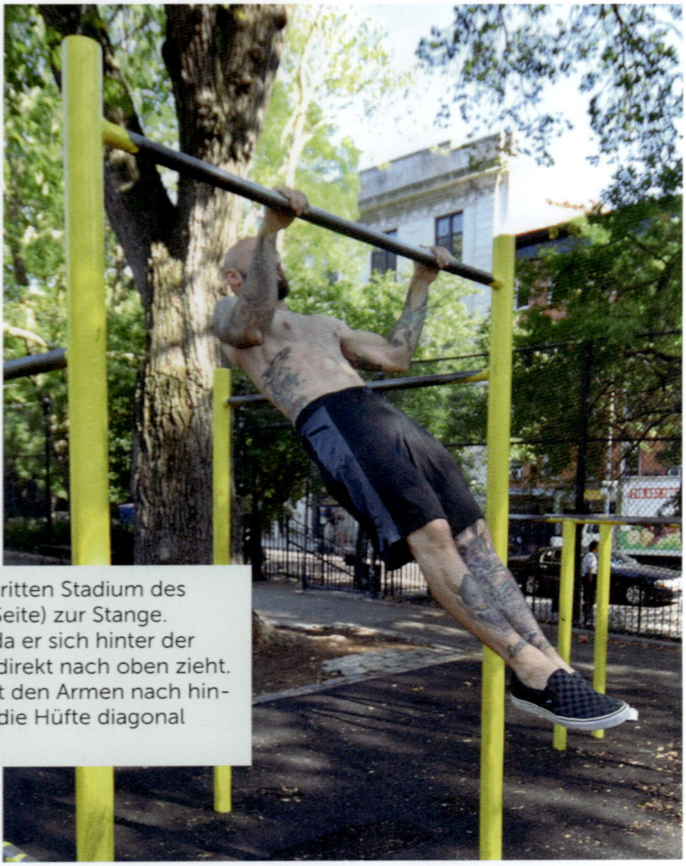

Al zieht sich aus dem dritten Stadium des Swing Kip (siehe linke Seite) zur Stange. Beachte, dass er sich, da er sich hinter der Stange befindet, nicht direkt nach oben zieht. Stattdessen zieht er mit den Armen nach hinten unten und schiebt die Hüfte diagonal nach vorn oben.

Der Pull-over

Ein großes Problem für viele Sportler – sogar für solche, die gut in normalen Klimmzügen sind: Sie bekommen ihren Rumpf nicht über die Stange. Wenn aber Kip und Pull, wie oben beschrieben, durchgeführt werden, sollte das viel einfacher sein. Ein weiterer wichtiger Punkt ist der Griff: Deine Unterarme müssen über die Stange rotieren, um Stützen zu bilden, mit denen man später drücken kann. Das verlangt für den Bruchteil einer Sekunde das Lockern des Griffs, damit die Hände um die Stange drehen können.

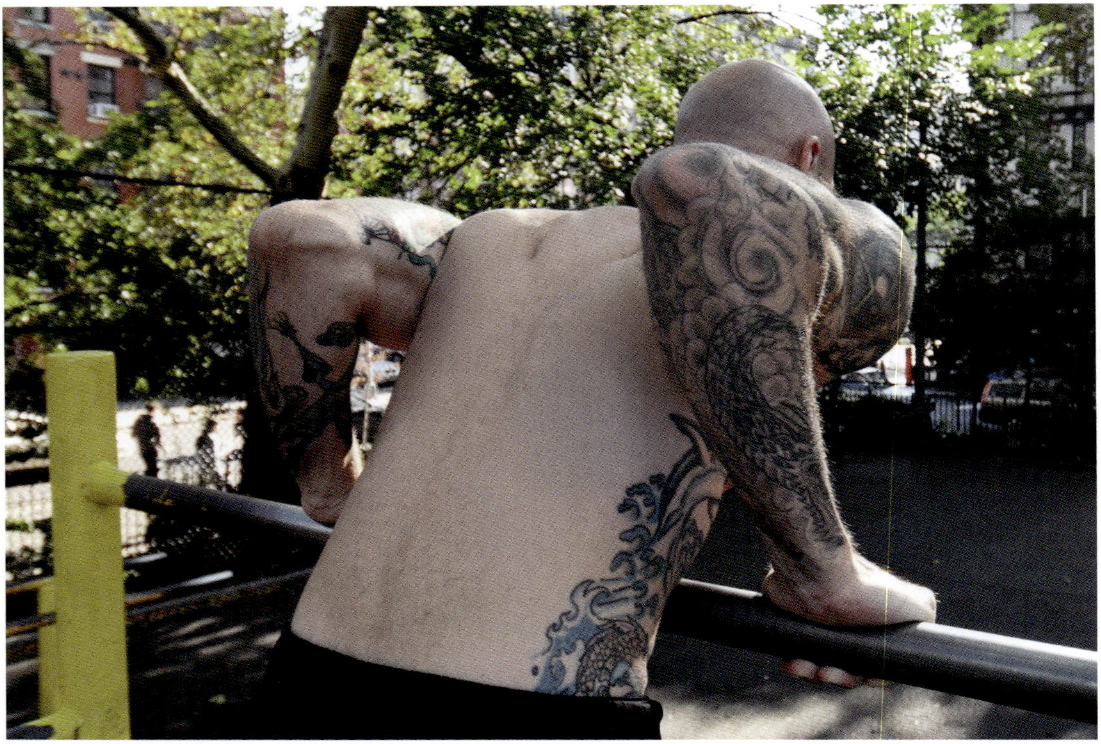

Der Press

Wenn der Pull-over komplett ist, liegen die Schlüssel für den Press in vertikal (oder fast vertikal) stehenden Oberarmen, mit denen du drückst, im Nach-vorn-Schieben der Beine zur Balance und im Einsatz des daumenlosen Griffs. Der daumenlose Griff, den du von Beginn der Übung an brauchst, hilft der Hand, im Pull-over zu drehen, und liefert zudem eine breitere Abdrückgrundlage. Zum Drücken brauchst du viel Kraft – keine Schnellkraft, nur »langsame« Kraft. (Wenn dir davon noch ein bisschen fehlt, mach dir keine Gedanken. Von Seite 252 an biete ich genügend Dipping-Progressionen an, die jeden Athleten von null auf hundert bringen.)

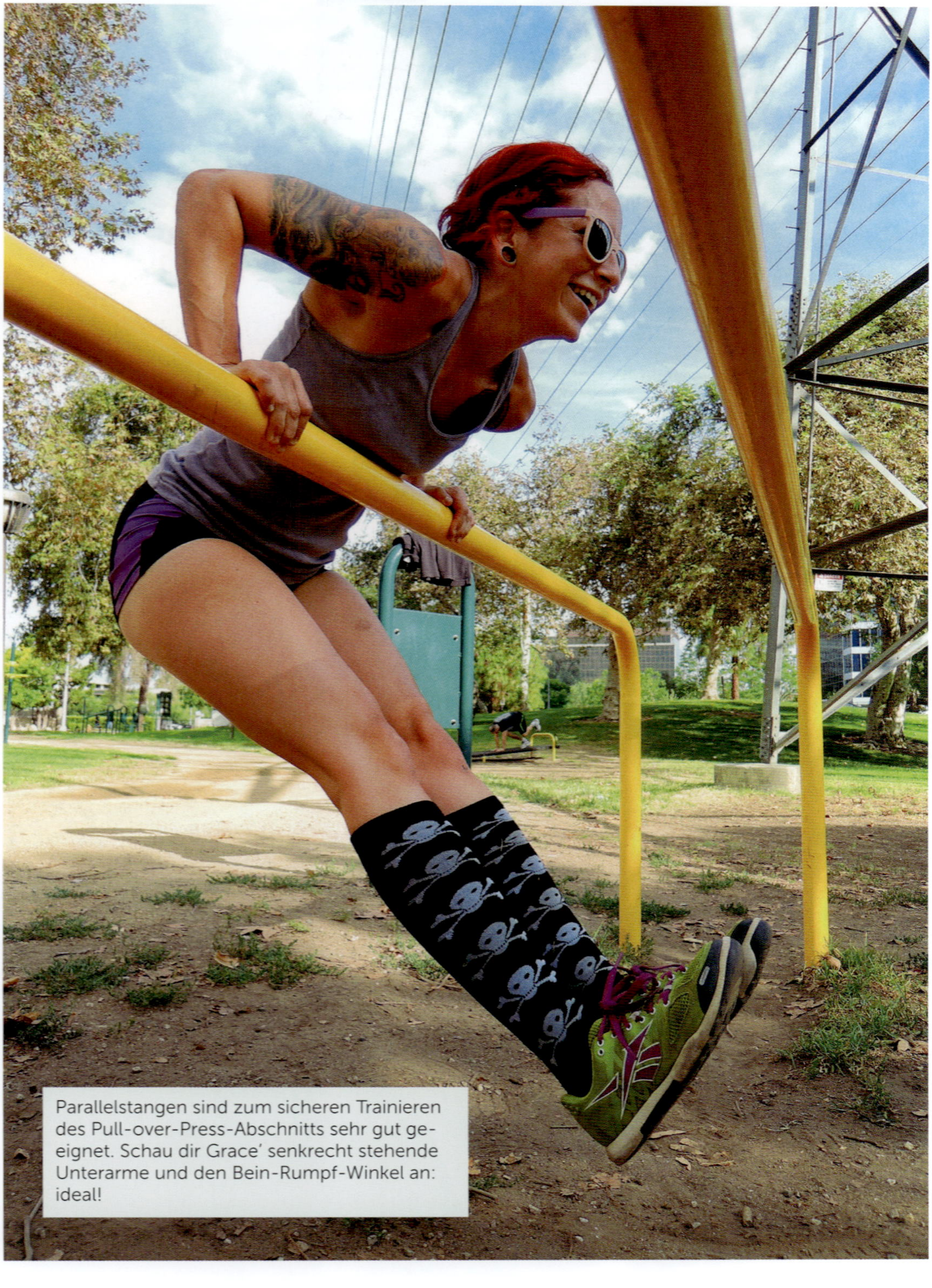

Parallelstangen sind zum sicheren Trainieren des Pull-over-Press-Abschnitts sehr gut geeignet. Schau dir Grace' senkrecht stehende Unterarme und den Bein-Rumpf-Winkel an: ideal!

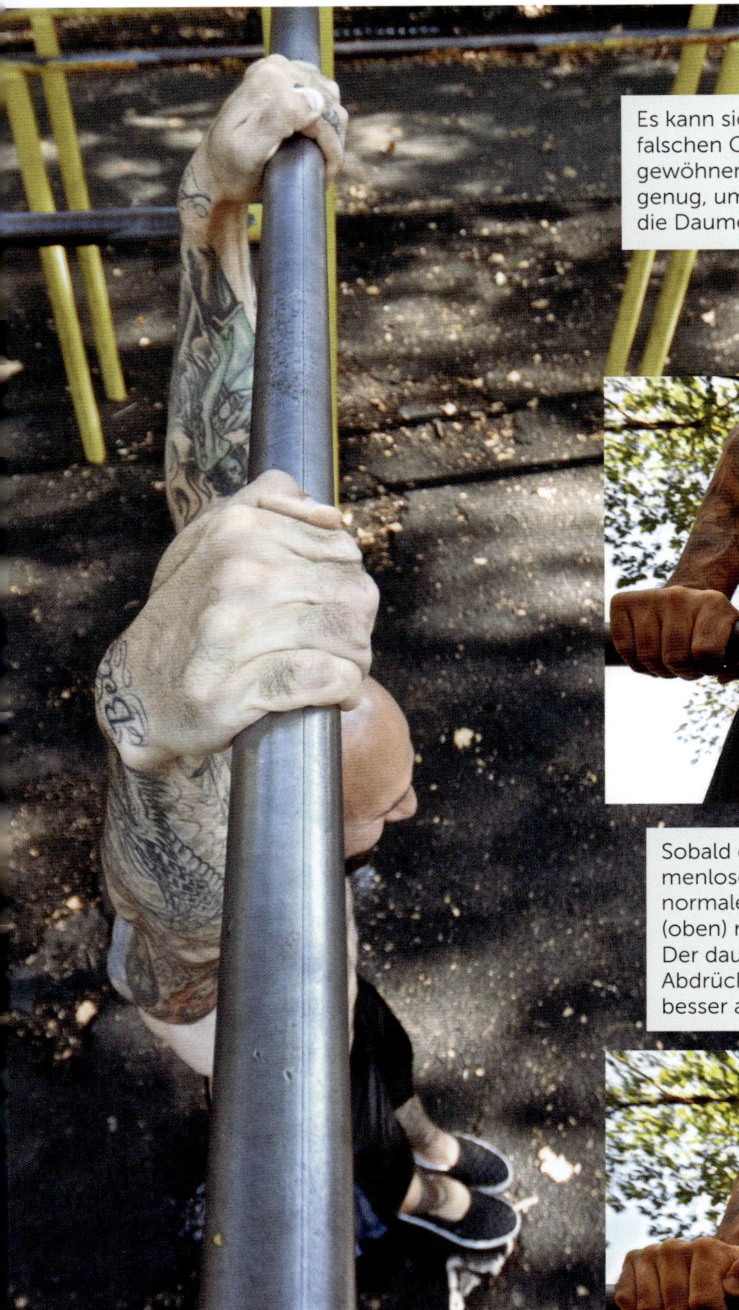

Es kann sich komisch anfühlen, das Ziehen mit dem falschen Griff zu beginnen, aber du wirst dich daran gewöhnen. Die Finger und Handgelenke sind stark genug, um dein Gewicht zu halten. Im Hängen sind die Daumen nicht besonders aktiv.

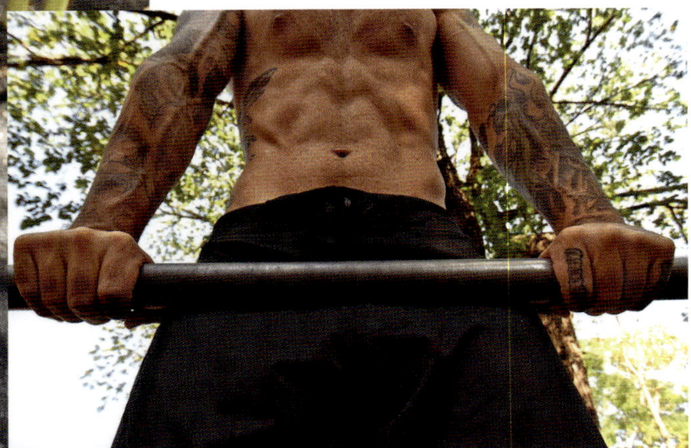

Sobald du über der Stange bist, kommt der daumenlose Griff voll zur Geltung. Vergleiche den normalen Griff mit Daumen um die Stangen (oben) mit der daumenlosen Variante (unten). Der daumenlose Griff liefert eine viel stabilere Abdrückgrundlage. So ein Daumen ist sogar besser als ein Extrafinger!

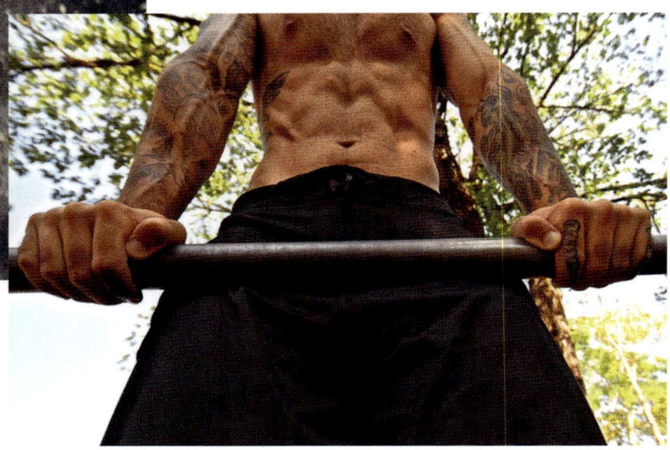

DIE MUSCLE-UP-KETTE

Wenn die verschiedenen Fertigkeitsaspekte des Muscle-up, die ich im vorangegangenen Abschnitt beschrieben habe, dich beunruhigen: Mache dir keine Sorgen, die Muscle-up-Kette bringt dir alles nach und nach bei. Swing Kips (Step 1) vermitteln dir die grundlegende, aber dennoch raffinierte Bewegung des Erzeugens von Schwung durch Beugen und Strecken des Körpers, während du an einer Stange hängst. Jumping Pull-ups (Step 2) zeigen dir die Kunst des Heranziehens an die Stange von hinten, und zwar durch die Erleichterung »Abdrücken mit den Füßen nach oben und hinten von einer Grundlage«. Ich ermuntere meine Athleten dazu, Swing Kips und Jumping Pull-ups zusammen zu üben, bis beide ohne Einschränkungen klappen. Wenn das der Fall ist, kannst du die beiden Bewegungen zu einem Kipping Pull-up (Step 3) kombinieren. Diese Schönheiten mögen wie normale Klimmzüge aussehen, aber sie sind viel explosiver, verlangen von dir, hinter die Stange zu schwingen und dich heranzuziehen, bis das Kinn über der Stange ist.

Sobald du im Kip-Style dein Kinn über die Stange bekommst, wird es Zeit, die Schnellkraft zu steigern. Es beginnt mit Pull-up Hops (Step 4), in denen du im höchsten Punkt der Bewegung kurz die Hände von der Stange löst. Wenn das Lösen gut gelingt, besteht die nächste Stufe aus Klatschen – und schon sind wir beim klassischen Clap Pull-up (Step 5). Inzwischen solltest du den Kip-Pull-Groove beherrschen und einige Schnellkraft übrig haben, mit der du zuerst den Brustkorb (Step 6) und dann die Hüfte (Step 7) an die Stange ziehst.

Mit der Hüfte an der Stange ist das Pull-Stadium im Wesentlichen geschafft. Der nächste Trick, den es zu lernen gilt: Kopf und Rumpf zur Pull-over-Haltung über die Stange schaffen (siehe S. 228). Damit hat eine erstaunlich große Zahl von Athleten Probleme, weshalb ich gern einen Sprung einbaue, der das Schnellkraftelement vereinfacht und es dem Athleten ermöglicht, sich auf die Technik des Hinüberziehens zu konzentrieren. Heraus kommt der Jumping Pull-over (Step 8). Sobald die Bewegung verinnerlich ist, geht es weiter mit normalen Bar Pull-overs (Step 9); Ausgangsstellung ist im Hang unter der Stange.

Du kannst also deinen Rumpf über die Stange ziehen – das »Einzige«, was jetzt noch bleibt, ist, dich nach oben zu drücken. Damit bist du beim Master Step angelangt, dem kompletten Muscle-up (Step 10). Das Drücken nach oben ist der Teil der Übung, in dem es mehr um reine Kraft als um Schnellkraft oder Fertigkeit geht, und es könnte der Punkt sein, an dem ein paar Athleten etwas Hilfe brauchen. Wenn es dir ein bisschen Mühe macht, dein ganzes Körpergewicht eine Querstange hinaufzudrücken, dann ist Hilfe nicht weit: Ab Seite 228 stelle ich eine ganze Serie von Dip-Progressionen zur Verfügung. Leute, sagt nicht, dass ich euch nicht liebe!

Step 1: SWING KIP

Bewegungsablauf

- Hänge dich mit schulterbreitem Griff an eine Querstange. Die Schultern sind unten, und der Körper profitiert von einer Grundspannung.
- Schiebe Hüfte und Brustkorb nach vorn und gleichzeitig die Arme und Füße nach hinten. Dein Körper beschreibt einen Bogen. Du kannst die Knie leicht beugen.
- Aus der Überstreckung leitest du mit einer Kontraktion der Bauchmuskeln sofort die Gegenbewegung ein.
- Wenn Gesäß und Hüfte nach hinten schießen, ziehst du mit den Händen und dem Latissimus nach unten (die Arme bleiben gestreckt).
- Am Ende der Rückwärtsbewegung beschreibt dein Körper einen leichten Bogen vorwärts, sozusagen den Buchstaben C, mit etwas angehobenen Füßen und rundem Oberkörper (nicht nur in der Hüfte gebeugt). Das ist der Rückschwung.
- Wiederhole die Vorwärts-rückwärts-Bewegung, baue Schwung auf und versuche, im Rückwärtsschwung so hoch wie möglich zu kommen.

Übungsanalyse

Der Ablauf sieht vielleicht aus wie schlichtes Schwingen, tatsächlich aber ist der Swing Kip der Schlüssel zum Freischalten des Muscle-ups und der Eckstein allen explosiven Querstangentrainings. Und nicht nur das: Er taugt auch als Konditionstraining für die tiefen Bindegewebe der Schultern, der Wirbelsäule und Hüfte und des gesamten Unterarm-Ellbogen-Komplexes. Sie alle sind Schnellkraftzonen.

Regression

Jedes explosive Training im Hängen kann für einen untrainierten Körper hart sein, sogar der erste Step. Bevor ein Athlet überhaupt mit der Serie anfängt, sollte er mit Pull-ups absolut vertraut sein. Das heißt: Wenn Swing Kips zu schwierig sind, steige mit Hängen von der Stange ein. Schwinge ein bisschen, probiere Pendelschwünge aus, ohne dich um Kipping zu kümmern. Sobald dir Vorwärts-und-rückwärts-Schwingen leichtfällt, fängst du mit Kipping an.

Progression

Verstärke den Kip, indem du im Rückschwung mehr Höhe erzeugst. Am Ende vollziehen Athleten einen modifizierten Schwung bis hinauf zur Stange: eine schwierigere Bewegung, die als Full Kip (siehe S. 266) bekannt ist.

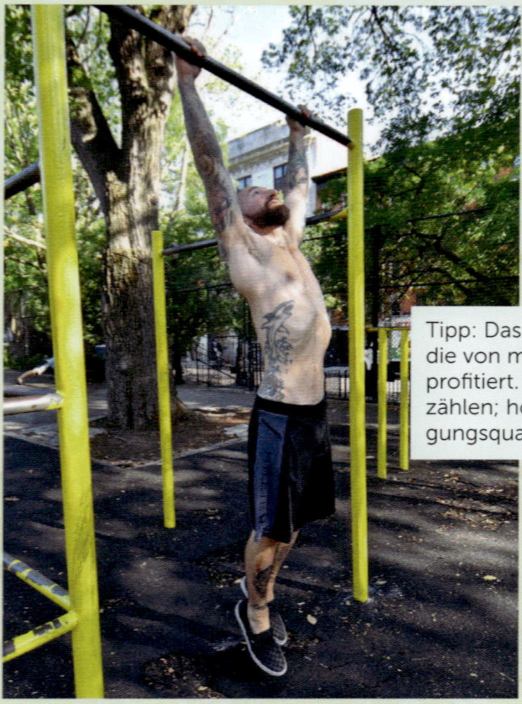

Tipp: Das ist eine explosive Übung, die von mehr Wiederholungen profitiert. Du musst sie aber nicht zählen; höre auf, wenn die Bewegungsqualität nachlässt.

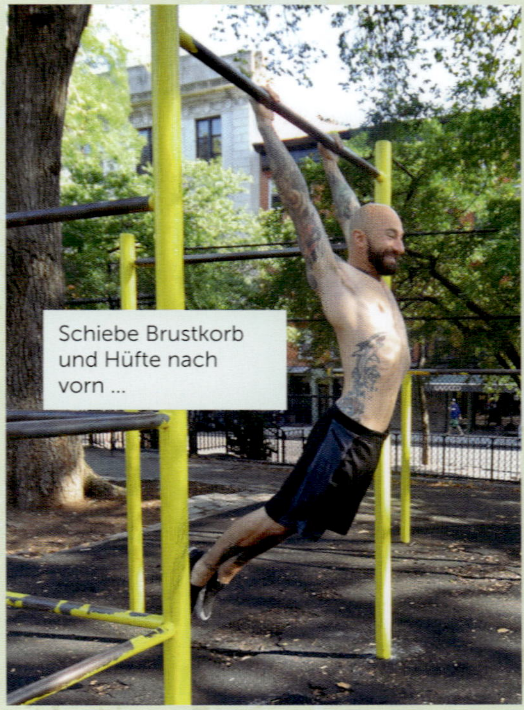

Schiebe Brustkorb und Hüfte nach vorn …

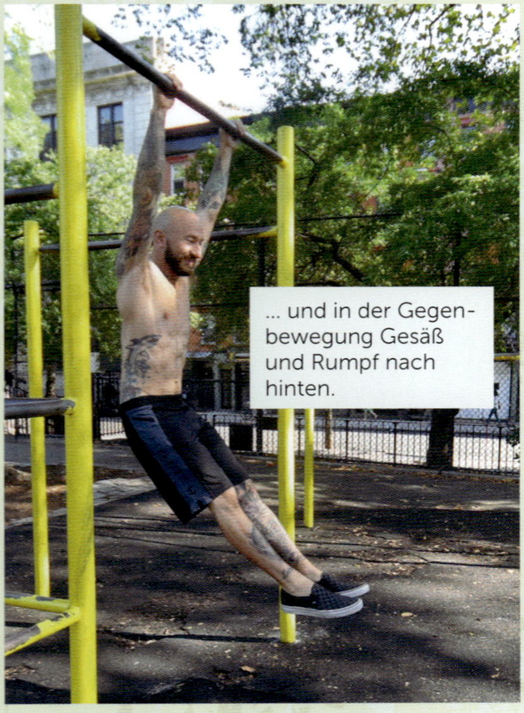

… und in der Gegenbewegung Gesäß und Rumpf nach hinten.

Step 2: JUMPING PULL-UP

Bewegungsablauf

- Fasse eine über dir angebrachte Querstange mit schulterbreitem Griff.
- Du stehst, anstatt zu hängen, in einem Halb-Squat. Nutze dafür, wenn nötig, ein festes Objekt.
- Halte die Stange und springe nach hinten oben ab, um den Rückschwung des Swing Kip (Step 1) nachzumachen.
- In der explosiven Aufwärtsbewegung ziehst du dich mit den Armen nach oben und an die Stange heran.
- Nutze die Verbindung des Sprungimpulses und des Armzugs, um dich nach oben zu ziehen, bis dein Kinn höher als die Stange ist.
- Senke den Körper durch Strecken der Arme rasch, aber kontrolliert ab.

Übungsanalyse

Hast du bislang deine normalen Pull-ups langsam und kontrolliert ausgeführt? Glückwunsch! Das ist die beste Methode zum Aufbau von Muskeln und Kraft! Aber für explosive Ziehschnellkraft, die Art, die für den Muscle-up absolut unerlässlich ist, musst du in einen anderen Gang schalten, neurologisch und kinesiologisch. Jumping Pull-ups sind der Schlüssel dafür. Du kannst sie durchführen, indem du direkt nach oben springst und ziehst, aber wenn du sie zum Aufbau von Muscle-ups nutzen willst, springst du nach oben und hinten. Und dann musst du nach oben und vorn ziehen – eine elliptische Bewegung, die den Bogen eines richtigen Kipping Pull-up (Step 3) nachmacht.

Regression

Mehr Einsatz der Beine erleichtert den Ablauf. Das gelingt mit einer niedrigeren Querstange oder einer höheren Unterlage. Alternativ konzentrierst du dich darauf, höher zu springen.

Progression

Das gegenteilige Prinzip gilt für Progression: je mehr (höher) du zur Stange springen musst, desto schwieriger die Übung, je weniger, desto einfacher. Wenn du die Höhe der Querstange nicht steigern kannst, erschwerst du die Übung durch Absprung von einem Bein. Achte darauf, mit jeder Wiederholung das Bein zu wechseln. Wenn du so weit bist, fängst du die Übung an, ohne die Stange zu fassen: Du springst ab, greifst die Stange und ziehst nach oben innen.

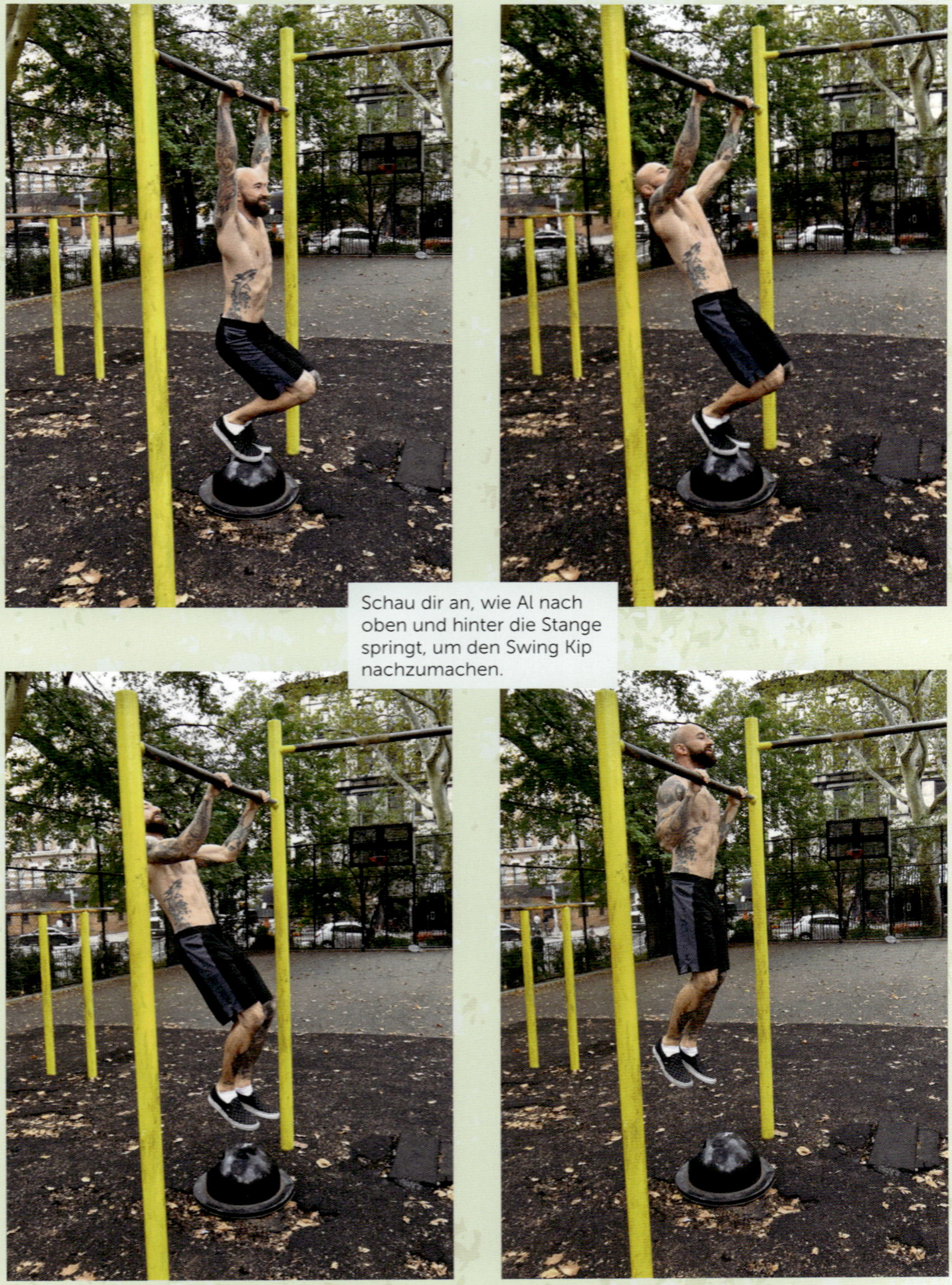

Schau dir an, wie Al nach oben und hinter die Stange springt, um den Swing Kip nachzumachen.

Step 3: KIPPING PULL-UP

Bewegungsablauf

- Hänge an einer über dir angebrachten Querstange.
- Dein Griff ist etwa schulterbreit, die Schultern sind nach unten gezogen; das schützt die Gelenkpfanne.
- Nutze den Swing Kip (Step 1), um vor dem Ziehen etwas Schwung aufzubauen.
- Mit dem Ende des Rückschwungs schiebst du die Hüfte nach vorn und ziehst gleichzeitig durch Beugen der Arme an der Stange.
- Nutze die Verbindung des Sprungimpulses und des Armzugs, um dich nach oben zu ziehen, bis dein Kiefer höher als die Stange ist.
- Senke den Körper durch Strecken der Arme rasch, aber kontrolliert ab, wodurch du etwas nach vorn schwingst. Am tiefsten Punkt angekommen, nutzt du den Schwung, um den Brustkorb für den nächsten Swing Kip nach vorn zu schieben.

Übungsanalyse

Sobald du genügend Zeit damit zugebracht hast, Swing Kips (Step 1) und Jumping Pull-ups (Step 2) zu beherrschen, besteht der nächste Schritt darin, die beiden Bewegungen zum Kipping Pull-up zu verbinden. Der Kipping Pull-up ist der Eckstein jeglichen Schnellkrafttrainings an der Querstange – nimm dir die Zeit, die du brauchst, um ihn perfekt zu können.

Regression

Wenn es zu schwierig ist, die Bewegung mit nur einem Swing Kip einzuleiten, nutze mehrere hintereinander, um so viel Impuls/Rückschwung wie möglich aufzubauen.

Progression

Am Anfang sollst du das Kinn über die Stange bringen. Wenn das leichtfällt, versuchst du, durch noch mehr Schwung im höchsten Punkt des Rückschwungs/Ziehens den Kopf und die Schultern noch höher über die Stange zu bringen.

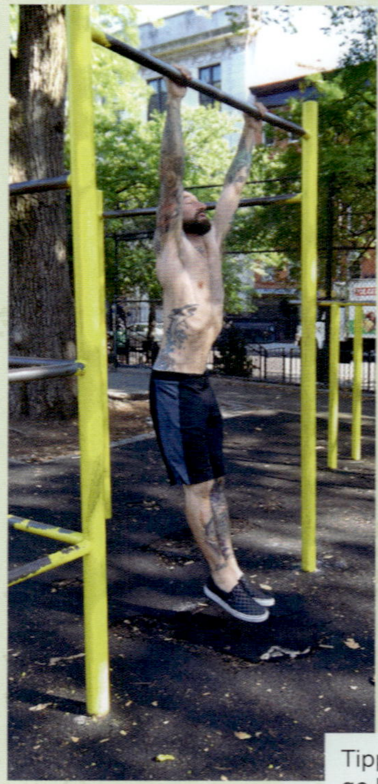

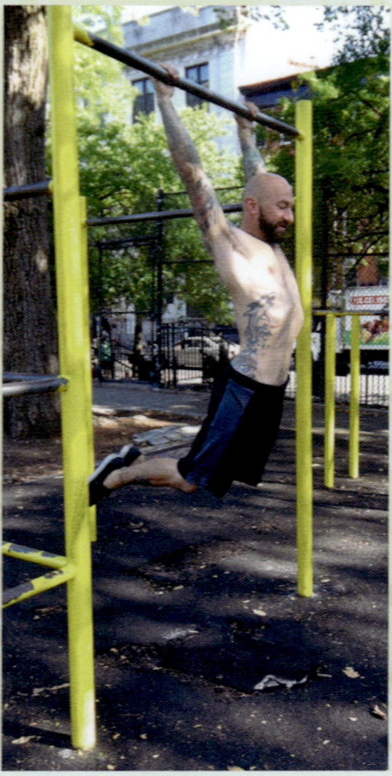

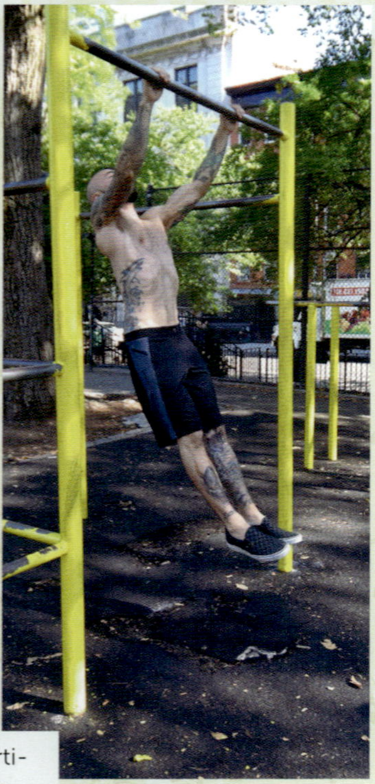

Tipp: Der Swing Kip (Step 1) ist eine großartige Fertigkeit, um hoch zur Stange zu kommen. Egal, ob auf den Fotos gezeigt oder nicht: Nutze zum Einstieg in die verbleibenden Steps dieser Kette immer den Kip!

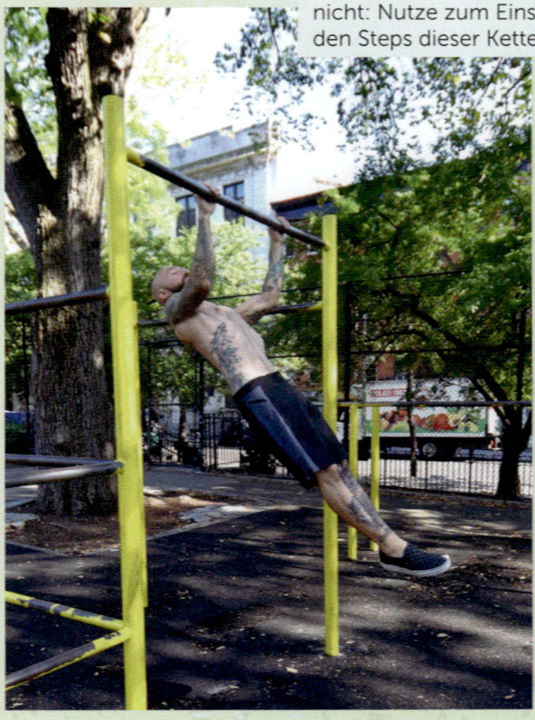

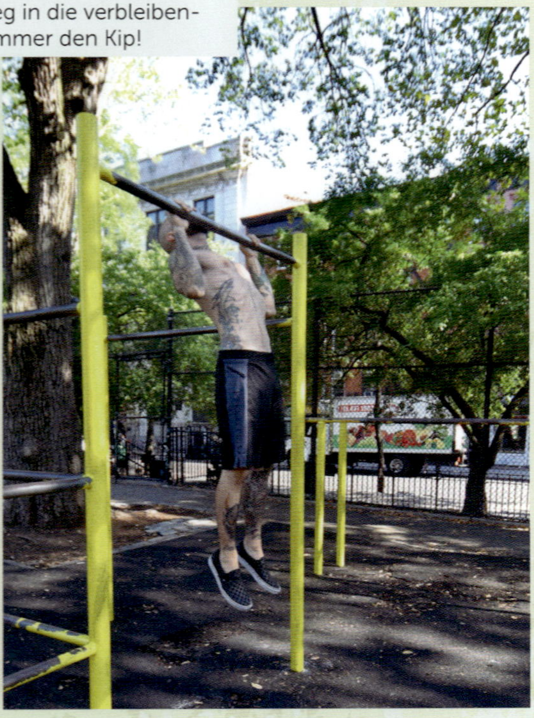

Step 4: PULL-UP HOP

Bewegungsablauf

- Hänge an einer über dir angebrachten Querstange.
- Dein Griff ist etwa schulterbreit, die Schultern sind nach unten gezogen; das schützt die Gelenkpfanne.
- Nutze den Swing Kip (Step 1), um vor dem Ziehen etwas Schwung aufzubauen.
- Mit dem Ende des Rückschwungs schiebst du die Hüfte nach vorn und ziehst gleichzeitig durch Beugen der Arme an der Stange.
- Nutze die Verbindung des Rückschwungs, des Impulses der Knie und des Armzugs, um dich nach oben zu ziehen.
- Am höchsten Punkt der Bewegung löst du für den Bruchteil einer Sekunde den Griff.
- Fasse die Stange wieder und senke den Körper zurück in den Swing Kip.

Übungsanalyse

Mit dem Beherrschen des Kipping Pull-up hast du einiges an explosiver Schnellkraft aufgebaut. Es ist aber sinnvoll, vor der Progression zum begehrten Clap Pull-up dieses vorbereitende Element einzuschieben. Pull-up Hops sind für Clap Pull-ups, was Pop-ups für Clap-Push-ups sind. In beiden Elementen steht vor dem Klatschen das Erzeugen von genügend Zeit in der Luft (Airtime). Dazu muss dein Körper seine Komfortzone verlassen. Der einzige Unterschied: Die Grundlage für Pull-ups ist eine Stange, die für Push-ups der Boden.

Regression

Konzentriere dich zu Beginn auf den Aufbau von Schnelligkeit. Dabei ist es hilfreich, am Höhepunkt der Bewegung zuerst nur eine Hand von der Stange zu lösen, um ein Gefühl für die Übung zu bekommen.

Progression

Am Anfang sind die meisten Athleten froh, wenn sie gerade mal den Griff lösen und die Stange wieder fassen können. Baue, je besser du wirst, immer mehr Höhe auf. Meister dieser Übung können ihre Handflächen 15 cm oder mehr von der Stange wegheben.

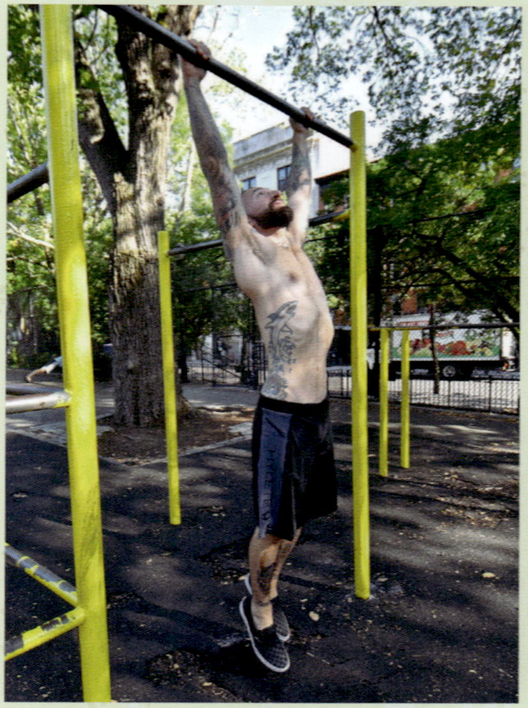

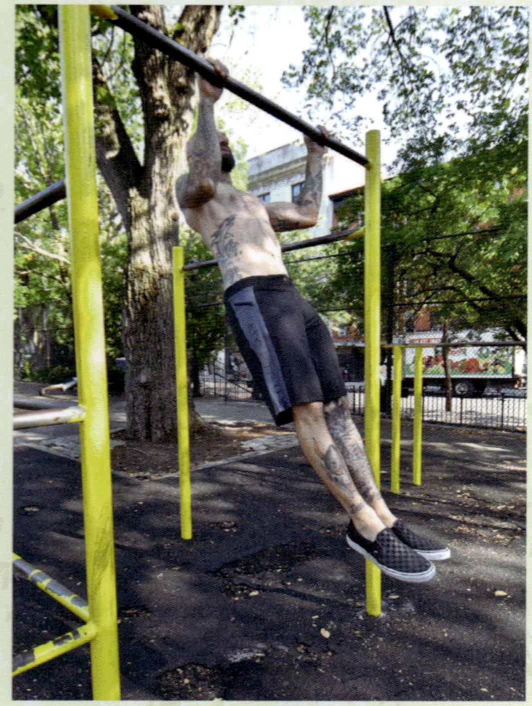

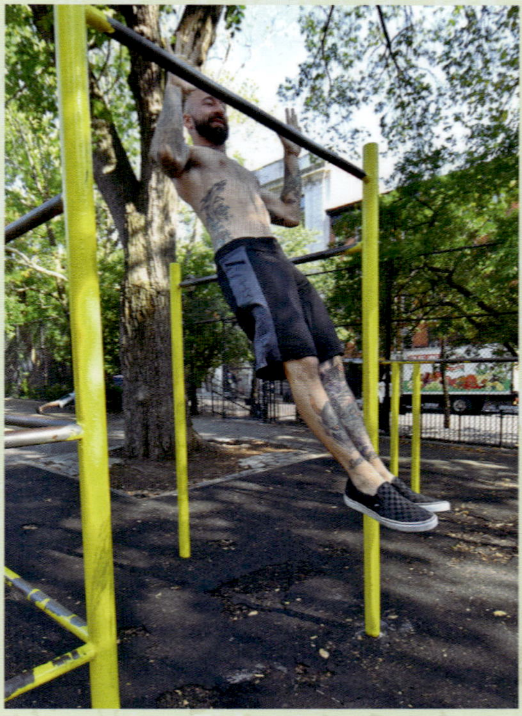

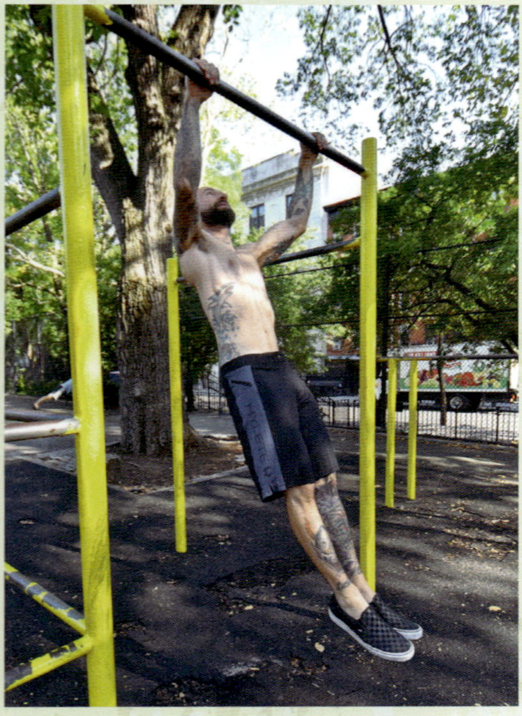

Step 5: CLAP PULL-UP

Bewegungsablauf

- Hänge an einer über dir angebrachten Querstange.
- Dein Griff ist etwa schulterbreit, die Schultern sind nach unten gezogen; das schützt die Gelenkpfanne.
- Nutze den Swing Kip (Step 1), um vor dem Ziehen etwas Schwung aufzubauen.
- Mit dem Ende des Rückschwungs schiebst du die Hüfte nach vorn und ziehst gleichzeitig durch Beugen der Arme an der Stange.
- Nutze die Verbindung des Rückschwungs und des Armzugs, um dich nach oben zu ziehen.
- Am höchsten Punkt der Bewegung löst du den Griff und klatschst gut hörbar in die Hände.
- Fasse die Stange wieder und senke den Körper zurück in den Swing Kip.

Übungsanalyse

Manche Leute glauben womöglich, vertikaler Schwung wäre besser, um die für den ersten Clap Pull-up notwendige Höhe zu erreichen. Sie irren. Der effizienteste Weg zum Clap führt über den Aufschwung in einer Kurve, wie du es in den Kipping Pull-ups (Step 3) gelernt hast. Mit ihm kommst du hinter die Stange anstatt darauf. Und dort ist für deine Unterarme und Hände genug Platz zum Klatschen. Du musst dich übrigens nicht meilenweit über die Stange ziehen. Übertreibe es nicht: Auch Wegdrücken von der Stange wäre falsch. Folge einfach der natürlichen Kurve, die du dir in den vorangegangenen Steps erarbeitet hast.

Regression

Es ist auf jeden Fall einfacher, auf dem Höhepunkt der Bewegung nur eine Hand von der Stange zu nehmen und damit auf den gegenüberliegenden Unterarm zu schlagen.

Progression

Du hast es erraten: Wenn dir der »normale« Clap Pull-up zu einfach ist, dann arbeite an Doppel- und Dreifachklatschen.

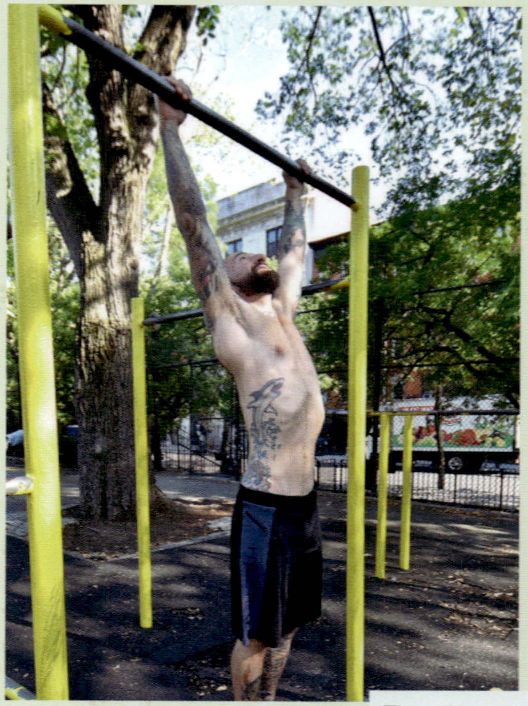

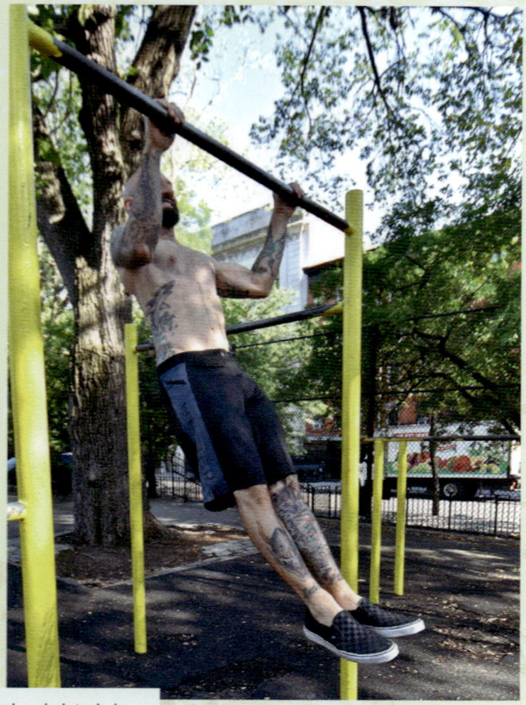

Tipp: Wenn du noch nicht richtig klatschen kannst, legst du nur rasch die Finger aneinander.

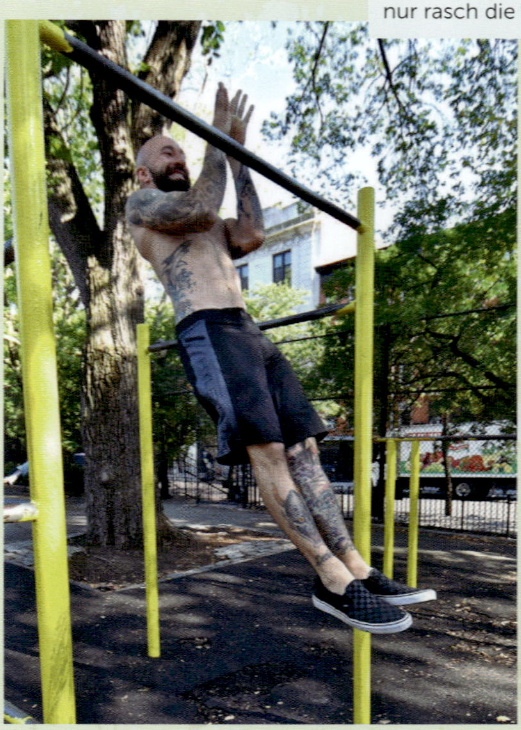

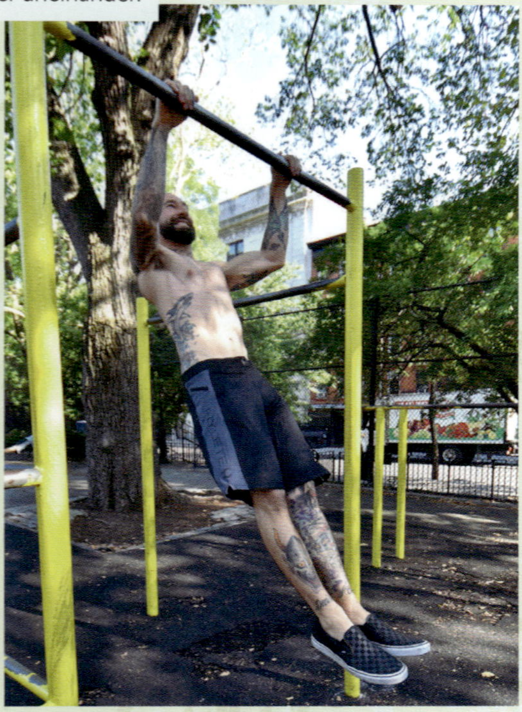

Step 6: CHEST PULL-UP

Bewegungsablauf

- Hänge an einer über dir angebrachten Querstange.
- Dein Griff ist etwa schulterbreit, die Schultern sind nach unten gezogen; das schützt die Gelenkpfanne.
- Nutze den Swing Kip (Step 1), um vor dem Ziehen etwas Schwung aufzubauen. Mittlerweile sollte dein Swing Kip schon um einiges energischer sein und dich höher hinaustragen als in den ersten Steps.
- Sobald du dich dem höchsten Punkt des Rückschwungs näherst (wenn dein Kopf sich auf Höhe der Stange befindet), ziehst du die Ellbogen so kräftig wie möglich nach hinten.
- Setze das Ziehen fort, bis die Ellbogen hinter dem Rumpf sind und das Brustbein die Stange berührt.
- Senke den Körper zurück in den Swing Kip.

Übungsanalyse

Bis zu diesem Punkt in der Kette hast du deinen Rumpf im durch den Swing Kip erzeugten Rückschwung mehr oder weniger nach oben gezogen. Nun ändert sich das Bewegungsmuster: Am höchsten Punkt des Rückschwungs wechselst du die Richtung und ziehst die Ellbogen nach hinten, bis sie hinter dem Körper sind. Das wiederum zieht deinen Brustkorb an die Stange heran, und wenn du es richtig machst, sind in der Endstellung dieser Teilbewegung die Unterarme diagonal, nicht vertikal wie in normalen Pull-ups.

Regression

Wenn das Berühren der Stange mit dem Brustbein zu schwierig ist, fange damit an, sie mit dem oberen Teil des Brustkorbs zu berühren. Aber sei vorsichtig! Wenn du deine Fähigkeiten falsch einschätzt, kann es passieren, dass du mit dem Gesicht gegen die Stange knallst.

Progression

Mit dem dich höher und höher hinaustragenden Swing Kip berührst du mit einem immer tiefer gelegenen Teil des Rumpfes die Stange. Am Ende ziehst du die Stange gegen den Bauch, dann gegen die unteren Bauchmuskeln – und das führt uns nahtlos zum nächsten Step.

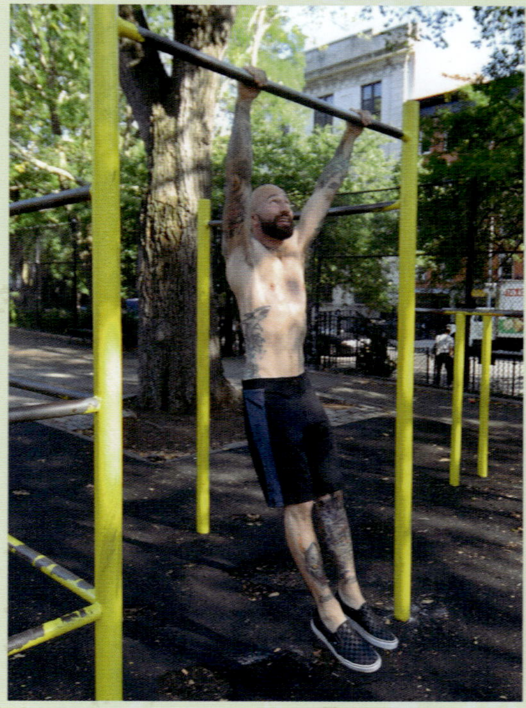

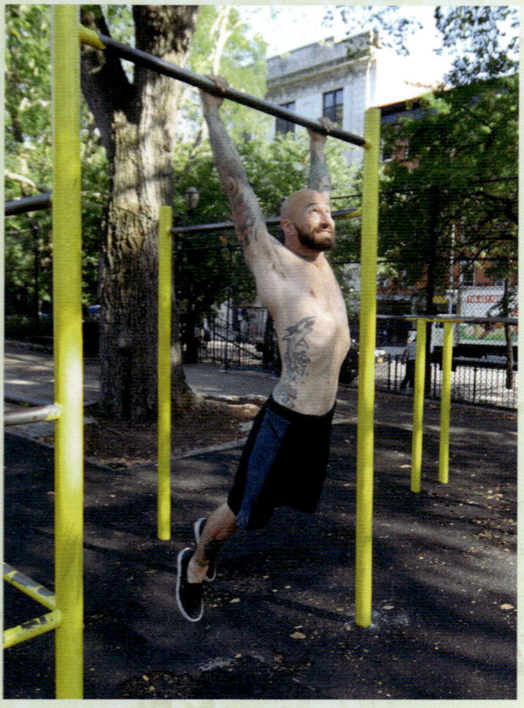

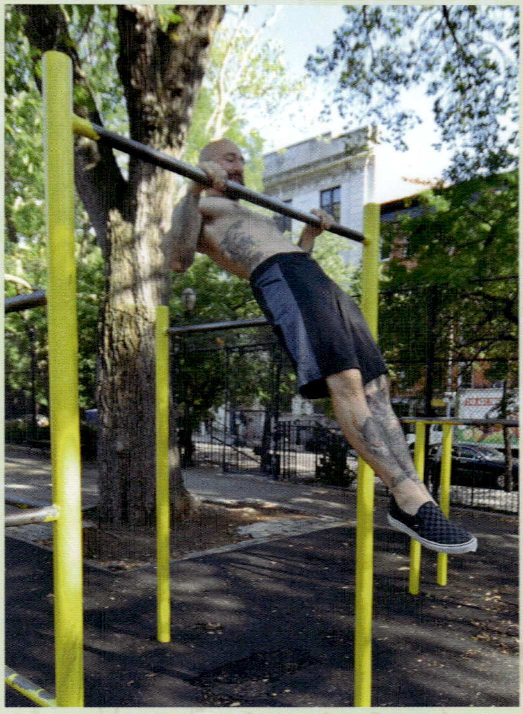

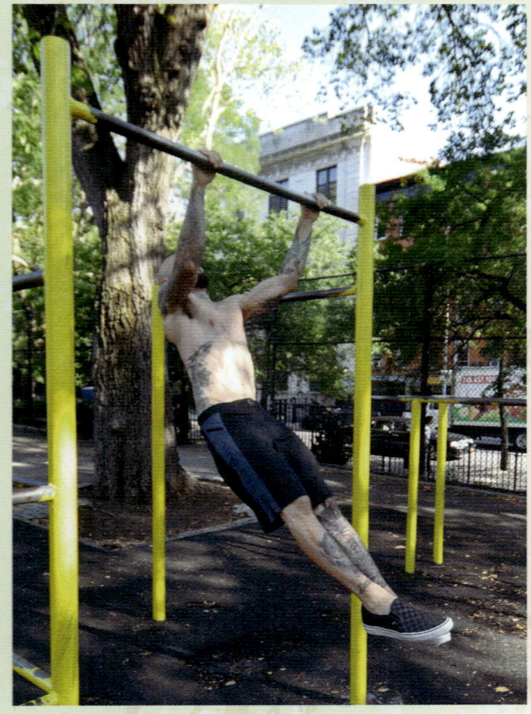

Step 7: HIP PULL-UP

Bewegungsablauf

- Hänge an einer über dir angebrachten Querstange.
- Dein Griff ist etwa schulterbreit, die Schultern sind nach unten gezogen; das schützt die Gelenkpfanne.
- Nutze den Swing Kip (Step 1), um vor dem Ziehen etwas Schwung aufzubauen. Mittlerweile sollte dein Swing Kip schon um einiges energischer sein und dich höher hinaustragen als in den ersten Steps.
- Sobald du dich dem höchsten Punkt des Rückschwungs näherst, schnappst du mit den Armen nach hinten – ein kurzer Zug, um die Richtung zu ändern, mit deutlich kleinerem Bewegungsumfang als im Chest Pull-up.
- Gleichzeitig kontrahierst du hart die Gesäßmuskeln samt der hinteren Muskelkette und schiebst deine Hüfte nach oben zur Stange. Die Bewegung ist so energisch, dass dein Unterbauch die Stange berührt.
- Fasse die Stange wieder und senke den Körper zurück in den Swing Kip.

Übungsanalyse

Es gibt zwischen Chest Pull-ups und Hip Pull-ups einen wichtigen Unterschied: Im Verlauf eines Chest Pull-ups ziehst du dich auf dem höchsten Punkt der Bewegung mit den Armen zur Stange; während eines Hip Pull-ups beugen sich deine Arme nur ein wenig, und das Vorschieben der Hüfte erzeugt am höchsten Punkt der Bewegung die meiste Kraft. Glaube mir: Sobald du den Hip Pull-up kannst, bist du ganz dicht dran am Muscle-up, zumindest am Zieh-Teil. Der nächste Step bringt dir bei, wie du diese Kraft in Richtung Pull-over-Position kanalisierst.

Regression

Wie zuvor kommt es darauf an, in welcher Höhe dein Körper die Stange berührt. Wenn du es mit den unteren Bauchmuskeln (noch) nicht schaffst, versuche es mit den oberen.

Progression

Du hast jetzt die Höhe erreicht, die du für den mittleren Abschnitt des Muscle-up – den Pullover – brauchst. Wenn du willst, kannst du noch mehr Handlungshöhe aufbauen. Es ist durchaus möglich, mit den oberen Oberschenkeln die Stange zu berühren.

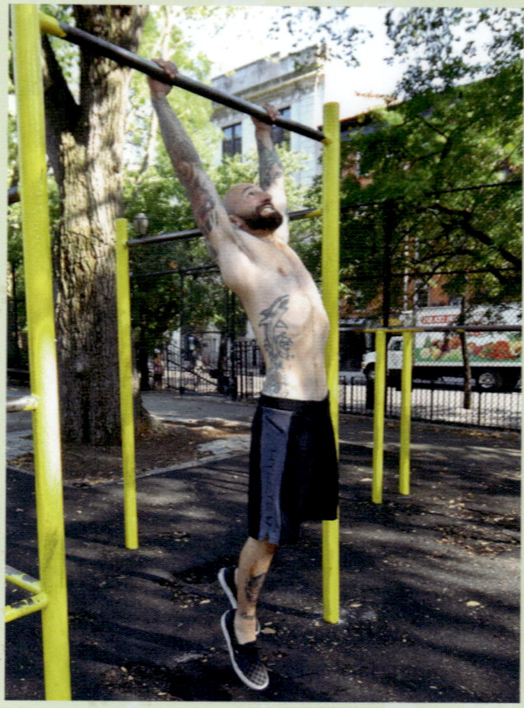

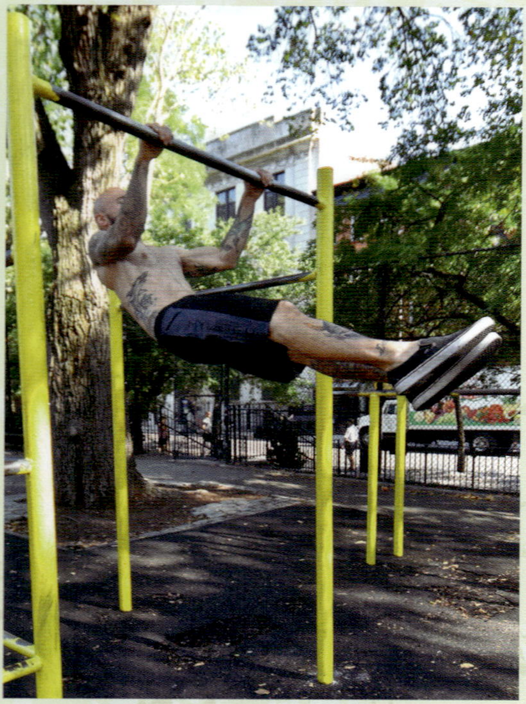

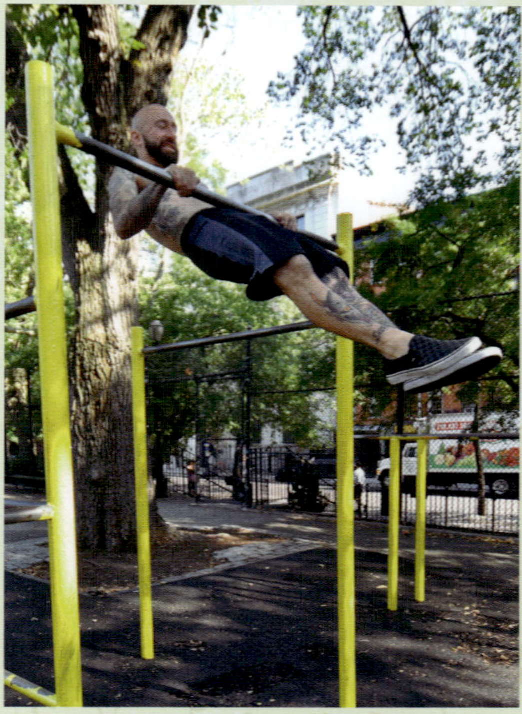

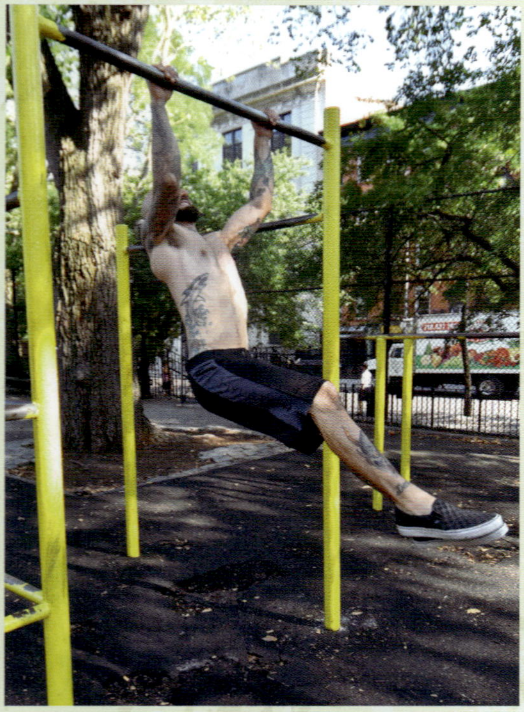

Step 8: JUMPING PULL-OVER

Bewegungsablauf

- Fasse eine Querstange mit etwa schulterbreitem Griff, die Schultern sind nach unten gezogen.
- Verwende den daumenlosen Griff, also mit Daumen über der Stange (siehe S. 228–230).
- Du kannst entweder eine niedrige Querstange benutzen (Fotos) oder unter einer hoch angebrachten Stange einen oder beide Füße auf eine stabile Unterlage unter dir stellen und dich davon abdrücken.
- Beuge das belastete Bein/die Beine und springe wie für den Swing Kip (Step 1) nach hinten oben.
- Sobald du dich dem höchsten Punkt des sprungunterstützten Rückschwungs näherst, schnappst du mit den Armen nach hinten und ziehst dich zur Stange.
- Gleichzeitig kontrahierst du hart die Gesäßmuskeln samt der hinteren Muskelkette und schiebst deine oberen Bauchmuskeln zur Stange.
- Ziehe weiter hart die Ellbogen nach hinten und damit deinen Rumpf nach vorn über die Stange.
- Drehe mit dem Erreichen der finalen Pull-over-Position die Handgelenke (siehe S. 228). Am Ende befindet sich die Stange unter den oberen Bauchmuskeln, Kopf und Brustkorb sind über der Stange, die Hüfte ist gebeugt. Die Unterarme sind senkrechte Streben. Halte diese Stellung.

Übungsanalyse

Wenn du Hip Pull-ups (Step 7) schaffst, dann verfügst du über die Schnellkraft, um den Zieh-Teil eines Muscle-up zu bewältigen. Du musst nur noch die richtige Technik zum Ziehen des Rumpfs über die Stange lernen. Hier kommen die Jumping Pull-overs ins Spiel: Die Extra-Schnellkraft der Beine hilft dir, den Rumpf über die Stange zu ziehen, bevor du es im Step 9 selbst packen musst. Trainiere die Jump Pull-ups gemeinsam mit Hip Pull-ups, um die Schnellkraft zu erhalten, die du schon aufgebaut hast.

Regression

Je höher die Unterlage/je tiefer die Stange, desto einfacher ist es, sich selbst zu unterstützen.

Progression

Erschwere die Selbstunterstützung durch Absprung von einer tieferen Unterlage oder durch nur einbeinigen Absprung.

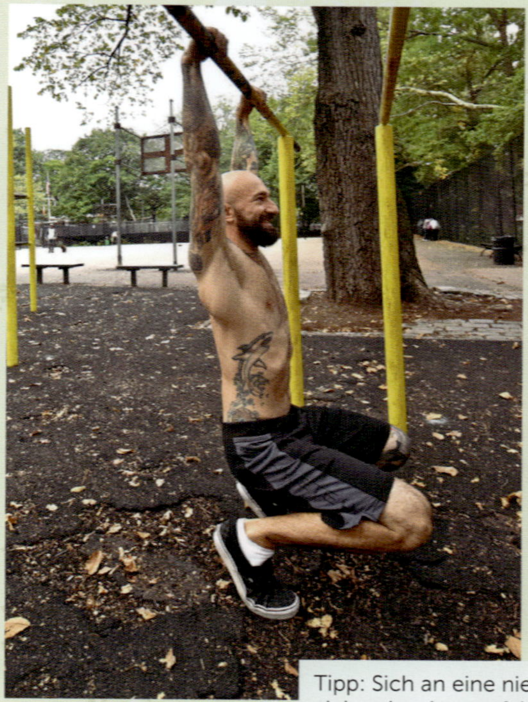

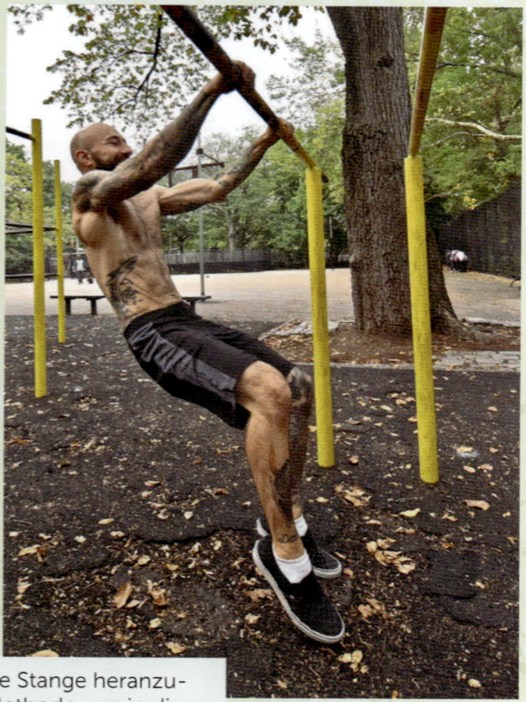

Tipp: Sich an eine niedrige Stange heranzuziehen ist eine perfekte Methode, um in diese Technik einzusteigen. Mit dem Besserwerden wechselst du zu einer höheren Querstange und springst von einem Kasten oder Stuhl ab.

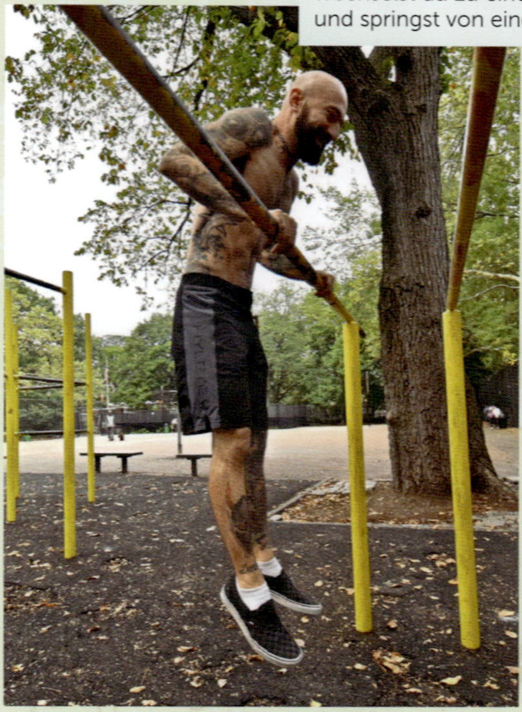

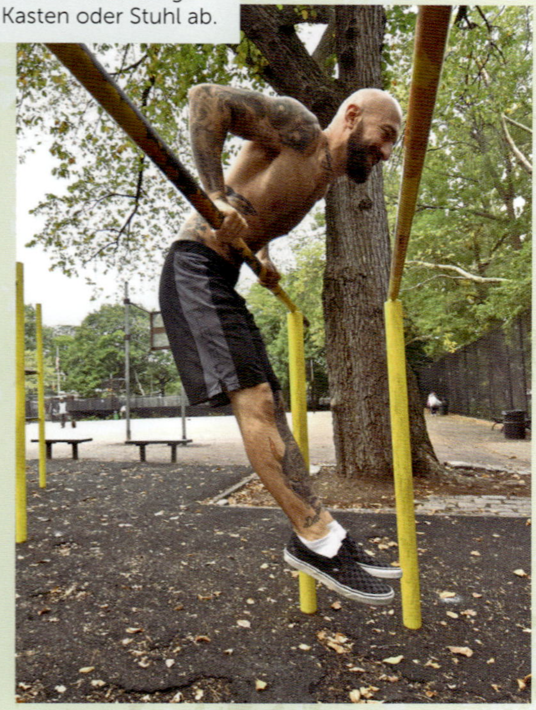

Step 9: BAR PULL-OVER

Bewegungsablauf

- Fasse eine Querstange mit etwa schulterbreitem Griff, die Schultern sind nach unten gezogen.
- Verwende den daumenlosen Griff, also mit Daumen über der Stange (siehe S. 228–230).
- Nutze den Swing Kip (Step 1), um vor dem Ziehen etwas Schwung aufzubauen. Mittlerweile sollte dein Swing Kip schon um einiges energischer sein und dich höher hinaustragen als in den ersten Steps.
- Sobald du dich dem höchsten Punkt des Rückschwungs näherst, schnappst du mit den Armen nach hinten.
- Gleichzeitig kontrahierst du hart die Gesäßmuskeln samt der hinteren Muskelkette und schiebst deine oberen Bauchmuskeln zur Stange.
- Ziehe weiter hart die Ellbogen nach hinten und damit deinen Rumpf nach vorn über die Stange. Die Füße gleichzeitig nach vorn zu schieben hilft dir dabei.
- Drehe mit dem Erreichen der finalen Pull-over-Position die Handgelenke (siehe S. 228). Am Ende befindet sich die Stange unter den oberen Bauchmuskeln, Kopf und Brustkorb sind über der Stange, die Hüfte ist gebeugt. Die Unterarme sind senkrechte Streben. Halte in dieser Stellung inne.

Übungsanalyse

Kalisthenische Pull-overs sind nicht nur unglaublich effektive Übungen zum Aufbau krass explosiver Schnellkraft, sondern darüber hinaus megafunktionell: Du lernst, dein Körpergewicht nach oben und über die Stange zu ziehen. Sei es ein Baum, ein Zaun oder eine Wand: Mit dieser Technik im Gepäck kannst du dich sogar aus Lebensgefahr retten. Genauso cool schaffst du auch den Bar Pull-over und bist damit nur noch die gestreckten Arme weg von der am meisten bewunderten Stangenbewegung dieses Planeten: dem Muscle-up.

Regression

Zu Beginn bist du womöglich nicht in der Lage, dich über der Stange zu halten – wenn du deinen Rumpf nicht weit genug nach vorn bekommst. Sei erst einmal mit dem Abschluss der Bewegung zufrieden. Das Halten kommt mit der Zeit von selbst.

Progression

Beende eine Wiederholung mit Abrollen über die Stange.

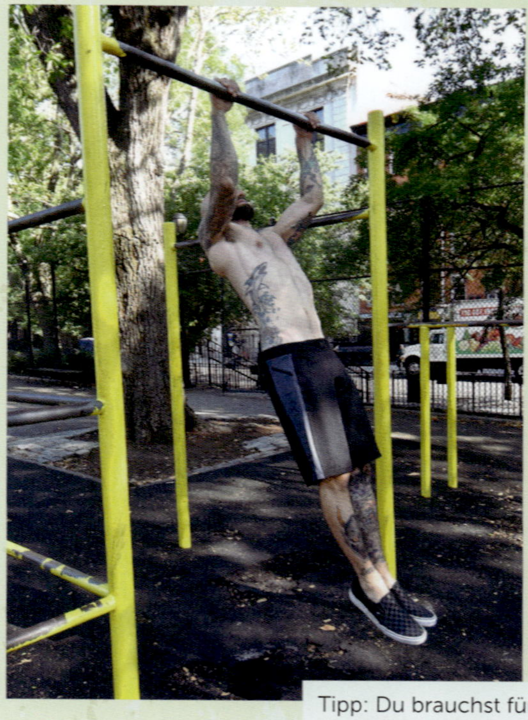

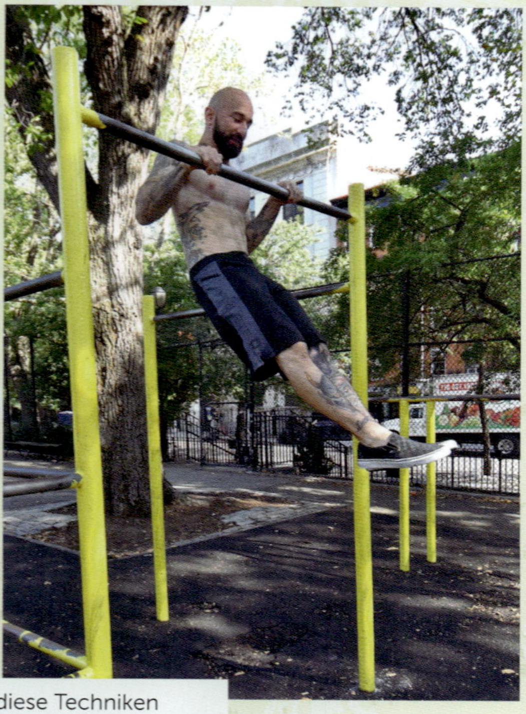

Tipp: Du brauchst für all diese Techniken einen festen Griff, aber du musst lernen, ihn im höchsten Punkt der Bewegung zu lösen, sonst können deine Unterarme nicht drehen.

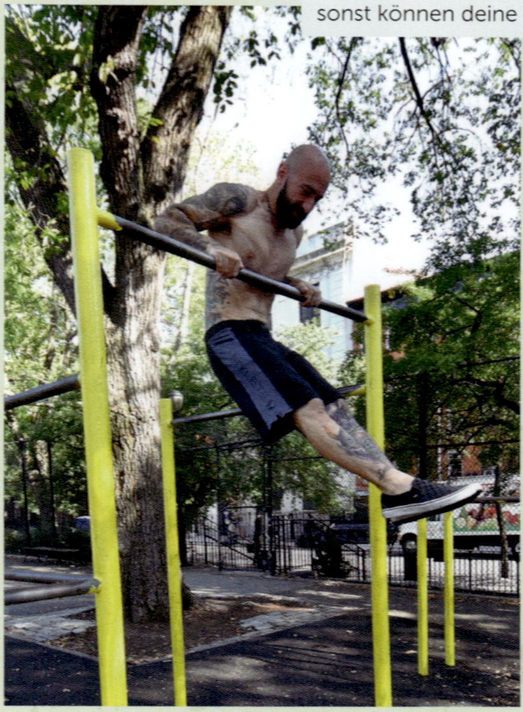

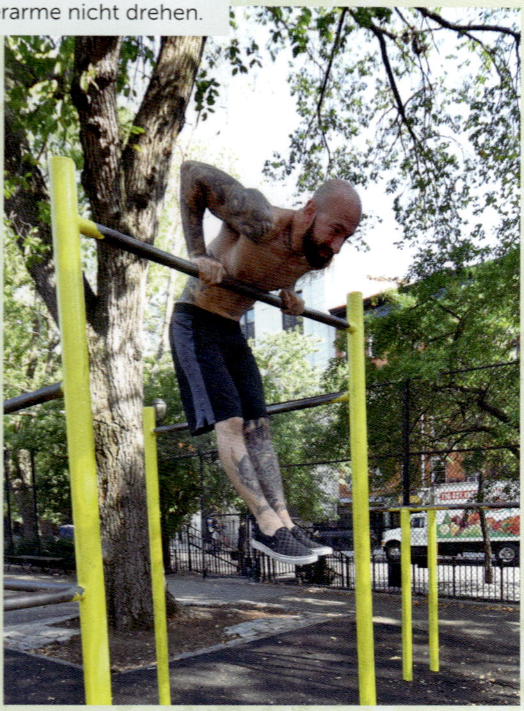

Master Step: DER MUSCLE-UP

Bewegungsablauf

- Fasse eine Querstange mit etwa schulterbreitem Griff, die Schultern sind nach unten gezogen.
- Verwende den daumenlosen Griff, also mit Daumen über der Stange (siehe S. 228–230).
- Nutze den Swing Kip (Step 1), um vor dem Ziehen etwas Schwung aufzubauen. Mittlerweile sollte dein Swing Kip schon um einiges energischer sein und dich höher hinaustragen als in den ersten Steps.
- Sobald du dich dem höchsten Punkt des Rückschwungs näherst, schnappst du mit den Armen nach hinten.
- Gleichzeitig kontrahierst du hart die Gesäßmuskeln samt der hinteren Muskelkette und schiebst deine oberen Bauchmuskeln zur Stange.
- Ziehe weiter hart die Ellbogen nach hinten und damit deinen Rumpf nach vorn über die Stange. Die Beine hochzuhalten hilft dir dabei.
- Drehe mit dem Erreichen der finalen Pull-over-Position die Handgelenke (siehe S. 228). Am Ende befindet sich die Stange unter den oberen Bauchmuskeln, Kopf und Brustkorb sind über der Stange, die Beine sind gehoben. Die Unterarme sind senkrechte Streben.
- Drücke dich durch Strecken der Arme nach oben. Der Kopf ist gerade und du schaust nach vorn. Halte in der Endstellung inne.

Übungsanalyse

Wenn je eine populäre Kraftübung als »komplette« Meisterleistung der Fähigkeiten bezeichnet wurde, dann wahrscheinlich der Muscle-up. Anders als die meisten anderen Kraftübungen besteht er aus einer starken Ziehkomponente plus kraftvollem Drücken, dem die Notwendigkeit von Schnelligkeit, Schnellkraft, Balance, Timing, Ganzkörperkoordination und einer Körpermitte aus Stahl hinzugefügt wird – ist es dann noch ein Wunder, dass der Muscle-up eine der am neidvollsten bewunderten Fertigkeiten des gesamten Körpergewichtstrainings ist?

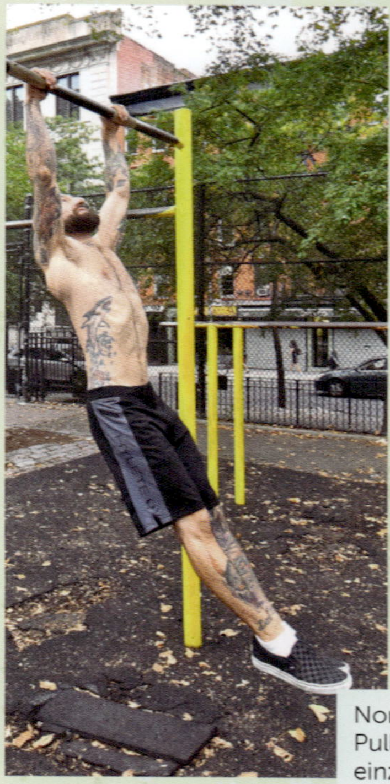

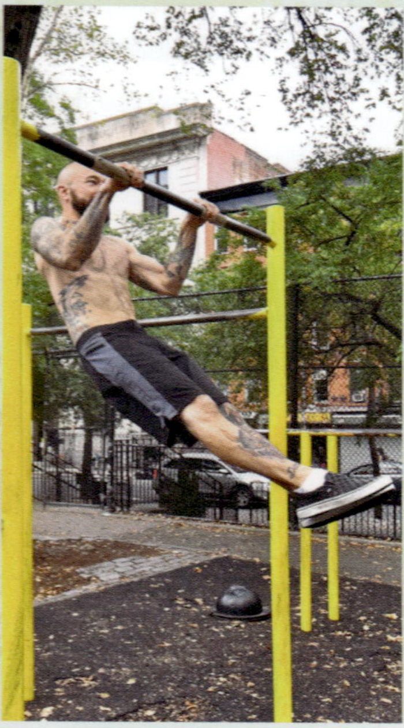

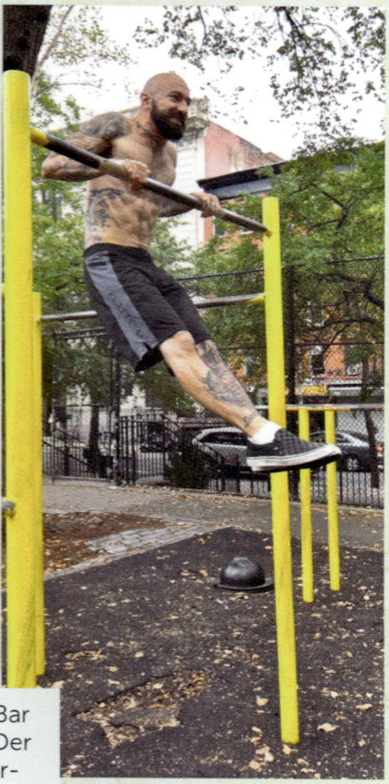

Normalerweise können Athleten, die den Bar Pull-over schaffen, auch den Muscle-up. Der einzige Unterschied: Du musst dein Körpergewicht etwa die Strecke eines halben Dip nach oben drücken. Falls die Dips Probleme bereiten: Auf den Seiten 252 bis 263 findest du ein komplettes Programm.

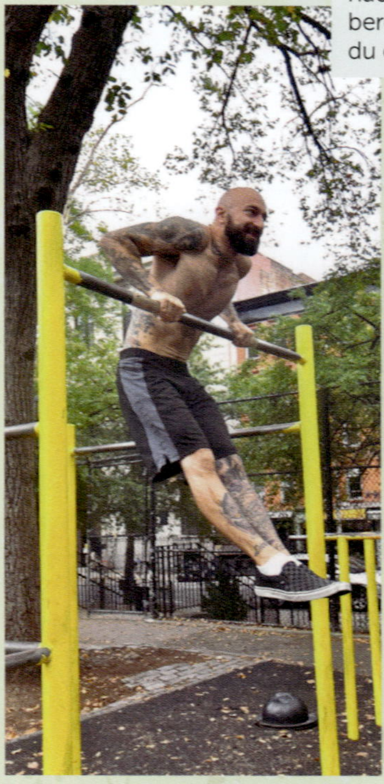

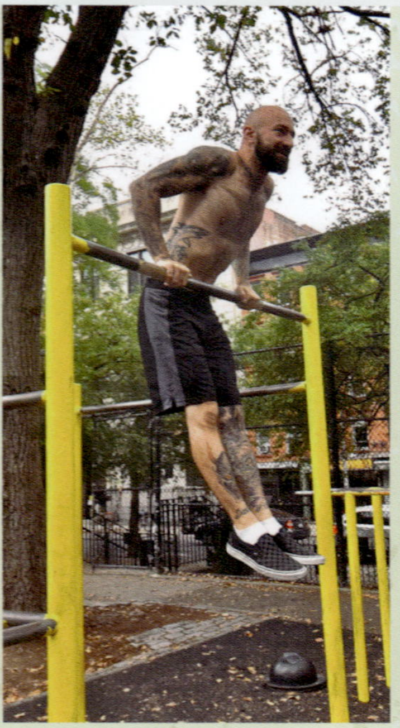

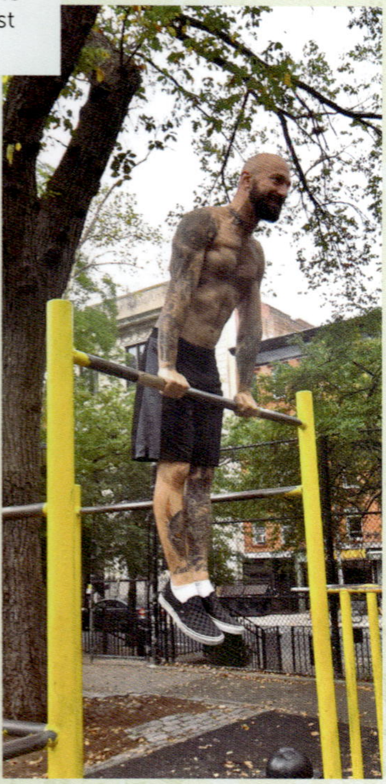

BONUS-PROGRESSIONEN: DIPS

Das Dip-Drücken auf der Stange ist der letzte konzentrische Teil des Muscle-up: Ohne die Unterstützung von Schnelligkeit oder Schwung sind die meisten gezwungen, mit roher Kraft zu drücken. Zwar spielt auch Technik eine Rolle – wie immer eigentlich, aber wenn die Grundkraft fehlt, kannst du es vergessen.

Deshalb ist der Dip Press der Teil des Muscle-up, mit dem so viele Sportler Probleme haben. Die einzige Methode, um die notwendige Kraft aufzubauen: progressives Dippen. Wenn du auf einem Parallelbarren problemlos einen Dip durchführen kannst, steigen deine Chancen, einen kompletten Muscle-up zu schaffen, kometenhaft.

Brauchst du wirklich Dips in deinem Programm? Als ständigen Trainingsinhalt bevorzuge ich aus verschiedenen Gründen Push-ups. Aber wenn du den Muscle-up beherrschen willst, in dem du gut dippen können musst, sind Dips als Zusatzübung eine prima Idee. Zudem gibt es Calisthenics-Meister (z. B. Al Kavadlo und Matt Schifferle), für die Dips ein wichtiger Bestandteil des Basistrainings sind. Viele Wege führen nach Rom, stimmt's?

Die meisten – kraftbasierten – Dips, sind per se keine Schnellkraftübungen. Aber weil sie im Muscle-up so hilfreich sind, biete ich auf den folgenden Seiten in einer Kette von zehn Steps eine Auswahl von Dip-Progressionen, in der sich jeder bedienen kann, der sie braucht. Es gibt hier keine Vorgaben; nutze deine Intuition und »melke« die Übungen zu deinem Vorteil. Weil sich dieses Buch mit explosiver Schnellkraft beschäftigt, gibt es nach den Progressionen einige explosivere Dip-Varianten.

1. Bent Dips

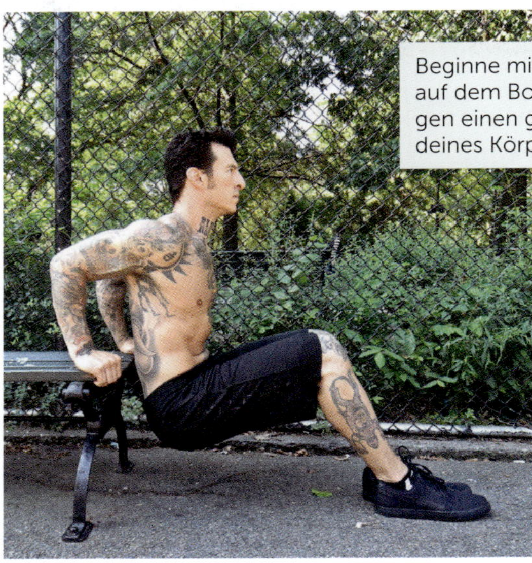

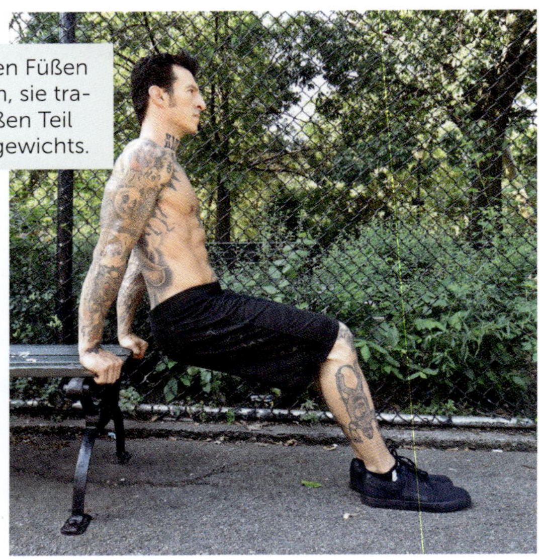

Beginne mit den Füßen auf dem Boden, sie tragen einen großen Teil deines Körpergewichts.

2. Straight Dips

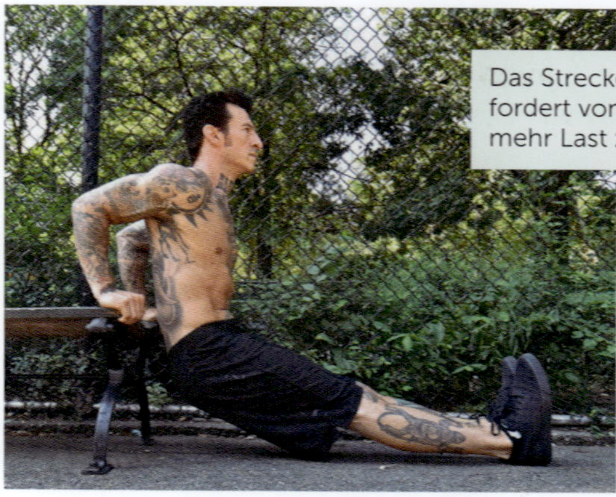

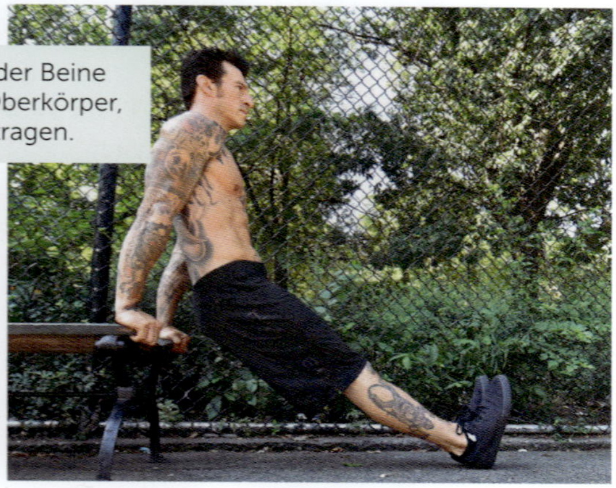

Das Strecken der Beine fordert vom Oberkörper, mehr Last zu tragen.

3. Feet-elevated Dips

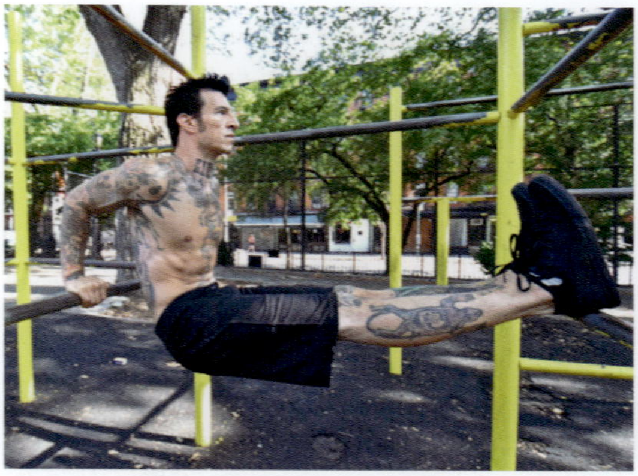

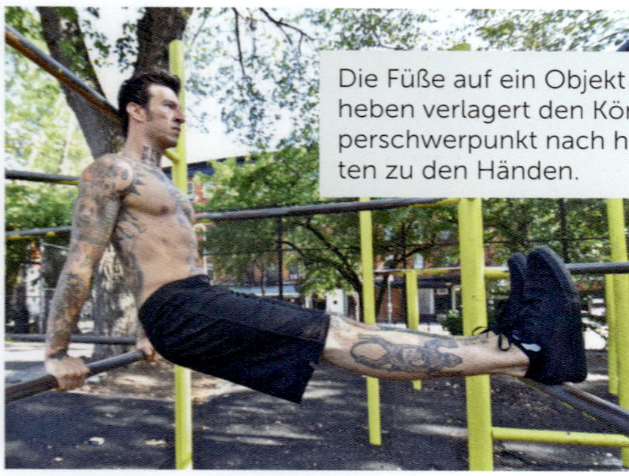

Die Füße auf ein Objekt zu heben verlagert den Körperschwerpunkt nach hinten zu den Händen.

4. Feet-up Parallel Bar Dips

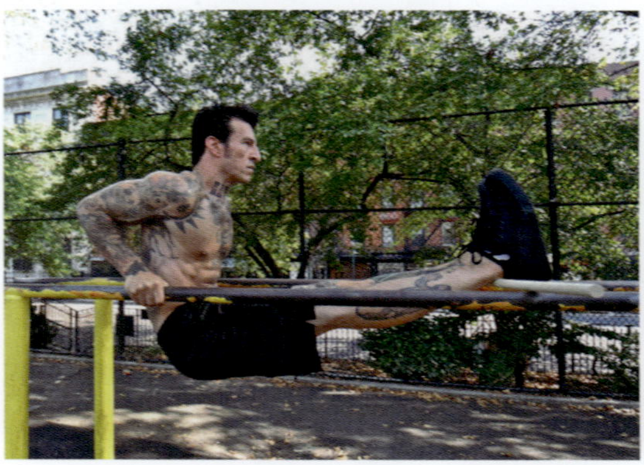

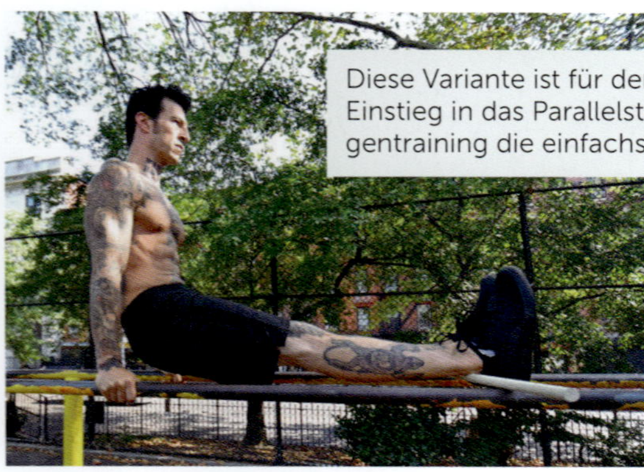

Diese Variante ist für den Einstieg in das Parallelstangentraining die einfachste.

5. Self-assisted Parallel Bar Dips 1

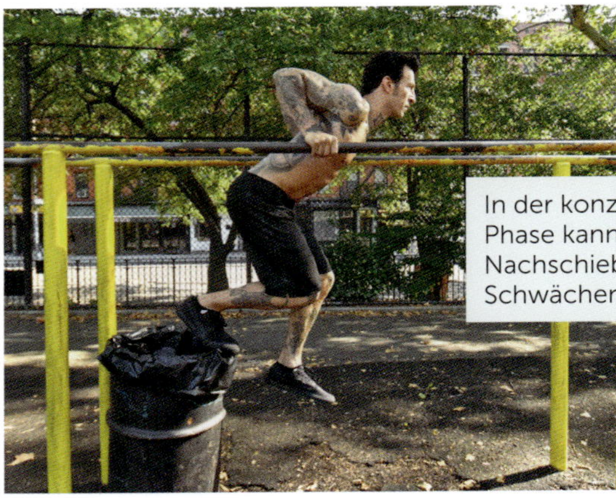

In der konzentrischen Phase kannst du mit dem Nachschieben des Beines Schwächen überbrücken.

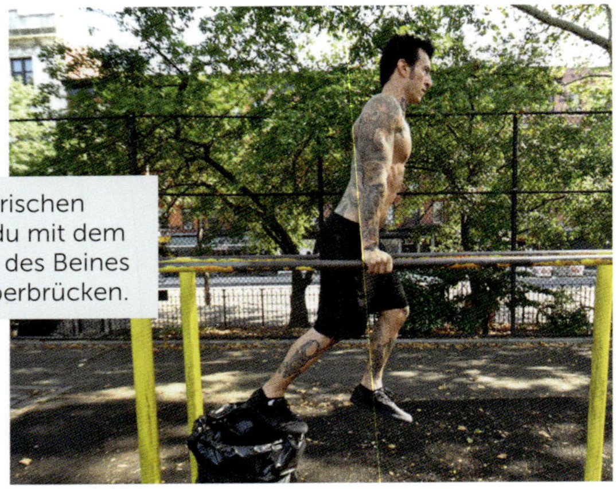

6. Self-assisted Parallel Bar Dips 2

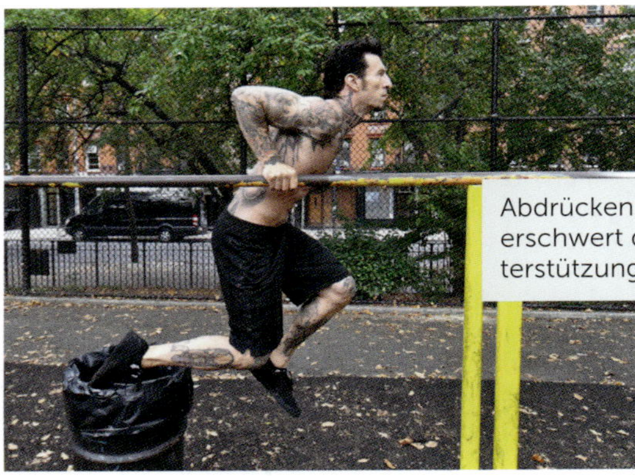

Abdrücken vom Fußrist erschwert die Selbstunterstützung erheblich.

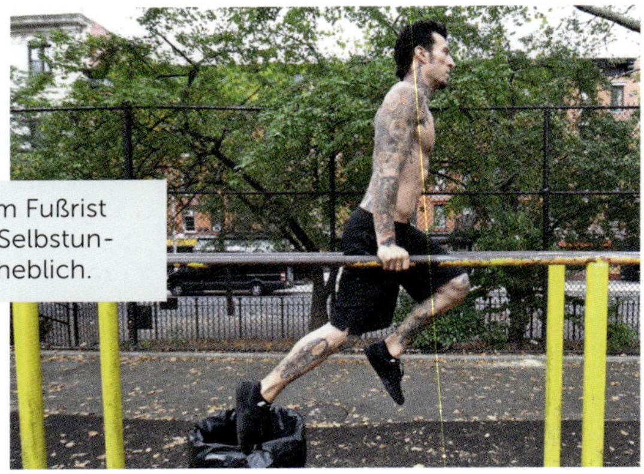

7. Parallel Bar Dips

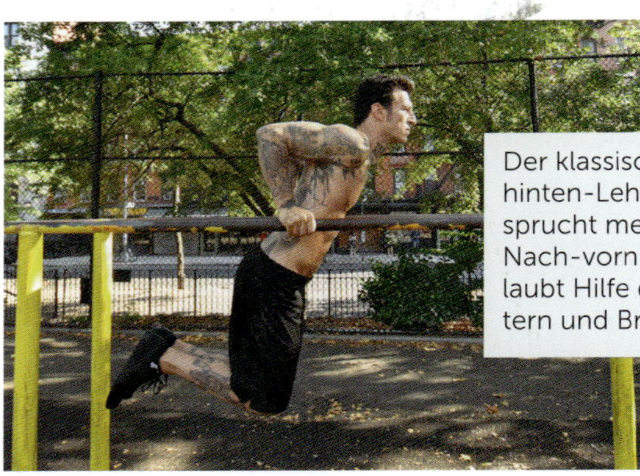

Der klassische Dip. Nach-hinten-Lehnen beansprucht mehr den Trizeps, Nach-vorn-Lehnen erlaubt Hilfe durch Schultern und Brust.

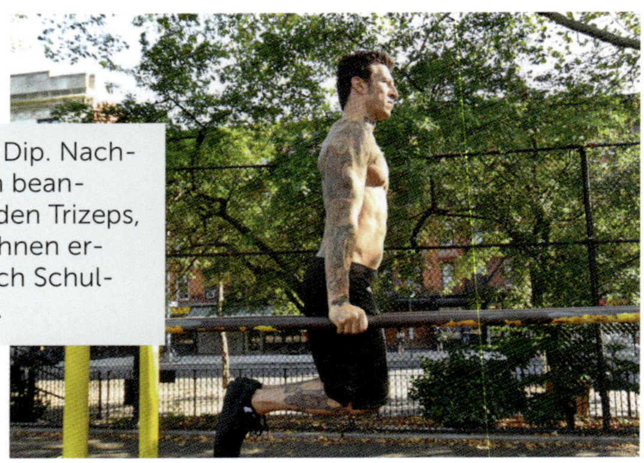

8. Legs forward Parallel Bar Dips

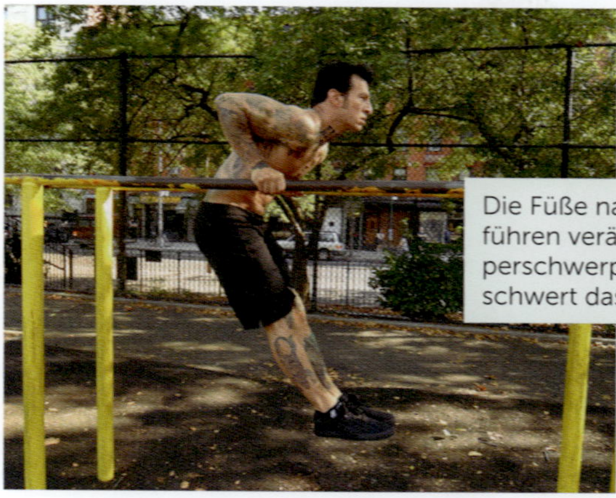
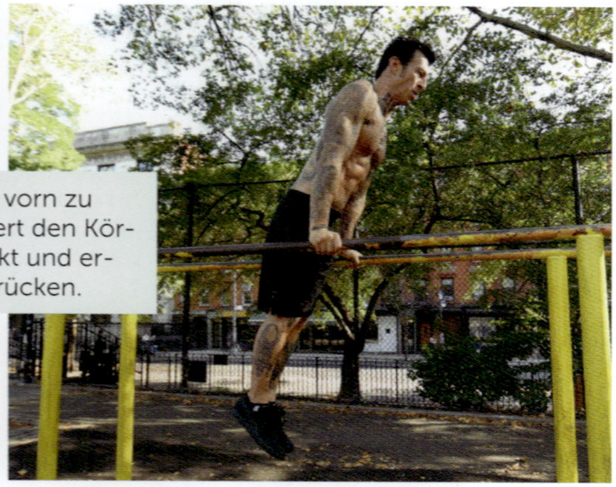

Die Füße nach vorn zu führen verändert den Körperschwerpunkt und erschwert das Drücken.

9. Perpendicular Dips

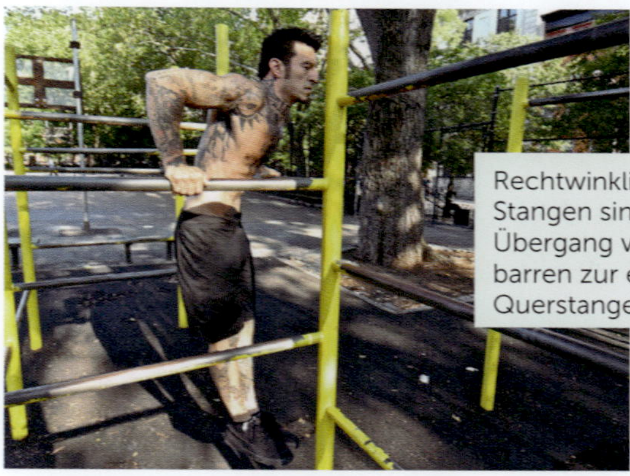
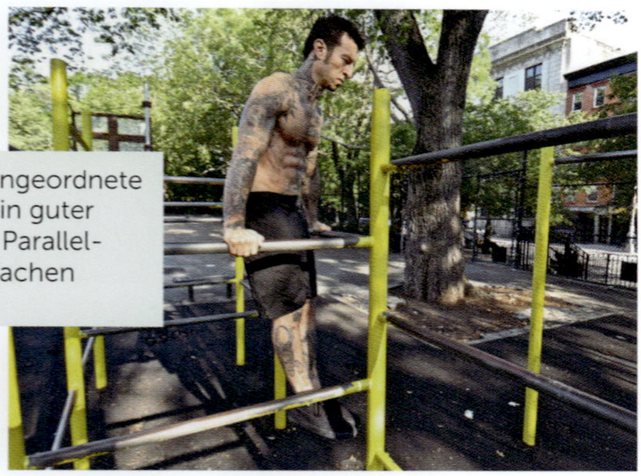

Rechtwinklig angeordnete Stangen sind ein guter Übergang von Parallelbarren zur einfachen Querstange.

10. Horinzontal Bar Dips

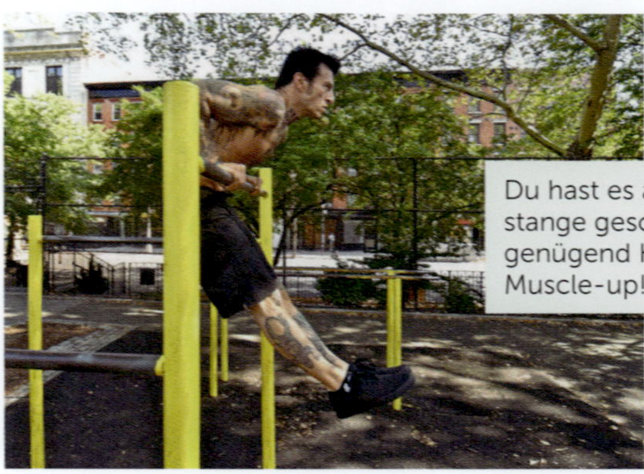
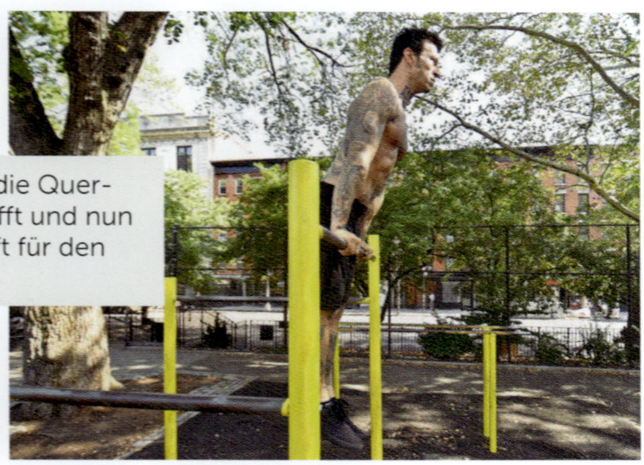

Du hast es an die Querstange geschafft und nun genügend Kraft für den Muscle-up!

Russian Dips

Russian Dips sind eine unglaublich vielseitige Übung, und sobald du gut darin bist, bietet sie einige Optionen, die du ausprobieren kannst. Russian Dips werden manchmal als ergänzende Übungen zu Muscle-ups eingesetzt: Auf den Parallelstangen senkst du deine Ellbogen kontrolliert ab, verlagerst dann das Gewicht nach vorn und streckst die Arme. Manche Trainer glauben, dass dieses Muster den Pull-over sehr gut nachahmt.

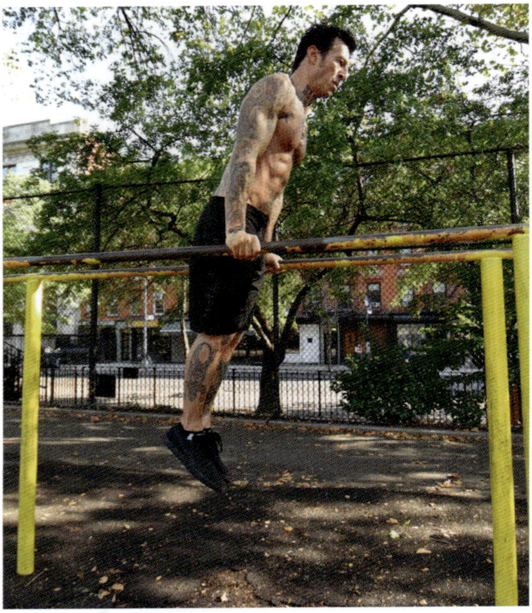

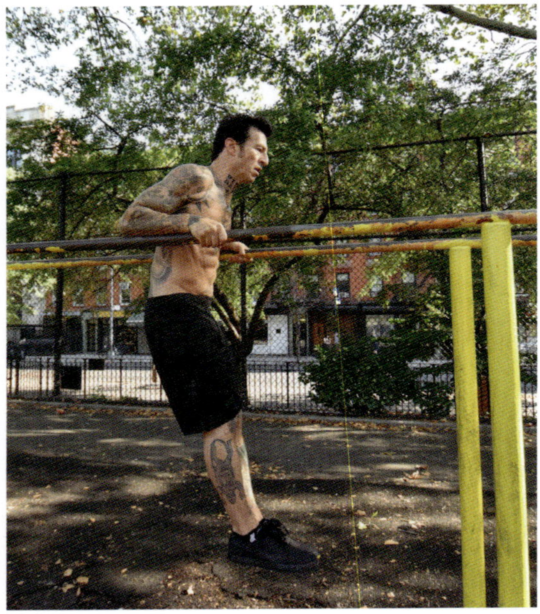

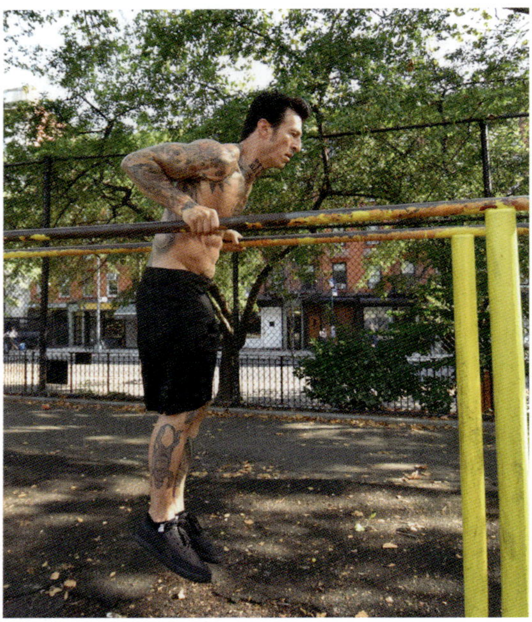

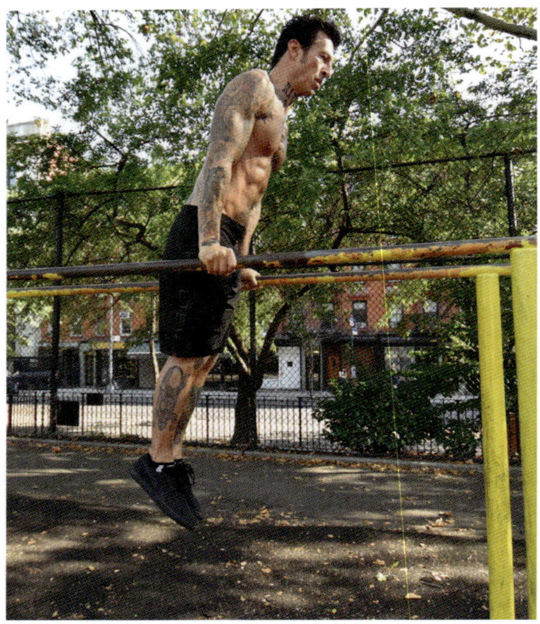

L-Hold Dips

Parallelstangen-Dips mit in der Hüfte im 90-Grad-Winkel gebeugtem Körper (die Beine sind nach vorn gestreckt) sind eine interessante Dip-Variante. Sie trainiert einerseits die Körpermitte, andererseits verlagert die Haltung den Körperschwerpunkt nach vorn und erschwert den Dip.

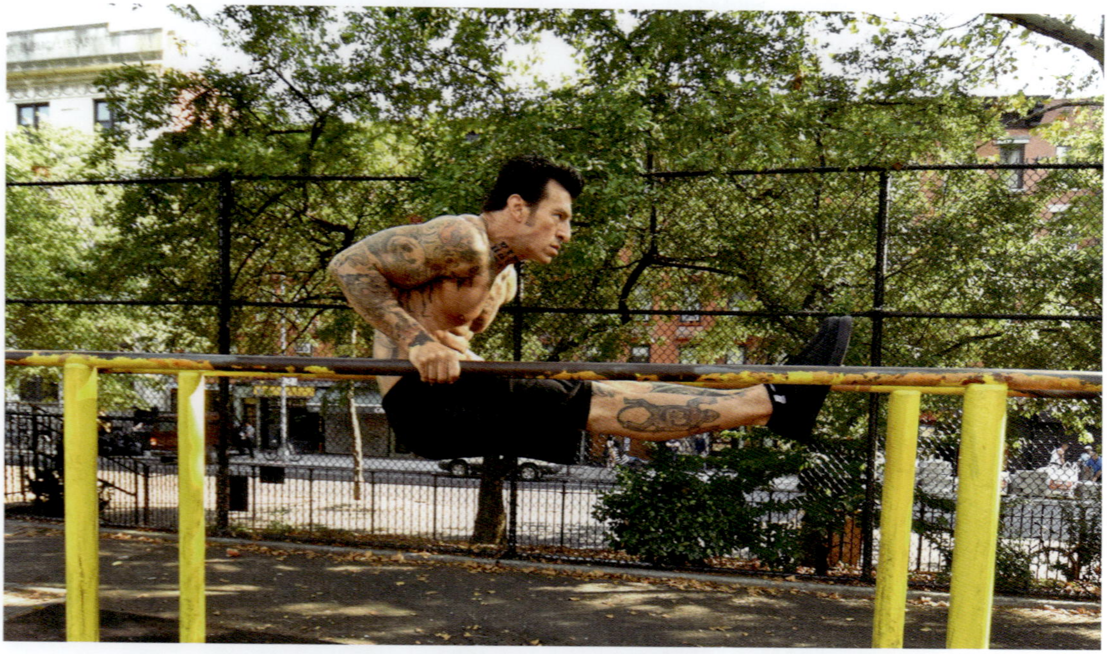

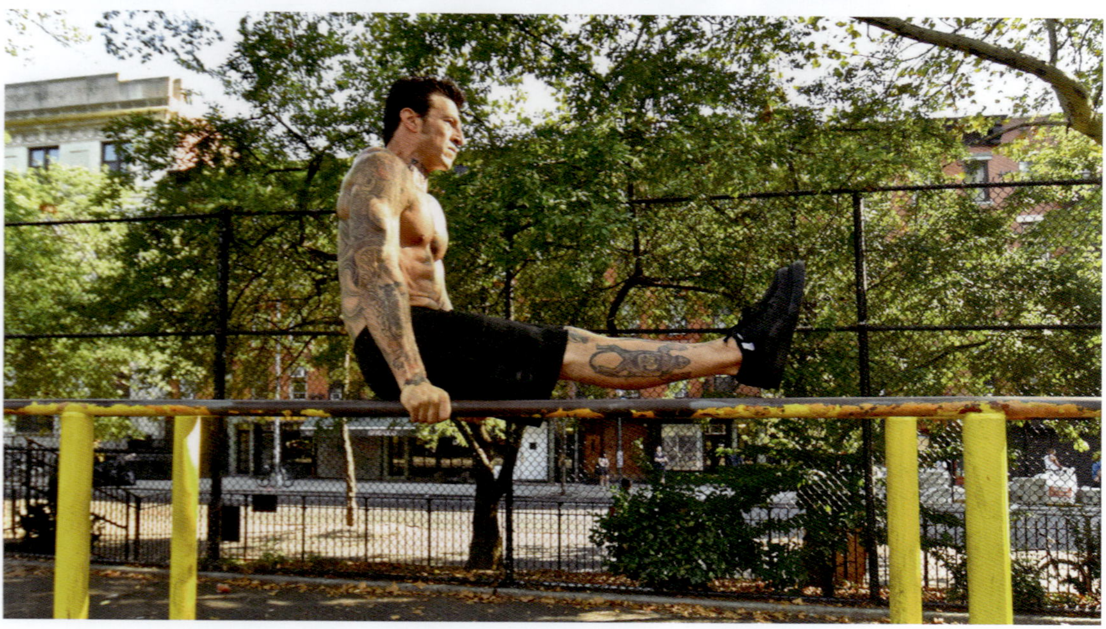

Korean Dips

Für die unter euch, die ihr Dip-Level auf übermenschlich steigern wollen – wie wäre es mit Ein-Arm-Dips? Glaubt mir: Das geht, wenn du dich von der Zinne einer Mauer abdrückst. Wer mehr darüber wissen will, sollte sich *Overcoming Gravity*, Steve Lows erstklassigen Band über progressive Gymnastik, nicht entgehen lassen. Und wenn du schon in Bücherlaune bist: Schau dir die fruchtbarste Quelle über Dips an, die je geschrieben wurde: Al Kavadlos *Rasing the Bar*.

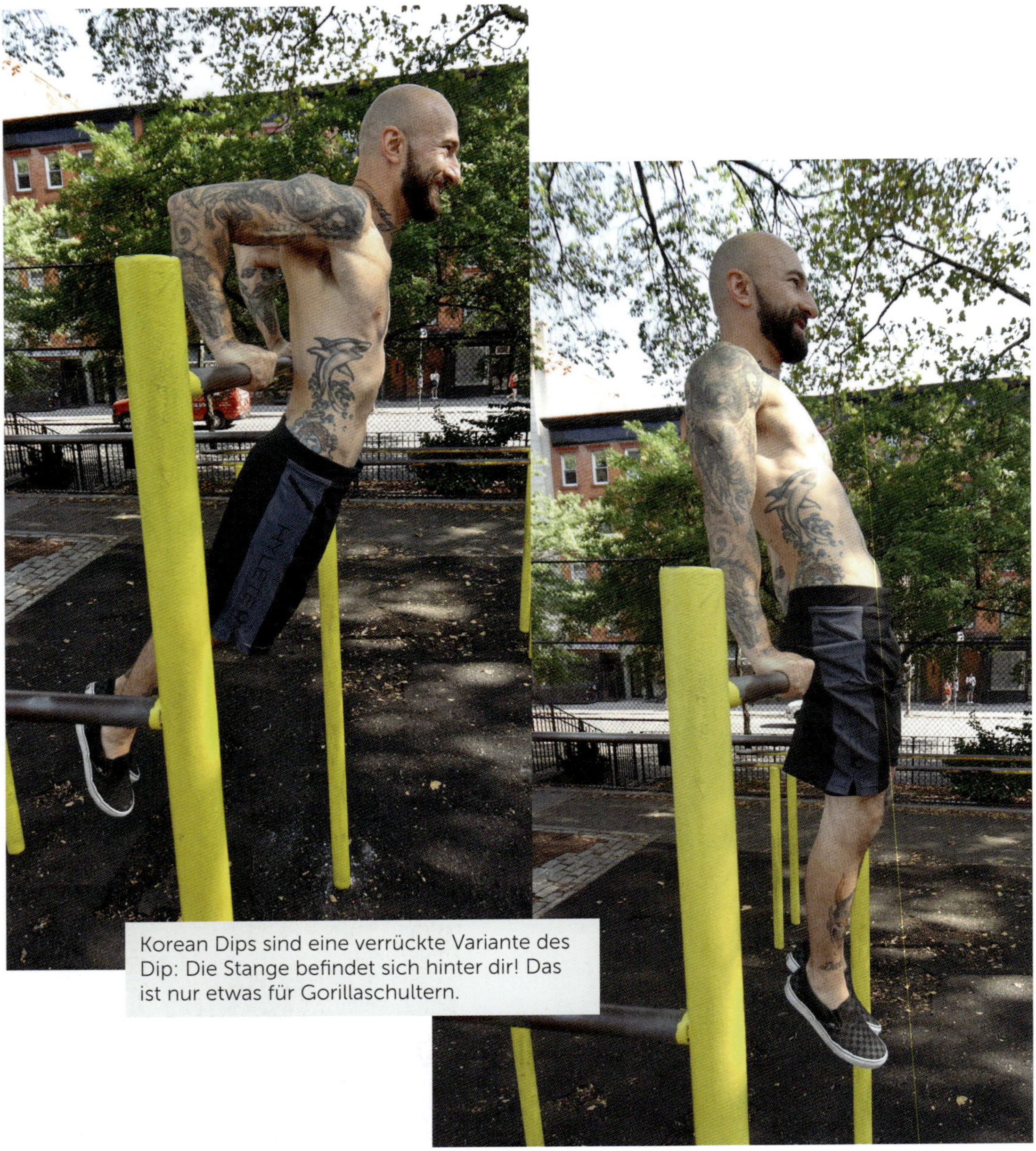

Korean Dips sind eine verrückte Variante des Dip: Die Stange befindet sich hinter dir! Das ist nur etwas für Gorillaschultern.

DOUBLE DIPS: EXPLOSIVE VARIATIONEN

Die Dip-Kette, die ich auf den vorangegangenen Seiten vorgestellt habe, ist zum Aufbau von langsamer Kraft, der Art von Kraft, die im Schlussteil des Muscle-up so nötig ist. Aber in diesem Buch geht es um explosive Schnellkraft, richtig? Deshalb wäre es nachlässig von mir, dir nicht ein paar Wege zu zeigen, wie du Dip-Bewegungen für Schnellkraft nutzen kannst. Sei bereit, deinem Oberkörper Feuer zu geben.

Walking Dips

Wenn du in Sachen Dips so weit bist, dass du mehrere exakte Parallelstangen-Dips hintereinander schaffst, kannst du mit dem Ausprobieren explosiver Varianten beginnen. Die Grundlage all dieser Varianten ist der Walking Dip. Er zwingt deine Gelenke und Muskeln, sich an die kleinen »Schocks« zu gewöhnen, die sie bekommen, wenn du die Stangen entlanggehst. Ein perfekter Einstieg.

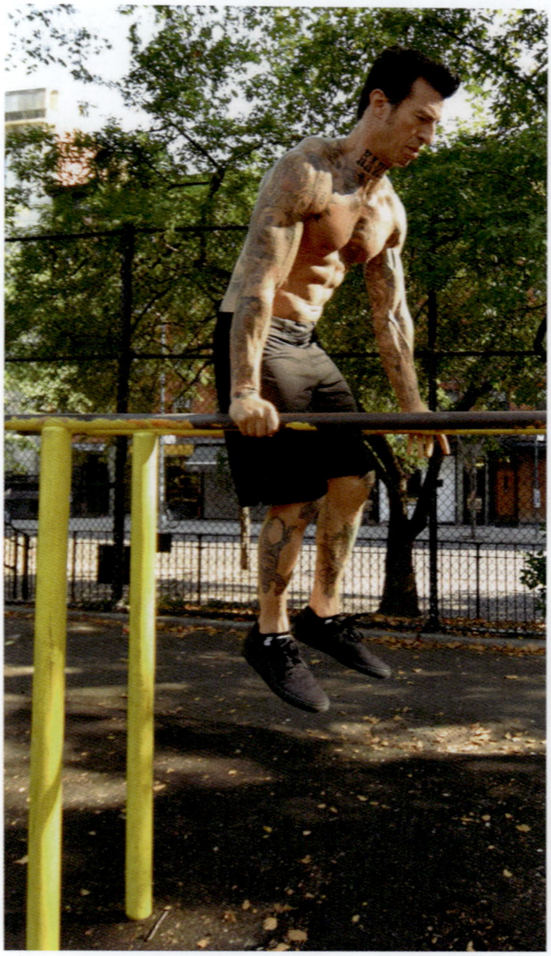

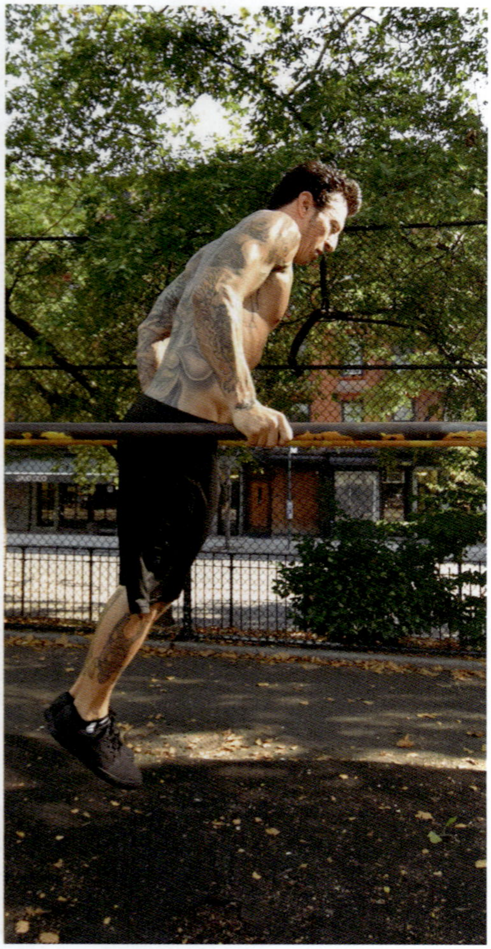

Hopping Dips

Sobald das Gehen auf den Stangen ein Kinderspiel ist, steigerst du den Schockfaktor durch Auf-und-ab-Hüpfen in der Dip-Haltung. Der Hopping Dip erfordert ein Abdrücken, das schnellkräftig genug ist, damit sich die Hände von den Stangen lösen. Mit steigender Schnellkraft drückst du dich immer höher ab, und die Hände und Unterarme bekommen durch das »Fangen« der Stangen auch ein bisschen was ab.

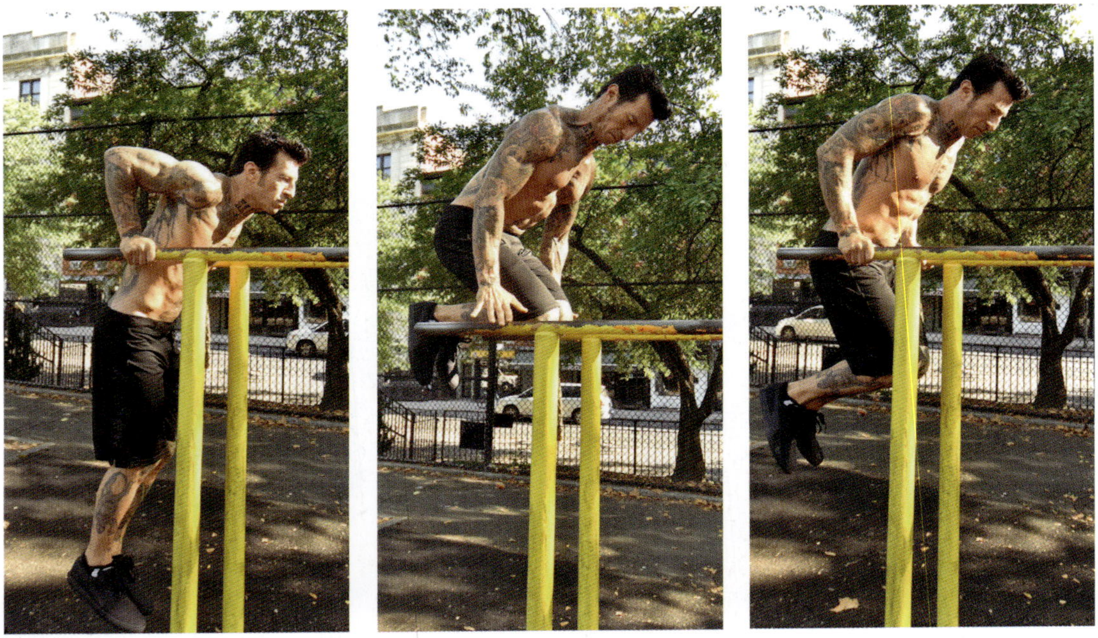

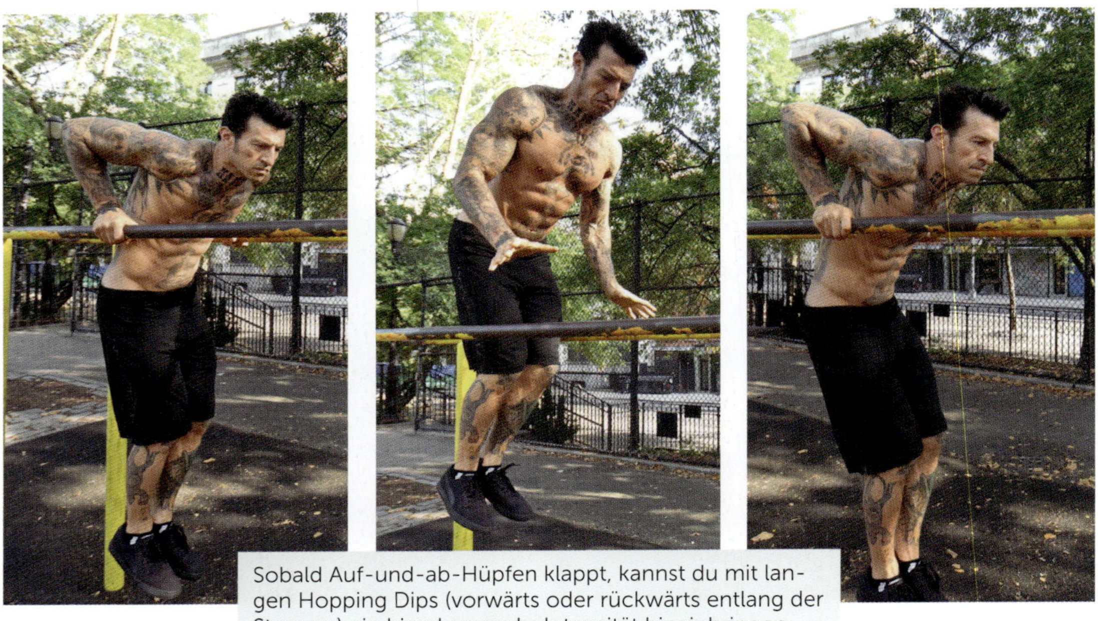

Sobald Auf-und-ab-Hüpfen klappt, kannst du mit langen Hopping Dips (vorwärts oder rückwärts entlang der Stangen) ein bisschen mehr Intensität hineinbringen.

Clap Dips

Wenn dein Hüpfen schnellkräftig genug ist, bist du reif für Clap Dips. Falls du der Meinung bist, dass Clap Push-ups schwierig sind, dann versuche mal diese Nummer, in der deine Arme das ganze Körpergewicht explosiv bewegen. Stelle sicher, dass du dafür bereit bist, sonst ist die Verletzungsgefahr groß.

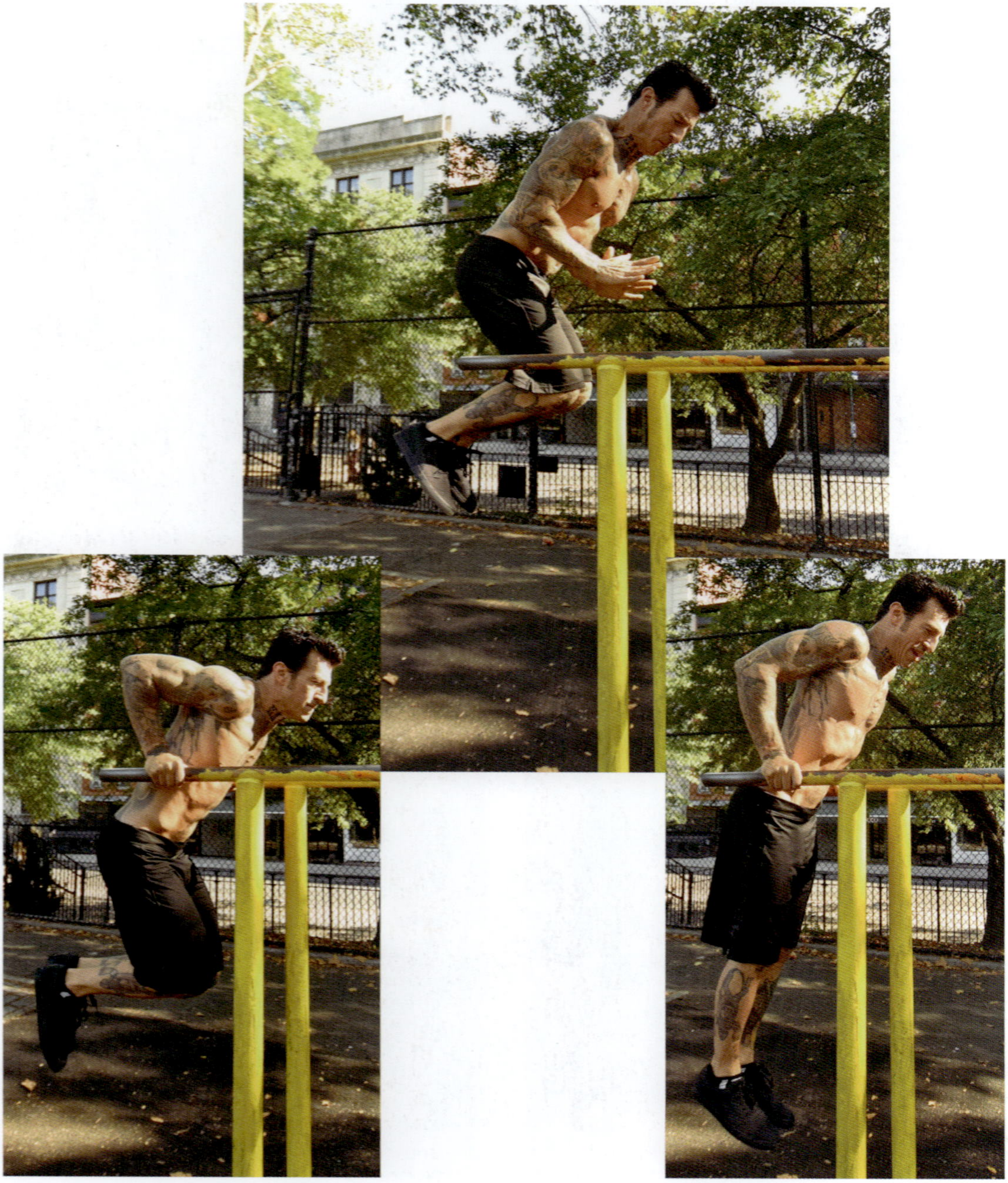

180⁰ Power Dips

Du klatschst dich lustig durch Clap Dips? Dann musst du einen höllisch explosiven Oberkörper haben. Aber wie immer in den Calisthenics: Es geht noch härter. Der 180⁰ Power Dip fügt Extra-Explosivität und -Agilität hinzu. Kannst du dich explosiv genüg abdrücken, um in der Luft zu drehen und die Stange wieder zu fassen? Ich weiß nicht, ob ein 360⁰ Power Dip möglich ist; gesehen habe ich noch keinen.

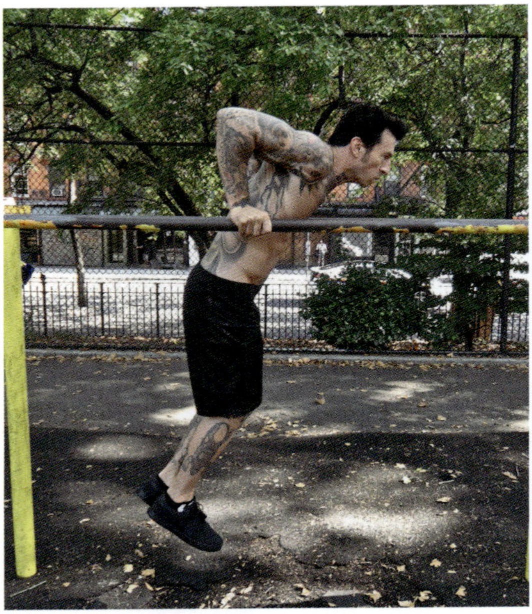

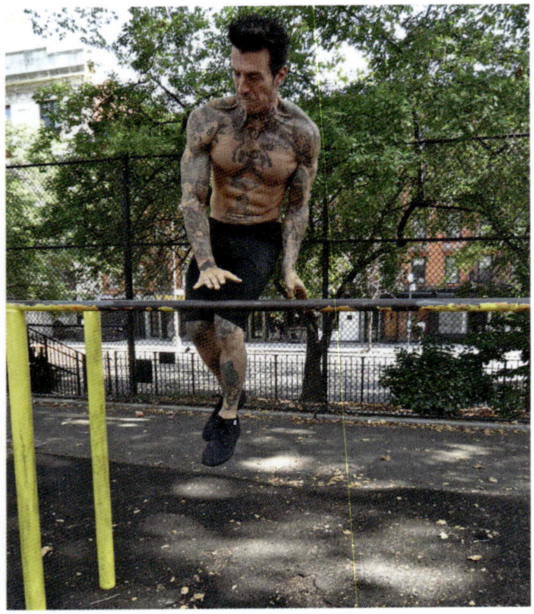

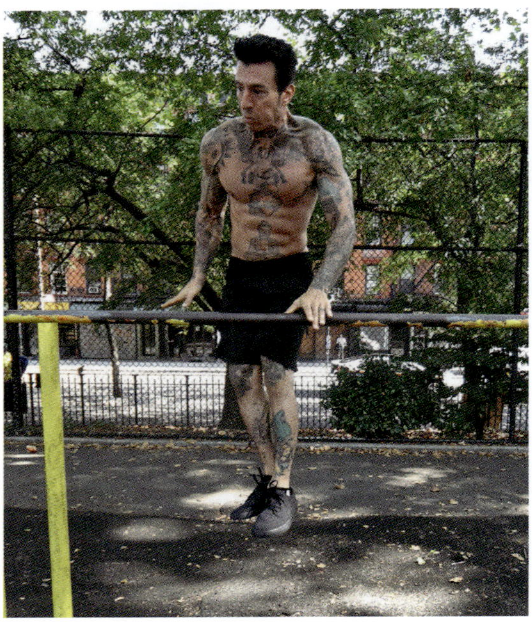

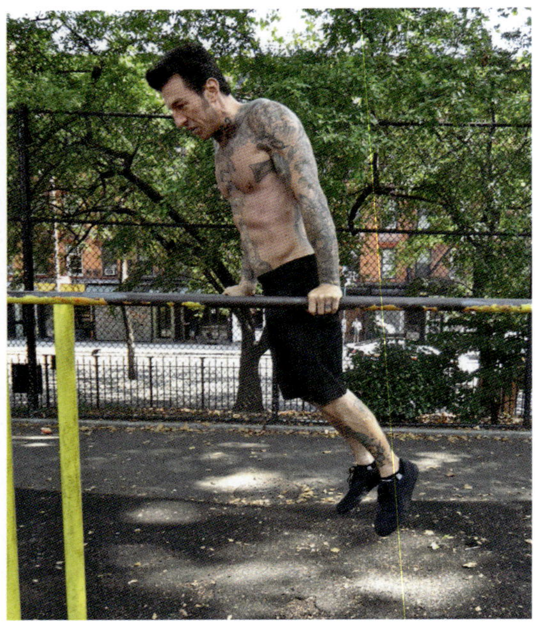

Swing Dips

Swing Dips treiben die Angelegenheit auf die Spitze und bauen Ganzkörperschnellkraft und Koordination auf. Am tiefsten Punkt des Dip schwingst du die Beine nach vorn, und mit dem Strecken der Arme schwingst du die Beine und den ganzen Körper nach hinten. Wenn du deine Arme streckst, befinden sich Rumpf und Beine praktisch in der Waagerechten. Diese Position hält vor dem Rückschwung nur den Bruchteil einer Sekunde an.

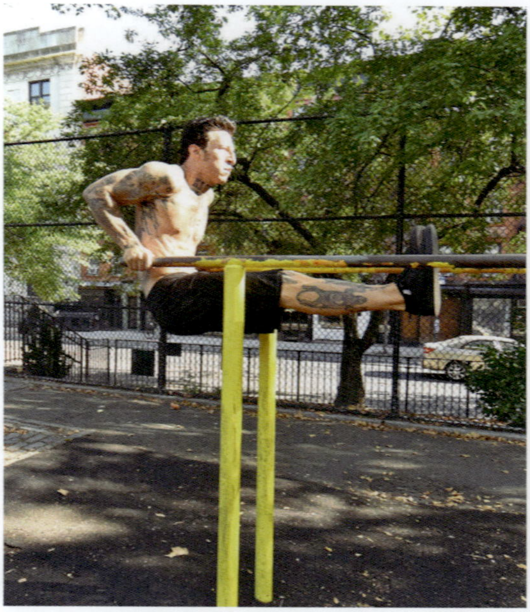

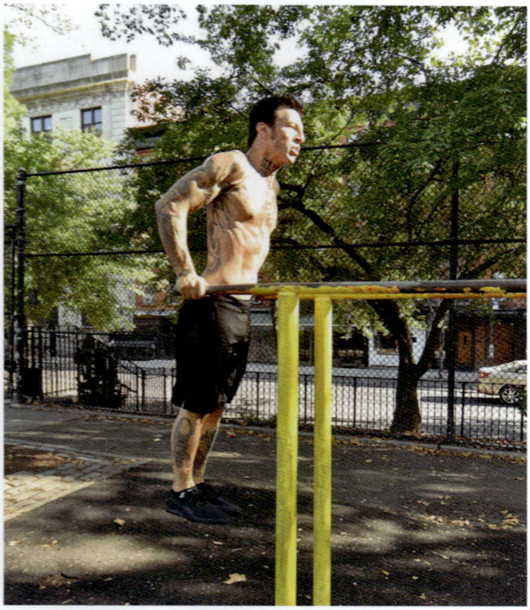

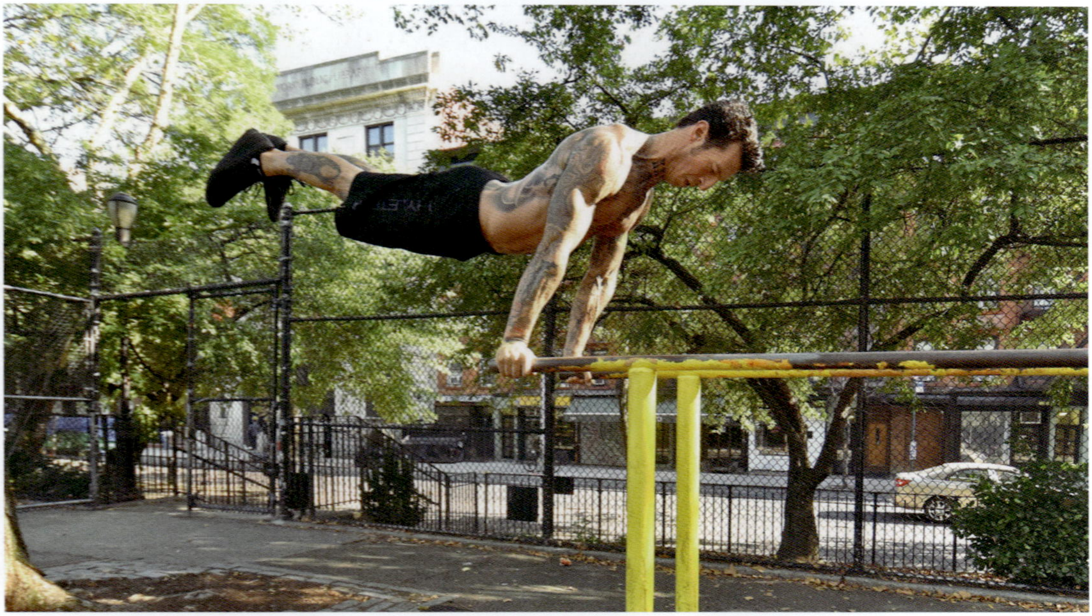

GRENZEN SPRENGEN

Wenn ein Athlet den Muscle-up erst einmal perfekt kann, versucht er zunächst, ihn immer langsamer durchzuführen. Ein perfekt langsamer, schwungfreier Muscle-up ist wirklich ein Anblick, den man nicht so schnell vergisst. Aber wenn du hinter Schnellkraft her bist, dann ist langsam das Gegenteil von dem, was du willst. (Das heißt nicht, dass du diese Variante gar nicht trainieren sollst.)

Underhand Muscle-ups

Es gibt andere Variationen des Muscle-up, die im Schnellkrafttraining sinnvoller sind. Eine davon: der Underhand Muscle-up. Im normalen Muscle-up verwendest du den Ristgriff (Handflächen weg von dir), aber die Unterhand-Version stellt an den Körper neue Schnellkraftanforderungen (Griff und Bizeps). Die ungewöhnliche Haltung erschwert zudem das Drücken nach oben erheblich.

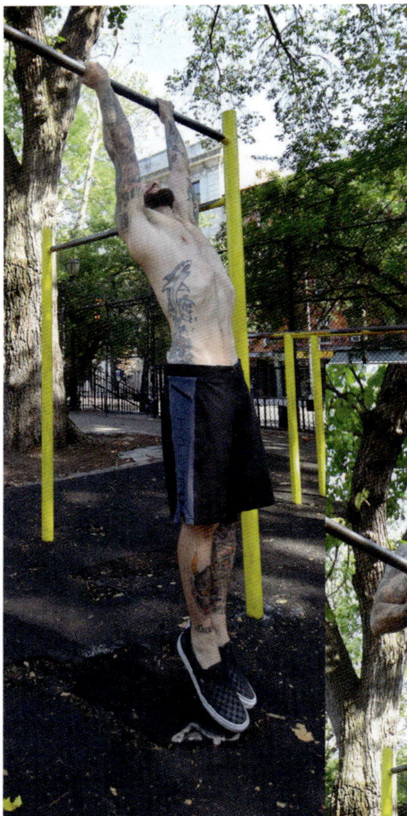

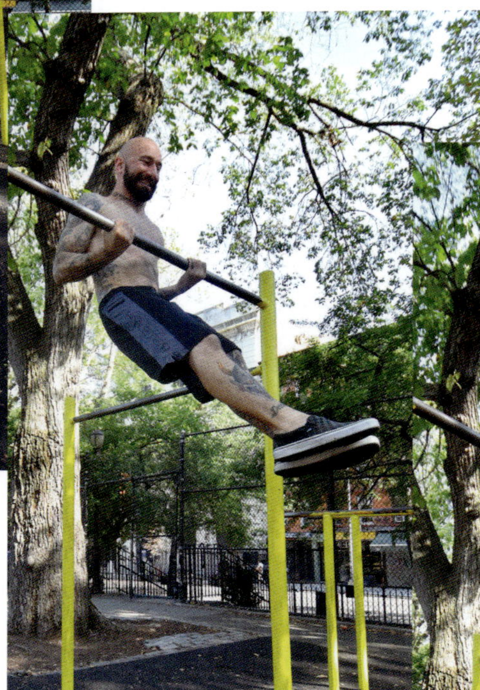

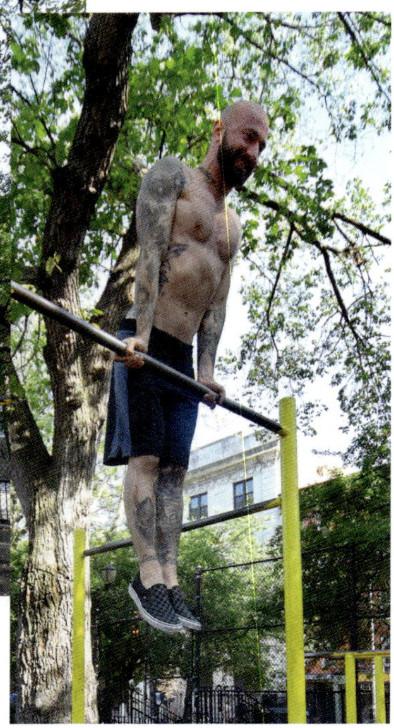

Archer Musle-up

Ist die Unterhand-Version einmal perfekt eingetütet, bietet es sich als großartige Steigerung an, den Muscle-up asymmetrisch auszuführen, und zwar mit einem Arm zur Seite gestreckt, damit er Ziehen und Drücken nicht so gut unterstützen kann. Das ist der Archer Muscle-up.

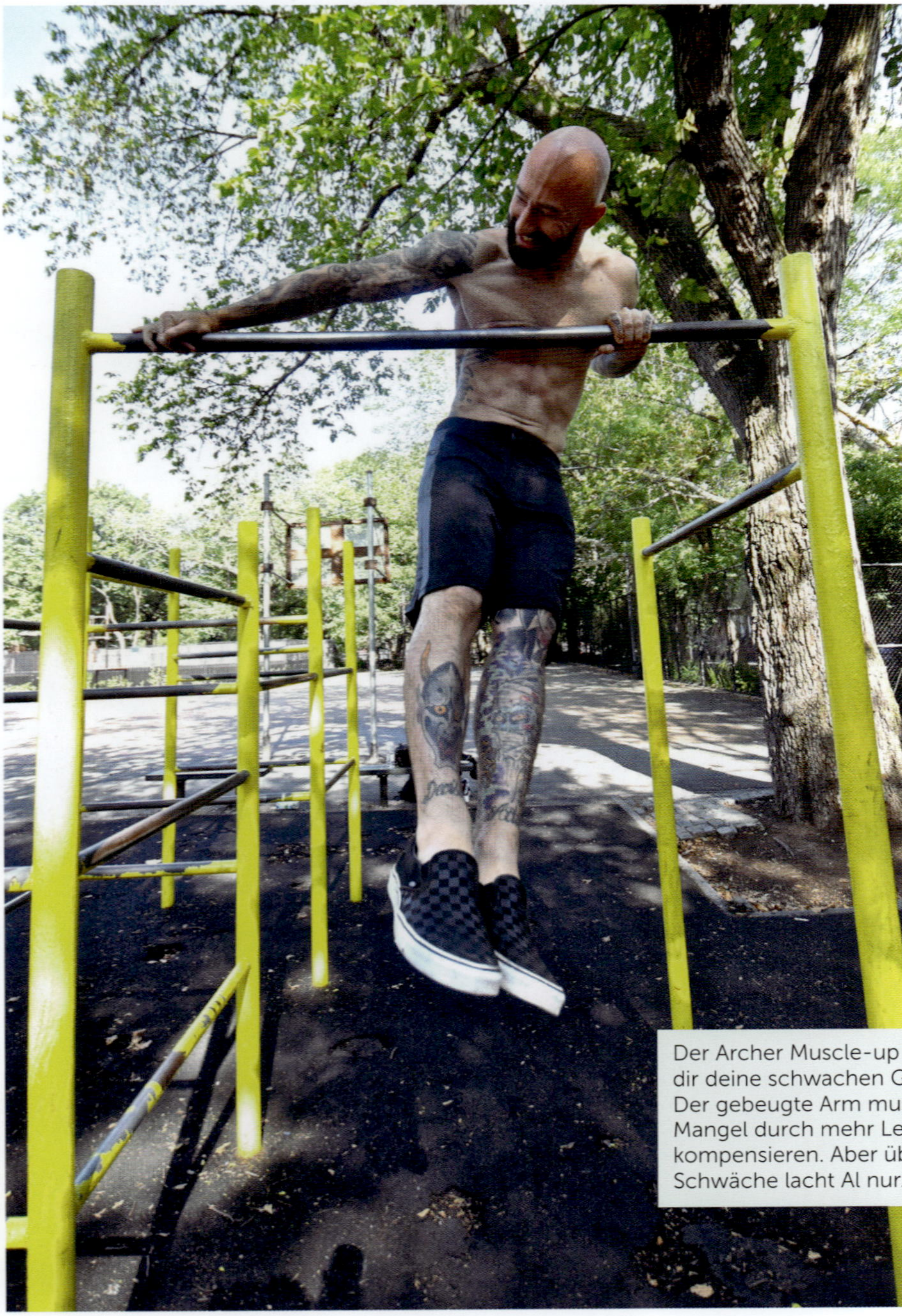

Der Archer Muscle-up zeigt dir deine schwachen Glieder. Der gebeugte Arm muss den Mangel durch mehr Leistung kompensieren. Aber über Schwäche lacht Al nur.

Full Kips

Full Kips sind eine weitere Möglichkeit des Schnellkrafttrainings. An Swing Kips als Schlüsselteil der Muscle-up-Kette hast du schon gearbeitet und dir damit Schwung für den Zug nach oben geholt. Wenn du aber über genügend Körperschnellkraft verfügst, kannst du mit einer Kippe direkt nach oben über die Stange kommen. Es sieht ein bisschen nach einem Muscle-up aus: Du beginnst im Hängen und bist in der Endstellung über der Stange, aber deine Arme bleiben die ganze Zeit gestreckt.

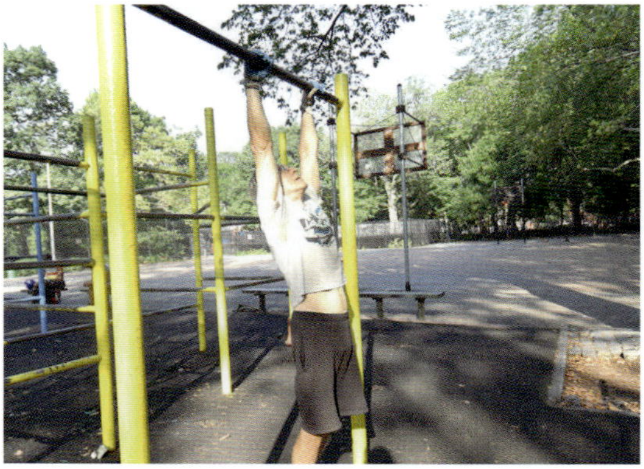
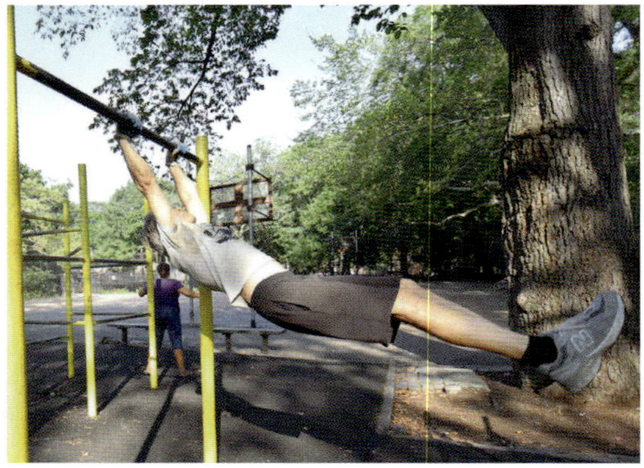
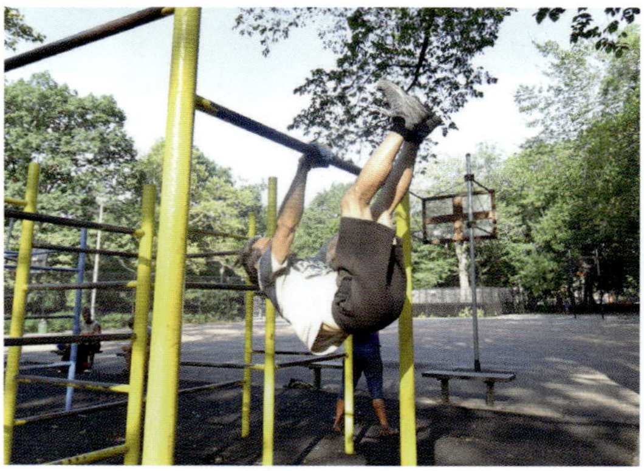
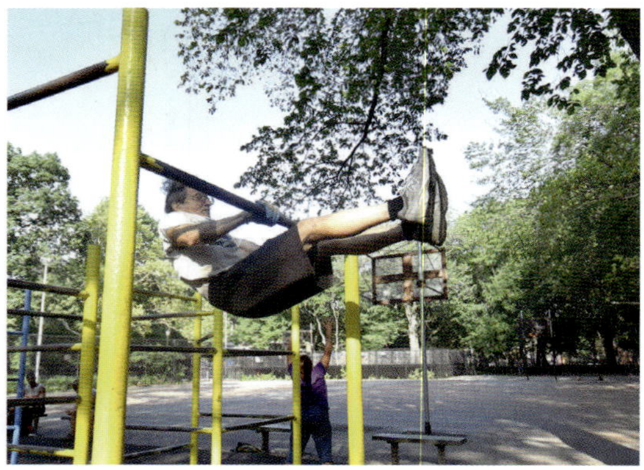
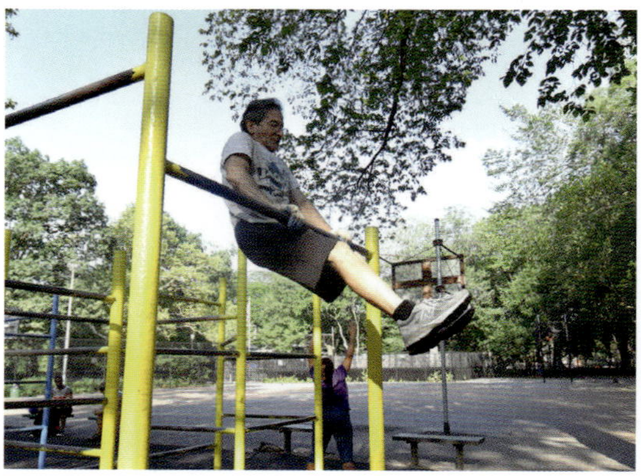
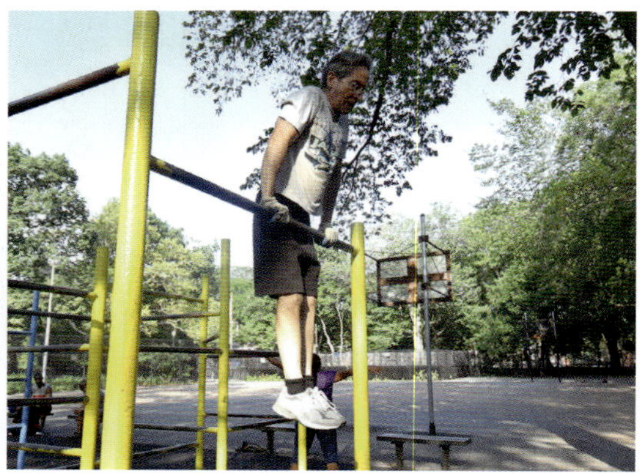

ÜBUNGEN AUF ENGEM RAUM

Die drei folgenden Einzelübungen, die keine Ausrüstung erfordern, sind nützliche Schnelligkeits- und Schnellkrafttechniken, die du in dein Programm einstreuen kannst – als Ergänzung, für mehr Abwechslung oder um deine Muskeln aus einem anderen Winkel zu trainieren. Im Gegensatz zu den Übungen in den Ketten kannst du die meisten der folgenden Übungen rhythmisch und mit mehr Wiederholungen absolvieren. Sie sind eine gute Ergänzung und zudem prima zum Aufwärmen vor oder Cool-down nach den Schnellkraftteilen geeignet.

Sideways Pop-ups

Beuge in der Push-up-Haltung die Arme, drücke ab, hebe den ganzen Körper vom Boden weg und lande etwa 15 cm zur Seite. Diese einfache Übung ist ein großartiges Beispiel, wie du verschiedene Power Push-ups in einer Serie kombinieren kannst: Du fliegst mit der Technik nach recht, links, hinten und vorn. Und wenn dir danach ist, baust du noch Sachen wie Clap Push-ups ein.

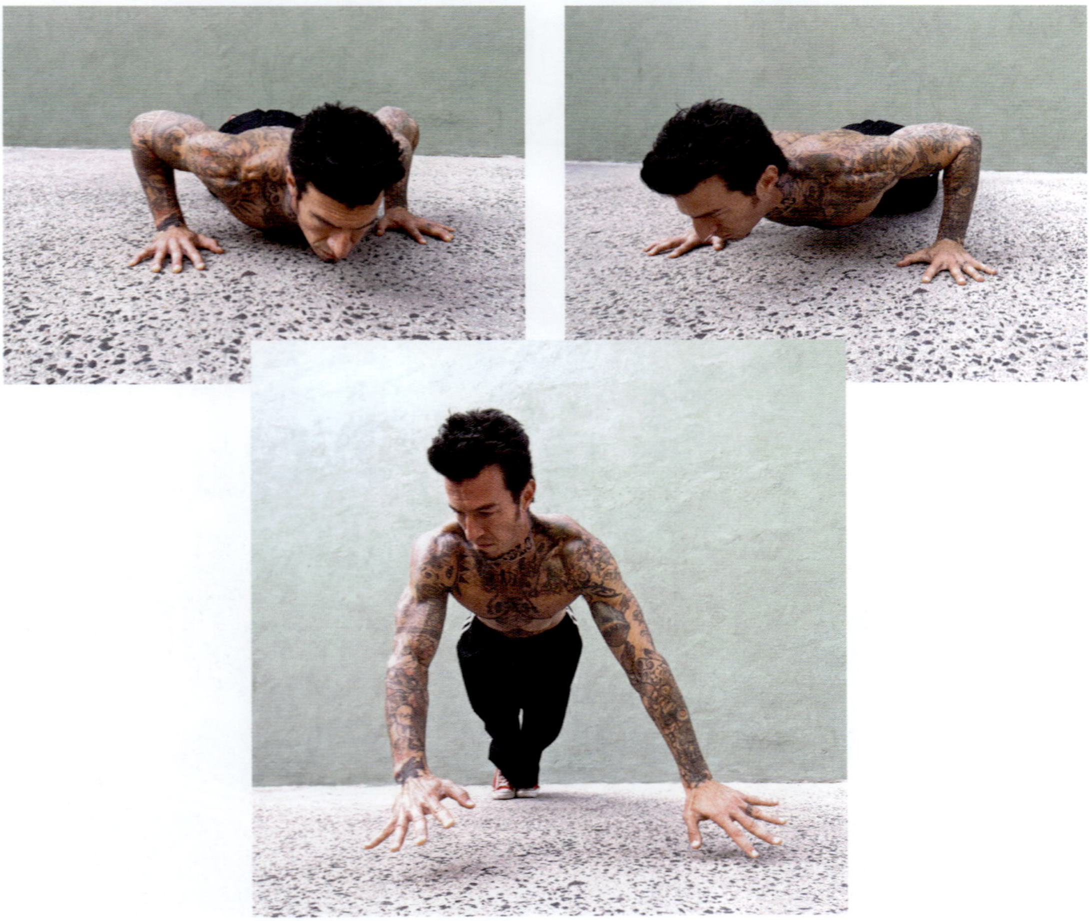

Pike Slaps

Balanciere in Rückenlage auf dem Gesäß. Hebe explosiv Rumpf und Beine und berühre am höchsten Punkt der Bewegung mit den Fingern die Fußriste. Kehre zurück in die Ausgangsstellung und schließe sofort die nächste Wiederholung an. Alles Ziehen braucht stählerne Bauchmuskeln, und diese Übung ist für superschnellkräftige Bauchmuskeln einfach fantastisch. Achte darauf, dass du immer schnell bleibst.

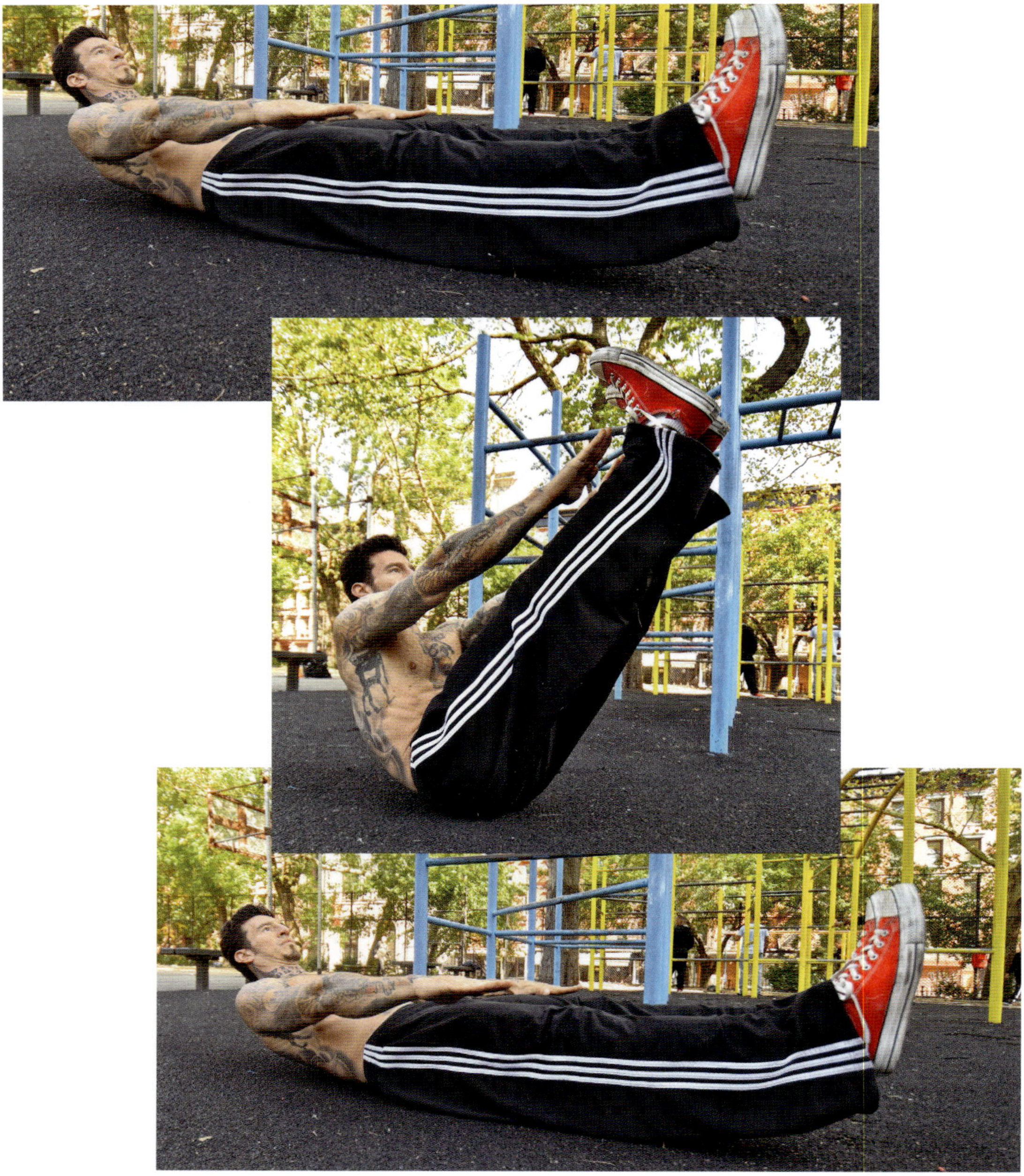

Jump Kicks

In der Kampfhaltung steht ein Bein vor dem anderen. Stelle das hintere Bein nach vorn, schnelle das nun hintere Bein gebeugt explosiv nach oben, springe dabei vom vorderen Fuß ab und kicke in der Luft mit einem Scherenschlag das Absprungbein zu einem Tritt nach oben. Das ist eine für gesunde Hüftgelenke sehr nützliche Übung und sehr gut, um die Beine einseitig zu heben, was in den meisten Übungen auf kleinem Raum kaum möglich ist.

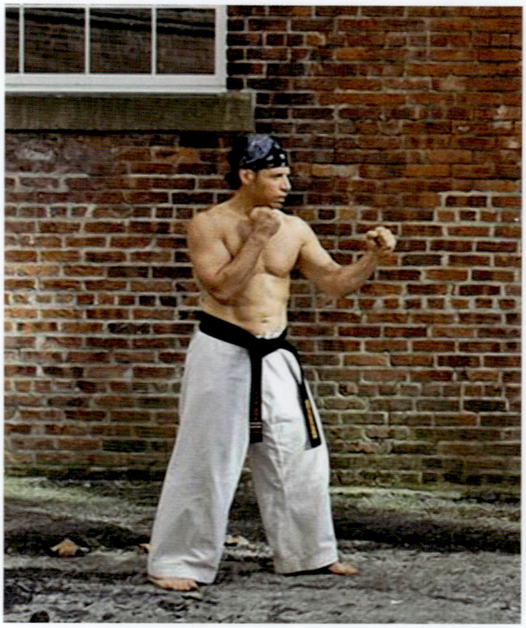
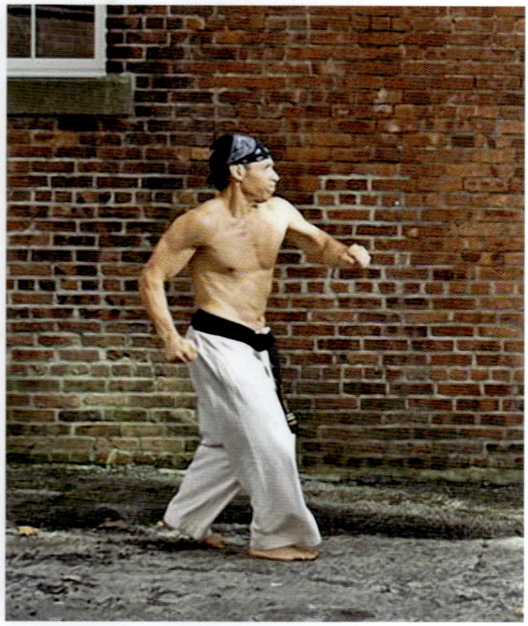
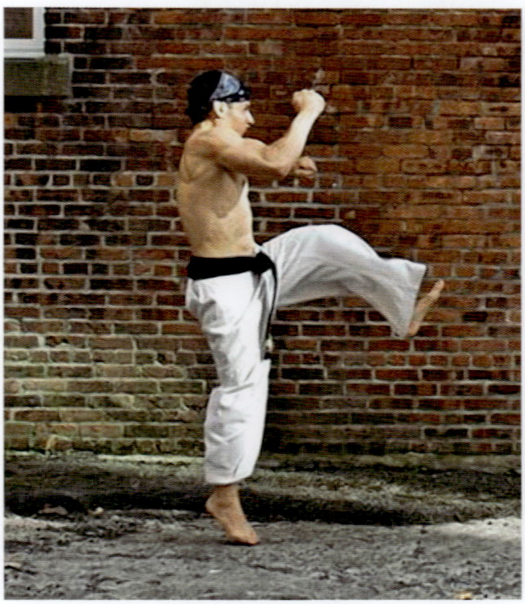
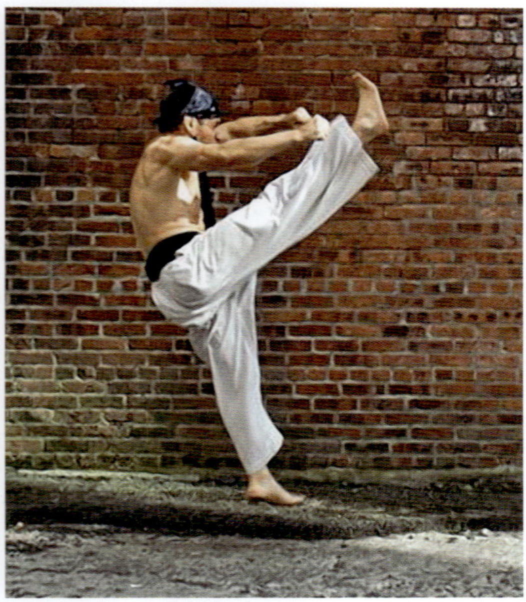

Licht aus!

Manche Calisthenics-Techniken basieren zum größten Teil auf Fertigkeiten. Der freie Handstand ist dafür ein gutes Beispiel. Die meisten Sportler können ihr Körpergewicht auf den Händen tragen, zumindest mit den Füßen gegen eine Wand gestützt, aber nur wenige bekommen einen freien Handstand mühelos hin. Sie sind stark genug, aber es fehlt ihnen an Fertigkeit. Umgekehrt hängt das Gelingen mancher Körpergewichtsübungen hauptsächlich von Kraft ab. Wenn du stark genug bist, ist ein Pull-up leicht für dich, selbst wenn deine Koordination holpert und Timing und Balance Fremdwörter für dich sind.

Die schlechte Nachricht: Der Muscle-up erfordert beides: Kraft und Fertigkeit. Nur wenn du über jede Menge Körperschnellkraft verfügst und den genauen »Groove« dieser speziellen Bewegung beherrschst, sind deine Hoffnungen berechtigt, dass du ihn schaffst. Aber der Muscle-up gibt dir jede Menge zurück. Zum einen wirkt das Ziehen über die Stange als wunderbarer Ausgleich zu viel explosivem Drücken. (Du hast deine Power Push-ups absolviert, nicht wahr?) Er ist darüber hinaus funktionell, trainiert Ganzkörperexplosivität und ist eine fantastische Grundlagenübung für weitergehendes explosives Stangentraining, falls du in deine Aktivität mehr turnerische Elemente hineinbringen willst.

Ist er einfach? Nein. Kannst du ihn lernen, wenn du ihn in genügend Schritte unterteilst? Ja, ich verspreche es dir. Er ist in diesem Sinn wie jede Fertigkeit. Verschwenden wir also keine Zeit mehr, und stürzen wir uns auf die Stange.

TEIL III

TRAININGSPLANUNG: THEORIE UND TAKTIK

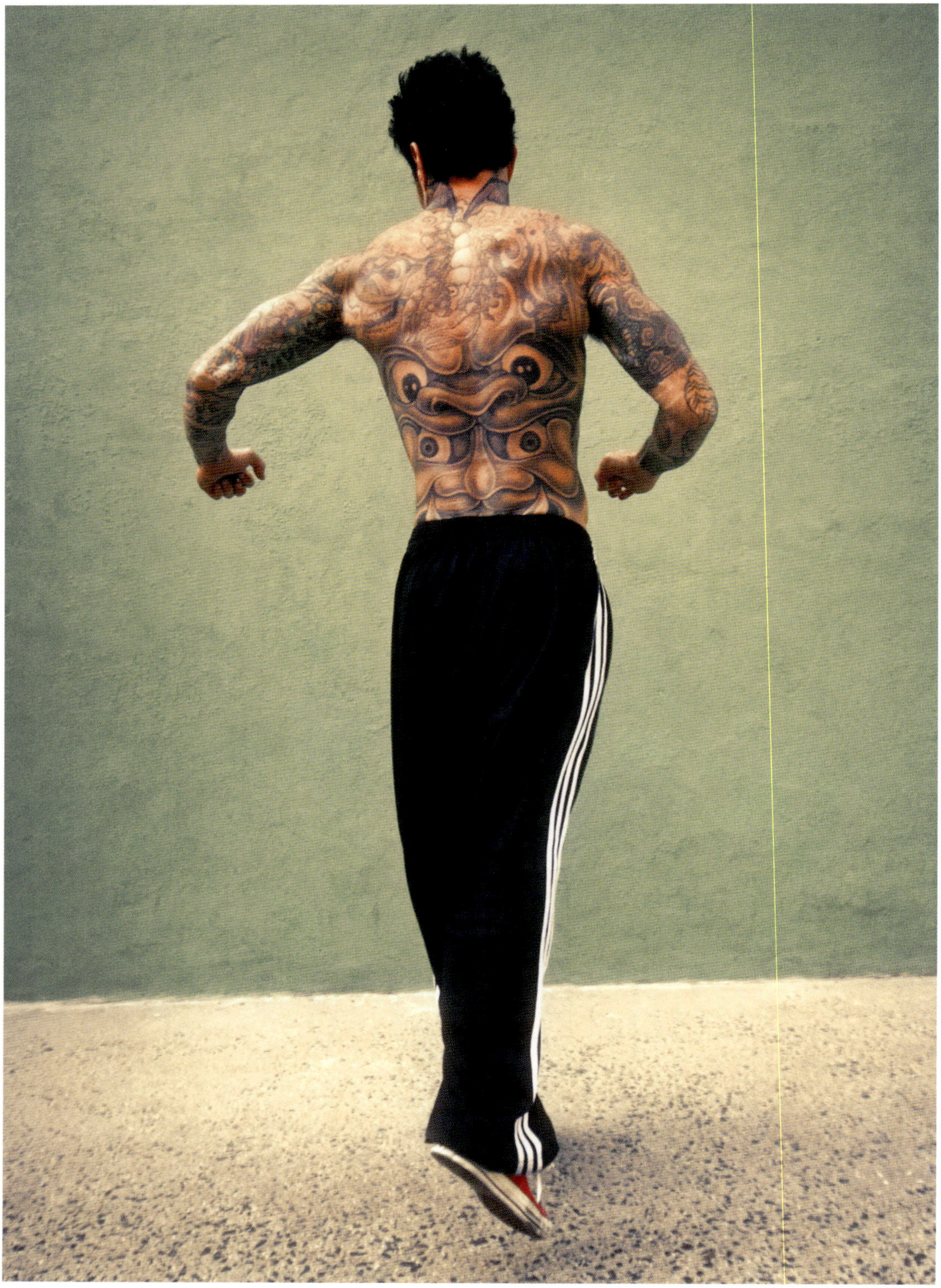

10

FORTSCHRITTE ERZIELEN

Das PARC-Prinzip

Fantastisch! Du bist jetzt stolzer »Besitzer« von sechs Übungsketten: Reihen technischer Progressionen, die dich von einer einfachen Technik (Step 1) zu einem krassen Master Step (Step 10) führen. Wenn du das Training durch die Steps bis zum Master Step schaffst, wird aus dir der explosivste und schnellkräftigste Athlet, den du kennst, der explosivste und schnellkräftigste Athlet, den du dir vorstellen kannst. Vertrau mir: Als Master der Explosive Six wirst du kaum jemanden finden, der es mit dir aufnimmt.

Aber: Wie bewegst du dich durch die Ketten nach oben? Großartige Frage! Setze dich hin und lass uns drüber reden. Mit dem Abschluss dieses Buchteils wirst du ein Überflieger in Sachen Trainingsplanung explosiver Schnellkraft sein.

PROGRESSIONSSTANDARDS FÜR DIE EXPLOSIVE SIX?

Das erste *Trainieren-wie-im-Knast*-Buch befasste sich mit dem Aufbau von Muskeln und Schnellkraft durch Körpergewichtstraining. Darin habe ich das Konzept der Progressionen vorgestellt: die Idee, dass eine einfache Übung zu einer schwierigeren führt. Wann weißt du, dass es Zeit für die nächste Übung ist? Ganz einfach: Ich habe eine Reihe von Progressionsstandards definiert. Beispiel: Du trainierst komplette Push-ups, bis du zwei Sätze à 20 Wiederholungen perfekt beherrschst. Wenn du so weit bist, bist du für die nächste Übung der Kette qualifiziert: Close Push-ups mit sich berührenden Händen.

Dieser Plan für einen langsamen Aufbau durch die Beschäftigung mit einer Serie vorbestimmter Ziele funktioniert im Krafttraining sehr gut. Wenn du es richtig anstellst, ist er praktisch narrensicher. Natürlich habe nicht ich ihn erfunden, sondern es handelt sich um eine sehr klassische Herangehensweise, die auch »doppelte Progression« genannt wird. Doppelt bezieht sich auf den Umstand, dass du dich auf zwei Arten steigerst: einerseits in Wiederholungen, andererseits in Intensität (mehr Belastung). Diese Methode gibt es schon sehr, sehr lang.

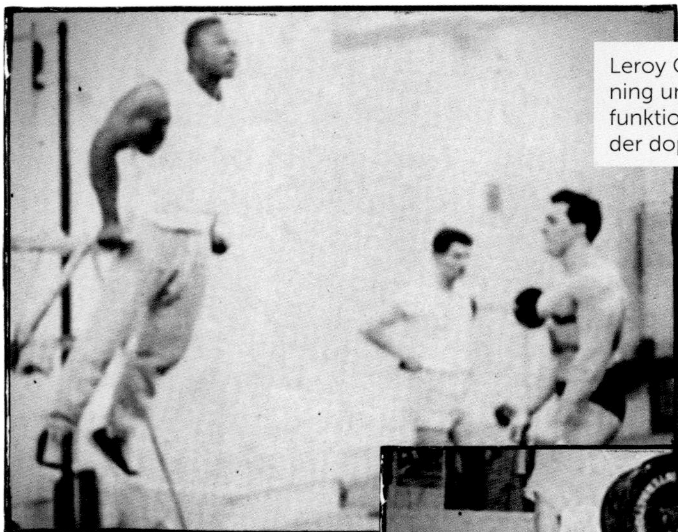

Leroy Colbert baut Masse auf! Gewichtstraining und Calisthenics sind wie Brüder. Beide funktionieren erstklassig, wenn du das System der doppelten Progression richtig einsetzt.

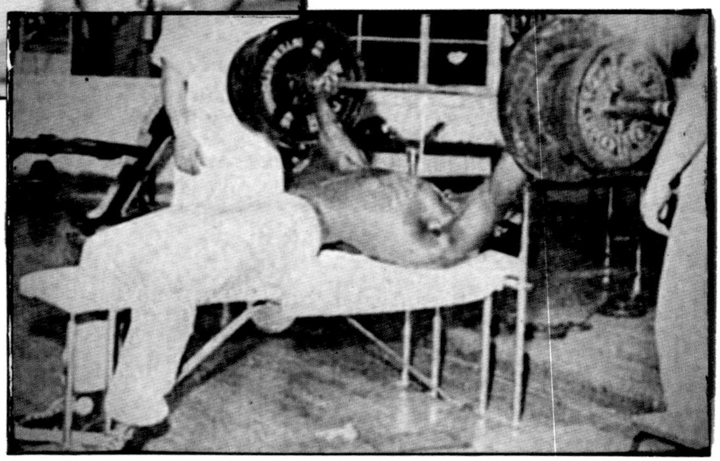

Viele von euch, die dieses Buch in den Händen halten, haben nach den Methoden des ersten Buches trainiert. Wenn das der Fall ist, dann ist der Fortschritt über das Abarbeiten von Standards in der Kette wie Butter und Brot; du beherrschst das Prinzip vorwärts und rückwärts. Und du erwartest von mir, dass ich in diesem Buch dem gleichen Ablauf folge, in der Art von »Absolviere zwei Sätze à zehn Wiederholungen des Half Kip, bevor du im nächsten Schritt mit dem Kip-up weitermachst«.

Nun, das machen wir diesmal nicht. Training über Wiederholungen funktioniert im Krafttraining und Bodybuilding, aber wenn du es mit Techniken zu tun hast, die von Schnellkraft abhängen, klappt das nicht. Warum? Drei einfache Gründe:

1. Wiederholungen trainieren Ausdauer, nicht Schnellkraft

Zum Aufbau von Muskelmasse achtest du darauf, die Energiereserven deiner Muskelzellen zu erschöpfen. In der Folge ertüchtigen sich diese Zellen in Sachen Überlebenstraining und legen für den Fall, dass das wieder vorkommt, Reserven an – ein Grund, warum die Muskelmasse mit der Zeit zunimmt. Die Muskeln zu erschöpfen ist ziemlich einfach: Du steigerst ständig die Anzahl der Wiederholungen. Das ist ein Grund dafür, warum Wiederholungsziele so effektiv sind.

Aber wenn du Schnellkraft trainierst, ist nicht Erschöpfung dein Ziel, sondern superschnelle Bewegungen. Knackige Geschwindigkeit und Erschöpfung schließen sich gegenseitig aus. Deshalb sind mehr Wiederholungen hier der falsche Weg.

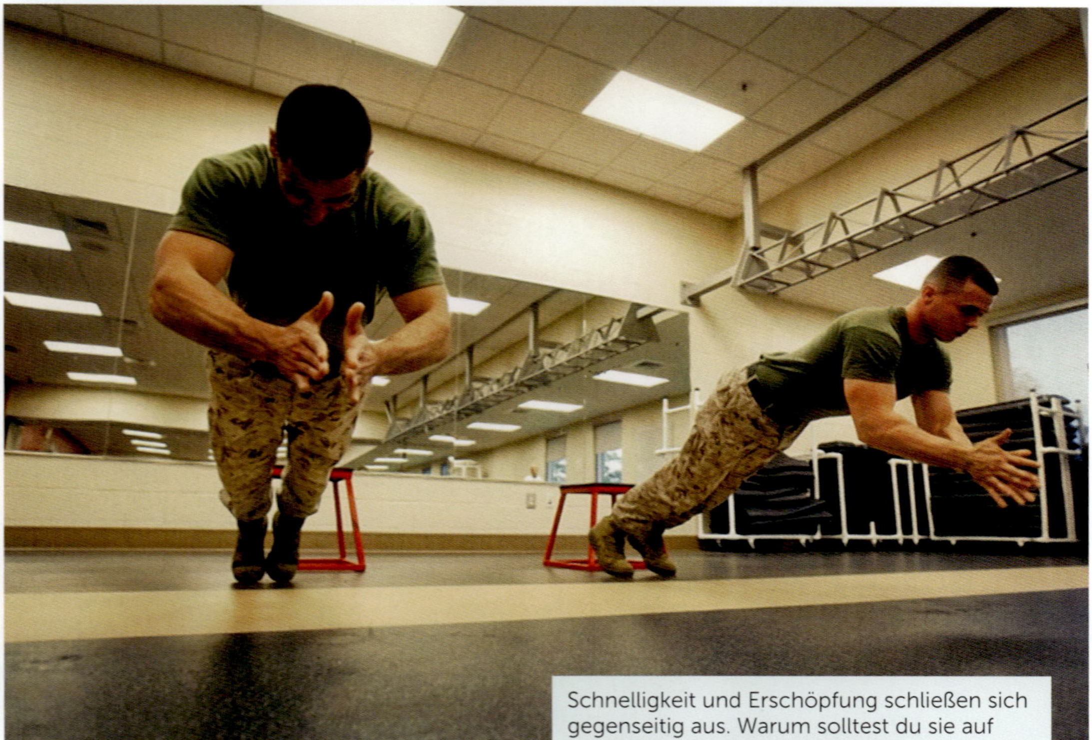

Schnelligkeit und Erschöpfung schließen sich gegenseitig aus. Warum solltest du sie auf dieselbe Art traineren? US-Marines in Aktion.

2. Zu viele Wiederholungen im Schnellkrafttraining erhöhen das Verletzungsrisiko

Die Übungen zum Masseaufbau in *Trainieren wie im Knast* sind gleichförmig und sicher. Techniken wie der Push-up sollten im 2-1-2-Rhythmus ausgeführt werden, das heißt zwei Sekunden abwärts, eine Sekunde am Boden verharren, dann zwei Sekunden aufwärts. Das bedeutet, dass deine Muskeln während der Wiederholungen langsam ermüden – bis schließlich die Bewegungsqualität leidet und du stoppst. Da deine Muskeln mit dieser Methode in jeder Sekunde und auf jedem Zentimeter unter Kontrolle sind, ist die Verletzungsgefahr sehr gering.

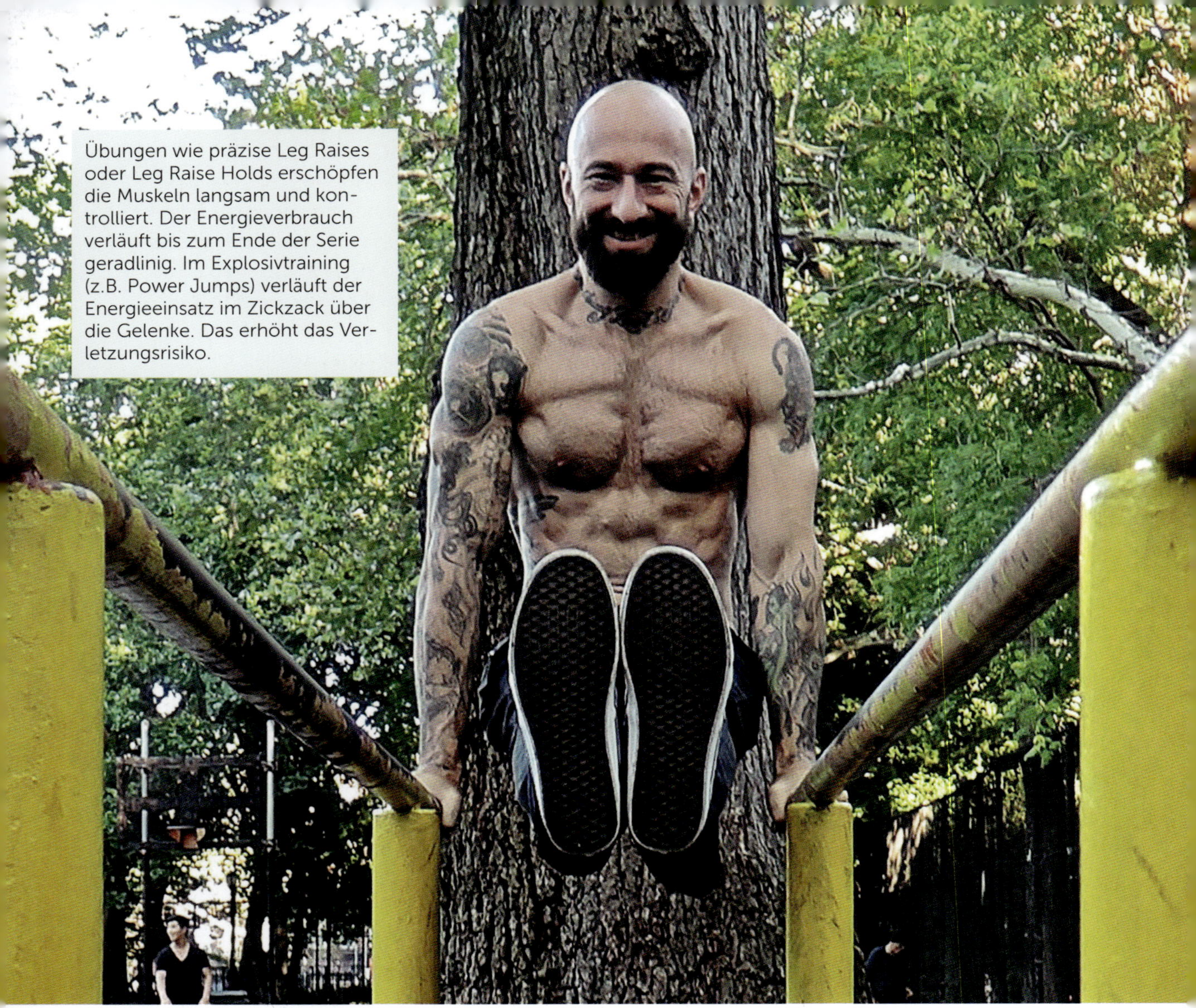

Übungen wie präzise Leg Raises oder Leg Raise Holds erschöpfen die Muskeln langsam und kontrolliert. Der Energieverbrauch verläuft bis zum Ende der Serie geradlinig. Im Explosivtraining (z.B. Power Jumps) verläuft der Energieeinsatz im Zickzack über die Gelenke. Das erhöht das Verletzungsrisiko.

Explosives Training ist anders. Es ist ballistisch. Das bedeutet, dass deine Muskeln in einem großen Teil deiner Bewegungen nicht unter Kontrolle sind. Nimm den Backflip als Beispiel: Nach dem explosiven Absprung spielen Schwung und Schwerkraft eine große Rolle. Klar, mit Einsatz kannst du dich bis zu einem gewissen Grad steuern, aber die Abläufe sind viel schneller und komplexer als die einfachen Krafttrainings. Wenn etwas schiefgeht, bleiben dir nur Bruchteile von Sekunden zur Korrektur. Je mehr Wiederholungen du absolvierst, desto müder wirst du und desto mehr leidet deine Konzentration. Das macht die Kontrolle deiner Bewegungen, vor allem die Selbstkorrektur, viel schwieriger.

Aus diesen Gründen solltest du dich nicht um mehr Wiederholungen bemühen, sondern das Element nur so oft ausführen, dass die Bewegungsqualität nicht leidet. Strebe lieber nach Perfektion, zumindest nach besserer Bewegungsausführung, nie nach mehr Wiederholungen. Das wäre kontraproduktiv.

3. Mehr Wiederholungen führen zur falschen Einstellung

Zuletzt beruht das Prinzip des Steigerns der Zahl der Wiederholungen auf dem Bedürfnis, die Belastung und deren Steigerung zu quantifizieren – wie es für Langhanteltraining oder kalisthenisches Krafttraining typisch ist. Im explosiven Körpergewichtstraining interessieren wir uns nicht für mehr Widerstand, sondern wir wollen die Effizienz steigern, die Schnelligkeit, die Schnellkraft und die Komplexität der Bewegungen. Wir können beobachten, aber uns steht als Maß nur die Qualität der Bewegung zur Verfügung. Wiederholungsziele haben damit nichts zu tun. Und wenn du an Wiederholung denkst, dann denkst du nicht an Qualität, stimmt's? Deshalb: Vergiss mehr Wiederholungen. Das funktioniert hier nicht. Wir brauchen was Neues!

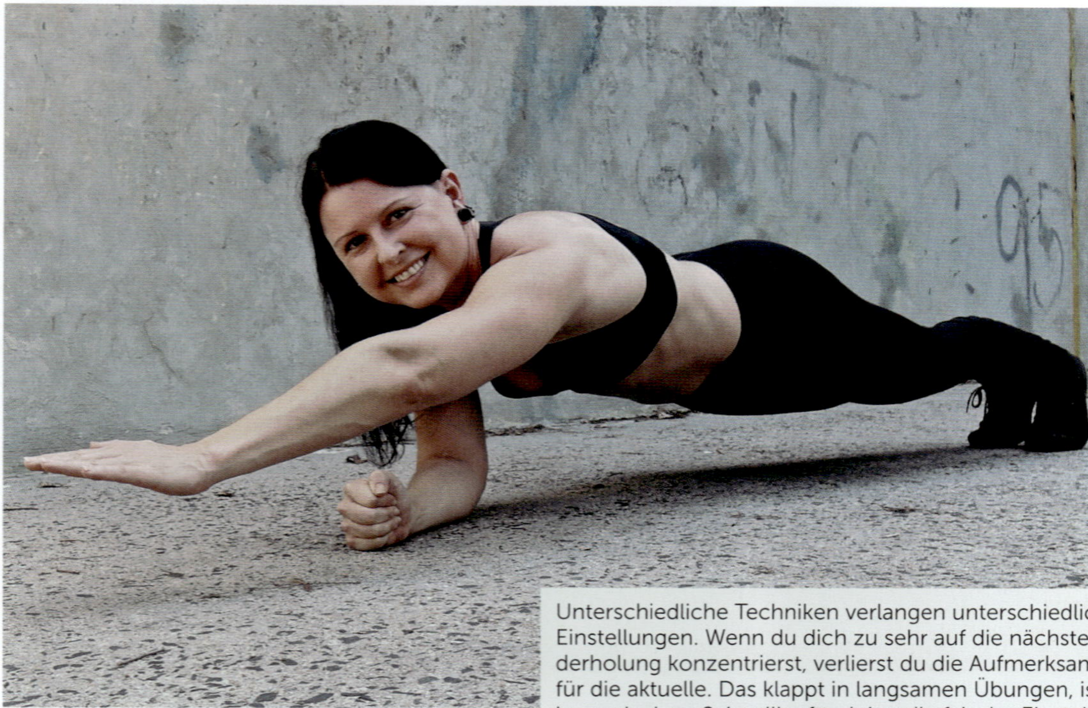

Unterschiedliche Techniken verlangen unterschiedliche Einstellungen. Wenn du dich zu sehr auf die nächste Wiederholung konzentrierst, verlierst du die Aufmerksamkeit für die aktuelle. Das klappt in langsamen Übungen, ist aber im explosiven Schnellkrafttraining die falsche Einstellung.

Hoffentlich habt ihr harten Hunde da draußen, die ihr mit doppelter Progression aufgewachsen seid, die vorangegangenen Seiten gelesen und mir verziehen, dass ich in diesem Buch keine Wiederholungsziele oder Vergleichbares definiere. Aber ihr seid ziemlich clever (deshalb lest ihr ja dieses Buch überhaupt!). Eure nächste Frage lautet wahrscheinlich: »Wenn ich nicht eine bestimmte Zahl an Wiederholungen schaffen soll, wie weiß ich dann, wann ich zum nächsten Step der Kette wechsle?«

WANN ES ZEIT FÜR DEN NÄCHSTEN SCHRITT IST: A WALK IN THE PARC

Wenn du die drei Gründe für das Vermeiden von Wiederholungszielen gut studiert hast, dann weißt du nun ziemlich genau, mit welcher Einstellung du hier herangehen musst. Du darfst dich nicht darauf konzentrieren, wie viele Wiederholungen einer Übung du schaffst, sondern darauf, wie gut du sie ausführst. Lange Rede, kurzer Sinn: Erst wenn du dir in einer Übung die Grundlagenkompetenz erworben hast, kannst du zum nächsten Step wechseln, vorher nicht.

Ich weiß, was du jetzt denkst: Begriffe wie »Kompetenz« und »erworben« sind ziemlich subjektiv; sie können für verschiedene Athleten verschiedene Dinge bedeuten. Das stimmt. Aus diesem Grund werde ich die vier Schlüsselkomponenten der Kompetenz in explosivem Training buchstabieren, um besser einzugrenzen, was ich wirklich meine. Wenn ich Schülern das Konzept erläutere, verwende ich zur besseren Erinnerung zuweilen das Akronym PARC. (Als Parkour in Frankreich erfunden wurde, schrieb man es ursprünglich »parcours«, was Kurs oder Reise bedeutet. Denke an den PARC in *parcours*, um es dir leichter zu merken.)

PARC:
Die vier Kompetenzkomponenten

P	PROFICIENCY	Können, Leistung, Fertigkeit, Fähigkeit
A	ADAPTATION	Anpassung (im Sinne konditioneller/ körperlicher Voraussetzungen), Vorbereitung
R	REGULARITY	Regelmäßigkeit (in der Qualität der Wiederholungen)
C	CONFIDENCE	Selbstvertrauen, Zutrauen, Zuversicht

Wir wollen uns die vier etwas genauer betrachten:

PROFICIENCY – KÖNNEN

Können bedeutet, in der Lage zu sein, etwas richtig zu tun. Wenn du die Techniken in diesem Buch durchführst, dann so, wie ich sie beschreibe, oder ganz nah dran. Einen Muscle-up führst du aus mit Swing und Kip, drehst die Arme zum Pull-over und drückst dich über die Stange. Du hakst alle Kästchen ab, klar und effizient. Können bedeutet nicht totale Perfektion. Du musst kein Weltklasseturner sein, der von besessenen Möchtegerntrainern die perfekte Zehn erwartet. Niemand gibt dir Noten, niemand beurteilt dich auf der Grundlage irgendeiner theoretischen oder ästhetischen Form. Du sollst die Bewegungsaufgabe lösen und Schnelligkeit und Schnellkraft trainieren. Wenn dieser Ellbogen oder jener Fuß etwas zur Seite steht – das interessiert niemanden, solange du dich nicht verletzt. Strebe nach Spitzenleistung, aber gib nie deine Freiheit auf.

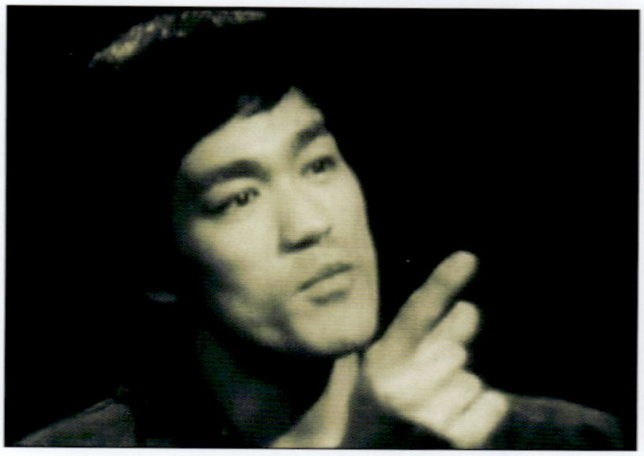

Mit korrekter Form meine ich die für eine bestimmte Person nützlichste Technik. Entdecke seine Fähigkeiten und entwickle dann die dazu passende Technik. Es ist nicht wichtig, ob ein Side Kick mit der Ferse höher als die Zehen ausgeführt wird, solange grundlegende Prinzipien erhalten bleiben. Das meiste Kampfkunsttraining ist stures Wiederholen – ein Produkt –, und die Individualität geht flöten.

Bruce Lee

ADAPTATION – ANPASSUNG

Sie hat mit der Fähigkeit unseres Körpers zu tun, die jeweilige Anforderung zu meistern. Viele Sportler erwerben schnell die neuronalen Fähigkeiten für eine bestimmte Technik, aber der Körper kommt noch nicht mit. Der Geist ist willig, aber das Fleisch ist schwach. Klar: Eine Handvoll Untrainierter schafft auch im ersten Versuch einen Handstandüberschlag vorwärts. Aber sie fühlen sich dabei, als würden die Schultern aus den Pfannen gerissen, sie zerren sich die Bauchmuskeln, verletzen sich die Handgelenke und sind am nächsten Tag halb tot. Sie dürfen auf keinen Fall so weitermachen. Wenn dein Körper schreit oder von einem Step lädiert ist, dann bist du noch nicht bereit für den nächsten – selbst wenn du den aktuellen Step technisch beherrschst. Dann gehst du besser ein paar Steps zurück und trainierst mit Bewegungen, die dir nicht wehtun. Und spare auch nicht am Aufwärmen (siehe S. 311)!

REGULARITY – REGELMÄSSIGKEIT

Das ist hammerwichtig! Einen Back-drop Flip (Step 8) einmal richtig hinzubekommen qualifiziert dich noch lang nicht für einen Versuch des Running Front Flip (Step 9)! Dieses Prinzip gilt vor allem für das Training von Drehbewegungen, wenn du die Technik nur in einem von zehn Versuchen korrekt durchführst. Auch Olympiaturner straucheln oder fassen daneben, wenn sie ihre Übungen zeigen, manchmal sogar in Grundlagentechniken. Wir scheitern alle von Zeit zu Zeit. Als Faustregel gilt: Wenn du eine Technik nicht in mindestens neun von zehn Versuchen schaffst, beherrschst du sie noch nicht genug, um schwierigere Übungen anzupacken.

CONFIDENCE – SELBSTVERTRAUEN

Der mentale Aufbau von Selbstsicherheit kann nur aus dem häufigen, erfolgreichen und sicheren Bewältigen einer Bewegungsaufgabe kommen. Du trittst zur Übung an, und du weißt, dass du es schaffen wirst – und zwar gut. Wenn du Angst hast, fehlt es dir an der nötigen Kompetenz. Du musst beim aktuellen Schritt bleiben. Aber das ist nichts Schlechtes, sondern es bedeutet, dass du von dieser Übung noch mehr lernen musst. Denke immer daran, dass der Schritt zum nächsten Step Schnelligkeit, Fertigkeit und Schnellkraft nicht aufbaut, sondern nur nachweist. Es ist der sorgfältige, dauerhafte Einsatz in Übungen, die du schon kannst, der die drei aufbaut.

PARC ANWENDEN

Die PARC-Philosophie solltest du frühzeitig ins Training integrieren, damit du dich selbst coachen und beurteilen kannst, wann es Zeit ist voranzuschreiten. Andere zu beobachten ist sinnvoll, aber nichts geht über Selbstwahrnehmung. Hier einige Beispiele für den Einsatz von PARC:

Proficency – Können

P

Können lässt sich leicht bestimmen – wenn du die Bewegung verstehst und mit dir selbst ehrlich bist. In einem richtigen Kip-up (S. 140) muss der Athlet am Ende der Bewegung fest wie ein Fels stehen. Wenn du nach hinten fällst, fehlt dir Können. Trainiere weiter.

Adaptation – Anpassung

A

Wenn du alle paar Tage einen Front Handspring (S. 170) schaffst, aber jedes Mal mit Schmerzen und gezerrten Bauchmuskeln rauskommst, dann ist dein Körper nicht genügend angepasst. Gehe einen oder zwei Steps zurück oder absolviere passende Zusatzübungen, um deine Kondition zu verbessern.

Regularity – Regelmäßigkeit

R

Wenn du Suicide Jumps (S. 76) übst und nach dem Aufwärmen nur alle paar Versuche richtig über die Stange kommst, dann fehlt es dir an Regelmäßigkeit. Trainiere weiter und probiere es immer wieder.

Confidence – Selbstvertrauen

C

Wenn du dich vor einem Back Handspring (S. 208) aufbauen willst, aber Angst hast, dir das Genick zu brechen, ist etwas sehr schiefgelaufen, und es fehlt dir an Selbstvertrauen. Du darfst auf keinen Fall die Schwierigkeit erhöhen, ein Schritt zurück wäre sinnvoller.

Vier einfach anwendbare Konzepte – leichter geht's nicht. Wenn du sie annimmst, wird dein Training einfacher, du bist sicherer und kommst schneller voran. Wenn du sie ignorierst, drohen Verletzung und Burn-out. Ich habe diese Progressionen vielen Leuten gezeigt, die Abkürzungen nehmen und PARC umgehen wollten. Die Cleveren kommen alle zurück.

Warum nicht von Anfang an klug sein?

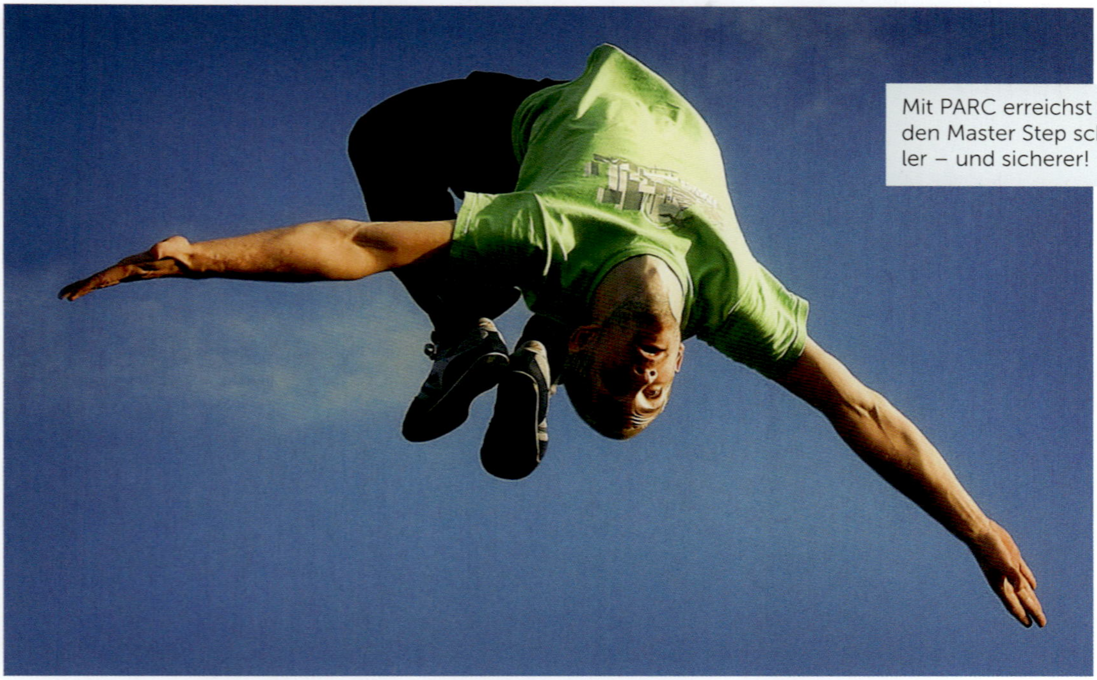

Mit PARC erreichst du den Master Step schneller – und sicherer!

LICHT AUS!

Eine der härtesten Erkenntnisse explosiven Trainings: Es gibt keine eindeutige, objektive Methode, um festzustellen, wann es sicher ist, zum nächsten Step zu gehen. Aber das macht es auch so cool. Mit dem Anwenden von PARC verlässt du dich auf dein Urteilsvermögen und den gesunden Menschenverstand, kombiniert mit einem gesunden Maß an Risikobereitschaft. Das sind Komponenten dessen, was ich Körperweisheit nenne – das sine qua non echter Calisthenics-Meister.

Lies das Kapitel noch einmal und verinnerliche die PARC-Schritte. Sauge sie so auf, dass du eine ganze Seite darüber schreiben oder die vier Ideen einem Trainingskameraden erzählen könntest. Probiere die Techniken in diesem Buch nicht einfach wahllos aus. Falls doch, ist die Verletzungsgefahr groß. Beginne ganz vorn, schaffe eine Grundlage an Fähigkeiten und finde ein Level explosiver Techniken, mit denen du sicher trainieren und von denen du profitieren kannst. Folge einem systematischen Trainingsplan. Und wenn du immer besser wirst, dann nutze vor der Entscheidung für den nächsten Step die PARC-Regeln. Ich vertraue dir.

11

SCHNELLKRAFT UND FERTIGKEIT

Methodenlehre des Zwillingstrainings

Für die Ketten in diesem Buch rate ich zu zwei verschiedenen Trainingsmethoden:

- Schnellkrafttraining
- Fertigkeitstraining

Welche du verwendest, hängt davon ab, an welcher Kette du gerade arbeitest.

WARUM ZWEI VERSCHIEDENE METHODEN?

Über unterschiedliche Trainingsmethoden sind schon haufenweise Artikel und Bücher geschrieben worden, deshalb fasse ich mich hier kurz. Grob gesagt, gibt es in diesem Buch zwei Typen von Übungen: solche, die vor allem Basisschnellkraft aufbauen (Kraft × Schnelligkeit), und solche, die auch komplexe Bewegungsfertigkeiten verlangen. (Es gibt Überschneidungen, aber diese Kategorien gelten.)

Der Vertikalsprung ist ein Beispiel für eine Basisschnellkraftbewegung, man braucht dafür keine besonderen Fertigkeiten. Du wiederholst ihn immer wieder, baust damit Schnellkraft auf, stärkst die Gelenke und verbesserst deine explosive Leistungsfähigkeit. Der Backflip wiederum ist ein Beispiel für ein fertigkeitsbasiertes Element. Klar, er verlangt auch viel Schnellkraft, aber zuvor muss dein Nervensystem den Bewegungsablauf tatsächlich lernen. Es geht nicht nur um körperliche Kondition – schließlich gibt es viele Athleten, die genug Schnellkraft und Schnelligkeit für einen Backflip mitbringen, ihn aber nicht hinbekommen, weil ihnen die Fertigkeiten fehlen.

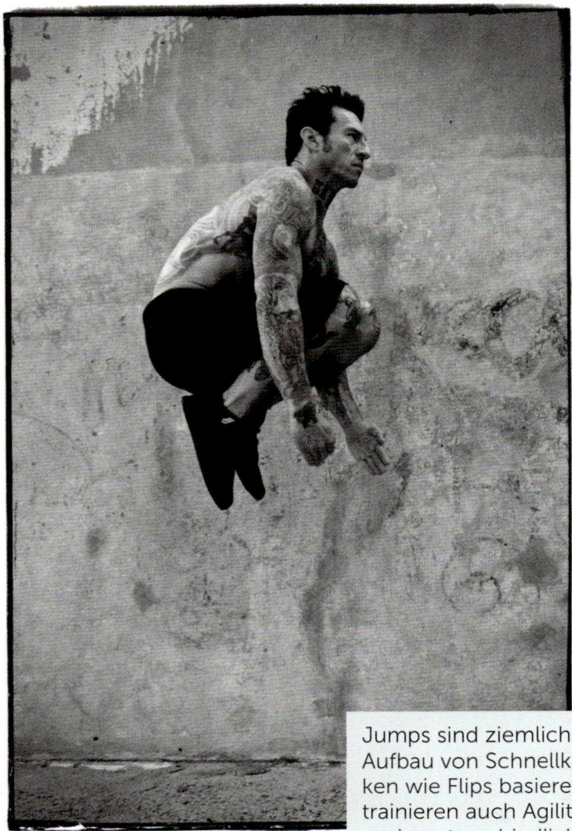

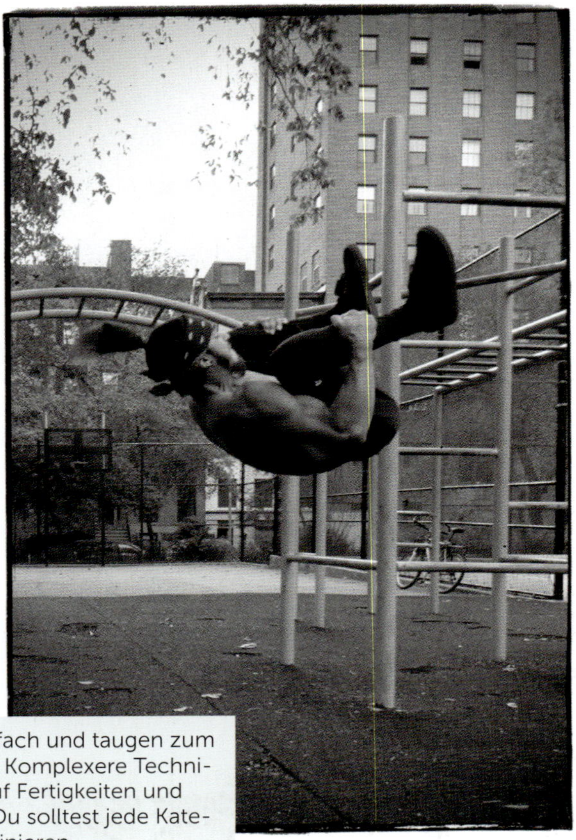

Jumps sind ziemlich einfach und taugen zum Aufbau von Schnellkraft. Komplexere Techniken wie Flips basieren auf Fertigkeiten und trainieren auch Agilität. Du solltest jede Kategorie unterschiedlich trainieren.

Methode	Power Moves	Skill Moves
Bewegungstyp	• einfach (typischerweise auf und ab)	• komplex (enthält typischerweise Drehung, Teildrehung oder mehrere Bewegungswinkel)
Athletische Qualitäten	• Schnelligkeitskraft • lineare Leistung • richtige Gelenkstellungen	• Koordination • Gleichgewicht • Timing
Trainierter Bereich	• Muskeln • Nerv-Muskel-Verbindung • Gelenke	• Nervensystem • Gehirn • Geist

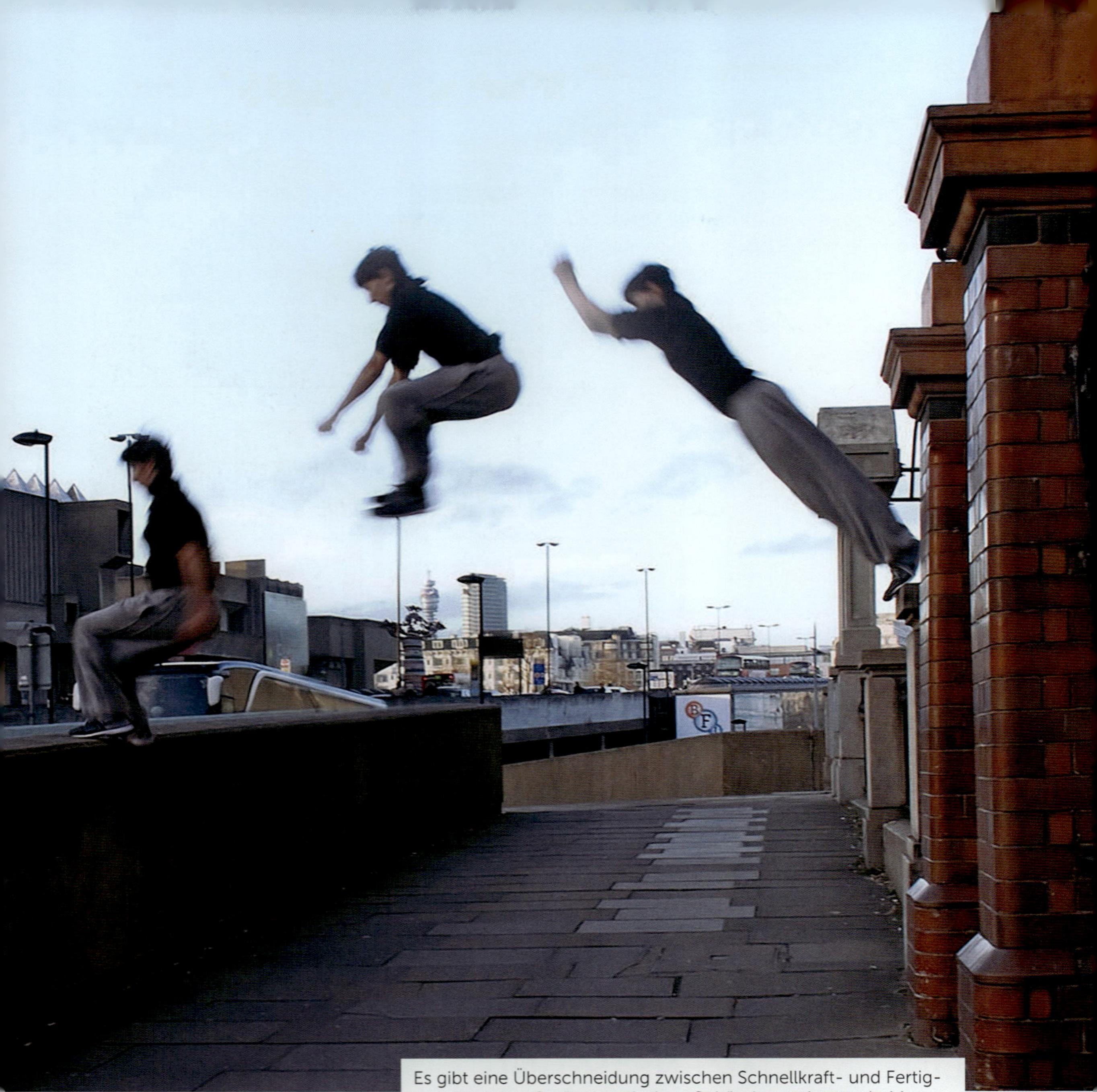

Es gibt eine Überschneidung zwischen Schnellkraft- und Fertigkeitsübungen. Sprünge zwischen Gebäuden verlangen beides.

Die Analogie zum Computerwesen bietet einen anderen Blick auf die Unterschiede: Grundlegende Schnellkraftübungen trainieren Muskeln, Bindegewebe, Nerven und sogar Knochen – die Hardware sozusagen. Fertigkeitsbewegungen trainieren zudem das Nervensystem, Gehirn und Geist – ein Upgrade für die Software. Für das beste zur Verfügung stehende System brauchst du beides. Du fängst mit dem Aufbau großartiger Hardware an, baust sie aus, verbesserst sie und spielst danach die bestmögliche Software auf.

WAS IST WAS?

Die sechs Hauptbewegungstypen sind nicht austauschbar. Jumps und Power Push-ups sind deine Basisschnellkraftübungen, Kip-ups, Front- und Backflips Fertigkeitsübungen. Muscle-ups entsprechen einer ausgeglichenen Mischung aus Fertigkeit und Schnellkraft, aber ich tendiere dazu, sie zum Erreichen maximaler Explosivität als Fertigkeitsübung zu trainieren. (Die als den Muscle-up ergänzenden Übungen eingefügten Dip-Progressionen sind weder strikte Schnellkraft- noch Fertigkeitsübungen. Trainiere sie wie jede normale Kraftübung: wenige bis mäßig viele Wiederholungen, wenige Sätze).

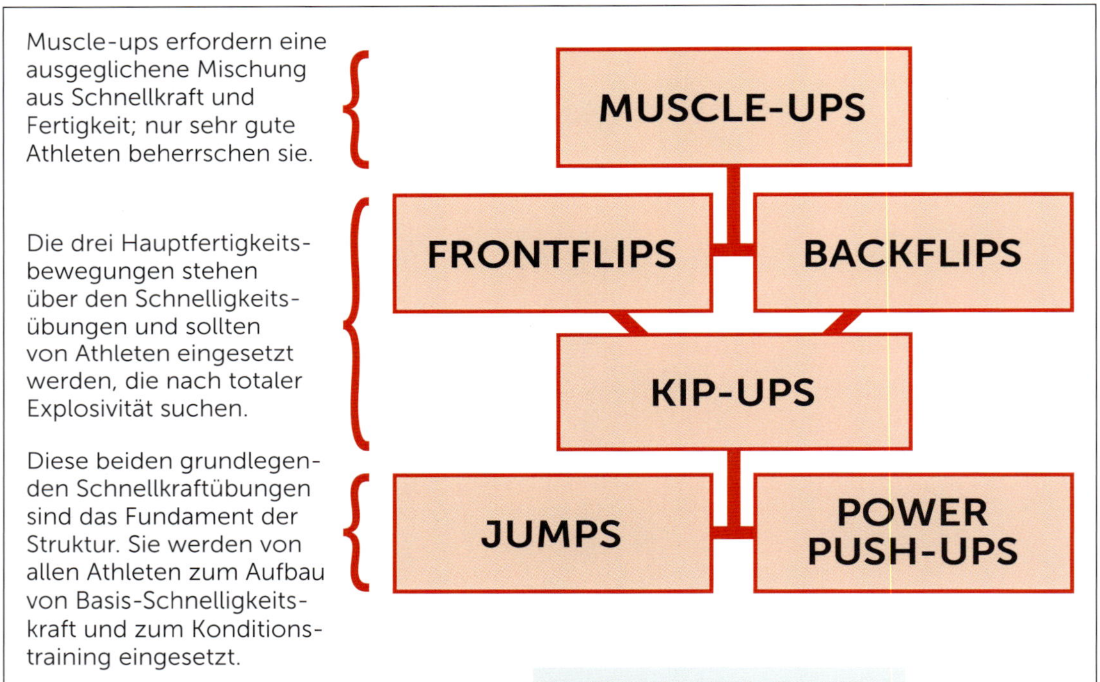

Die Hierarchie der Explosivitäten

SCHNELLKRAFT- UND FERTIGKEITSMETHODEN: EINE ZUSAMMENFASSUNG

In den nächsten Kapiteln buchstabiere ich die praktischen Unterschiede zwischen Schnellkraft- und Fertigkeitstraining. Hier umreiße ich nur grundlegende Ideen. Prinzip: Wenn du vor allem die Muskeln und die Gelenke trainierst (Schnellkrafttraining), arbeitest du an Teilen deiner Anatomie, die Zeit brauchen, um sich an den Trainingsreiz anzupassen. Wenn du also Schnellkraft trainierst, wirst du feststellen, dass du nach einem Tag oder mehr Pause stärker als vorher weitermachst. Wenn du an Fertigkeiten arbeitest, trainierst du, sofern dein Körper konditionell darauf vorbereitet ist, Gehirn und Nervensystem. Diese Zonen passen sich sozusagen umgehend an.

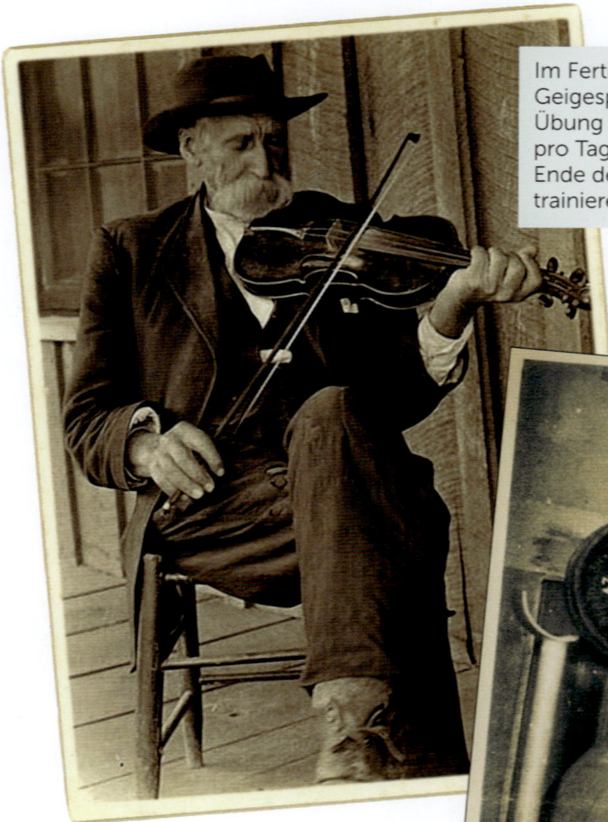

Im Fertigkeit-versus-Schnellkraft-Spektrum steht Geigespielen für ein Extrem: reine Fertigkeit, die viel Übung mit wenig Pausen erfordert (mehrere Stunden pro Tag). Wenn du es mit Gewichtheben am anderen Ende des Spektrums vergleichst: Du musst weniger trainieren und brauchst mehr Pausen.

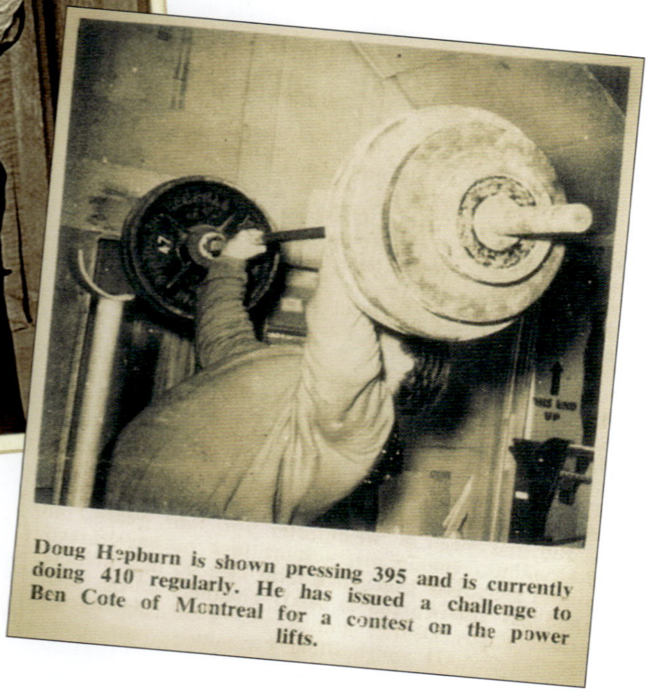
Doug Hepburn is shown pressing 395 and is currently doing 410 regularly. He has issued a challenge to Ben Cote of Montreal for a contest on the power lifts.

Um es an Extremen zu verdeutlichen: Stelle dir das Langhanteltraining eines Gewichthebers mit schweren Gewichten (Schnellkraft) vor und vergleiche es mit Klavierspielen (Fertigkeit). Je öfter am Tag du hebst, desto schlechter wird im Zuge der Ermüdung der Muskeln und Gelenke deine Leistung. Aber je mehr du bis zu einem bestimmten Punkt am Tag Klavier spielst, desto besser wirst du. Das liegt daran, dass sich Gehirn und Nervensystem viel schneller anpassen als Muskeln und Gelenke.

Das bedeutet im Ergebnis, dass dein Schnellkrafttraining kurz und hart sein muss und du bis zur nächsten Session eher zwei Tage pausierst. Tu, was du machen musst, und höre dann auf. Fertigkeitstraining ist anders. Tu, so viel du kannst! Je öfter du den Backflip übst, desto besser gelingt er. Packe deshalb so viele Wiederholungen wie möglich in eine Einheit. Trainiere ihn, so oft du kannst. Vorausgesetzt, du überlastest während des Trainings weder Muskeln noch Gelenke, kannst du Fertigkeiten öfter trainieren, als du denkst.

Du hast mittlerweile verstanden, dass trotz einiger Überschneidungen schnellkraftbasierte und fertigkeitsbasierte Übungen zwei verschiedene Dinge sind. Sie brauchen unterschiedliche Herangehensweisen. Ich habe mein Bestes gegeben, um die beiden Methoden in der folgenden Tabelle zusammenzufassen:

	Schnellkraftübungen: Trainingsplanung	Fertigkeitsübungen: Trainingsplanung
Trainings-einstellung	Versuche, in jeder Wiederholung schnellkräftiger zu agieren.	Versuche, jede Wiederholung technisch besser auszuführen.
Wiederholungen pro Satz	Für maximale Schnellkraft: 1 bis 3 Wiederholungen pro Satz	Für maximale Fertigkeit: nur 1 Wiederholung pro Satz
Sätze pro Trainingseinheit	Variiert, aber unter 20 Sätze ist wahrscheinlich eine gute Obergrenze.	Absolviere so viele Sätze, wie ohne Burn-out möglich.
Frequenz	Trainiere eine Einheit Schnellkraftübungen einmal alle paar Tage.	Du kannst jeden Tag oder mehrmals am Tag eine Einheit Fertigkeitsübungen absolvieren.

LICHT AUS!

Das Verständnis der Besonderheiten unterschiedlicher Trainingsmethoden ist nicht ganz einfach, aber die Quintessenz dieses Kapitels leuchtet ein: Rückgrat deines Schnellkrafttrainings sind Jumps und schnellkraftbasierte Push-ups. Sie sind einfach auszuführen, ein prima Konditionstraining, und sie bauen im Ober- und Unterkörper jede Menge Kraftschnelligkeit auf. Auf diese Grundlagen stellst du fertigkeitsbasierte Übungen, die von dir verlangen, deine Schnellkraft auf komplexere Weise (mit mehr Agilität) einzusetzen. Du musst die beiden Technikkategorien (Schnellkraft und Fertigkeit) unterschiedlich trainieren.

Wie du das machst? Das nächste Kapitel vermittelt dir meine Theorie des Aufbaus von Schnellkraft. Das Kapitel danach, Kapitel 13, zeigt dir, wie du Fertigkeit am besten trainierst.

12. SCHNELLKRAFTTRAINING

Dreierregel und Sechserregel

Nicht alle Explosive Six wurden gleich erschaffen. Fertigkeits-/Gewandheitstechniken wie Kip-ups und Flips sehen wohl wahnsinnig sexy aus, aber sie sollten nur von einem Athleten in Angriff genommen werden, der über ausreichend rohe Schnellkraft verfügt. Was ich mit roher Schnellkraft meine:

- Die Sprungkraft der Beine, um den Körperschwerpunkt hoch genug zu heben
- Die Schnappbewegung der Körpermitte zum Anheben der Beine
- Die Schnellkraft in Schultern und Armen zum Steigern des Schwunges (und, in manchen Steps, zum Wegdrücken des Körpers vom Boden)

Diese Art von Schnellkraft baust du nicht durch das Herumspielen mit exotischen Flips und Kips auf. Sondern du eignest sie dir an, bevor du mit dem Fertigkeits-/Agilitätstraining beginnst – durch hartes, beständiges Training mit Jumps und Power Push-ups.

LINEARE STEIGERUNG, NICHT DURCH DIE STEPS HASTEN

Selbst nach dem Lesen dieser Zeilen wird es noch zu viele Athleten geben, die Jump- oder Power-Push-Ketten falsch angehen. Wie ich das meine? Nehmen wir Jumps: Die Sportler probieren die einfachen, dann die schwierigeren bis zum Master Step und nehmen dann an, sie hätten die Kette im Sack.

So funktioniert es nicht. Wenn du ein schnellkräftiger Athlet sein willst, musst du immer mit der Jump-Kette (oder vergleichbaren Übungen) trainieren. Glaubst du denn, du hast den Vertical Leap (Step 3) im Kasten, nur weil du ihn ausführen kannst? Auf keinen Fall! Bleib dran und spring noch höher! Basketball-Superstars arbeiten jahrelang jeden Tag mit diesen Übungen und versuchen, im Wissen, dass sie damit ihre Schnellkraft kontinuierlich verbessern, immer höher zu kommen. Das Gleiche gilt für Power Push-ups. Man nennt das lineares Steigern der Grundlagen. Du gehst von einem Step zum nächsten – mit Sorgfalt statt mit blindem Eifer. Dein Ziel ist es, die Übungen während deiner gesamten Sportlerlaufbahn als Werkzeuge zum steten Aufbau von Schnellkraft und Gelenkstabilität zu nutzen.

Wenn die Fertigkeits-/Agilitätsübungen (Flips und Kip-ups) deine Rennwagen sind, dann kannst du dir die grundlegenden Schnellkraftübungen (Jumps und Power Push-ups) als Brennstofftank vorstellen. Je beständiger du damit trainierst, desto turbogeladener ist dein Fahrzeug. Aber egal, wie sehr du dich mit den Fertigkeitsdingern bemühst: Ohne die Grundlagen der Schnellkraft ist nichts mit Progression. Du wärst wie ein Flitzer ohne Sprit.

VERLETZUNGSPROPHYLAXE

Beständiges Training mit Jumps und Power Push-ups steigert nicht nur die Schnellkraft, sondern auch die Fähigkeit deiner Muskeln, des Bindegewebes und sogar der Knochen, mit den auftretenden Kräften umzugehen. Sportler, die in ihr Training planlos Akrobatik einstreuen, leiden regelmäßig an verdrehten Knien, Hüftschmerzen und verstauchten Sprunggelenken. Du kannst das fast alles vermeiden, wenn du ausreichend Zeit auf die Jump-Kette verwendest und so diese Bereiche konditionell vorbereitest.

Genauso habe ich von einigen Fällen gehört, in denen Jungs (es sind immer Jungs) mit Handstandüberschlägen experimentierten und sich typischerweise die Speiche im Unterarm brachen. Das passiert, weil die Knochen und das Bindegewebe (die Stoßdämpfer) nicht auf Schnellkraftbewegungen vorbereitet sind. Die Lösung ist einfach: sorgfältiges, beständiges Verbessern in der Power-Push-up-Serie. Ich will nicht, dass sich irgendeiner verletzt! Bereitet eure Körper angemessen vor, bevor ihr euch ins Getümmel stürzt!

GRUNDLAGEN DER SCHNELLKRAFT-TRAININGSPLANUNG

Genug des Vortrags, kommen wir zur Praxis. Wie stellst du einen Trainingsplan für grundlegendes Schnellkrafttraining auf? Ich sage es frei heraus: Ich bin kein Freund komplexer Tabellen und Grafiken. Wenn du welche aus anderen Büchern auf die Übungen dieses Buches anwenden willst, nur zu! Stattdessen bin ich ein Anhänger einfacher Planung und bringe meinen Schülern zur Trainingsplanung von Schnellkraft immer zwei Grundregeln bei: die Dreierregel und die Sechserregel. Wenn du diesen beiden in deinem Training folgst, wird deine Schnellkraft abheben wie ein verdammter Düsenjet.

DIE DREIERREGEL

Wenn es um Wiederholungsbandbreiten geht, könnte meine Empfehlung, was die Schnelligkeitsübungen in diesem Buch angeht, einfacher nicht sein. Ich nenne sie die Dreierregel.

Die Dreierregel

- Wenn du Schnellkraft trainierst, absolviere pro Übung nie mehr als 3 Wiederholungen.

Da hast du's – und es ist so einfach! Während deiner Progressionen durch die Ketten der Exlosive Six kannst du im Training der verschiedenen Steps Sätze mit einer, Sätze mit zwei oder Sätze mit drei Wiederholungen absolvieren, aber nie mit mehr als drei.

Warum für Schnellkraft so wenige Wiederholungen? Dein Körper kann nur durch die Dinge besser werden, die du ihm sagst. Frage: Wenn du dich gut aufgewärmt hast und ohne Pause zehn Squat Jumps absolvierst, ist dein Körper im ersten oder im letzten am schnellsten? Antwort: nach richtigem Aufwärmen im ersten oder zweiten. In der zehnten Wiederholung hat sich schon längst Ermüdung in deinen Muskeln breitgemacht, die Energie ist verbraucht: Dieser Sprung ist der langsamste. Das Gleiche gilt für alle explosiven Schnellkraftbewegungen. Verschwende deine Zeit nicht damit, deinem Körper langsamere Bewegungen beizubringen. Höre stattdessen nach drei Wiederholungen auf, dann trainierst du pure Schnellkraft.

Sicherheit ist ein wichtiger Aspekt. Wenn du Hochgeschwindigkeitsbewegungen wie Jumps und Backflips ausprobierst, muss dein Ziel sein, sie mit Können (das P von PARC, S. 280) auszuführen. Viele Wiederholungen sind nicht dein Ziel. Sie erhöhen in Übungen wie diesen die Wahrscheinlichkeit des Scheiterns, was zu einer Verletzung führen würde. Und Fehler passieren eher in der zehnten Wiederholung, wenn du müde bist und die Konzentration verlierst, als in den ersten drei Wiederholungen. Bleibe deshalb bei maximal drei Wiederholungen.

Athletenfrage 1: Sind drei mickrige Wiederholungen genug, um meinen Körper zur Anpassung zu zwingen?

Ja. Elite-Powerlifter und Gewichtheber werden mit einer »Diät« von Sätzen mit sehr wenigen Wiederholungen zu den stärksten Männern der Welt. Wenn sie mit Sätzen von wenigen Wiederholungen erreichen, dass ihr physiologisches System dieses Level an Kraft aufbaut, warum sollte das nicht auch für Schnellkraft gelten? Klar, wenn du Muskeln aufbauen oder Ausdauer trainieren willst, musst du mehr Wiederholungen investieren, damit dein Körper sich daran anpasst. Aber für Schnelligkeit und Schnellkraft sind drei genug.

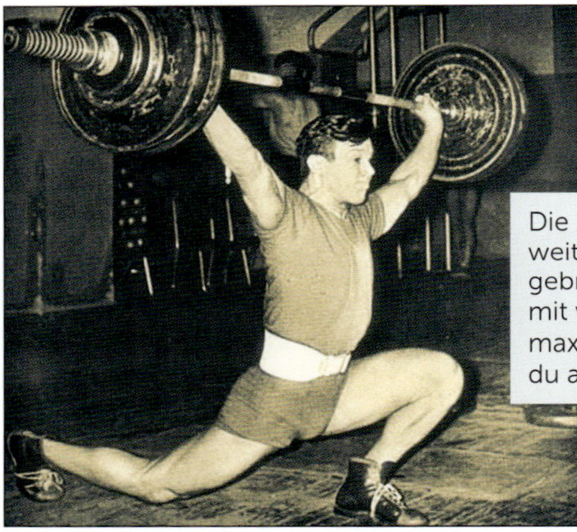

Die Schnellkraft von Gewichthebern ist nicht weit entfernt von der, die in den Explosive Six gebraucht wird. Gewichtheber trainieren oft mit wenigen Wiederholungen pro Satz für maximale Schnellkraft – genau das solltest du auch tun.

Athletenfrage 2:
Aber was, wenn ich Ausdauer trainieren will? Was, wenn ich ganz cool ein Dutzend Clap Push-ups können will?

Die Antwort darauf: Nun, wenn es das ist, was du willst, dann trainierst du keine Schnellkraft. Sondern du trainierst Ausdauer, mit der du natürlich die Anzahl deiner Wiederholungen steigern könntest. Aber wenn du Schnelligkeit und Explosivität willst, bleibe bei wenigen Wiederholungen – drei oder weniger. Wenn du so schnell wie möglich durch die Progressionen willst, dann brauchst du Schnellkraft. Deshalb: Halte dich an die Dreierregel.

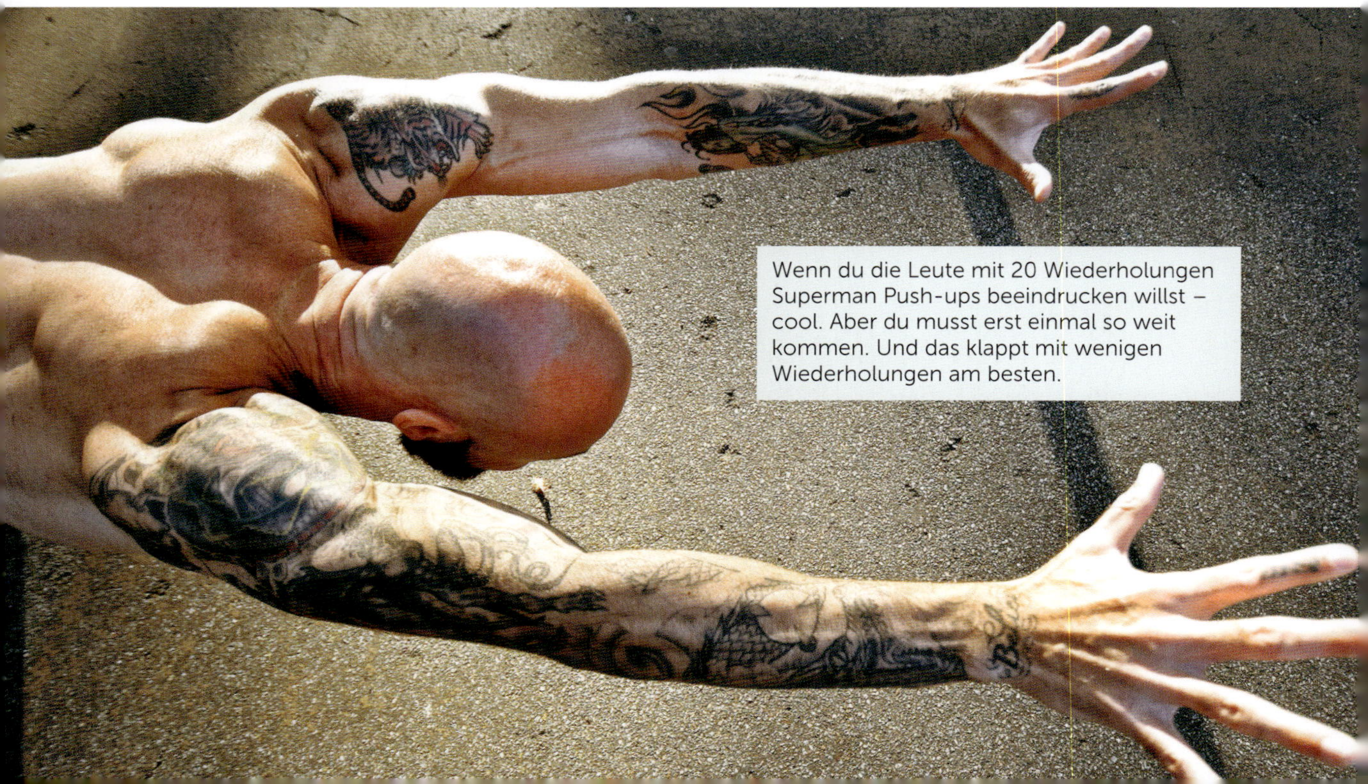

Wenn du die Leute mit 20 Wiederholungen Superman Push-ups beeindrucken willst – cool. Aber du musst erst einmal so weit kommen. Und das klappt mit wenigen Wiederholungen am besten.

DIE SECHSERREGEL

Während die Dreierregel die Wiederholungsbandbreite deiner Sätze bestimmt, legt die Sechserregel die Gesamtzahl der Wiederholungen einer Übung fest. Um sie anzuwenden, nutzt du eine Wiederholungsgesamtzahl, die durch sechs teilbar ist.

Das ist eine prima Herangehensweise, um die Gesamtzahl der Wiederholungen pro Übung festzulegen:

Die Sechserregel

- Einsteiger sollten pro Übung 6 Wiederholungen absolvieren.
- Fortgeschrittene sollten pro Übung 12 Wiederholungen absolvieren.
- Könner sollten pro Übung 18 Wiederholungen absolvieren.

Wie funktioniert das? Einfach. Nehmen wir an, du trainierst mit Squat Jumps: Wenn du Einsteiger bist, absolvierst du nach dem Aufwärmen in deiner ganzen Trainingseinheit sechs Wiederholungen Jumps. Das Aufwärmen zählt also nicht dazu. Mehr zum Aufwärmen findest du auf Seite 311.

Die Dreierregel schreibt Sätze mit einer, zwei oder drei Wiederholungen vor. Einfaches Rechnen macht klar, dass du für deine Trainingseinheit drei grundlegende Optionen hast. Zunächst einmal:

6×1

Sechs Sätze à eine Wiederholung ergeben als Gesamtwiederholungszahl sechs. Diese Methode ist hervorragend für das Explosivtraining geeignet. Du legst damit maximalen Einsatz und Konzentration in jede Wiederholung. Nachteil: Du kannst den Dehnungs-Verkürzungs-Zyklus (siehe S. 55) nicht nutzen, der in einigen Übungen so effektiv ist. Zudem dauert eine Trainingseinheit mit lauter Einzelwiederholungen länger als mit Sätzen mit mehreren Wiederholungen.

Eine weitere Option:

3×2

Drei Sätze à zwei Wiederholungen. Ergibt wieder sechs, richtig? Eine klassische Einheit aus »Doubles«, die den Dehnungs-Verkürzungs-Zyklus nutzt und viel Konzentration und Disziplin fordert. Und dann gibt es:

2×3

Zwei Sätze à drei. »Triples sind das tägliche Brot vieler Schnellkraftathleten und Trainer. Mit Triples kommst du wirklich in einen Satz hinein, ohne zu viel Konzentration zu verlieren. Wenn du viele Wiederholungen absolvierst oder viele Übungen, bist du mit 2×3 insgesamt früher fertig, was natürlich ein Vorteil ist. Es gibt aber auch andere Wege, wie du zu deinen sechs Wiederholungen kommst:

3×1
1×3

Drei »Singles«, gefolgt von einem Triple. Oder:

1×3
1×2
1×1

Ein Triple, gefolgt von einem Double, gefolgt von einem Single. Das ist eine von vielen möglichen Mischformen.

An diesen Beispielen kannst du sehen, dass es viele Wege nach Rom gibt, mein Freund. Du kannst eine Menge verschiedene Möglichkeiten ausprobieren, um deine Wiederholungsziele zu erreichen, solange du die Dreierregel (Wiederholungen pro Satz) und die Sechserregel (Wiederholungsgesamtzahl) befolgst.

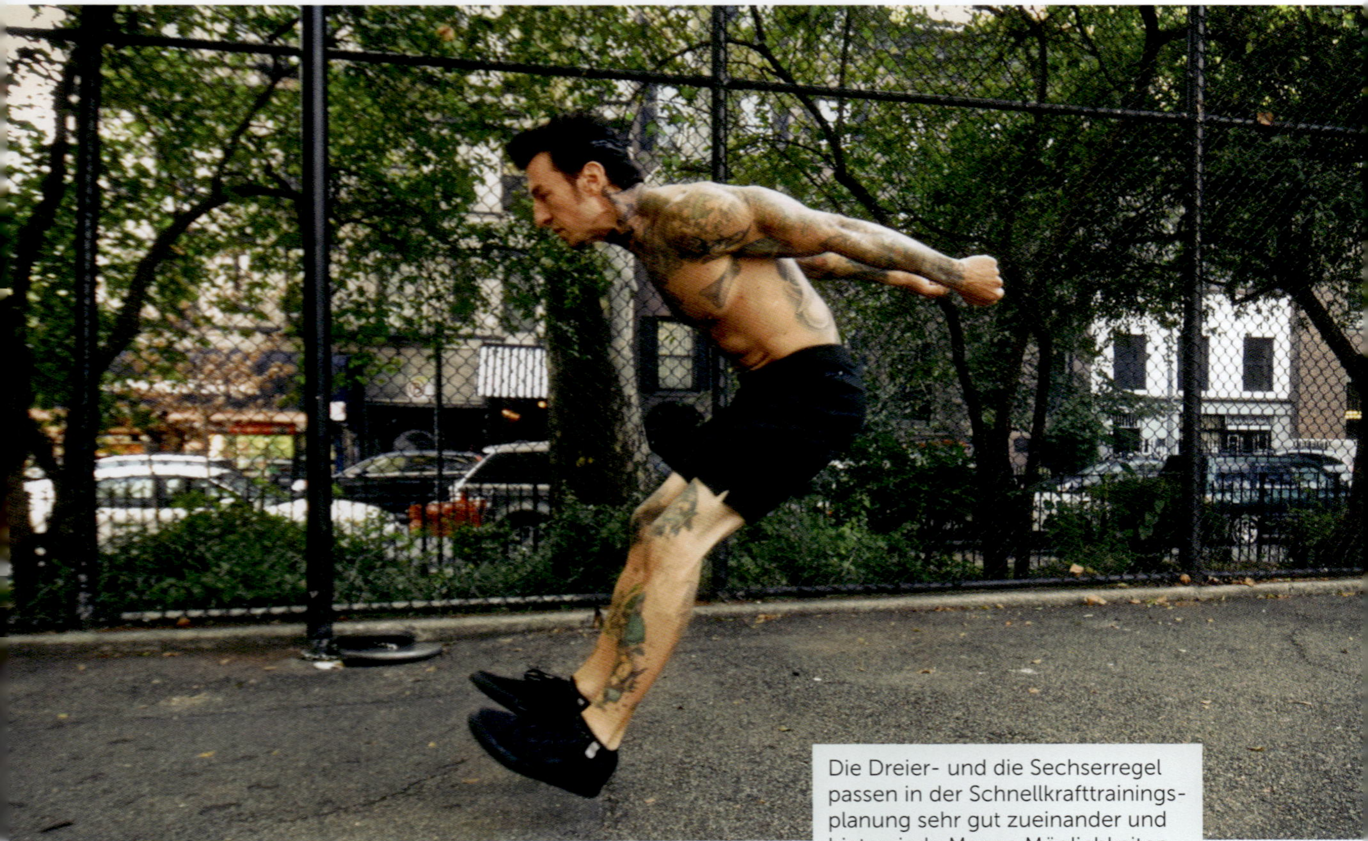

Die Dreier- und die Sechserregel passen in der Schnellkrafttrainingsplanung sehr gut zueinander und bieten jede Menge Möglichkeiten.

Die Sechserregel hat sich bewährt. Ich habe sie bei Hunderten Athleten angewendet, die alle schneller und explosiver geworden sind, als sie sich in ihren kühnsten Träumen erhofft hatten. Warum es funktioniert? Zum Teil, weil es so gut mit der Dreierregel ineinandergreift; zum Teil, weil es Athleten zwingt, ihre Explosiveinheiten systematisch zu organisieren, anstatt sich dem Chaos hinzugeben. Es funktioniert wirklich – probiere es aus und du wirst es merken.

Athletenfrage 1: Welches der Wiederholungsschemata ist das beste?

Sie sind alle gleich gut. Solange du die Dreierregel und die Sechserregel anwendest, machst du alles richtig!

Athletenfrage 2: Was soll ich anwenden? Singles, Doubles oder Triples?

Das liegt an dir. Probiere sie aus und schau, welche dir liegen. Sie funktionieren alle, aber aus psychologischen Gründen trainieren manche lieber mit Singles, manche mit Doubles, andere mit Triples. Du kannst die Anzahl auch variieren: Mische einfach von Einheit zu Einheit! Spiel mit Triples, Singles, Doubles. Solange du die Dreier- und die Sechserregel befolgst, ist alles in Ordnung.

Athletenfrage 3: Sind sechs Wiederholungen pro Übung für Einsteiger ausreichend?

Immer wieder höre ich: »Ist das genug?« Manche Athleten haben den Drang mehr, mehr, mehr zu tun. Ich bewundere das, obwohl ich früher selbst so war. Aber speziell im Zusammenhang mit Schnellkrafttraining gilt: Mehr ist nicht besser. Schnellkraftübungen taugen nicht für Kardio-Training oder Muskelaufbau; sie sollen das Nervensystem stimulieren, nicht dich erschöpfen. Eine bestimmte Menge plyometrischen Trainings steigert Kraft und Schnelligkeit und reduziert die Anfälligkeit für Verletzungen. Aber Schnellkraftübungen verlangen Gelenken, Bindegewebe und Knochen auch viel ab, und zu viel davon steigert die Verletzungswahrscheinlichkeit. Die meisten von euch absolvieren sowohl Maximalkraft als auch Schnellkrafttraining. Für beide gilt: eher weniger Wiederholungen bei möglichst guter Bewegungsqualität. Du wirst feststellen, dass du damit optimal besser wirst. Zerbrich dir nicht den Kopf und denke ans Gelingen.

Athletenfrage 4: Wie weiß ich, ob ich Einsteiger, Fortgeschrittener oder Könner bin?

Als Faustregel: Du bist Einsteiger, wenn

- du mit Schnellkrafttraining anfängst,
- du Erfahrung hast, aber eine längere Pause (Verletzung) hinter dir hast,
- du die aktuelle Übung sogar in einmaliger Ausführung sehr schwierig findest (vielleicht sollten sich Athleten, die einen schwierigen Step in Angriff nehmen, grundsätzlich als Einsteiger betrachten).

Du bist Könner, wenn
- du mindestens sieben Steps der Kette, die du gerade trainierst, ohne Probleme schaffst.

Du bist Fortgeschrittener, wenn
- du weder in die Kategorie Einsteiger noch Könner passt.

Wie bei allen Verallgemeinerungen gibt es auch hier Ausnahmen. Trotzdem behalten die Grundregeln ihre Gültigkeit. Manchmal müssen wir »quer« denken.

Athletenfrage 5:
Wie lang soll die Pause zwischen den Sätzen sein?

Du pausierst so lang, bis du wieder normal atmen und dich auf den nächsten Satz vorbereiten kannst. Das dauert normalerweise 10 bis 30 Sekunden. Länger als eine Minute sollte es nicht dauern. Denke daran: Du ermüdest dich im Schnellkrafttraining nicht (wie im Muskelaufbautraining). Wenn du länger als eine Minute brauchst, weil du dich mental vorbereitest, dann ist das in Ordnung – solange du drei Minuten nicht überschreitest. In diesem Fall würdest du den neurologischen Nutzen des letzten Satzes verlieren. In der Vorbereitung auf den nächsten Satz solltest du dich weder hinsetzen noch hinlegen. Damit würdest du deinem Nervensystem vermitteln, dass es herunterschalten kann. Du musst nicht rumlaufen, aber bleib auf den Beinen!

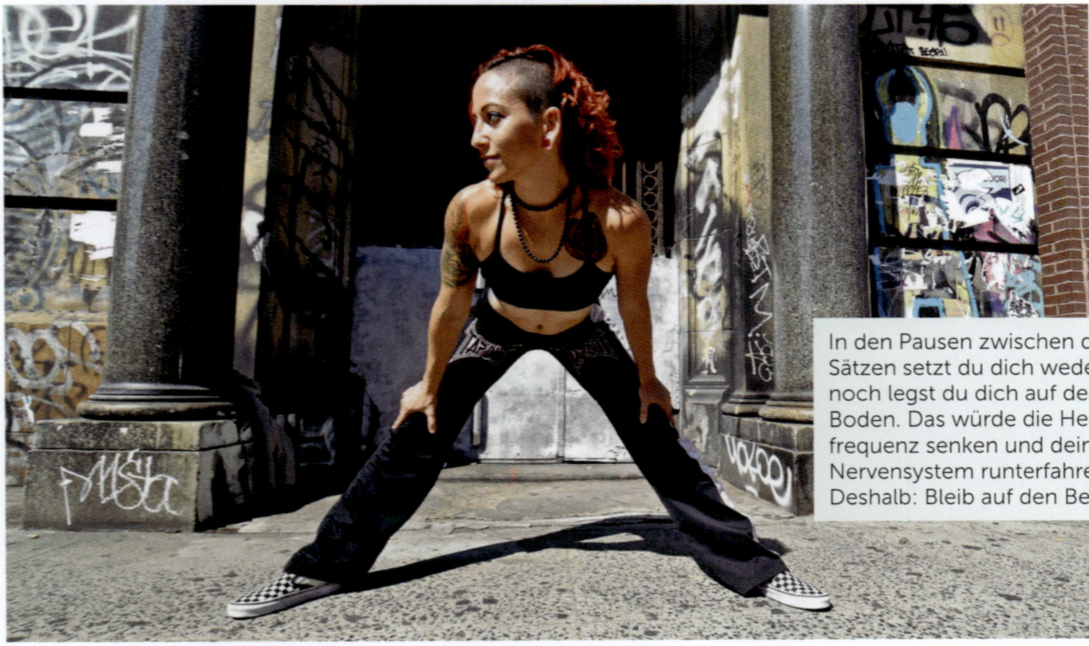

In den Pausen zwischen den Sätzen setzt du dich weder noch legst du dich auf den Boden. Das würde die Herzfrequenz senken und dein Nervensystem runterfahren. Deshalb: Bleib auf den Beinen!

Athletenfrage 6:
Welche Schnellkraftübungen soll ich absolvieren?

Die meiste Zeit deines Schnellkrafttrainings verbringst du mit Jumps und Power Push-ups, die du in der Kette schon erreicht hast. (Wie du durch die Progressionen einer Kette kommst, gibt die PARC-Regel in Kapitel 10 vor.) Das heißt: Alle Schnellkraftübungen kommen infrage, und alle sind für linearen Fortschritt einsetzbar: Du kannst höher springen, öfter klatschen etc. Wenn du willst, kannst du innerhalb der Sätze-Wiederholungs-Bandbreite mehrere Übungen einsetzen.

Athletenfrage 7: Sind die Dreier- und die Sechserregel in Stein gemeißelt, oder kann ich andere Pläne nutzen?

Na klar kannst du auch andere Grundlagen nutzen. Wenn irgendein Trainer oder Guru dir sagt, dass nur sein Plan Erfolg bringe, dann verdufte schnell. Wenn du im Körpergewichtstraining – oder in jedem anderen Training – wirklich gut werden willst, musst du lernen, dich selbst zu trainieren. Wenn du nicht gerade Profi bist, wird es niemanden geben, der dich ständig umhegt. Du musst dir also die Kunst des Selbst-Coachings aneignen, wozu auch gehört, mit den Plänen anderer zu trainieren – um zu sehen, ob und wie sie funktionieren, aber auch um daran herumzubasteln, auszuprobieren und womöglich zu einer eigenen, vielleicht besten Lösung zu kommen.

Ich empfehle meinen Schülern die Dreier- und die Sechserregel, weil sie einfach, narrensicher und erfolgreich sind. Sie sind das Beste, was ich anzubieten habe. Und es würde sich komisch anfühlen, wenn ich weniger gäbe. Heißt das, dass nichts anderes funktioniert, du keine Wiederholungen hinzufügen oder nicht experimentieren könntest? Nein.

LICHT AUS!

Ich habe mein Bestes gegeben, um Teil III dieses Buches, das »How-to«-Zeug, einfach zu halten. Wir sind schon einige Seiten weit gekommen. Falls du die feinen Details noch nicht aufgeschnappt hast – keine Panik. Ein gutes Buch verliert nichts. (Außer, du liest dies im Buch deines Busnachbarn, der gerade schläft. Dann lies schneller.)

Die wichtigsten Konzepte bislang sind:

- Die Explosive-Six-Ketten sind nicht alle gleich: Manche trainieren grundlegende Schnellkraft (Jumps und Power Push-ups), manche sind eher Fertigkeitsübungen (Kip-ups, Flips und zu geringerem Grad der Muscle-up).
- Die grundlegenden Schnellkraft- und die Fertigkeitsübungen erfordern unterschiedliche Herangehensweisen mit unterschiedlicher Trainingsplanung.
- Schnellkraftübungen sind unerlässlich und bilden das Rückgrat deines Trainings. Sie machen die Fertigkeitsübungen erst möglich.
- Plane Schnellkraftübungen mithilfe der Dreier- und der Sechserregel. Wenn du aufpasst – und ich weiß, dass du das tust! –, dann ist deine nächste Frage: Wie trainiere ich/schreibe ich einen Trainingsplan für Fertigkeitsübungen?

Das kommt jetzt dran. Wunderbar!

13 FERTIGKEITSTRAINING

Time Surfing und Konsolidierungstraining

Das in Kapitel 11 vorgestellte Konzept des Fertigkeitstrainings – Arbeit an komplexen Bewegungen, die viel Koordination und Agilität verlangen, wie Flips und Kip-ups – kann man in vier Punkten zusammenfassen:

Wähle die richtige Übung

Fertigkeitstraining funktioniert am besten mit Übungen, für die der Athlet die Schnellkraftvoraussetzungen schon mitbringt, aber die richtige Koordination noch lernen muss. Wenn du eine Übung durchführst, dann frage dich: Kann ich sie ohne Mühe und technisch perfekt ausführen? Wenn Ja die Antwort ist, brauchst du kein Fertigkeitstraining. Dir genügt das herkömmliche Sätze-x-Wiederholungen-Schema, oder du wechselst zu einer schwierigeren Übung.

Strebe nach Perfektion

Im Fertigkeitstraining ist es Ziel jeder einzelnen Wiederholung, technisch noch besser zu werden. Der Athlet darf sich weder für subjektive Empfindungen wie »hart trainieren« interessieren noch durch objektive Ziele wie »höher« oder »schneller« abgelenkt werden – das sollte man dem Schnellkrafttraining überlassen. Weil die Bewegungsqualität mit zunehmender Ermüdung nachlässt, sind für das Fertigkeitstraining wenige bis eine Wiederholung angezeigt. Sobald du zu müde wirst, um eine Fertigkeitsübung im Sinn deiner Möglichkeiten bestens auszuführen, wird es Zeit, Feierabend zu machen. Fertigkeitstraining bedeutet üben, nicht sich erschöpfen.

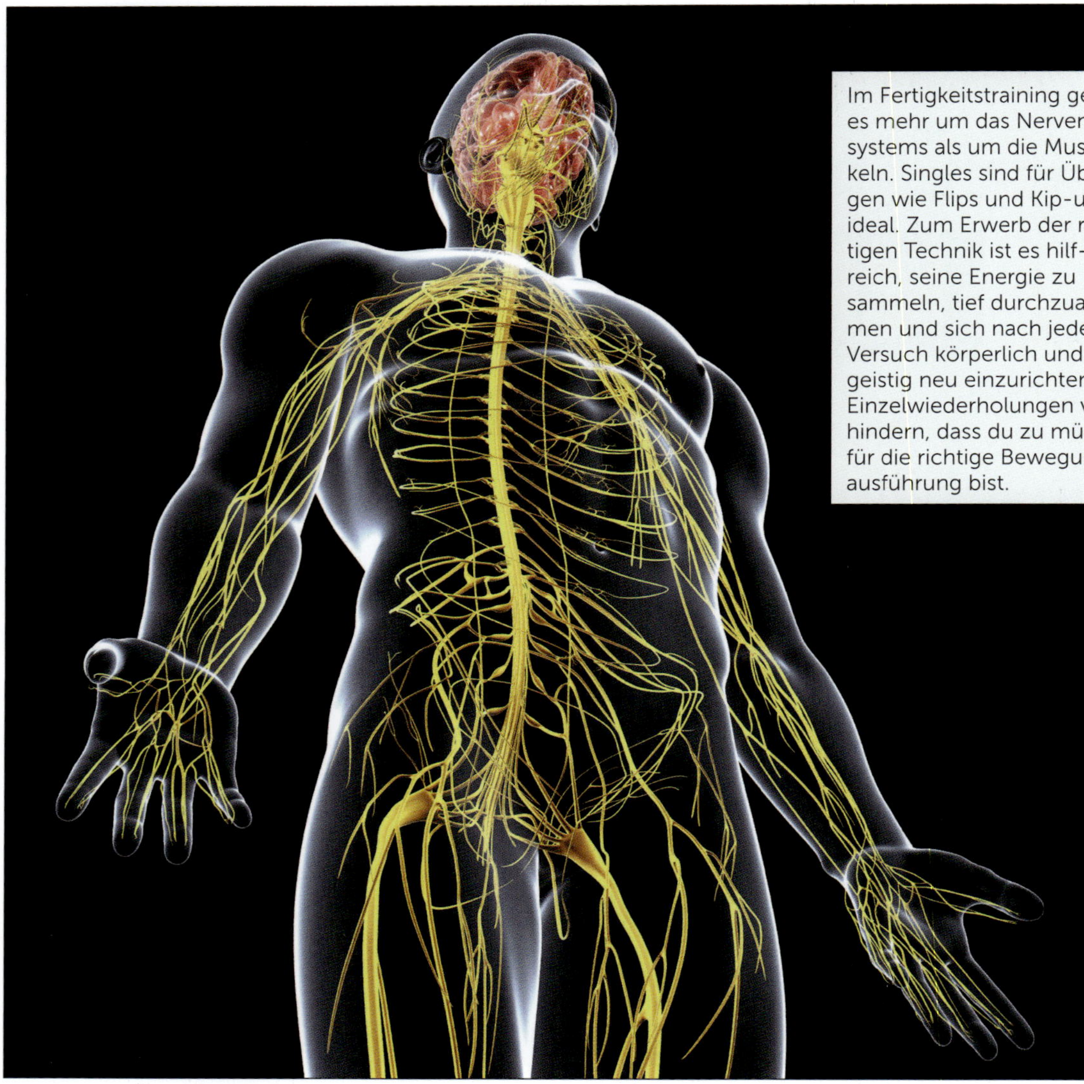

Im Fertigkeitstraining geht es mehr um das Nervensystems als um die Muskeln. Singles sind für Übungen wie Flips und Kip-ups ideal. Zum Erwerb der richtigen Technik ist es hilfreich, seine Energie zu sammeln, tief durchzuatmen und sich nach jedem Versuch körperlich und geistig neu einzurichten. Einzelwiederholungen verhindern, dass du zu müde für die richtige Bewegungsausführung bist.

Strebe nach hohem Umfang

Fertigkeitstraining steigert auch die Schnellkraft, verbessert aber in erster Linie die (neuronale) Koordination. Das Nervensystem lernt alle Fertigkeiten durch Wiederholung. Was auch als hebbsche Lernregel bekannt ist, bedeutet verkürzt: Je öfter du etwas wiederholst, desto schneller lernst du es (siehe S. 330). Daraus folgt, wenn wir mit einer oder wenigen Wiederholungen trainieren: Hohen Umfang erreichen wir über viele Sätze. Fazit: Übe, so oft du kannst.

Trainiere »frisch«

Das steht im Zusammenhang mit den beiden vorangegangenen Konzepten. Wenn deine Wiederholungen so perfekt wie möglich sein sollen und du eine Technik oft trainieren willst, darfst du dich im Fertigkeitstraining nicht erschöpfen. Die Pausen zwischen den Wiederholungen müssen so lang sein, dass es keine Ermüdungsaufstockung gibt oder deine Muskeln nicht übersäuern. Wie lang wartest du zwischen zwei Wiederholungen? Bis du dich erholt fühlst. Das können zehn Sekunden zwischen einfachen Übungen sein oder eine Minute oder mehr zwischen schwierigen Elementen. Oder auch Stunden, wenn nötig, vorausgesetzt, du bleibst aufgewärmt (siehe S. 311). Um wirklich frisch zu bleiben, hat es sich bewährt, Fertigkeitstraining ab und an ein bis zwei Tage auszusetzen, damit sich der Körper von jeglicher Restermüdung erholt.

Hier in Kürze der Kern des Fertigkeitstrainings:

- Strebe immer nach der perfekten Wiederholung!
- Absolviere nur eine oder wenige Wiederholungen!
- Absolviere viele Sätze!
- Trainiere frisch – lege zwischen den Sätzen genug/viele Pausen ein!

Das sind die wichtigsten Stichpunkte. Aber wie wendest du die vier Konzepte im täglichen Training an? Es gibt im Wesentlichen zwei Methoden: Time Surfing und Konsolidierungsstraining.

TIME SURFING

In Kapitel 11 habe ich dir (hoffentlich) klargemacht, dass für Fertigkeitstraining der Trainingsaufbau mit Sätzen und Wiederholungen nicht so sinnvoll ist wie für Schnellkrafttraining oder Bodybuilding. Das liegt daran, dass das Weiterkommen durch jede Wiederholung viel wichtiger ist.

Wenn es also nicht 3 × 10 Wiederholungen für eine Übung sein sollen, wie planst du stattdessen dein Training?

Time Surfing ist grundlegend und effizient: Du legst in einer Trainingseinheit eine Zeit für das Üben einer Technik fest, beispielsweise fünf Minuten. Anstatt Sätze und Wiederholungen zu zählen, schaust du nur auf die Uhr, übst und hörst nach fünf Minuten auf. Das heißt nicht, dass du fünf Minuten lang kontinuierlich eine Wiederholung an die andere reihst – das wäre ja ein Fünf-Minuten-Dauersatz. Stattdessen machst du eine Wiederholung, atmest durch, bis du dich wieder bereit fühlst, schließt die nächste Wiederholung an usw.

Nehmen wir als Beispiel an, der Athlet steigt in die Frontflip-Kette ein. Nach richtigem Aufwärmen (S. 311) beginnt er mit Step 1: Shoulder Roll (S. 160). Er notiert die Zeit und macht die erste Wiederholung. Er sammelt sich und geht den Ablauf in Gedanken noch einmal durch. Sobald das Schwindelgefühl weg ist, kommt die nächste Wiederholung. Wegen Zweifeln folgt noch ein Versuch. Der Atem wird schneller, er atmet tief durch, damit sich die Frequenz normalisiert. Dann die nächste Wiederholung. So geht es weiter, bis fünf Minuten vorbei sind. Das ist Time Surfing.

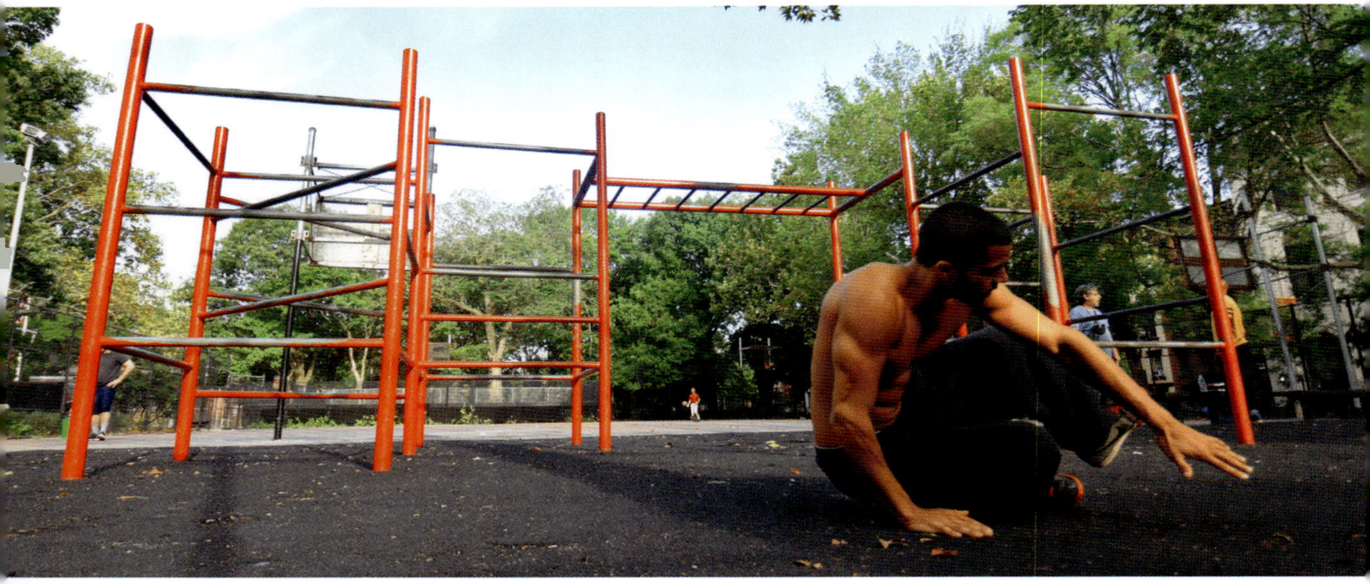

Obwohl es auch im Schnellkrafttraining angewendet werden kann, ist Time Surfing für Fertigkeitstraining viel besser geeignet. Du kannst damit sorgfältig und subjektiv rumprobieren, ohne dir Gedanken über Zahlen oder das Überbieten deiner vorangegangenen Leistung machen zu müssen. Ein Athlet schafft mit Time Surfing viele Wiederholungen, vermeidet Erschöpfung und jegliches Zählen. Wie schon gesagt: Fünf Minuten sind gut für Einsteiger, aber du kannst die Zeitdauer auch verlängern, wenn du willst. Aber gewöhne dir nicht an, auf die Uhr zu schauen und mehr Wiederholungen in der Zeit unterzubringen. Wenn du mehr Wiederholungen willst, füge lieber noch eine Minute oder mehr hinzu. Denke daran, dass eine Minute sich – im Training – länger anfühlt als beim Lesen dieses Buches. Ein Athlet in guter Verfassung, der seine Wiederholungen mit jeweils zehn Sekunden Pause absolviert, schafft damit fünf Wiederholungen pro Minute und 50 in zehn Minuten. Nicht schlecht.

Time Surfing funktioniert gut, wenn

- du, wenn du wolltest, mehrere Wiederholungen einer Übung durchführen könntest,
- du schnelle Fortschritte machst;
- du mehrere Übungen absolvierst und sie in deinem Programm unterbringen musst.

Wenn du dein Training durch angemessenes Tempo in der Progression optimal nutzt und so weiter von Übungen profitierst, die du schon recht gut kannst, erzielst du mit Time Surfing über längere Zeit großartige Ergebnisse. Aber es gibt auch negative Aspekte. Zum einen limitiert die Methode deine Übungszeit: Du erlaubst dir an deinem Trainingstag nur eine kleine Zeitspanne. Wenn theoretisch 24 Stunden pro Tag zur Verfügung stehen, erscheinen fünf bis zehn Minuten manchem womöglich verschwendet. Zum anderen glänzt Time Surfing nur dann wirklich, wenn du die Elemente, die du übst, schon ziemlich gut und beständig kannst. Falls du noch schwierige Techniken ausprobierst, die du noch nicht ganz draufhast, aber kurz davor bist, dann ist Konsolidierungstraining wahrscheinlich besser für dich.

KONSOLIDIERUNGSTRAINING

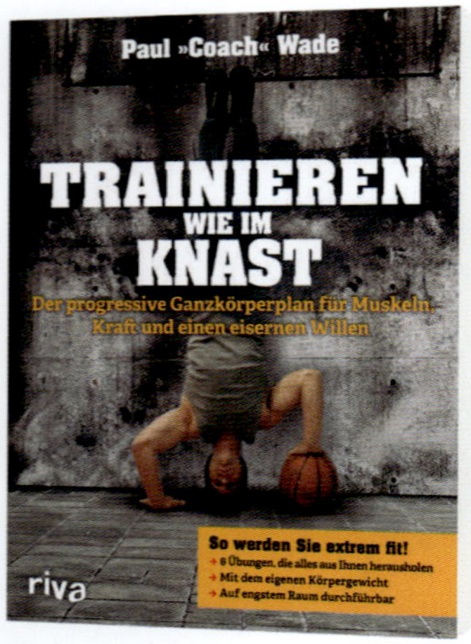

Ich habe das Wesen des Konsolidierungstrainings in *Trainieren wie im Knast* beschrieben:

> *Sollte es dir bei einer Übung wirklich Schwierigkeiten bereiten, auch nur einige wenige Wiederholungen zu schaffen, dann versuche es einmal mit einem sogenannten Konsolidierungstraining. […] Wenn man längere Zeit an einer Übungsreihe gearbeitet hat, kann der Übergang von einem Schritt zum nächsten mitunter schwerfallen […] Je weiter man in einer Übungsreihe fortgeschritten ist, desto häufiger kann dies vorkommen. […] Anstatt die neue Übung ein- bis zweimal die Woche zu trainieren, absolvierst du sie jeden Tag. […] Dabei geht es darum, über die Tage verteilt in guter Form viele Wiederholungen zu machen, anstatt sich bei einem einzigen Versuch zu überanstrengen. Hast du dananch starken Muskelkater, setzt du ein paar Tage lang aus. Halte dich eine oder zwei Wochen lang an dieses Programm. Im Laufe der Zeit wird dir die einst beinahe unmöglich erscheinende Übung leichter vorkommen, und wenn du zu deinem normalen Training zurückkehrst, wirst du merken, dass eine größere Zahl von Wiederholungen wesentlich machbarer erscheint.*

Trainieren wie im Knast, Kapitel 11

Setze Konsolidierungstraining ein, wenn

- du einen bestimmten Step/eine bestimmte Technik in Angriff nimmst, mit dem/der du Probleme hast,
- du ein Element kaum ein einziges Mal richtig vollziehen kannst,
- Progression schwieriger wäre.

Konsolidierungstraining ist ein natürlicher Weg des Trainierens. Für viele Sportler, die durch jahrelanges Gewichtstraining geprägt sind, in dem Trainingseinheiten aus separaten Einheiten von Sätzen und Wiederholungen bestehen müssen, klingt dieser Ansatz merkwürdig und esoterisch. Aber am Konsolidierungstraining ist nichts Radikales oder Revolutionäres. Tatsächlich ist es die natürlichste und intuitivste Trainingsmethode, aber nur wenn wir nicht

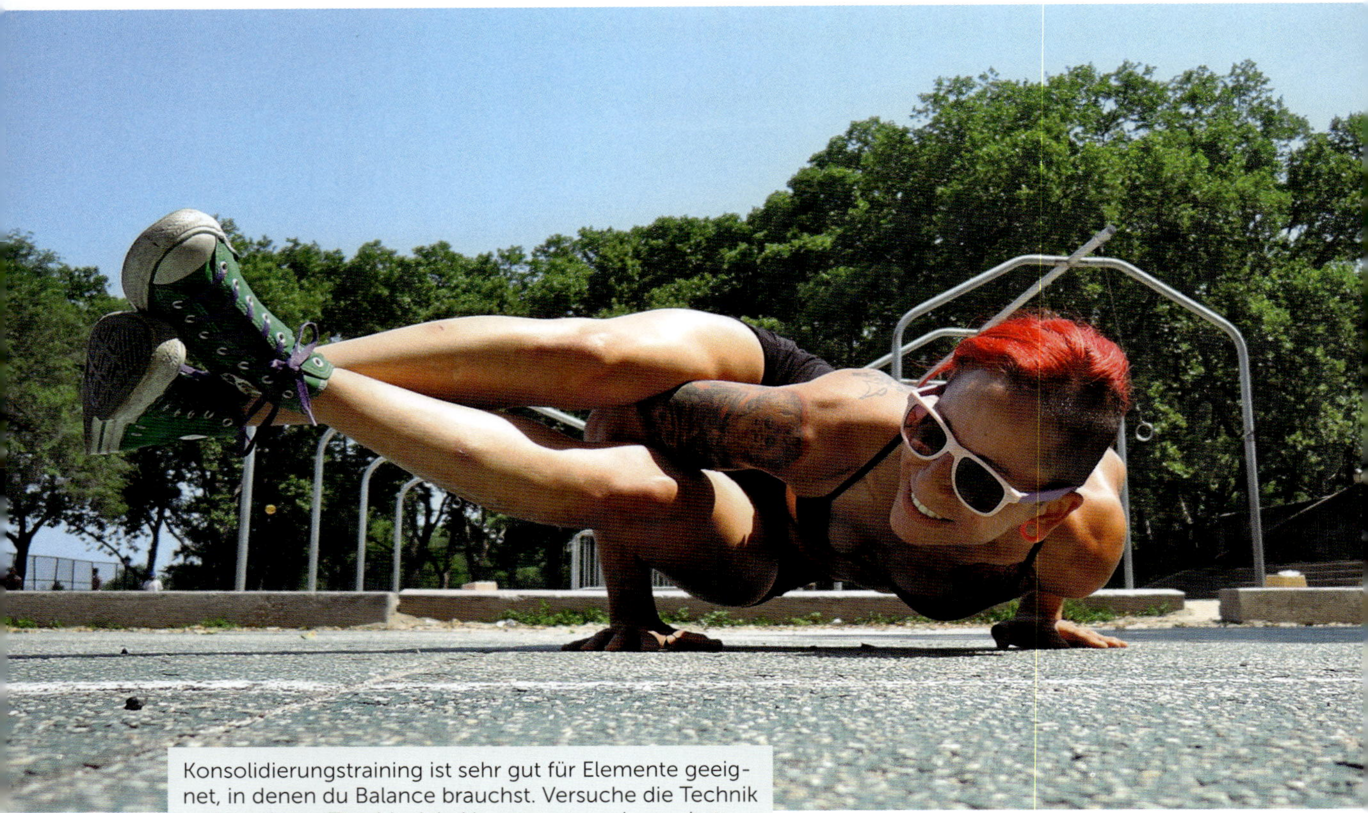

Konsolidierungstraining ist sehr gut für Elemente geeignet, in denen du Balance brauchst. Versuche die Technik mehrmals am Tag, bis dein Nervensystem sie raushat.

der Gehirnwäsche durch Sätze und Wiederholungen erliegen. Wenn du dir einen Jugendlichen anschaust, der etwas Schwieriges beherrschen will – einen Breakdance-Trick oder eine Parkourtechnik: Er probiert es nicht eine Zeit lang nacheinander und kommt ein paar Tage später wieder. Stattdessen probiert er es ein paarmal vor der Schule – und scheitert. Dann probiert er es vielleicht ein paarmal in der Pause. Und am Abend ist es im eigenen Zimmer wieder dran. Schließlich, wenn er dranbleibt und vielleicht nach dem Tag Pause, an dem sich Geist und Körper erholt haben, kann er mit dem Element umgehen. Das Ganze baut auf vielen Wiederholungen auf, ist letztlich die einzige Art und Weise, wie wir Menschen etwas lernen, und ähnelt dem spielerischen Lernen junger Tiere.

Natürlich hat Konsolidierungstraining auch Nachteile. Da ihm strukturelle Vorgaben fehlen, braucht der Athlet gute Instinkte (Körperweisheit), um das Richtige zu tun. Die Wahl, mehrmals am Tag zu trainieren, kann sehr lästig sein, wenn man einen prall gefüllten Terminkalender (Arbeit, Schule, zu Hause etc.) hat. Und zu guter Letzt funktioniert Konsolidierungstraining am besten, wenn du dich auf eine, vielleicht zwei Übungen konzentrierst. Je mehr du hineinpackst, desto mehr werden Anpassungen geschmälert und desto mehr leidet dein Nervensystem unter mentaler Blockade. Es in allen Ketten der Explosive Six einzusetzen wäre sehr schwierig bis absolut kontraproduktiv.

LICHT AUS!

Wie in Kapitel 11 gezeigt, passen die meisten Ketten in diesem Buch (Kip-ups, Flips und Muscle-ups) nicht zur üblichen Sätze-x-Wiederholungen-Methode der Fitnessstudios. Die beiden in diesem Kapitel vorgestellten Methoden Time Surfing und Konsolidierungstraining sind dafür besser geeignet.

Beide, Time Surfing und Konsolidierungstraining, haben ihren Nutzen, aber auch ihre Schwächen: Time Surfing begrenzt die Übungszeit, und Konsolidierungstraining passt schlecht in ein festes Programm. Aus diesem Grund werden die meisten Athleten in ihrem täglichen Training beide Methoden mischen. Ich rate, Time Surfing zu nutzen, um den Großteil der Aktivität in ein klares Programm zu packen und danach den Trainingsplan mit einigen Einheiten Konsolidierungstraining aufzufüllen, vor allem wenn man an einen kniffligen Punkt kommt oder etwas schneller vorankommen will.

Für die hungrigen Jungs da draußen, die mehr wollen, stelle ich im nächsten Kapitel ein paar Schwarz-Weiß-Musterpläne vor.

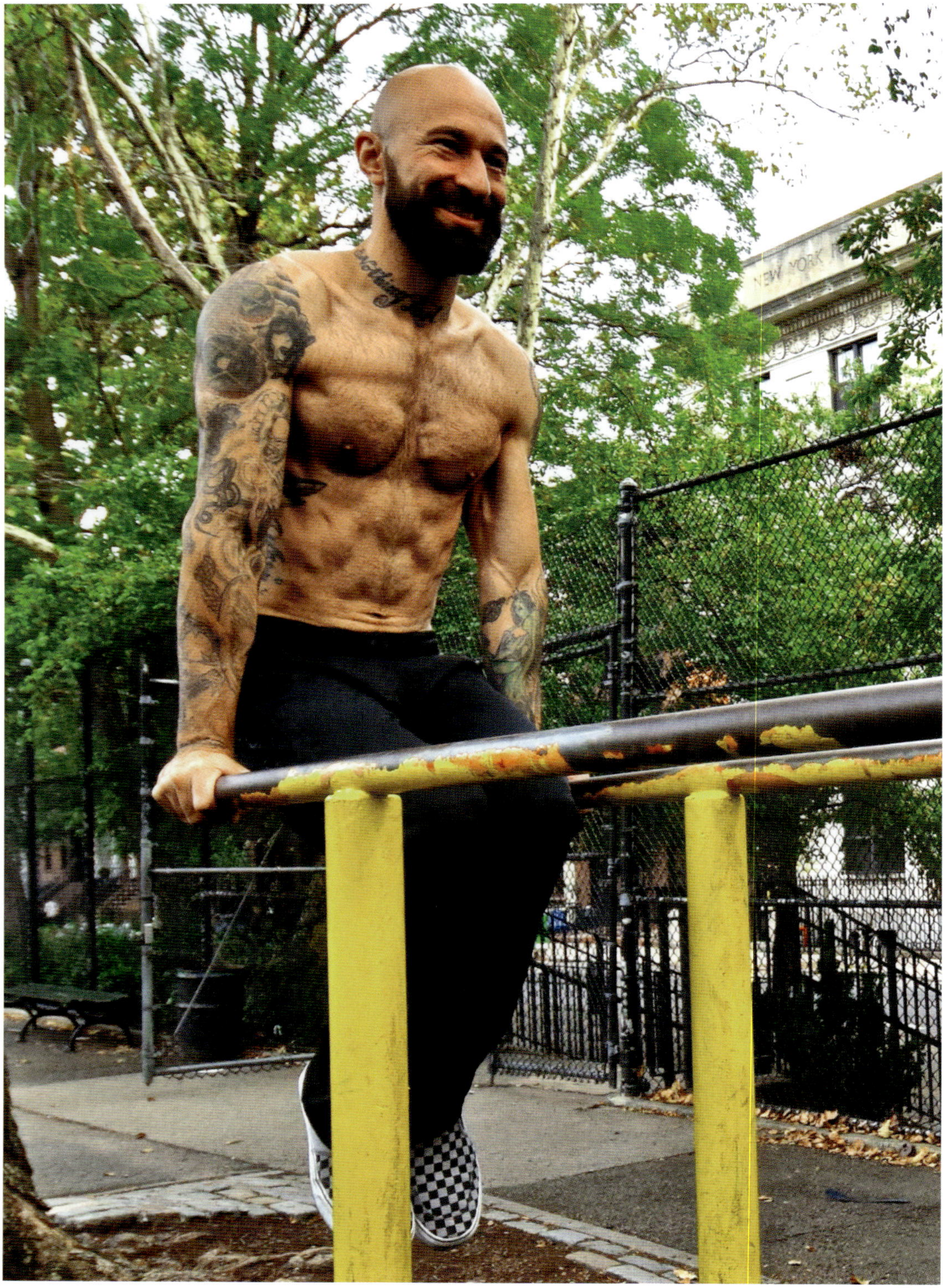
NEW YORK

14

BEISPIELPROGRAMME

Muster für Trainingseinheiten

In *Trainieren wie im Knast* sind Beispiele für Trainingspläne auf ein Minimum beschränkt. Heutzutage wollen alle nur noch über Pläne reden. Zu meiner Zeit haben wir nur ans Training gedacht! Wir haben Wiederholungen aneinandergereiht, unsere Technik verbessert, Rekorde gebrochen und neue Fertigkeiten gelernt – und kaum mitbekommen, dass wir überhaupt ein Programm hatten!

Auf die Dauer ist es eine schlechte Idee, den Leuten einfach ein Bündel Trainingsprogramme in die Hand zu drücken. Das Wichtigste, was ein Athlet lernen kann, ist, sein eigener Coach zu sein. Das beginnt (und endet) mit deinem Schweiß. Während du trainierst, lernst du dazu. Diese Einstellung lässt mich womöglich wie einen Old-School-Höhlenbewohner erscheinen, aber dann ist es halt so.

KONZENTRIERE DICH AUF PROGRESSIONEN, NICHT AUF MUSTER

All den Trainern, Experten und Athleten, die *Trainieren wie im Knast* verinnerlicht haben, ist klar, dass Progressionen der Schlüssel zu allem sind, nicht Trainingseinheiten. Wenn du die Prinzipien produktiven Trainings begreifst, kannst du Progressionen in endlos vielen unterschiedlichen Programmen nutzen: für Masse, Kraft, Gelenkfunktion etc. An einer Mustertrainingseinheit ist nichts Magisches, egal, welches Genie sie entworfen hat. Nur der Athlet erzeugt die Magie – mit Konzentration, Anstrengung, Beständigkeit und Körperweisheit. Konzentriere dich aufs Besserwerden, dann läuft das Programm von allein.

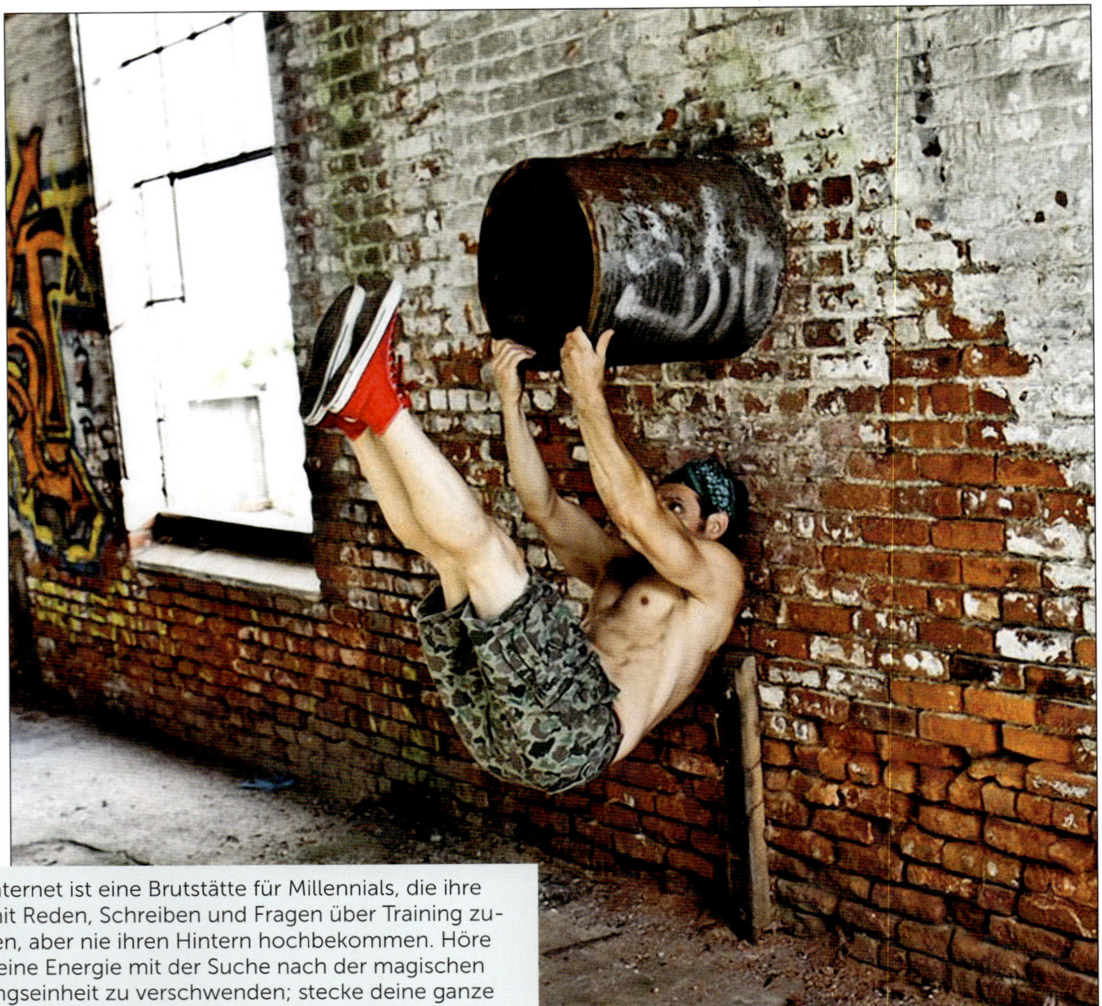

Das Internet ist eine Brutstätte für Millennials, die ihre Zeit mit Reden, Schreiben und Fragen über Training zubringen, aber nie ihren Hintern hochbekommen. Höre auf, deine Energie mit der Suche nach der magischen Trainingseinheit zu verschwenden; stecke deine ganze Energie und Neugierde in die nächste Trainingseinheit!

Wenn für *Trainieren wie im Knast* gilt, dass Mustertrainingspläne nicht so wichtig sind, dann gilt es für die Inhalte dieses Buches noch viel mehr. In diesem Band sind die meisten Übungen fertigkeitsbasierte Progressionen. Das bedeutet, dass die typische Methode, alle paar Tage ein paar Sätze mit mehreren Wiederholungen zu absolvieren, nicht funktioniert. Verfestigungstraining, in dem du deine neuen Elemente mehrmals am Tag zu passenden Gelegenheiten trainierst, ist effizienter. Dafür kannst du es nicht in einen Durchschnittsmustertrainingsplan hineinzwängen, denn es verlangt Flexibilität, Intuition und Umsicht. Wenn du die vergangenen Kapitel gelesen hast, dann weißt du, dass ich recht habe.

Trotzdem will ich mein Bestes tun, um ein paar Hinweise zu geben. In diesem Kapitel erläutere ich ein paar grundlegende – und hoffentlich anwendbare – Herangehensweisen an Trainingspläne, die zu verschiedenen Wünschen und Zielen passen.

Aufwärmplan!

Sei dir bewusst: Die folgenden Musterprogramme beschreiben nur »Arbeitssets«: die Sets, die du als Hauptteil deines Trainings nach dem Aufwärmen absolvierst.

Aufwärmen ist vor jedem harten Training unerlässlich, aber noch wichtiger, wenn du Hochgeschwindigkeitsbewegungen trainierst. Du musst sicherstellen, dass deine Muskeln warm und geschmeidig, deine Gelenke mobil und deine Reflexe online sind.

Aufwärmen senkt nach und nach neuronale Hemmungen: Das Hochschalten in den Schnellkraftgängen macht dich stärker. Deshalb sind Übungen zum Aufwärmen so wichtig in Sportarten wie Power Lifting oder Gewichtheben: Sie machen die Athleten stärker.

Wie sehr du dich aufwärmst, hängt von verschiedenen Faktoren ab: Kondition, Alter, Temperatur usw. Zu einem guten Aufwärmprogramm sollten gehören:

- Gelenke mobilisieren.
- ein paar Minuten Übungen mit vielen Wiederholungen, die den ganzen Körper aufheizen. Viele der Übungen auf engem Raum in diesem Buch sind dafür gut geeignet, genauso wie tiertypische Bewegungen (siehe Bonusteil 2).
- Dehnen verhärteter Zonen mithilfe von Spannungs-Beweglichkeitsübungen.
- ein paar einfache Sätze der Art Bewegung, die in deinem Hauptteil an die Reihe kommt. Dazu könnten zwei bis drei Sätze Steps aus den ersten Gliedern der Kette gehören, mit der du dich gerade beschäftigst. Es reichen wenige Wiederholungen; Aufheizen mit mehreren Wiederholungen hast du schon erledigt.

Konsolidierungstraining

Du musst dich vor dem Üben explosiver Bewegungen immer irgendwie aufwärmen – das gilt erst recht für dein über den Tag verteiltes Konsolidierungstraining. Klar, es geht nicht um ausgedehnte Warm-ups; die würden dich in Anbetracht der vielen Tageseinheiten ermüden. Aber du kannst Gelenkmobilisation ausprobieren und sie mit ein paar leichten Wiederholungen deiner folgenden Hauptübung ergänzen.

REINE SCHNELLKRAFT

Tag 1:	Sprungtraining	3 Sätze à 2
	Power Push-ups	3 Sätze à 2
Tag 2:	frei	
	Tag 1 und 2 wiederholen	

Alle genannten Sätze gehören zum Hauptteil, davor wärmt sich der Athlet sorgfältig auf.

Für Athleten, die in Schnellkrafttraining einsteigen, geht es nicht einfacher. Verbinde die beiden Basisschnellkraftübungen einer Trainingseinheit mit wenig Umfang. Sie kann sogar (nach dem Aufwärmen, siehe S. 311) unmittelbar vor einer Einheit Krafttraining, KardioTraining oder Training einer Sportart stehen. Erhöhe mit deinem Fortschritt den Umfang (siehe S. 279).

Variationen

- Die oben genannten Sätze und Wiederholungen sind nur ein Vorschlag. Spiele damit und finde passend zur Dreier- und Sechserregel die für dich passende Variante.
- Dies ist ein Programm mit minimalem Umfang für absolute Anfänger. Je besser deine Verfassung wird, desto mehr steigerst du Sätze und Wiederholungen. Dabei bist du dir immer bewusst, dass Schnellkrafttraining kein Ausdauersport ist. Deine Wiederholungen müssen frisch, knackig und maximal schnellkräftig sein. Wenn du müde wirst, hörst du auf.
- Im Fall von Muskelschmerzen – Schnellkrafttraining kann hart sein – legst du einen weiteren Tag Pause ein.
- Eine etwas andere Variante: regelmäßiger Wechsel der Übungen. An Tag 1 absolvierst du Sprünge, an Tag 2 Power Push-ups; dazu entweder Pause an Tag 3, oder du legst immer dann einen Tag Pause ein, wenn du dich ein wenig schlapp fühlst.

HEILIGE DREIFALTIGKEIT

Tag 1:	Sprungtraining	6 Sätze à 2
	Kip-up-Training	5–10 Min.
Tag 2:	Power Push-ups	6 Sätze à 2
	Kip-up-Training	5–10 Min.
Tag 3:	frei	
	Tag 1–3 wiederholen	

Ich empfehle meinen Athleten, dass sie, bevor sie Fertigkeitstraining aus anderen Ketten einstreuen, ein beträchtliches Können in Sachen Jumps und Power Push-ups vorweisen können – sagen wir Step 6 in beiden Ketten. Wenn du mit Fertigkeitstraining anfängst, solltest du als erste Kette Kip-ups drannehmen. Warum? Aus drei Gründen: Erstens vermitteln Kip-ups grundlegende Agilitätsfertigkeiten wie Teilrotationen des Körpers, Hüftbeugen (die Knie in Richtung Kopf ziehen) und Körpermitteschnappen. Zweitens geht diese Kette, im Vergleich zu anderen, freundlich mit dem Körper um. Drittens ist sie die einfachste der Fertigkeitsketten. Wenn du keinen Kip-up kannst, gibt es keine Hoffnung, dass du je einen Flip oder gar einen guten Muscle-up über die Rampe bringst. Dieser Plan erlaubt dir das Fortsetzen deines Schnellkrafttrainings, einhergehend mit viel Übung im Kipping: sechs Einheiten Kip-up in acht Tagen. Das sollte zu schneller und geschmeidiger Progression beitragen. (Beachte, dass ich für Fertigkeitstraining keine Wiederholungsspanne angebe, sondern nur einen Vorschlag für Time Surfing unterbreite. Siehe S. 303.)

Variationen

- Weniger Training: Wer immer es braucht, kann zwischen jeder der Einheiten einen Extratag Pause einschieben.
- Mehr Training: Arbeitstiere, die nach mehr Frequenz lechzen, lassen den freien Tag aus und trainieren vier Tage am Stück, bevor sie einen Tag freinehmen. Das kann aber auch zu viel sein.

VIERBLÄTTRIGES KLEEBLATT

Tag 1:	Sprungtraining	6 Sätze à 2
	Kip-up-Training	5–10 Min.
Tag 2:	Power Push-ups	6 Sätze à 2
	Front-Flip-Training	5–10 Min.
Tag 3:	frei	
	Tag 1–3 wiederholen	

Sobald Athleten das Schnellkrafttraining im Griff haben, mit den Kip-ups umgehen können – etwa Step 6 oder 7 – und in weitere Ketten der Explosive Six einsteigen wollen, können sie ihrem Training neue Übungen hinzufügen. Es hat sich bewährt, zuerst in die Progressionen der Frontflip-Kette einzusteigen und danach den Backflip in Angriff zu nehmen, obwohl meiner Meinung nach ein gut ausgeführter Frontflip schwieriger als ein guter Backflip ist. Wobei: Die ersten Steps eines Frontflip sind aufgrund des Angstfaktors einfacher. Viele Anfänger haben mehr Angst davor, Hals über Kopf nach hinten zu springen. Im Plan oben ist eine Einheit Kip-ups ausgetauscht. Der Trainingseffekt lässt nun etwas nach – ein guter Grund, um Frontflip-Training hinzuzufügen.

Variationen

- Jedes gute Programm ist auch flexibel. Wenn dir der Kip-up gefällt und du ihn öfter üben willst, kannst du vor dem geplanten Frontflip-Training immer ein paar einzelne Wiederholungen – sagen wir fünf – deines aktuellen Kip-up-Steps einfügen.
- Diejenigen unter euch, die es nach mehr drängt, können den Vorschlag ausbauen und sowohl an Tag 1 als auch an Tag 2 eine Fünf-Minuten-Kip-up-Einheit, gefolgt von einer Frontflip-Einheit von fünf bis zehn Minuten absolvieren. Aber achte darauf, nicht mehr zu essen, als du verdauen kannst. Überlastung führt schnell zu Burn-out.

25ER

Tag 1:	beliebige Kette	5 Sätze à 1 alle 2 Std. (max. 10 Std.)
	Wiederhole, lege freie Tage nach Bedarf ein.	

Alle genannten Sätze gehören zum Hauptteil, davor wärmt sich der Athlet sorgfältig auf.

Wer sagt, dass du die ganzen Explosive Six trainieren musst? Was, wenn du nur eine der Fertigkeiten lernen willst? (Es gibt mögliche Gründe dafür: Nehmen wir an, du bist Ringer und willst den Back Handspring als explosive Ergänzung deines Brückentrainings beherrschen. Oder nur eine der Ketten macht dich wirklich an. Egal.) Für diesen Fall empfiehlt es sich, ein spezielles Konsolidierungstraining einzusetzen: Du fängst am Beginn einer Kette mit Step 1 an. Du wärmst dich etwas auf und vollziehst fünf Einzelwiederholungen von Step 1, fünfmal am Tag, mit jeweils mindestens zwei Stunden Pause. Das ergibt pro Tag 25 Wiederholungen. Wenn du alle 25 mit akzeptabler Bewegungsqualität schaffst, gehst du zum nächsten Step. Wenn du einen Tag Pause brauchst, nimmst du ihn dir.

Variationen

- Warum nicht mischen und neu zusammenstellen? Diese Methode funktioniert auch, wenn du in zwei Ketten schnell besser werden willst – du musst nur jede Stunde die Kette wechseln. (Mehr als zwei Ketten sind aber zu viel.)
- Dieser Plan entspricht reguliertem Konsolidierungstraining. Es gibt also viele Wege, um rechnerisch zu tüfteln, abhängig von dem Step, mit dem du dich aktuell beschäftigst, deinem Konditionsniveau und der dir zur Verfügung stehenden Zeit. Hier einige Möglichkeiten:
  - → Stündlich 3 Wiederholungen (in fünf Stunden) = 15 Wiederholungen
  - → Stündlich 5 Wiederholungen (in fünf Stunden) = 25 Wiederholungen
  - → Stündlich 3 Wiederholungen (in zehn Stunden) = 30 Wiederholungen
  - → Stündlich 5 Wiederholungen (in zehn Stunden) = 50 Wiederholungen

ZWEI-TAGE SPLIT

Tag 1:	Sprungtraining	6 Sätze à 3
	Power Push-ups	6 Sätze à 3
	Kip-up-Training	5 Min.
	Backflip-Training	10 Min.
Tag 2:	frei	
Tag 3:	Sprungtraining	6 Sätze à 3
	Power Push-ups	6 Sätze à 3
	Frontflip-Training	10 Min.
	Muscle-up-Training	10 Min.
Tag 4:	frei	
	Tag 1–4 wiederholen	

Alle genannten Sätze gehören zum Hauptteil, davor wärmt sich der Athlet sorgfältig auf.

Irgendwann wollen Athleten, die sich dem Aufbau maximaler Schnellkraft, Schnelligkeit und Agilität verschrieben haben, alle sechs explosiven Ketten dieses Buches trainieren. Es ist zwar nicht unmöglich, in einer Trainingseinheit an allen sechs Ketten zu arbeiten – Olympiaturner trainieren in einer Einheit an einem Dutzend Elementen –, aber für die meisten Sportler wäre das des Guten zu viel und würde körperlichen Burn-out und eine mentale Blockade verursachen. In den meisten Fällen ist man besser dran, die sechs Ketten in zwei Trainingseinheiten aufzusplitten und sich pro Einheit auf drei Übungen zu konzentrieren.

Variationen

Dieser Plan ist immer noch mit Konsolidierungstraining kompatibel. Du kannst ihn anwenden und über den Tag weiter Mini-Sessions einer bestimmten Kette einschieben (siehe 25er, S. 315). Die Variante passt sehr gut, wenn du in einem bestimmten Step festhängst und nur mit zusätzlichen Übungen weiterkommst.

DER MUSKELMANN

Sprungtraining	(5–10 Min.)	vor Beine/Squat
Power Push-ups	(5–10 Min.)	vor Brust langsame Push-ups
Kip-up-Training	(5–10 Min.)	vor Körpermitte Leg Raises
Frontflip-Training	(5–10 Min.)	vor Schultern/ Handstand-Push-ups
Backflip-Training	(5–10 Min.)	vor Rücken/tiefer Rücken/Brücke
Muscle-up-Training	(5–10 Min.)	vor Latissimus/ oberer Rücken/ Pull-ups

Alle genannten Sätze gehören zum Hauptteil, davor wärmt sich der Athlet sorgfältig auf.

Ich vermute, dass die meisten Leser dieses Buches nicht nur am Aufbau explosiver Schnellkraft interessiert sind, sondern sich schon in den Bereichen Krafttraining oder Bodybuilding tummeln. Eine prima Methode, um Schnellkraftübungen in einen bereits existierenden Trainingsplan zu integrieren: dem Training einzelner Körperzonen Schnellkrafttraining voranstellen und danach die üblichen Kraft-/Bodybuilding-Übungen absolvieren. Der Einstieg mit wenig umfangreichen Explosivübungen ist nicht ermüdend, sondern steigert sogar die Leistungsfähigkeit in der Haupttrainingseinheit, indem er das Nervensystem auflädt (neurale Innervation). Viele Strongmen absolvieren aus diesem Grund Sprünge, bevor sie zu schweren Squats übergehen. Einem bereits »sportlichen« Trainingsplan Schnellkraftübungen hinzuzufügen kann sehr fordernd sein. Achte darauf, dass du es behutsam angehen lässt – eine neue Kette hier, ein Extra-Set da. Die meisten Kraftsportler nutzen Split-Programme, um in jeder Einheit eine andere Körperzone anzusprechen und so die Erholung zu steigern. Zusätzliche Schnellkraftelemente, die typischerweise den ganzen Körper belasten, können den sorgsam geplanten Ablauf stören. Die einzige Lösung: vorsichtig vorgehen und teilweise wieder zurückfahren, wenn der Fortschritt leidet und/oder du dich müde fühlst oder Schmerzen hast. Und denke daran: Du kannst immer Pausentage einschieben oder explosive Mini-Sessions einfach weglassen.

JOHNNY KUNG FU

Tag 1:	Sprungtraining	6 Sätze à 3
	Kip-up-Training	5 Min.
	Backflip-Training	10 Min.
	Frontflip-Training	10 Min.
Tag 2:	Power Push-ups	6 Sätze à 3
	Muscle-up-Training	10 Min.
Tag 3:	frei	
	Tag 1–3 wiederholen	

Alle genannten Sätze gehören zum Hauptteil, davor wärmt sich der Athlet sorgfältig auf.

Das ist ein anspruchsvollerer Trainingsplan für einen erfahrenen Schnellkraftathleten, der mit allen Ketten der Explosive Six trainiert. Die Trainingsfrequenz ist genauso erhöht wie die Spezialisierung, die wiederum die höhere Frequenz erst möglich macht. Tag 1 enthält Jump-Fertigkeiten (Jumps, Kip-ups, Flips), Tag 2 gehört der Oberkörperschnellkraft (Power Push-ups, Muscle-ups).

Variationen

- Großartig für einen Athleten, der die Master Steps schon beherrscht: Er kann nach dem oben aufgelisteten Ablauf spezielle Trainingsformen (aus den Grenzen-sprengen-Abschnitten nach jedem Kapitel) hinzufügen. (Das würde auch als Konditionsprogramm für einen Athleten taugen, der sich über die Master Steps hinaus schon neuen Aufgaben zugewandt hat.)
- Wie immer, wenn du in deinen Bewegungen müde wirst, legst du einen freien Tag ein. Trotz der Spezialisierung gibt es im Schnellkrafttraining immer viele Überschneidungen. Falls das spontane Einfügen freier Tage nicht reicht: Manche Athleten kommen besser mit einem freien Tag nach jeder Einheit zurecht.

LICHT AUS!

Ich kann verstehen, dass ein intelligenter Mensch nach einem intelligenten Trainingsprogramm trainieren will. Aber verschwende bitte keine Zeit (wie so viele andere) mit der Suche nach einem magischen Trainingsprogramm. Die Magie kommt vom Athleten: von seiner Anstrengung, seinen Instinkten, seiner Beständigkeit und seiner Hingabe. Das Programm ist immer zweitrangig. Wie schon Bruce Lee sagte: »Training ist keine objektive Beschäftigung, es ist subjektiv.« Sein Hauptantrieb ist der menschliche Geist, der »Spirit«, also Empfindliches, Labiles und Launenhaftes, das gesteuert werden muss. Wenn du in diesem Prozess auf Dauerhaftigkeit setzt, musst du dir immer darüber im Klaren sein. Sei deshalb kreativ und freundlich zu dir selbst, frei und flexibel. Alle sechs bis acht Wochen änderst du etwas in deinem Programm; so behältst du den Spaß und das Interesse. Der große Bill Pearl hatte vollkommen recht, wenn er sagte, dass es nicht den einen Trainingsplan gebe, mit dem ein Athlet durchs ganze Leben käme.

Alle großartigen Programme sind keine feste Routine, sondern Annäherungen, in denen du die Variablen (Sätze, Wiederholungen, Übungsreihenfolge, Frequenz) mischen kannst, damit sie zu deinem Leben, deinen Instinkten oder Bedürfnissen passen. Vielleicht trainierst du in einem Fitnessstudio oder du musst oder willst einem herkömmlichen Siebentageplan folgen. Prima – füge lediglich zu den Programmen dieses Buches einen Tag hinzu oder ziehe einen ab. Die Leute reden mit mir über die Programme in meinen vorangegangenen Büchern, als handle es sich um eine heilige Schrift. Das ist zu viel der Anerkennung! Und schlimmer noch: Sie halten sich selbst nicht genug zugute. Übernimm das Kommando! Vertraue dir! Erlaube dir, zum Beat deiner eigenen Trommel zu trainieren! Du machst das richtig!

BONUS-MATERIAL

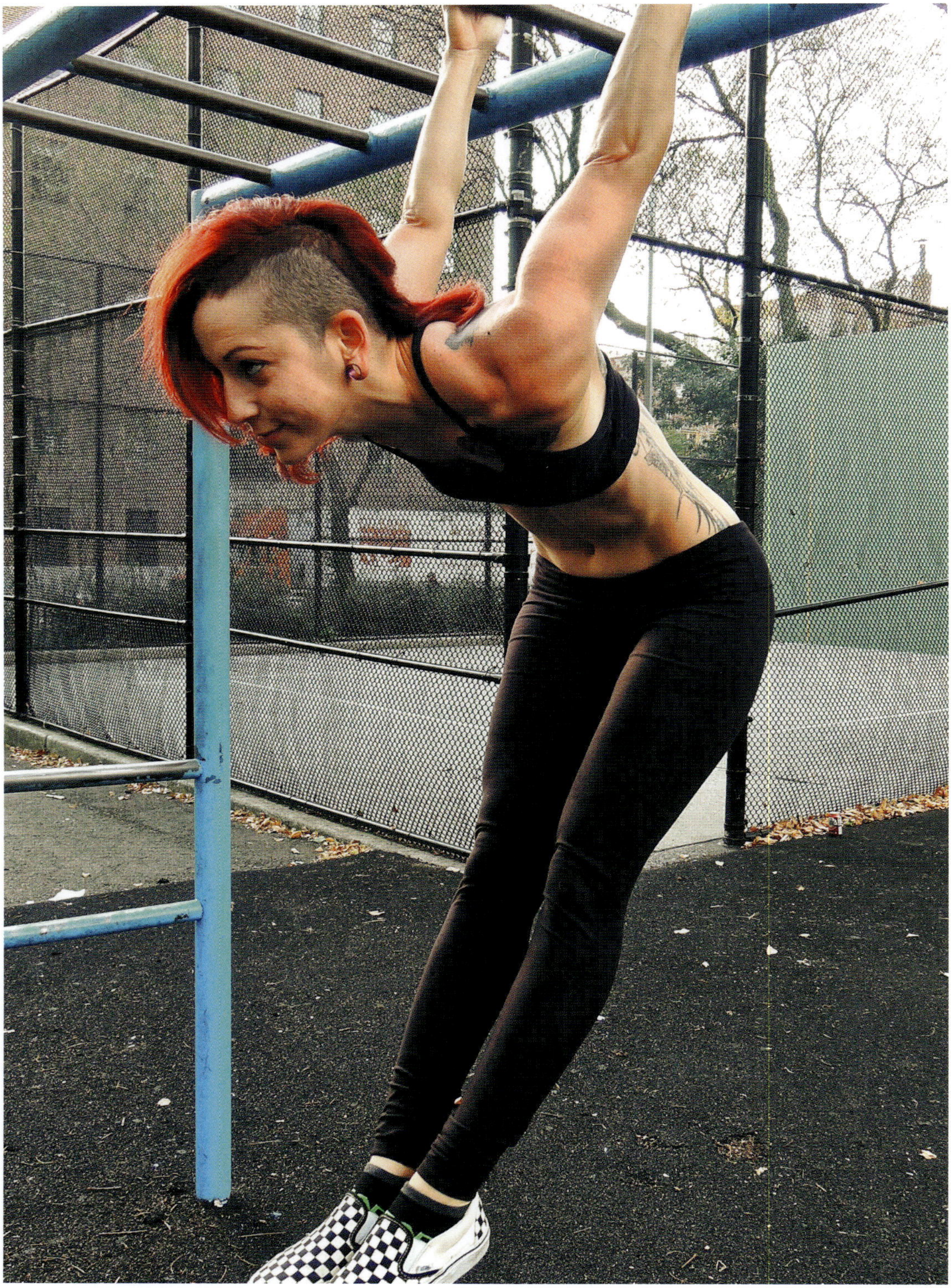

BONUSTEIL 1

Schnelligkeitstraining für Könner: »Coach« Wades Top-Ten-Tricks und -Hacks

Wenn du dieses Buch bis hierher gelesen hast, dann kennst du den bestmöglichen Weg, ein explosiverer Athlet zu werden: Du musst deine Leistungsfähigkeit in einer Handvoll klassischer Körpergewichtsübungen, die riesige Schnellkraft, fantastische Schnelligkeit und enorme Gewandtheit und Reflexe erfordern, auf Elite-Level heben. Du kennst die besten Progressionen für das Training mit diesen Übungen, und du weißt über die Grundlagen der Trainingsplanung Bescheid.

Die meisten Autoren würden hier aufhören, weil sie sowieso besser sind. Ich nicht. Ich bin zu dumm. Und ich schreibe viel zu gern für euch. Deswegen habe ich vor dem Zubettgehen noch ein Kapitel eingefügt, in dem ich euch meine zehn besten Tipps zur Verfügung stelle, wie ihr schneller als eine Rakete werdet.

Manche der zehn Ideen sind ziemlich grundlegend, und jeder, der über einen gesunden Menschenverstand verfügt, versteht, dass sich ein Athlet, der seine Schnelligkeit steigern will, daran halten muss. Andere sind ein bisschen abstrus bis regelrecht schrullig. Du triffst die Wahl. Wenn auch nur eine der Ideen dich in deinem Training weiterbringt oder deine Einstellung positiv weiterentwickelt, dann war es gut, sie aufzuschreiben.

Fangen wir an!

SUPERSPEED-TAKTIK 1: KNACKE DEN SCHNELLIGKEITSZYKLUS!

Nein, der Schnelligkeitszyklus ist nichts, was du dir im Studio aneignest und worüber du mit der heißen Lycra-Braut auf dem Fahrrad neben dir plauderst. Der Schnelligkeitszyklus ist die Beschreibung eines Prozesses, in dem wir superschnell agieren: einem Schlag ausweichen, nach einem Frisbee oder über ein fahrendes Vehikel springen. Wenn du dein Schnelligkeitstraining auf die Spitze treiben willst, musst du zuallererst diesen Prozess verstehen. Warum? Weil er Komponenten enthält, die die meisten Athleten auslassen.

Schauen wir uns die Stadien des Schnelligkeitszyklus an:

Stadium 1	Antizipation	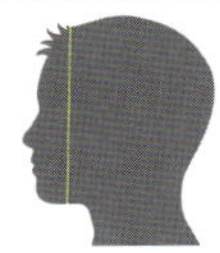
Stadium 2	Wahrnehmungs-geschwindigkeit	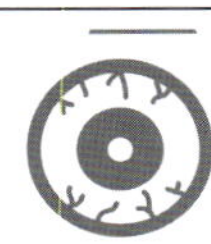
Stadium 3	Erkenntnis-geschwindigkeit	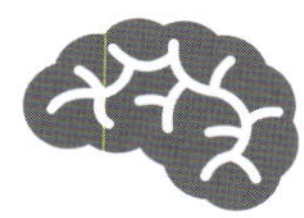
Stadium 4	Entscheidungs geschwindigkeit	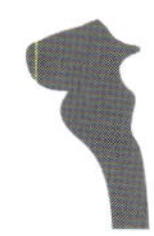
Stadium 5	Bewegungs-geschwindigkeit	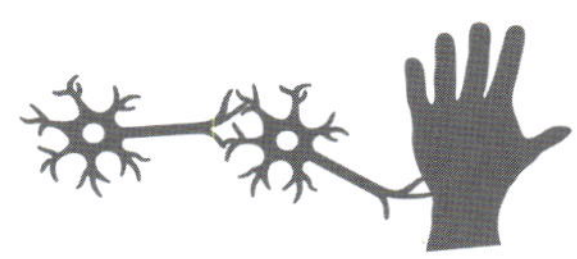

1. Antizipation

Im ersten Stadium schneller Bewegung wirst du dir der Möglichkeit bewusst, dass du dich womöglich schnell bewegen musst. Nehmen wir an, du bist in einer Kellerbar in Dortmund, trägst ein Schalke-Trikot, und ein Muskelbepackter in Schwarz-Gelb nähert sich dir unfreundlich. Wenn du nur über ein Fünkchen Verstand verfügst, weißt du, dass es dir an den Kragen gehen kann, auch wenn noch nichts passiert ist. Das ist Antizipation. Du nimmst mit deinen Sinnen deine Umgebung wahr und verarbeitest mental deine (aktuellen) Erfahrungen. Dieses Stadium tritt dann nicht ein, wenn du auf etwas reagieren müsstest, was du nicht vorhersehen konntest, wenn dir beispielsweise auf dem Geburtstag deiner Großmutter aus dem Nichts eine Torte ins Gesicht fliegt. Aber solche Umstände treten nur sehr selten ein.

2. Wahrnehmungsgeschwindigkeit

Dir wird das Ereignis bewusst, das von dir fordert, dich schnell zu bewegen: Ein Schlag nähert sich beispielsweise deinem Gesicht. Das geschieht durch die Sinne, vor allem den visuellen. Abhängig von den Umständen, können auch deine anderen Sinne eine große Hilfe sein.

3. Erkenntnisgeschwindigkeit

Wenn sich deine Augen an die Faust geheftet haben, die sich auf sie zubewegt, braucht das Gehirn den Bruchteil einer Sekunde, um gewahr zu werden, was genau passiert. Wir können problemlos eine sich schnell bewegende Hand unterschiedlich einordnen: Fällt der große Mann um? Klopft der Kerl mir gleich auf die Schulter, oder gibt er mir Five?

4. Entscheidungsgeschwindigkeit

Du hast erkannt, dass man dich attackiert, und du musst entscheiden, wie du am besten darauf reagierst. Das Ganze geschieht natürlich sehr, sehr schnell (vergiss, wie Robert Downey jr. im Sherlock-Homes-Film jede Phase seines Kampfs in Slow Motion demonstriert.). Es gibt keine lang dauernden Entscheidungen aus dem oberen Kortex, sondern alles kommt unmittelbar aus dem Stammhirn. Weichst du aus? Blockst du? Versuchst du, den anderen zuerst zu treffen?

5. Bewegungsgeschwindigkeit

Großartig: Dein Gehirn hat entschieden, dass das Blocken des Schlags durch Heben des Arms und Zurücklehnen die richtige Handlung wäre. Jetzt muss dein Körper es nur noch tun. Bewegungsschnelligkeit bedeutet: Wie schnell können Nervensystem und Muskeln ausführen, was ihnen gesagt wurde, und den Körper bewegen?

Es gibt unterschiedliche Beschreibungen dieses Prozesses mit zum Teil anderen Begriffen für die Stadien oder komplexere Stadien. Wenn du deine Interpretation bevorzugst, kein Problem.

Für mich ist an dem Modell am interessantesten, dass die meisten Athleten, die schnell sein wollen, fast 100 % ihrer Trainingszeit ausschließlich mit Stadium V verbringen: mehr Bewegungsschnelligkeit. Das ist großartig, aber auch ziemlich unangebracht. Sportler, die so trainieren, lassen die anderen vier Stadien aus, und damit 80 % von dem, was wirklich schnell macht!

Die Lösung? Finde heraus, wie du die vier anderen Stadien trainieren kannst, und integriere sie in deine Einheiten. Die nächsten Schnelligkeitspläne werden sich auf dieses Konzept konzentrieren und dir einige erstklassige Ideen für die Praxis vermitteln.

SUPERSPEED-TAKTIK 2: NUTZE GRETKYS GESETZ!

Wayne Gretzky war einer der besten, vielleicht der beste Eishockeyspieler, der je seinen Fuß auf eine Eisfläche gesetzt hat. Er verfügte über jede Menge fantastische Qualitäten, aber wohl am beeindruckendsten war seine Schnelligkeit – in einer Sportart, in der es per se rasend schnell zugeht.

Wann immer man ihn gelöchert hat, warum er so gut sei, hatte er eine Standardanwort:

> ***Ein guter Eishockeyspieler spielt, wo der Puck ist.***
> ***Ein großartiger Eishockeyspieler spielt, wo der Puck hinkommt.***
>
> Wayne Gretzky

Denke darüber nach, welcher Zusammenhang mit dem Schnelligkeitszyklus besteht:
Es hat nicht mit Reaktionszeit oder Bewegungsschnelligkeit zu tun. Es geht um Antizipation: Was passiert als Nächstes, bevor es passiert? – Und damit um Stadium I.

Man kann das auf jede Sportart übertragen oder auf jede Situation, in der man schnell sein muss. Anstatt passiv zu warten, bis du auf etwas reagierst, versuchst du, das Ereignis aktiv vorherzusehen. Sogar ein Bruchteil einer Sekunde bringt dir verkürzte Reaktionszeit und damit einen Vorteil gegenüber dem anderen, der langsamer ist. Das gilt für den Kampf, für Notfälle, aber auch für Sportarten wie Tennis, Basketball, Ringen etc.

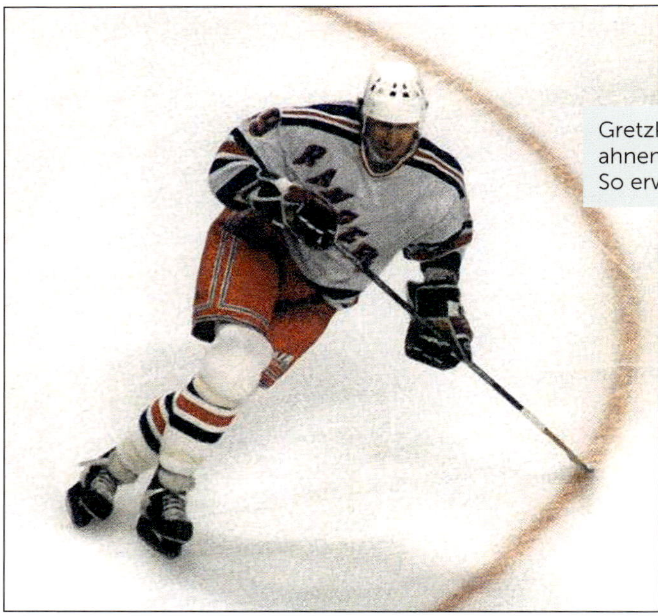

Gretzky wurde auch der Beste, weil er voraus-ahnen konnte, wohin der Puck gespielt wird. So erwarb er sich eine Extradosis Schnelligkeit.

Wie wirst du darin besser? Drei Punkte: offene Sinne, mentale Konzentration und das Verstehen der bevorstehenden Situation. Den ersten Punkt kannst du sofort in die Tat umsetzen, wenn du es versuchst, der dritte geht über Studieren: deines Spiels, deiner Umgebung, deiner Gegner. Verwende einige Energie auf diese Punkte, und du wirst bald viel mehr Hinweise darauf mitbekommen, was als Nächstes passieren wird. Im Sparring: Verlagert dein Gegner sein Gewicht auf das hintere Bein für einen Front Kick? Im Tennis: Schaut dein Gegner nach links, weil er den Ball dort hinspielen will? Es gibt zu viele Variablen, um sie hier alle aufzuführen, aber abhängig von deiner Sportart oder der Situation, solltest du in der Lage sein, mit allen zurechtzukommen.

Das ist der logischste und wichtigste Weg, schneller zu werden, aber nur wenige Athleten arbeiten an diesem Aspekt. Die meisten Leute beschränken sich aufs Reagieren, anstatt aktiv schnelle Vorhersagen zu wagen. Oft antworten wir wie Tiere nur auf Reize, wenn das Adrenalin reinknallt, und verzichten darauf, unser menschliches Potenzial auszuschöpfen: das Gehirn.

Wenn es der Schlüssel zu Gretzkys Schnelligkeit war, lohnt es sich, darüber nachzudenken, oder?

SUPERSPEED-TAKTIK 3: TRAINIERE DIE SINNE!

Die vorangegangene Taktik hat sich mit dem ersten Stadium des Schnelligkeitszyklus beschäftigt, in dieser geht es um das zweite Stadium: die Wahrnehmungsgeschwindigkeit.

Die Effizienz unserer Sinne spielt für unsere Schnelligkeit eine wesentliche Rolle: Wenn wir ein Ereignis langsamer wahrnehmen, reagieren wir langsamer. Die Reaktionszeit ist eine wichtige Komponente der Schnelligkeit; und wenn du reagierst, dann auf ein externes Ereignis: einen Schlag, einen Tritt, ein aufkommendes Hindernis etc. Die große Mehrheit dieser Ereignisse ist sichtbar. Wir sehen sie, und unsere Sicht hilft uns, zu beurteilen, wann und wie wir reagieren. Wir sind oft so in der Idee verhaftet, dass Schnelligkeit mit einem schnellen Muskelsystem gleichzusetzen wäre, dass wir kaum unser Wahrnehmungssystem trainieren: die fünf Sinne.

Kampfkünstler, vor allem Anhänger der traditionellen, klassischen Systeme, sind eine Ausnahme. Die älteren Künste enthalten verschiedene Methoden zum Trainieren der Sinne, von denen alle Athleten eine Menge lernen können. Wie du deine Sinne trainieren willst, unterliegt deiner Vorstellungskraft, aber hier ein paar Ideen für den Einstieg:

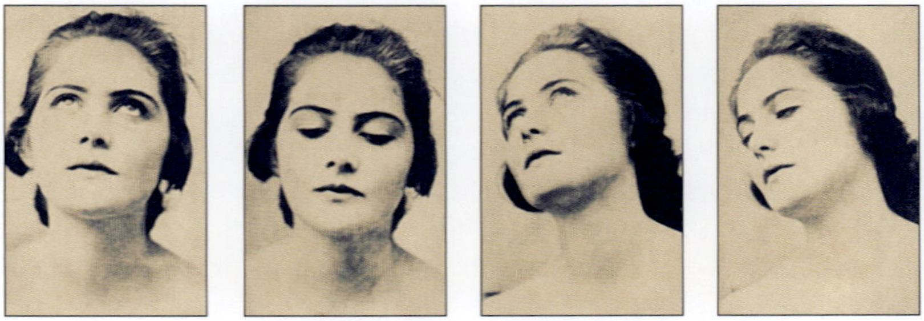

Mit Calisthenics können alle wilkürlichen Muskeln gekräftigt werden, sogar die der Augen. »Occular calisthenics« aus einem Gesundheitsratgeber von 1920.

Sehen

Es gibt viele Übungen, mit denen man die Gesundheit der Augen verbessern kann – die alte Yoga-Technik des Starrens in die Flamme einer Kerze, um Blinzeln zu vermeiden, ist nur eine. Eine weitere: mit den Augäpfeln eine Acht beschreiben. Das machst du zehnmal und nach einer Pause wiederholst du den Ablauf. Mit der Zeit werden deine Augenmuskeln schneller, und deine Wahrnehmungsgeschwindigkeit verbessert sich. Dein peripheres Sehen kannst du ganz einfach trainieren: Du schaust fern im 90-Grad-Winkel zum Gerät, blickst geradeaus und versuchst, so viel wie möglich mitzubekommen. Wenn die Nerven in den Seiten deiner Augen stärker werden, kannst du den Winkel sogar noch vergrößern.

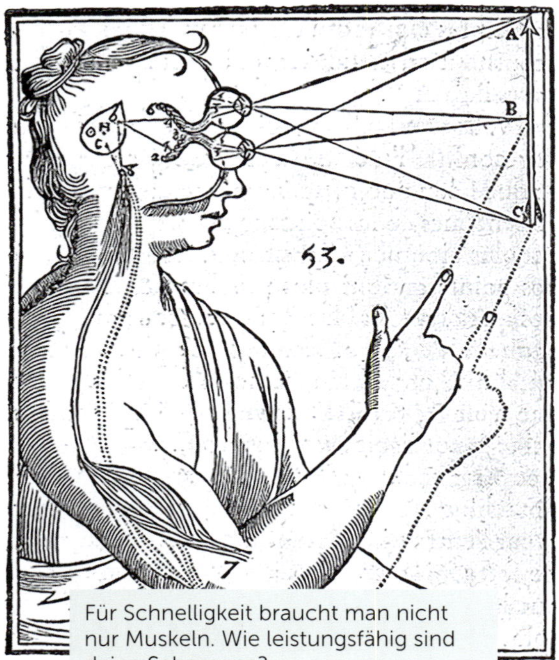

Für Schnelligkeit braucht man nicht nur Muskeln. Wie leistungsfähig sind deine Sehorgane?

Hören

Heutzutage ist alles so verdammt laut: Fernseher, Radios, Staubsauger – und im Kino wackeln deine Zahnfüllungen. Schon der französische Philosoph Jean-Jacques Rousseau sagte voraus, dass Technologie, die uns das Leben erleichtert, im gleichen Maß die Sinne verkommen lässt. Es stimmt: Die meisten von uns fixieren mit den Augen jeden Tag stundenlang irgendeinen Bildschirm, und schlechtes Hören ist schon fast eine Epidemie. Unsere Vorfahren waren Jäger und Sammler, die sich auf das leiseste Rascheln eines Blattes einstellen und an geknickten Grashalmen erkennen mussten, wo Raubtiere lauerten oder sich Beute versteckte. Mithilfe spezieller Techniken ist es durchaus möglich, das Gehör wieder auf paläolithischen Normalzustand zu bringen. Trainiere die Muskeln und das Bindegewebe deiner Augen durch Umherschauen im Gehen. Stelle auf unterschiedliche Objekte in unterschiedlichen Entfernungen scharf, um die Linsen biegsam und frisch zu halten. Drehe den Fernsehton herunter, bis du ihn kaum mehr hören kannst. Sobald er hörbar ist, wiederholst du den Prozess. Sinnesmediation ist eine etwas anspruchsvollere Methode: Setze dich in Stille nieder. Bald wirst du entdecken, dass die Welt um dich herum überhaupt nicht still ist. Du hörst knarzende Wände, durch die Leitung fließendes Wasser, draußen Vögel, in der Ferne Menschen. Mit der Zeit kannst du dein Gehör mit dieser Technik bis auf erstaunliches Niveau verfeinern. Standortbestimmung über den Schall gehört zu den Fertigkeiten, die sich gut üben lassen. Platziere etwas Leises, beispielsweise ein Notebook mit surrendem Ventilator, in einigem Abstand von dir. Nun drehst du dich so lang um die Körperlängsachse, bis du die Orientierung verlierst. Halte inne und lausche, bis du weißt, wo genau sich das Gerät in Relation zu dir befindet. Zu wissen, woher leise Geräusche kommen – vor allem, wenn du nichts siehst –, ist aus verständlichen Gründen im Kampf sehr hilfreich.

Kinästhetik/Bewegungsempfinden

Bei den Begriffen Bewegung oder Berührung denken wir eher selten an Schnelligkeit. Dabei können wir viel schneller auf Berührung reagieren als auf einen optischen Reiz. Viele Security-Angestellte und Bodyguards nutzen eine Kontakttechnik, die Geoff Thompson »The Fence« (der Zaun) nennt: In dem Moment, in dem ein Aggressor ihre Fingerspitzen berührt und damit in Angriffsreichweite ist, schlagen sie zu. Frühere Wing-Chun-Meister machten taktiles Reflexetraining zu einer Wissenschaft. Die dazugehörige Praxis nennt sich »Chi Sao« (klebende Hände). War es ein Zufall, dass Bruce Lee – als einer der schnellsten Männer seiner Zeit oder sogar aller Zeiten – als Kind Wing Chun lernte? Ich glaube nicht.

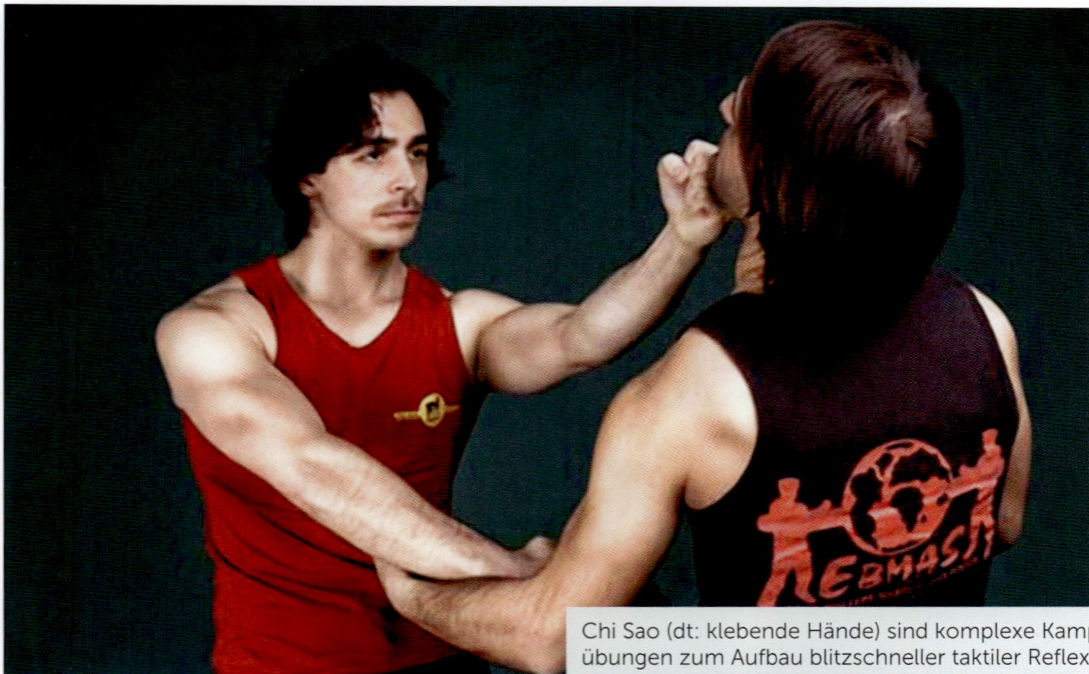

Chi Sao (dt: klebende Hände) sind komplexe Kampfübungen zum Aufbau blitzschneller taktiler Reflexe. Manche Meister üben sogar mit verbundenen Augen.

Geruchs- und Geschmackssinn

Kann dein Geruchs- oder Geschmackssinn dir helfen, schneller zu werden? Nur vielleicht. Säugetiere schnüffeln in der Luft, um ein Gefühl für die Umgebung zu bekommen; Reptilien (z.B. Schlangen) strecken die Zunge heraus, um die Situation buchstäblich zu erschmecken. Viele Arten sind in der Lage, Pheromone oder Hormone anderer Kreaturen wahrzunehmen, die spezielle Botschaften zu Paarungsbereitschaft, Angst oder Gewaltbereitschaft aussenden. Vielleicht können Menschen solche Variablen in ihrer Umgebung nicht mehr bewusst wahrnehmen, aber glaube mir: Diese Sinne sind nicht verloren gegangen. Sie offenbaren sich heutzutage als »Bauchgefühl«. Die meisten zivilisierten Menschen arbeiten daran, ihre instinktiven Reaktionen zu ignorieren. Das sollten sie nicht tun. Lerne, auf deine Instinkte zu hören, und vertraue ihnen. Das könnte auch heutzutage noch den Unterschied zwischen Leben und Tod bedeuten.

SUPERSPEED-TAKTIK 4: NUTZE REFLEX CHANNELING!

In einer FBI-Schule kannst du sehen und erleben, dass der Großteil des Krisentrainings aus dem Üben derselben Techniken (auf der Grundlage überkommener Vorgehensweisen) besteht – immer und immer wieder. Aus zwei Gründen: Der erste ist das Yerkes-Dodson-Gesetz. Es besagt, dass es auf höherem Niveau ein umgekehrtes Verhältnis zwischen Spannung (Erregung) und Leistung gibt. Anders gesagt: Wenn du sehr aufgeregt bist – was in einer Krise oder während eines sehr wichtigen Ereignisses gut der Fall sein kann –, leidet darunter deine Leistung, inklusive der Schnelligkeit. Wenn das passiert, kommst du rational nicht aus der Situation heraus. Du musst schon vorher dein Verhalten in deine Reflexe programmiert haben, um den Job ohne dein »Ich« zu erledigen.

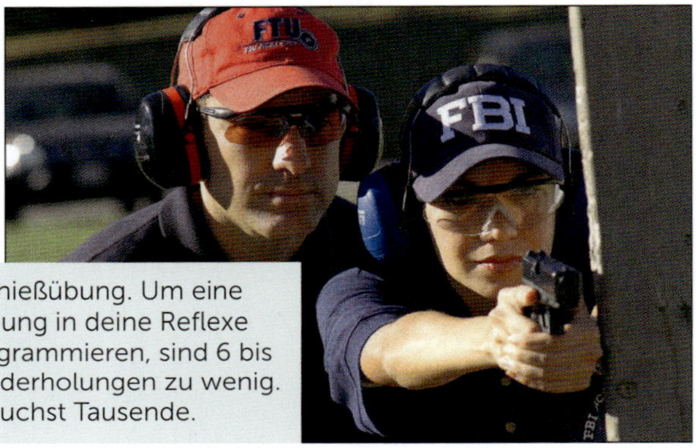

FBI-Schießübung. Um eine Bewegung in deine Reflexe zu programmieren, sind 6 bis 10 Wiederholungen zu wenig. Du brauchst Tausende.

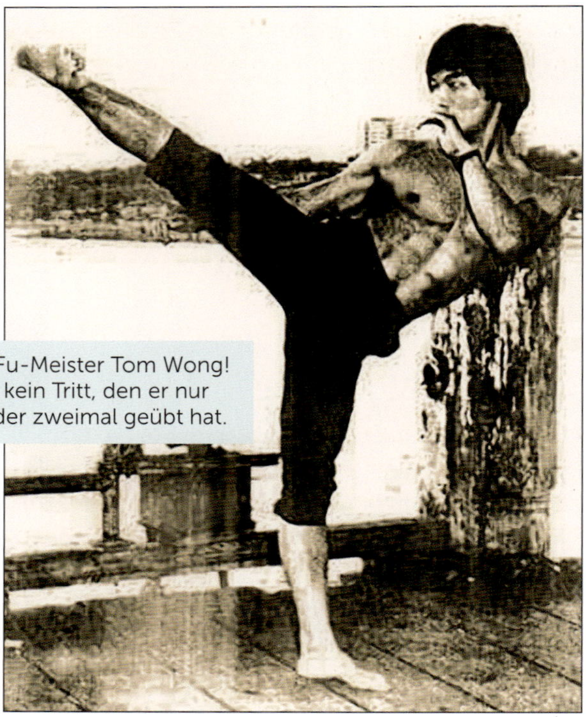
Kung-Fu-Meister Tom Wong! Das ist kein Tritt, den er nur ein- oder zweimal geübt hat.

Wie programmierst du deine Reflexe? Das hat mit einer zweiten wissenschaftlichen Erkenntnis zu tun, der hebbschen Lernregel. Es ist auch bekannt als das Gesetz der Wiederholung und besagt, dass Neuronen, die zeitgleich aktiv sind, bevorzugt aufeinander reagieren. Anders gesagt: Wenn du dein Nervensystem auf bestimmte automatische Verhaltensweisen (einen Schlag blocken, einen guten Tennisaufschlag) programmieren willst, verankerst du sie mit viel Üben am besten im Nervensystem. Um den sogenannten Drill zu verdeutlichen: Es gibt eine alte Kung-Fu-Geschichte über einen Schüler, der einen bestimmten Kick im Kampf beherrschen wollte. Er fragte seinen Meister, wie er das erreiche, und der antwortete ihm, er müsse den Kick 1000-mal in die Luft üben, um ihn einmal korrekt auszuführen. Wenn er so weit sei, müsse er den Tritt 1000-mal gegen ein festes Ziel ausführen, danach 1000-mal perfekt im Sparring – nur dann wäre er bereit, ihn einmal in einem echten Kampf anzuwenden! Das ist es, was ich mit Drill meine. Die Bewegung wird

Teil von dir. Was das mit Schnelligkeit zu tun hat? Es steht im Zusammenhang mit dem dritten und vierten Stadium des Schnelligkeitszyklus: Erkenntnisgeschwindigkeit und Entscheidungsgeschwindigkeit. Maximale Schnelligkeit kommt in diesen Stadien nicht aus dem Geist oder den Gedanken, sondern aus Stammhirn und Nervensystem: den Reflexen. Und gute Reflexe hat man nur, wenn man sie durch viel Üben einprogrammiert. Schreibe die Schnelligkeitssoftware durch Tausende Wiederholungen in dein Nervensystem, und du wirst unschlagbar sein!

SUPERSPEED-TAKTIK 5: NUTZE DEN VORTEIL DER PLYOMETRIE!

Zu viele Athleten (und sogar Trainer) bringen Plyometrie und Schnelligkeitstraining durcheinander. Viele, die mit Sprüngen oder Power Push-ups trainieren, glauben, dass sie »Plyo« falsch praktizieren. Die beiden sind nicht dasselbe.

Plyometrie ist eine Wortschöpfung, abgeleitet aus altgriechisch *pleiôn* (mehr) und *metreô* (messen). Plyometrie als Trainingsmethode stammt aus der Sowjetunion und wurde in den späten 1960er-Jahren von Yuri Verkhoshansky entwickelt. Richtig angewendet, bedeutet Plyometrie, dass Muskeln unter Belastung für den Bruchteil einer Sekunde gedehnt werden, bevor sie (wieder) kontrahieren, wobei das Dehnen klassischerweise durch Nutzen der Schwerkraft geschieht. Der Tiefsprung ist ein typisches Beispiel: Der Athlet springt von einem erhöhten Gegenstand, im Moment der Landung werden seine Muskeln für den Bruchteil einer Sekunde gedehnt, bevor sie sich für den unmittelbar folgenden Absprung wieder verkürzen.

Verkhoshansky entwickelte die Methode für Leichtathleten. Er nahm an, dass die Landung die Muskeln und das Nervensystem schockt und dazu provoziert, mit erhöhter Energie zu antworten. (Der Begriff Plyometrie stammt nicht von Verkhoshansky, sondern vom US-Leichtathleten Fred Wilt, der Sowjets im Training beobachtete. Der ursprüngliche Name lautete »Schocktraining«.) Die Methode funktioniert, zumindest teilweise, durch Aktivieren des Dehnungs-Verkürzungs-Zyklus. Moderne Übungsideologen haben den Erläuterungshintergrund erweitert und dabei neben dem Dehnungs-Verkürzungs-Zyklus auch Aspekte wie Muskelspindeln und Golgi-Sehnenorgan ins Spiel gebracht.

Wie kannst du die Idee der Plyometrie in diesem Buch einsetzen? Der Schlüssel liegt darin, jede Wiederholung mit einem Fall zu beginnen und nach einem kurzen Dip (Beugen der Gelenke) sofort wieder explosiv abzuspringen/abzudrücken. Das passt am besten zu den Schnellkraftteilen, also den Jumps und den explosiven Push-ups. In den Jumps springst du von einem Kasten hinunter und wieder hinauf oder auf einen anderen Kasten oder einfach in die Luft.

Wenn du in den Push-ups damit arbeitest, beginnst du mit den Händen auf je einem Kasten. Du lässt dich vom Kasten nach unten fallen und drückst dich nach dem Bodenkontakt mit den Händen sofort wieder nach oben ab. Manche Athleten kommen damit irre hoch.

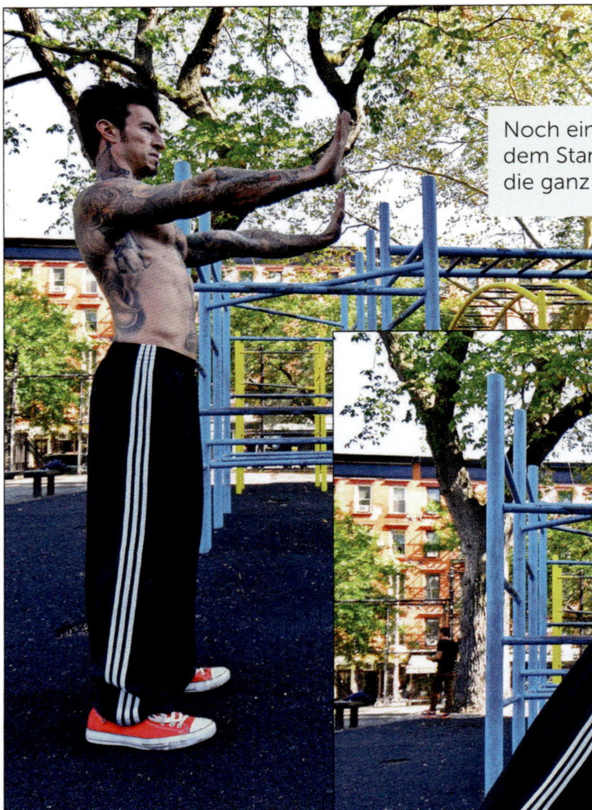

Noch eine »Schock«-Methode mit Tiefe: Kippe aus dem Stand in eine Push-up-Haltung. Das ist nur für die ganz Starken mit robusten Gelenken, okay?

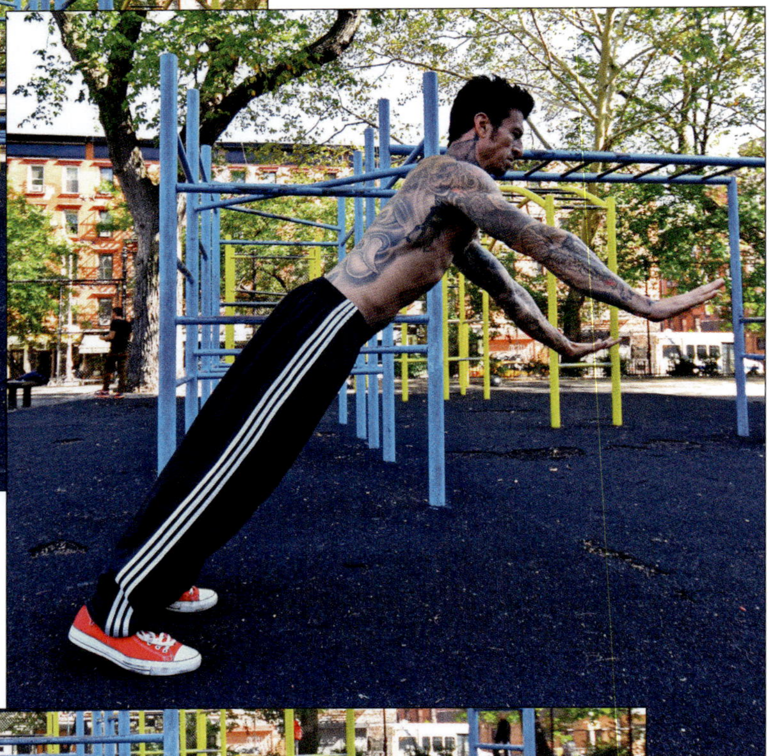

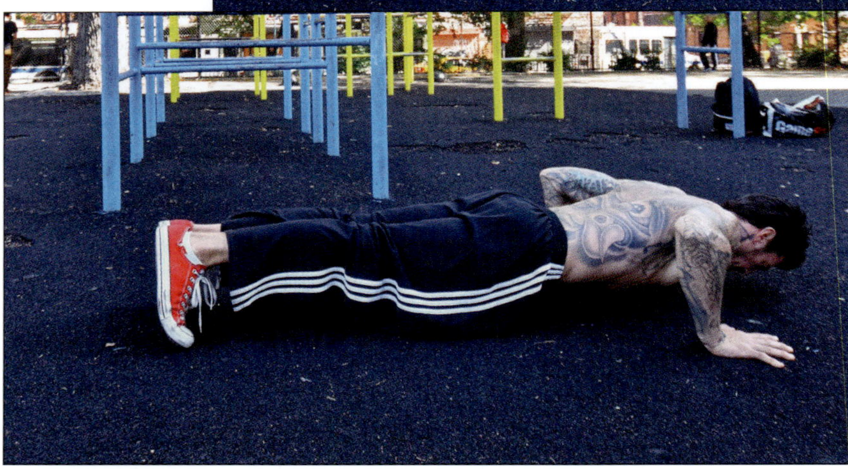

Ein zweiter und einfacherer Ansatz funktioniert mit Mehrfachwiederholungen ohne Pause. Wenn du vom Boden abspringst, ist der erste Jump nicht plyometrisch, da keine »schockierende« Landung vorausgeht. Wenn du jedoch nach diesem ersten Sprung landest und sofort einen zweiten Sprung anschließt, kannst du die Fall-/Schockkräfte der Landung nach diesem Sprung nutzen. Dann sind der zweite und jeder folgende Sprung plyometrisch, sofern du im Satz keine Pause einlegst. Das Gleiche klappt mit Push-ups: Nutze den Fall nach der ersten Wiederholung, um deine zweite Wiederholung unmittelbar mit mehr Energie aufzuladen.

Es ist eine gute Idee, zwischen Wiederholungen von Elementen wie Flips und Kip-ups kurz Luft zu holen und sich neu zu konzentrieren. Dieses Erholungsprinzip hat aber keinen Platz in Mehrfachwiederholungen von Jumps und Push-ups, die du ohne Pause abfeuerst. Schon die erste Wiederholung ist so explosiv wie möglich, und wenn du zur zweiten landest, nutzt du die elastischen Kräfte in deinen Muskeln, um sofort wieder nach oben zu schnellen. Verkhoshansky hat es auf den Punkt gebracht: Schocktraining wirkt und steigert deine explosive Schnelligkeit.

SUPERSPEED-TAKTIK 6: NIMM AB!

Das versteht sich eigentlich von selbst, aber erstaunlich wenige Calisthenics-Schüler nehmen es ernst. Ich bin nicht der Auffassung, dass ein Calisthenics-Meister definierte Bauchmuskeln haben muss – sie hängen von den letzten Prozenten Körperfett ab und sagen nichts über die Leistungsfähigkeit aus. Gleichwohl sind 10, 20, 30 oder mehr Kilogramm Übergewicht, wie sie in der ganzen westlichen Welt oft mitgeschleppt werden, ein absolutes Hindernis.

Elemente wie Backflips, Kip-ups und Muscle-ups sind schon für leichte Athleten sehr schwierig. Mit einem Packen Extragewicht werden sie nahezu unmöglich. Klar, es gibt auch korpulente Sportler, die diese Bewegungen hinbekommen – wenn du es noch nicht gesehen hast, musst du nur richtig hinschauen. Aber stell dir vor, wie unglaublich gut diese Typen wären, wenn sie all das Übergewicht los wären! Wow. Und stell dir auch vor, wie viel unnötige Extrabelastungen während explosiver Bewegungen auf die Gelenke wirken.

Calisthenics sind – sogar in der explosiven Variante – reine Bewegung. Niemand, der dazu in der Lage ist, darf davon ausgeschlossen werden, und selbst wer an starkem Übergewicht leidet, kann mit Calisthenics-Training anfangen. (Mit dem Einverständnis des Arztes selbstverständlich. Wie traurig, dass ich das schreiben muss, damit mich niemand verklagen kann.) Fange einfach mit den ersten Schritten an, ohne deinem Körper wehzutun. Etwas ist besser als nichts. Progressive Calisthenics passen sehr gut zu gleichzeitigem Gewichtsverlust, weil eine übertriebene Kalorien-/Eiweißaufnahme (wie im Bodybuilding) keine Rolle spielt und es dich nicht so sehr erschöpft, dass gestillter Heißhunger alle Arbeit zunichtemachen würde (Ausdauersport). Ich habe immer gesagt, dass Calisthenics einen unterbewussten Effekt haben: Wenn du deinen Körper zwingst, sein eigenes Gewicht zu tragen, merkt dein Gehirn das und passt deinen Stoffwechsel und Appetit entsprechend an. Mit Calisthenics fällt angemessene Ernährung leichter – meiner Meinung nach und auch nach Meinung vieler anderer.

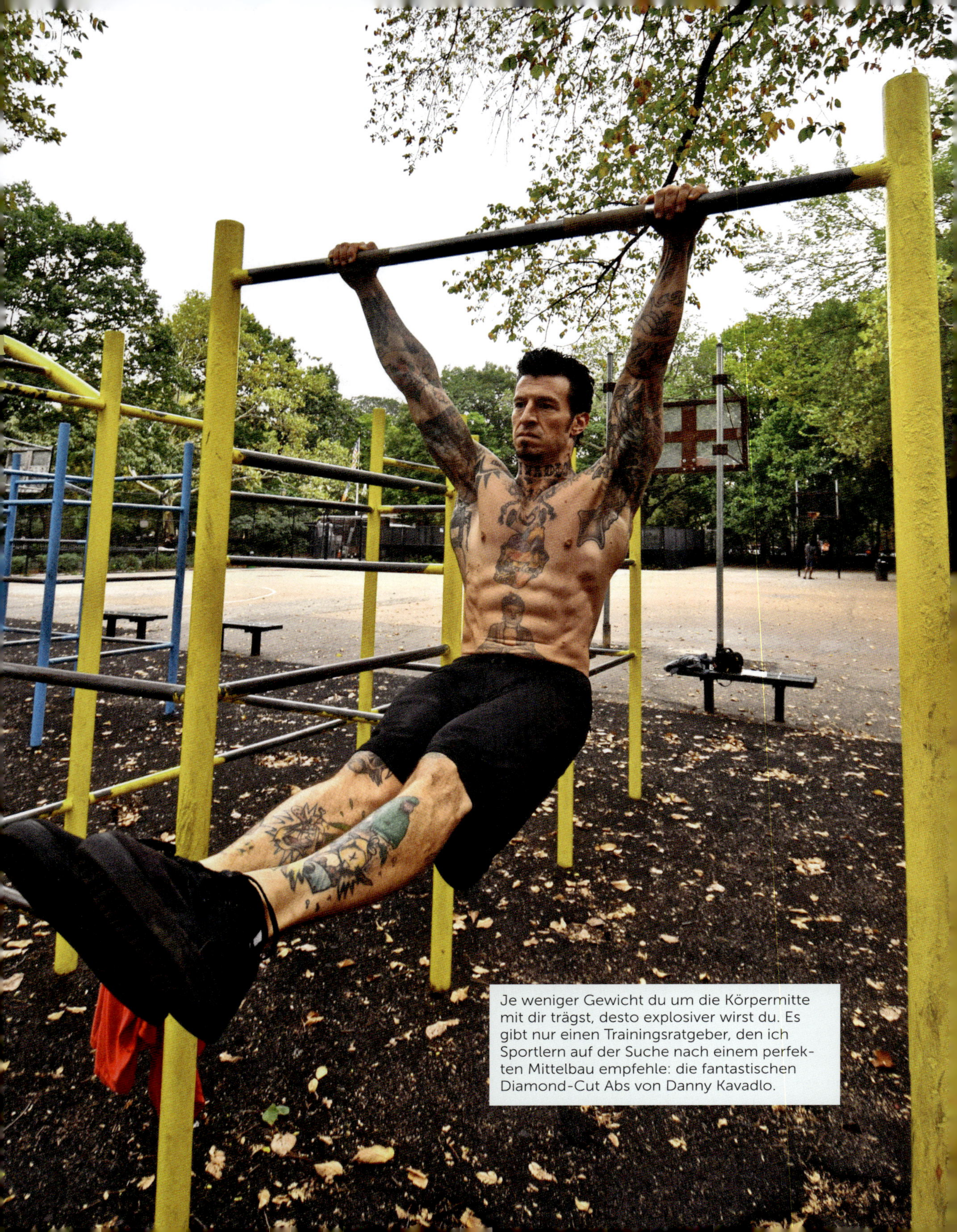

Je weniger Gewicht du um die Körpermitte mit dir trägst, desto explosiver wirst du. Es gibt nur einen Trainingsratgeber, den ich Sportlern auf der Suche nach einem perfekten Mittelbau empfehle: die fantastischen Diamond-Cut Abs von Danny Kavadlo.

Und wie ernährst du dich am besten? Puh, Ernährungsbücher gehören in jedem Buchladen zu den Bestsellern, wahrscheinlich brauchst du nicht auch noch meinen Senf dazu. In *Trainieren wie im Knast 2* habe ich schon meine Anschauung dargelegt. Die Prinzipien sind nichts Besonderes:

- Sei nicht zwanghaft – nie! Wähle Essen flexibel aus.
- Achte auf ausgeglichene Ernährung (Kohlenhydrate und Eiweiße zu jeder Mahlzeit, dazu eine Mischung aus Fleisch, Milchprodukten, Gemüse, Früchten und Getreide).
- Verkleinere die Portionen, wenn du abnehmen willst.
- Iss dreimal am Tag (mit einem Snack oder zwei).
- Stelle ein paar Stunden vor dem Zubettgehen das Essen ein und versuche, mit leerem Magen einzuschlafen.

Diese Ratschläge sind weder umwerfend noch esoterisch, aber ziemlich das Gegenteil des üblichen Ratgebermülls, der verlangt:

- Sei so diszipliniert wie möglich – Junkfood bringt dich um!
- Konzentriere dich auf große Mengen Eiweiß plus Ergänzungsmittel.
- Zähle Kalorien bzw. Gramm der Hauptnährstoffe.
- Iss sechs- bis achtmal am Tag.
- Nimm nie mehr Essen zu dir, als du für ein paar Stunden brauchst, oder deine Muskeln werden schlaff und du wirst fetter!

Wenn du den üblichen Ratschlägen folgen willst – nur zu! Aber sei dir darüber im Klaren, dass sie dich nur schwerer und ärmer machen und die Nahrungsergänzungsmittelfirmen reicher.

SUPERSPEED-TAKTIK 7: OPTIMIERE DIE GESUNDHEIT DEINER GELENKE!

Ein Grund, warum ältere Leute sich langsamer bewegen: Sie programmieren sich selbst darauf. Sie könnten sich viel schneller bewegen, aber ihre Körper sind durch die aktuelle »Software« eingeschränkt. Viele Ältere bewegen sich langsam, weil ihre Gelenke schmerzen. Wenn du schnell sein willst, ob jung oder alt, kümmere dich um deine Gelenke! Beachte dazu Folgendes:

Keine massiven Gewichte

Für dreistelliges Squatten kommt die Rechnung später. Für mich ist reines Körpergewichtstraining für Gesundheit und Erhalt der Gelenke am besten. Der natürliche Weg gewinnt – mühelos!

Achte auf geschmeidige Kraft!

Du brauchst Spannungsbeweglichkeit. Nutze Calisthenics, um deine Gelenke unter der Last und den Kräften deines Körpers zu bewegen. Das macht sie stark, durchblutet das Bindegewebe, heilt sie und erhält idealen Bewegungsumfang. Nicht umsonst gehen NFL-Jungs in der Reha zum Yoga.

Achte auf langsame Fortschritte!

Ein Grund, warum alte Hasen Kraft langsam aufbauen: Sie wissen, dass Muskeln schneller wachsen, als sich Gelenke (Sehnen, Bindegewebe, Knorpel etc.) mitentwickeln. Ich stimme dem absolut zu. Trainiere neue Übungen langsam und schreite in angemessenem Tempo voran. Sobald deine Gelenke die Muskeln einholen, bist du wesentlich sicherer.

Trainiere deine Schwachstellen

Gelenkverletzungen verursachen oft weitere Schäden, weil Sportler gar nicht verhindern können, verletzte Zonen zu sehr zu schützen, was zu Dysbalancen führt. Eine Kette ist nur so stark wie ihr schwächstes Glied. Deshalb: Stärke deine Problemzonen!

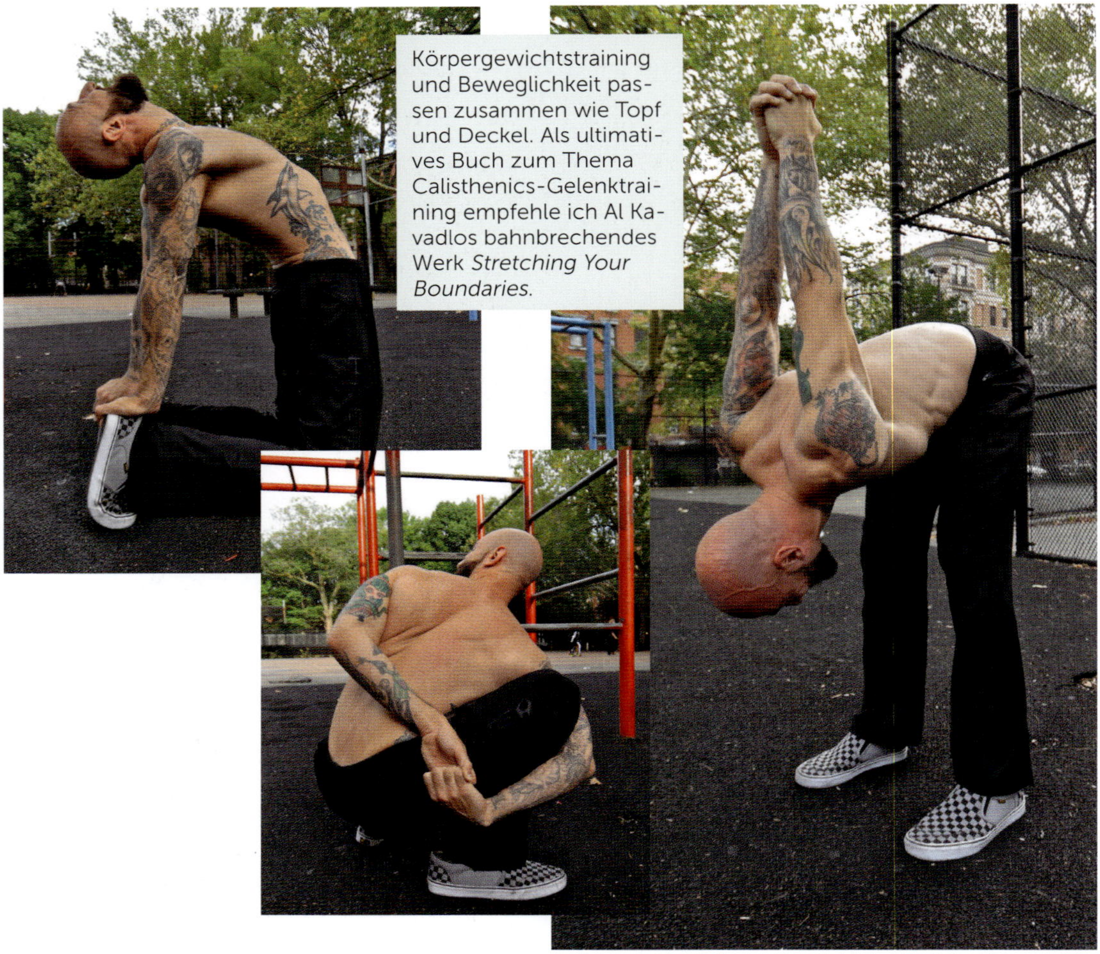

Körpergewichtstraining und Beweglichkeit passen zusammen wie Topf und Deckel. Als ultimatives Buch zum Thema Calisthenics-Gelenktraining empfehle ich Al Kavadlos bahnbrechendes Werk *Stretching Your Boundaries*.

SUPERSPEED-TAKTIK 8: PROBIERE BASKETBALL-ÜBUNGEN AUS!

Die nächste Trainingsmethode, die sich aus Gefängniserfahrungen ableitet: Ich kannte einige Zellenathleten, die zum Verbessern ihrer Reaktions- und Bewegungsschnelligkeit mit einem Basketball trainierten. Es klingt verrückt, ist aber trotzdem sinnvoll. Du verbringst in der Zelle viel Zeit, und deine Reflexe rosten ruckzuck ein. Teamsportarten finden für dich nicht statt, genauso wenig Daddeln mit der Xbox. Wie also erhältst du deine Reaktionen? Durch Basketball-Übungen.

Welche Übungen du absolvierst, ist nur durch deine Vorstellungskraft eingeschränkt. Ich könnte damit ein weiteres Buch füllen. Du kannst fangen, dich drehen, ducken, springen, beugen, federn und, und, und. Hier ein paar Übungen, um dich auf den Geschmack zu bringen:

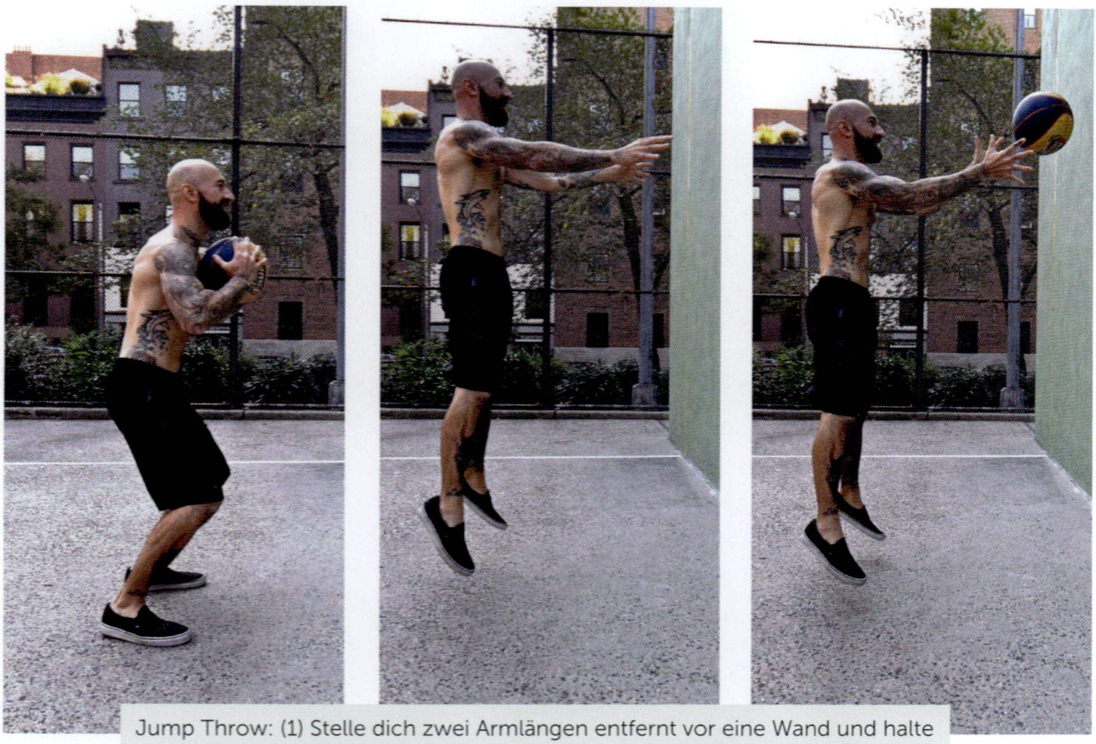

Jump Throw: (1) Stelle dich zwei Armlängen entfernt vor eine Wand und halte den Ball vor dem Brustbein. (2) Springe so hoch du kannst; sobald deine Füße vom Boden abheben, wirfst du den Ball gegen die Wand. (3) Du fängst den Ball im Rebound, bevor deine Füße wieder den Boden berühren.

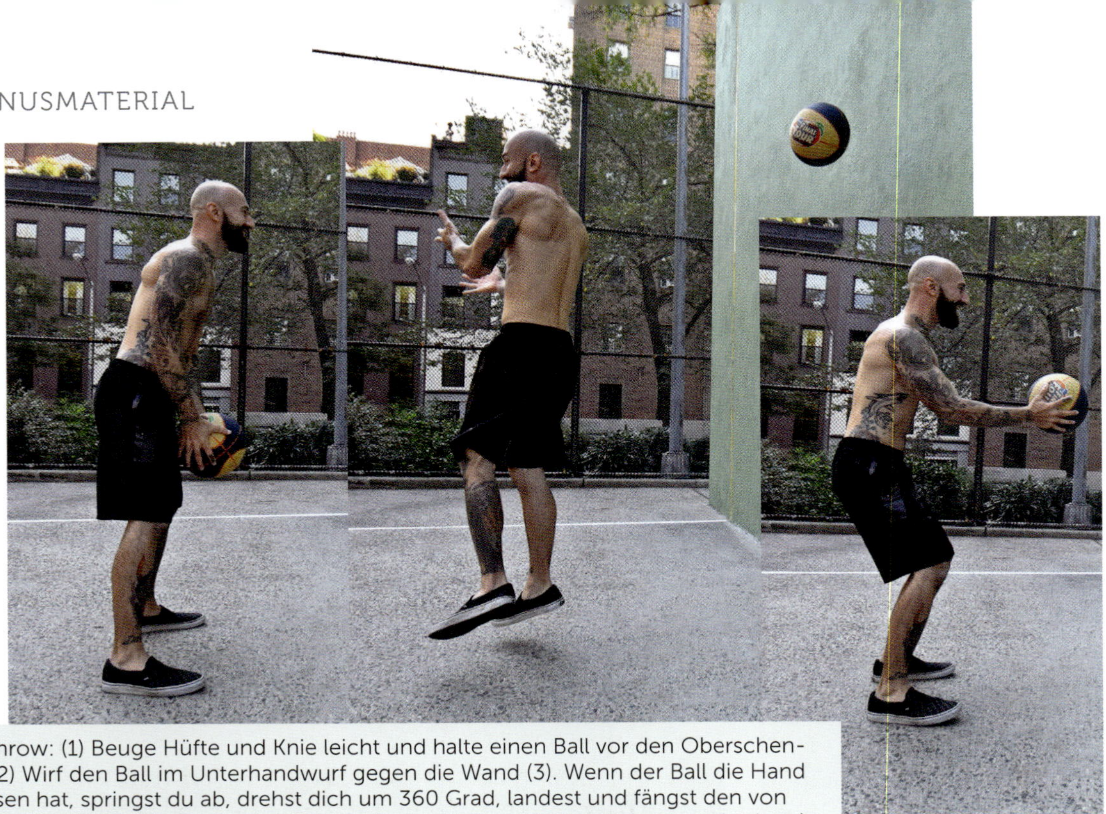

360 Throw: (1) Beuge Hüfte und Knie leicht und halte einen Ball vor den Oberschenkeln. (2) Wirf den Ball im Unterhandwurf gegen die Wand (3). Wenn der Ball die Hand verlassen hat, springst du ab, drehst dich um 360 Grad, landest und fängst den von der Wand zurückkommenden Ball. (Ohne Wand: Wirf den Ball senkrecht nach oben.)

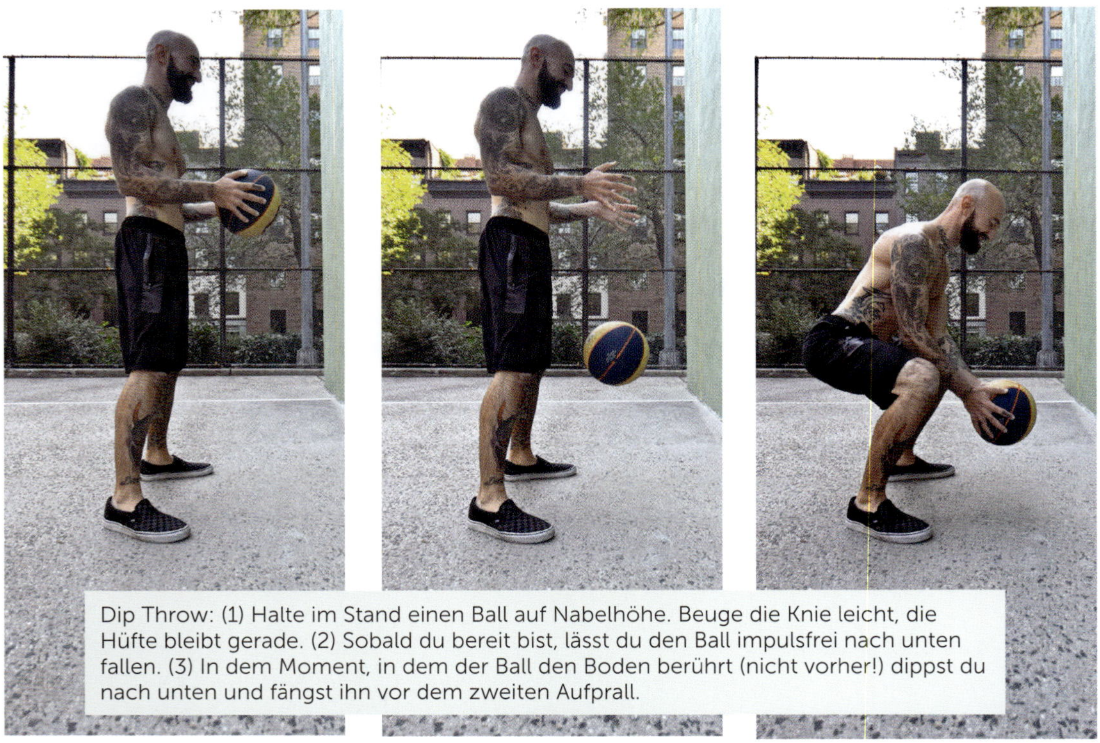

Dip Throw: (1) Halte im Stand einen Ball auf Nabelhöhe. Beuge die Knie leicht, die Hüfte bleibt gerade. (2) Sobald du bereit bist, lässt du den Ball impulsfrei nach unten fallen. (3) In dem Moment, in dem der Ball den Boden berührt (nicht vorher!) dippst du nach unten und fängst ihn vor dem zweiten Aufprall.

SUPERSPEED-TAKTIK 9: BEHERRSCHE DIE SCHNELLIGKEITSILLUSION!

Der Leitsatz Sun Tzus, des großen Meisters der Strategie:

> *In der Nähe müssen wir dem Gegner vortäuschen, wir wären weit weg; wenn wir weit weg sind, muss er glauben, wir wären nah.*

Sun Tzu, *Die Kunst des Krieges*

Einer meiner Kumpels war ein großer Kempo-Verrückter. Selbst als er schon fast 60 war, erzählte er mir dauernd, dass er im Sparring viel jüngeren Kerlen den Hintern versohle, weil er viel klüger sei als sie. Das hat mich jahrelang beschäftigt: Was meinte er mit »klüger«? Nun, er sprach darüber, wie er seine Körperstellung nutzte, um seine Gegner glauben zu lassen, er wäre weiter weg, als er tatsächlich war – dann BANG! Seine Schläge kamen blitzschnell, zumindest in der Wahrnehmung, aber wahrscheinlich langsamer als die Stöße und Tritte der Jungs, mit denen er kämpfte. Aber sie wirkten schneller, weil sie durch seine raffinierte Körperstellung weniger Distanz überbrücken mussten.

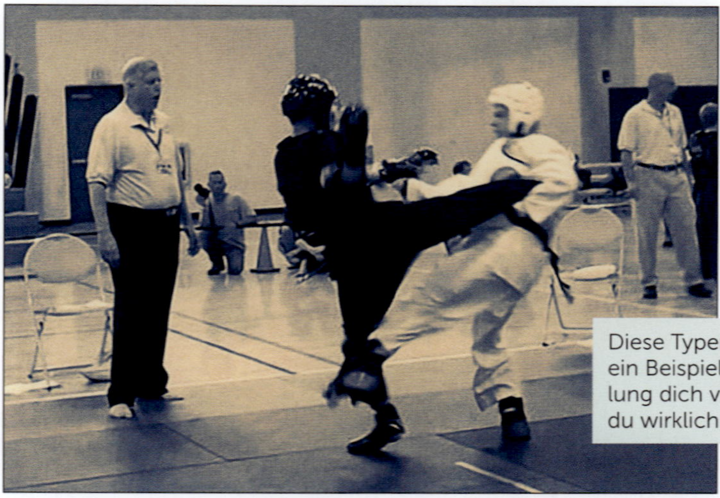

Diese Typen waren blitzschnell. Kampf ist nur ein Beispiel, in dem die taktische Körperstellung dich viel schneller erscheinen lässt, als du wirklich bist.

Natürlich ist man nicht wirklich schneller als der Gegner, aber man scheint viel schneller, als man in Wirklichkeit ist, und das kommt fast auf dasselbe heraus. Der Kampfkunst-Kultautor Loren Christensen nennt diese Strategie die »Illusion der Schnelligkeit«, und er erklärt die Kunst und Wissenschaft dieses Ansatzes in seinem legendären Buch *Speed Training* (1996) wunderbar. Ich rate allen Kämpfern, die an den Details interessiert sind, in dem Buch zu schmökern. Als es erschien, war es schon der Klassiker des Genres und ist es meiner Meinung nach bis heute geblieben.

Ich benutze wie immer das Beispiel der Schnelligkeit im Kampf, aber die grundlegende Strategie Sun Tzus ist auf jeden anderen Bereich anwendbar, in dem du Schnelligkeit gegen einen Gegner einsetzt: Fußball, Basketball, Hockey etc. Wenn du mehrere Tricks draufhast, deinen Gegner über deine Position und Richtung zu täuschen, kannst du ihn wie aus dem Nichts mit deiner Schnelligkeit verwirren.

Egal, wie körperlich oder brutal deine Sportart ist, der kluge Ansatz funktioniert besser, als du dir vielleicht vorstellst.

SUPERSPEED-TAKTIK 10: DENKE SCHNELL, KEMOSABE!

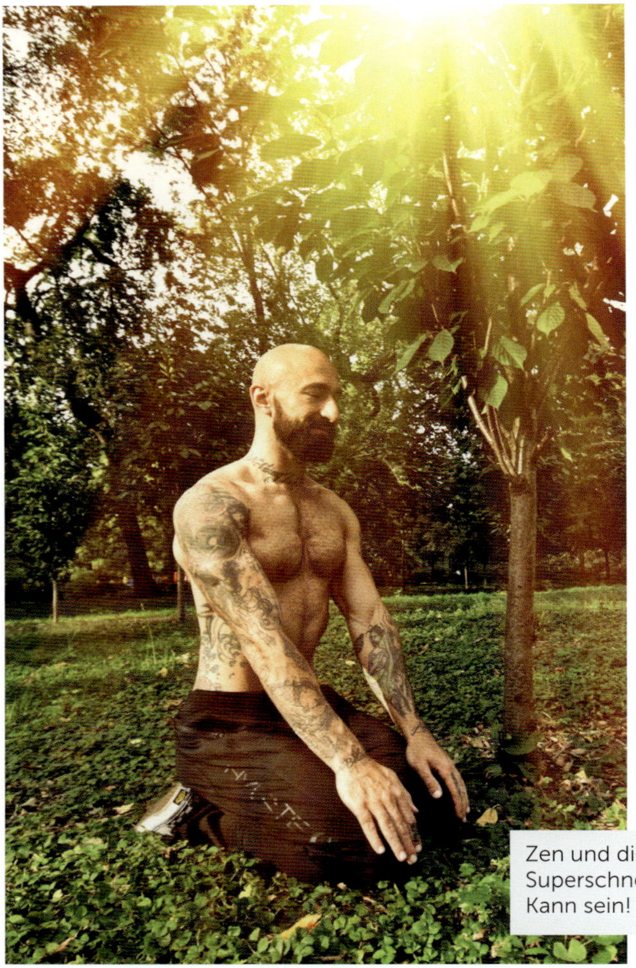

Zen und die Kunst der Superschnelligkeit? Kann sein!

»Denke schnell!« – Ist das ein Witz?

Nein, das ist mein voller Ernst. Wenn du denkst, du bist schnell – und durch Denken an Schnelligkeit allgemein – wirst du buchstäblich schneller.

Ich habe in diesem Kapitel bereits Christensens Kampfkunstbibel *Speed Training* erwähnt. Am Ende des Buches beschreibt Christensen, wie sich seine eigene Schnelligkeit durch all die Recherchen vor und während des Schreibens gesteigert hat. Grund war, wie er sagt, dass er selbst daran glaubte und im Dojo viel mit Schnelligkeitstechniken experimentierte. So weit, so einleuchtend. Aber dann knallt Christensen dir aus heiterem Himmel etwas hin, das so seltsam klingt, dass sogar der Autor selbst Schwierigkeiten zu haben scheint, es zu akzeptieren:

[...] je mehr ich über (Trainingstechniken) brütete, desto mehr bin ich nun überzeugt davon, dass die Hälfte meiner Steigerung nur vom reinen Denken über Schnelligkeit in den vergangenen Monaten herrührt. »Was hat er gesagt?«, fragt der faule Leser? »Der Typ ist nur durch Denken an Schnellerwerden schneller geworden?«

Loren Christensen, *Speed Training*

In meinen Buch *C-MASS* beschreibe ich das Phänomen der neurologischen Hemmung. Daraus leitet sich die Idee ab, dass der menschliche Körper zu viel mehr Leistung in der Lage ist, als wir bewusst ansteuern können. Warum können wir das nicht? Weil das Nervensystem einen Teil unserer Fähigkeiten sperrt, um zu verhindern, dass der Körper sich selbst überfordert oder schadet. Aber über den Geist kann das Gehirn die unbewussten Sperren beeinflussen. Nur durch das Beobachten superschneller Bewegungen oder über die Vorstellung, dass wir uns superschnell bewegen, überzeugen wir das Nervensystem, dass schnelle Bewegung etwas ist, das wir sicher schaffen. Ergebnis: Die Sperre wird aufgehoben.

Löse die mentalen Sperren! Beobachte die schnellsten Menschen in ihrem Tun. Lass die Videos schneller laufen – dein Unterbewusstsein merkt den Unterschied nicht. Stell dir immer wieder vor, wie du dich blitzschnell bewegst. In deiner Vorstellung bist du Dynamit – denke die Wörter »schnell« und »frei«. Verbanne Wörter wie »langsam« oder »rostig« aus deinem mentalen Vokabular. Kultiviere eine positive, schnelligkeitsbasierte Einstellung. Wenn deine Leistung besser werden muss, sage niemals: »Ich bin zu langsam.« Sage: »Ich kann schneller!«

Und weißt du was? Du wirst es auch!

LICHT AUS!

Wenn es eine Botschaft zum Maximieren der Schnelligkeit gibt, dann diese: Trainiere schneller! Wir können über wissenschaftliche Erkenntnisse und biologische Phänomene sprechen, aber klar ist: Du musst dich effizient bewegen, viele Wiederholungen absolvieren, währenddessen denken, dass du schnell bist und dich so schnell bewegen, wie du kannst. Es gibt keine Grenzen!

Lass uns mit einem Zitat eines wirklich Schnellen schließen – des legendären Bruce Lee. In einem Kampfkunstseminar wurde der Meister von einem beflissenen Fan bedrängt, der unbedingt seine Schlaggeschwindigkeit steigern wollte. Er fragte immer wieder, ob Bruce ihm helfen könne, ob er irgendwelche geheimen Tipps oder Ratschläge habe.

Mit dem schrulligen, aber weisen und todernsten Gesichtsausdruck, für den er bekannt war, antwortete der Meister: »Klar. Schlage schneller.«

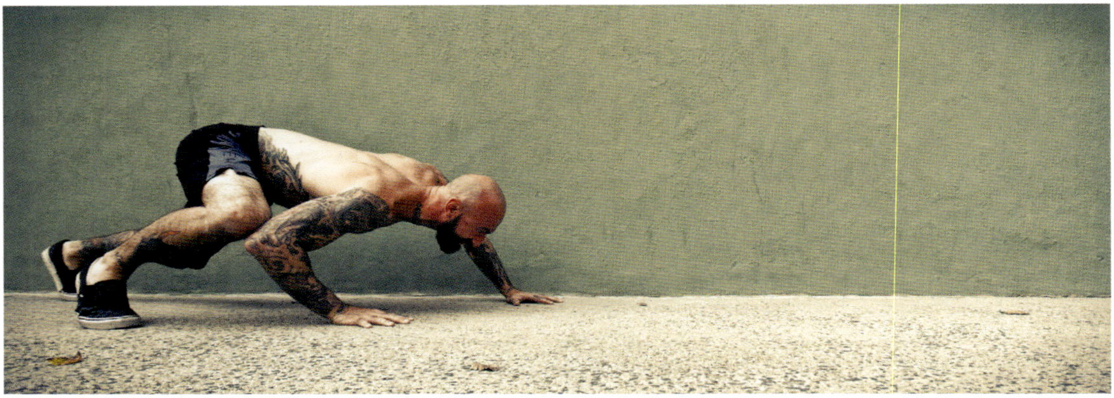

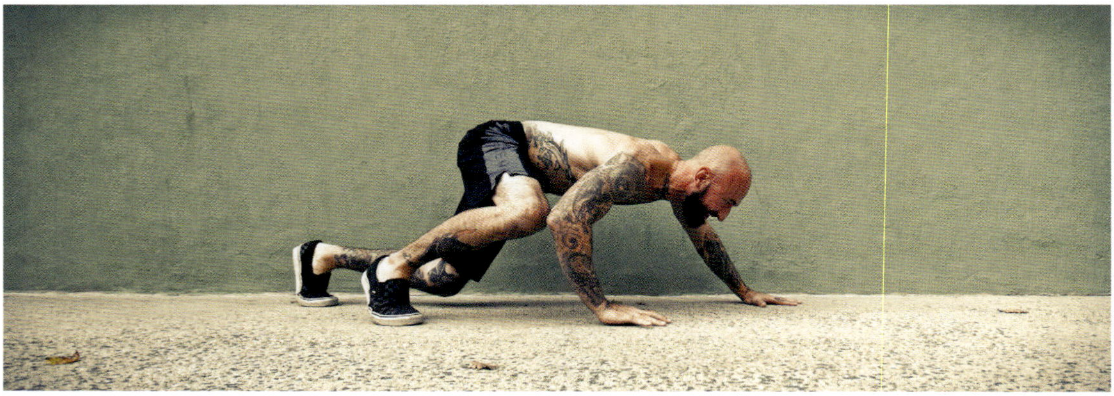

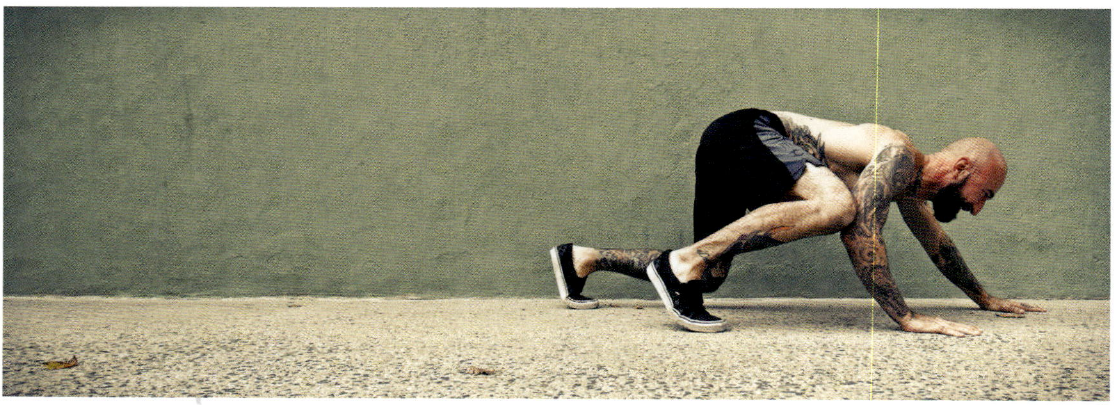

BONUSTEIL 2

Tierisches Agilitätstraining

Halt! Wir sind noch nicht fertig. Ich bin davon überzeugt, dass kein Körpergewichtsbuch über Schnelligkeit, Schnellkraft und Agilität ohne einige der interessantesten und ungewöhnlichsten Bewegungen komplett wäre, die es in den Calisthenics gibt: Tierübungen.

Ich bringe die zehn wichtigsten »tierischen« Übungen in diesem letzten Bonusteil. Die meisten sind Krabbelbewegungen auf allen vieren, manche finden auf zwei Beinen oder im Hängen statt. Es gibt eine Menge Tierbewegungen, aber der Großteil leitet sich als Variante von den Grundlagen ab, mit denen wir uns hier beschäftigen. Es steht dir im Übrigen frei, deine eigenen Schöpfungen auszuprobieren. Sei dir bewusst, dass du die meisten der Techniken in der Vorwärts-, Rückwärts- oder Seitwärtsbewegung ausführen kannst; somit sind 30 unterschiedliche neue Bewegungen im Angebot.

Das Nachahmen von Tierbewegungen zum Aufbau von Kraft und Fitness ist nichts Neues. Die Spuren gehen mindestens zurück bis auf alte Kung-Fu-Formen und möglicherweise noch weiter: Es gibt altsteinzeitliche Höhlenmalereien, die Menschen in Tierposen zeigen. Tierübungen sind ein echter Joker, ein X-Faktor, den du zum Schnellkraft- und Krafttraining hinzufügen kannst. Herkömmliche Übungen wie Sprünge, Push-ups und Pull-ups sind eher linear: Der Körper bewegt sich auf und ab. In Tierübungen bewegt sich der Körper tendenziell asymmetrisch: ein Bein/Arm vor das andere/den anderen. Das setzt den Körper Seit- und Drehkräften aus, was die Muskeln beansprucht und trainiert, die den Rumpf sowie den Hüft- und Schultergürtel kreuzweise überziehen. Sie werden stärker und effizienter und tragen viel dazu bei, dass die Verletzungsanfälligkeit sinkt. Darüber hinaus fördern Tierbewegungen Ganzkörperkoordination und Geschicklichkeit.

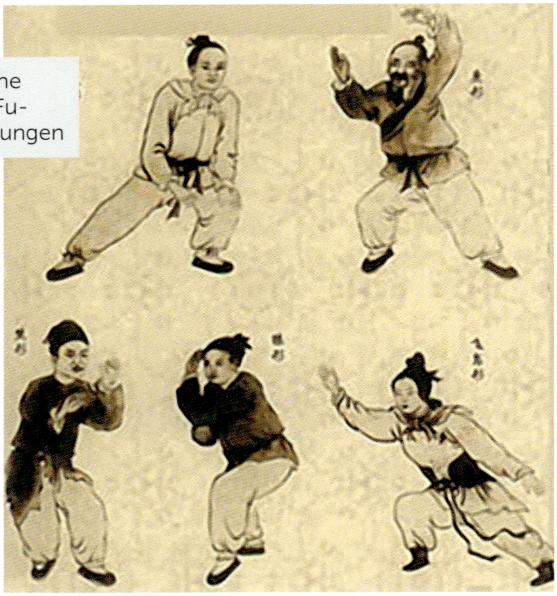

Tierische Kung-Fu-Bewegungen

Genug Gründe also, die folgenden Übungen in deinen Trainingseinheiten auszuprobieren. Sie sind gut beim Auf- oder Cooldown anwendbar, oder du packst eine (oder zwei oder drei) davon in die Mitte, um den Ablauf ein bisschen aufzulockern und für Abwechslung zu sorgen.

In der Praxis lassen sich Wiederholungen dieser Übungen schwer zählen. Konzentriere dich deshalb ganz auf das Anspannen und Dehnen der Muskeln. Solange du dich wohl- und warm fühlst, ist alles in Ordnung. Eine gute Faustregel: Bleibe geschmeidig. Tierübungen sind nichts fürs Ausdauertraining und schon gar kein Marathonlauf. Deshalb: Höre rechtzeitig auf, und du hast mehr davon.

Bärengang

Das ist eine großartige Krabbelübung auf allen vieren für Einsteiger wie für Experten. Du kannst die Beine beugen, hältst aber die Arme genauso gestreckt wie den Rücken und hebst dafür das Gesäß hoch in die Luft. Nun schreite voran, junger Meister – mit der großartigen Übung für Arme, Bauch und Brustkorb. Die gebückte Haltung trainiert zudem Oberschenkelrückseite, Gesäßmuskeln und Rücken.

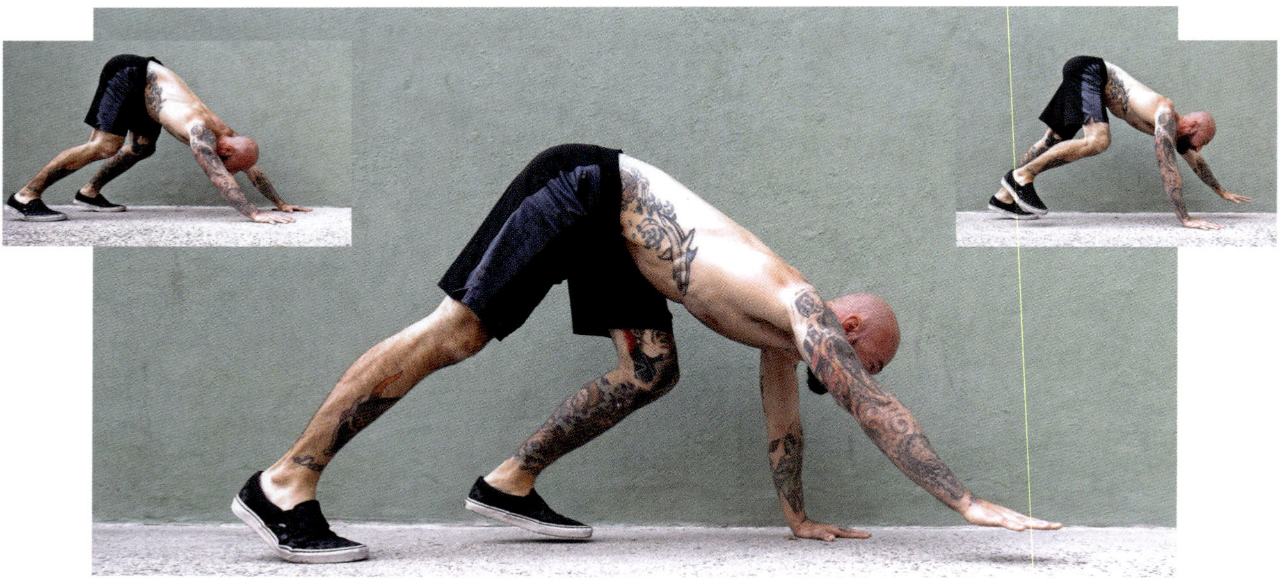

Panther Stalks

Manche Leute nennen diese sich windende Schönheit auch Spiderman Crawls. Schleiche auf allen vieren vorwärts und berühre immer wieder mit dem Knie den Ellbogen auf derselben Seite. Darin liegt in dieser Übung der Schlüssel zum Aktivieren der seitlichen Kette. Versuche, das Gesäß so tief wie möglich zu halten, und führe die Übung mit dem Körper so nah wie möglich am Boden aus, ohne ihn, außer mit den Handflächen und den Fußspitzen, zu berühren.

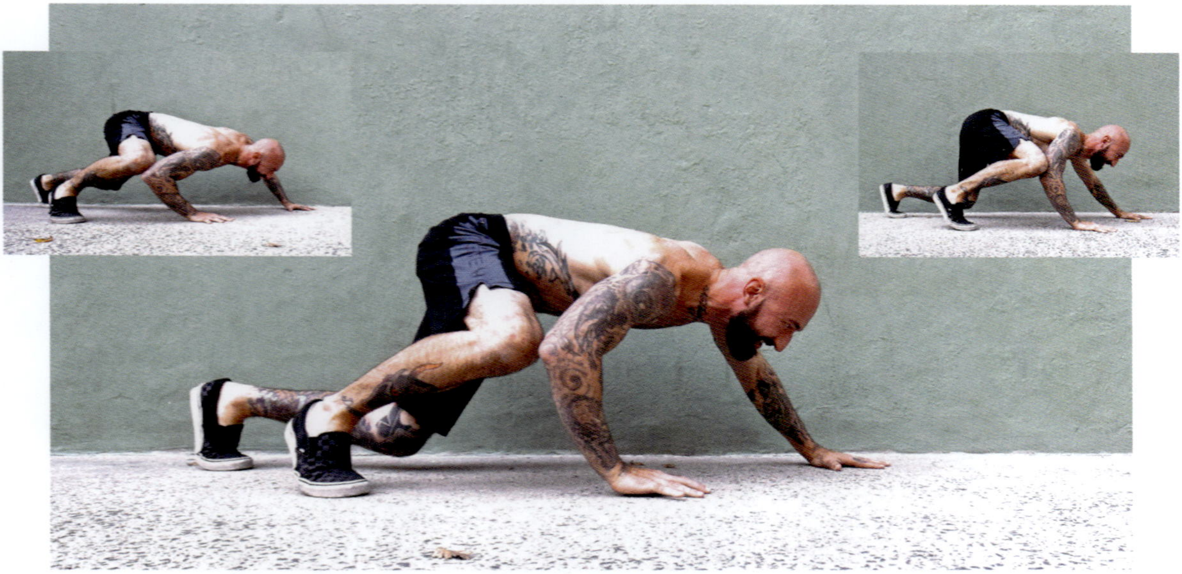

Variante: Krokodilgang

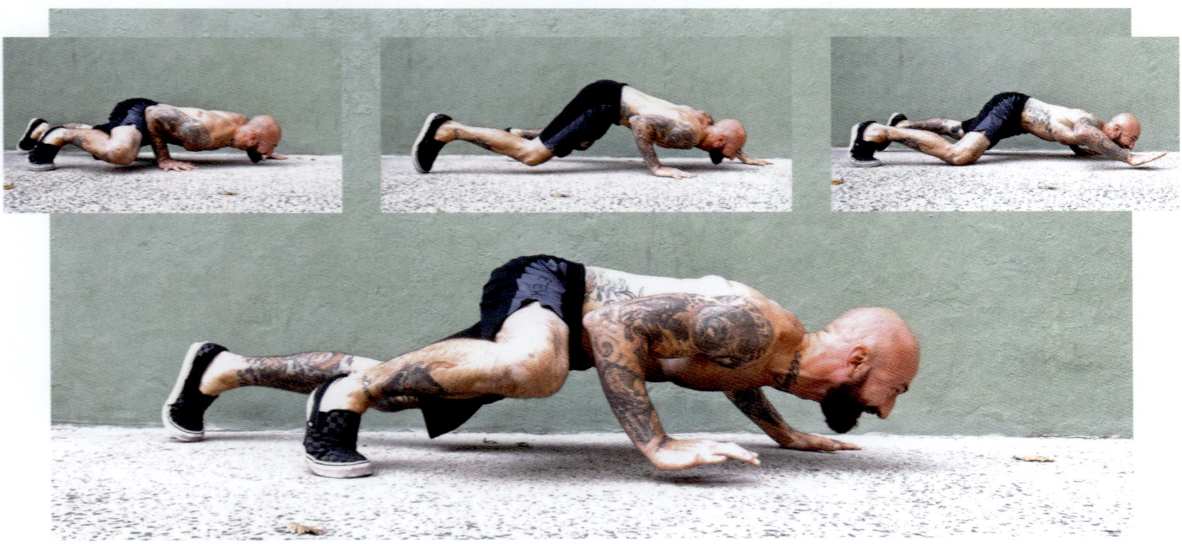

Dog Sprints

Wir müssen hier keine Techniken erfinden – überlassen wir der Natur die Führung. Hast du als Kind je versucht, auf allen vieren zu rennen? Das war eine Supertrainingseinheit, und es ist dir nicht aufgefallen. Jetzt ist es wieder dran! Wenn du wirklich schnell unterwegs bist, wirst du feststellen, dass zuerst deine Hände aufsetzen, gefolgt von den Füßen. Von denen drückst du ab, streckst den Körper und wiederholst den Ablauf. Wahrscheinlich führt eine Körperseite – das ist cool. Und es ähnelt sehr der Art, wie ein Hund mit voller Kraft rennt. Trotz unserer vielen Jahre auf zwei Beinen können Menschen damit sehr schnell werden: Der Weltrekord auf 100 Meter steht bei 16,87 Sekunden, gehalten von Kenichi Ito. So schnell sind manche nicht mal auf zwei Beinen.

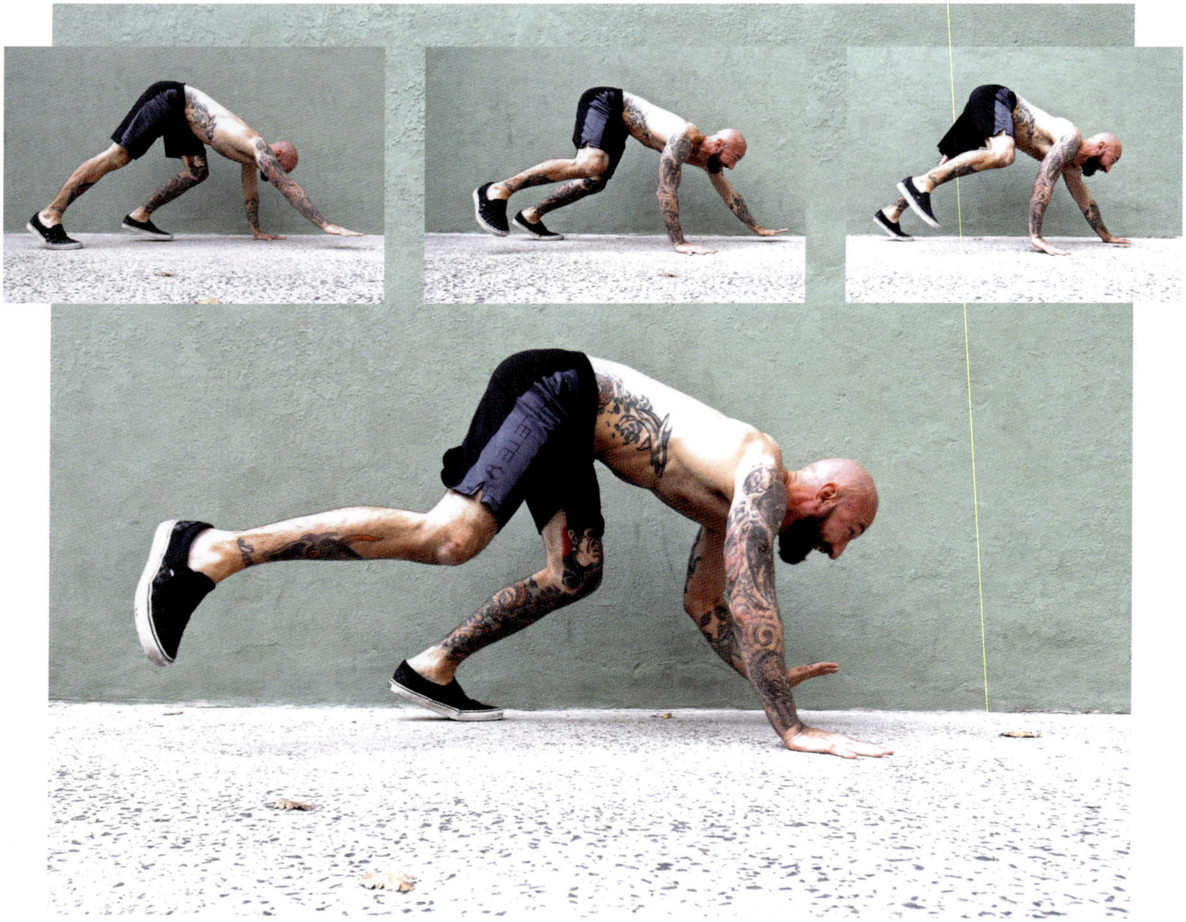

Locust Jumps

Die Heuschreckensprünge sind wunderbar zum Aufwärmen des ganzen Körpers. Aus der Push-up-Stellung mit geschlossenen Beinen beugst du die Arme, bis dein Brustbein wenige Zentimeter vom Boden entfernt ist. Nun hüpfst du durch Strecken der Arme und Heben der Hüfte ein bisschen nach vorn. Versuche, damit den Raum zu durchmessen; nur die Handflächen und Fußspitzen berühren den Boden. Keine Panik, wenn das verwirrend klingt: Das Teil ist schwieriger zu beschreiben, als auszuführen. Speziell diese Übung ist, wie so viele großartige Calisthenics-Techniken, traditionell in Indien, sehr beliebt. In den 1960er-Jahren wurde sie auch im Westen populärer, nachdem der wunderbare B. K. S. Iyengar sie in seinem berühmten Ratgeber *Light on Yoga* beschrieben hatte.

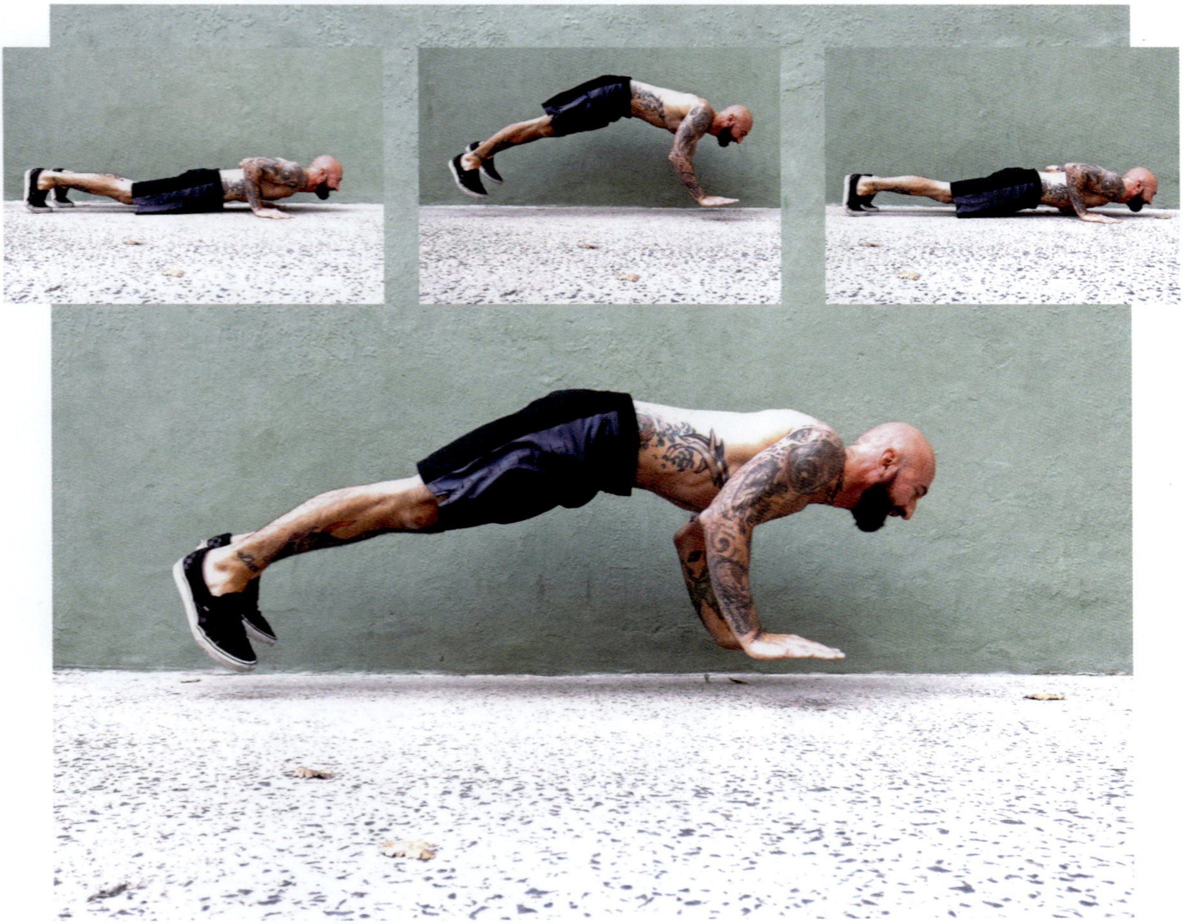

Crab Walk

Der Crab Walk ist eine wichtige Tierübung, weil sie mit dem Gesäß zum Boden ausgeführt wird. So zu gehen ist ein fantastisches Training für die Rückenmuskeln, vor allem für die rund um die Schulterblätter, und der Trizeps hat auch seinen Spaß. Für die Rumpfmuskeln ist es eine ganz schöne Herausforderung, den Oberkörper aufrecht zu halten. Das Gehen wie eine Krabbe macht auf Anhieb klar, dass Tierübungen vorwärts, seitwärts, rückwärts und diagonal ausgeführt werden können – ein Riesenspaß! Jede Richtung fühlt sich total anders an. Eine Variation für echte Könner: Gehen in der Brücke.

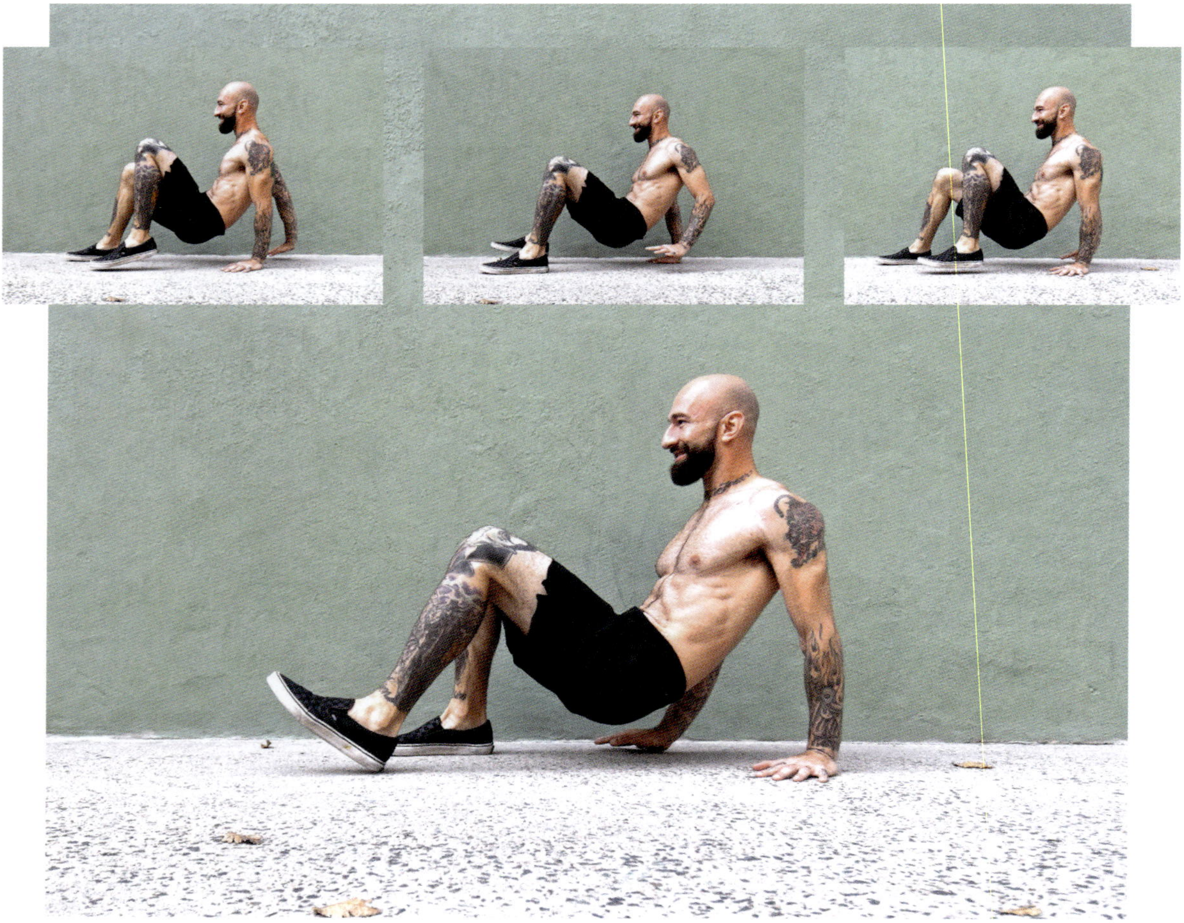

Variante: Crab Walk für Könner

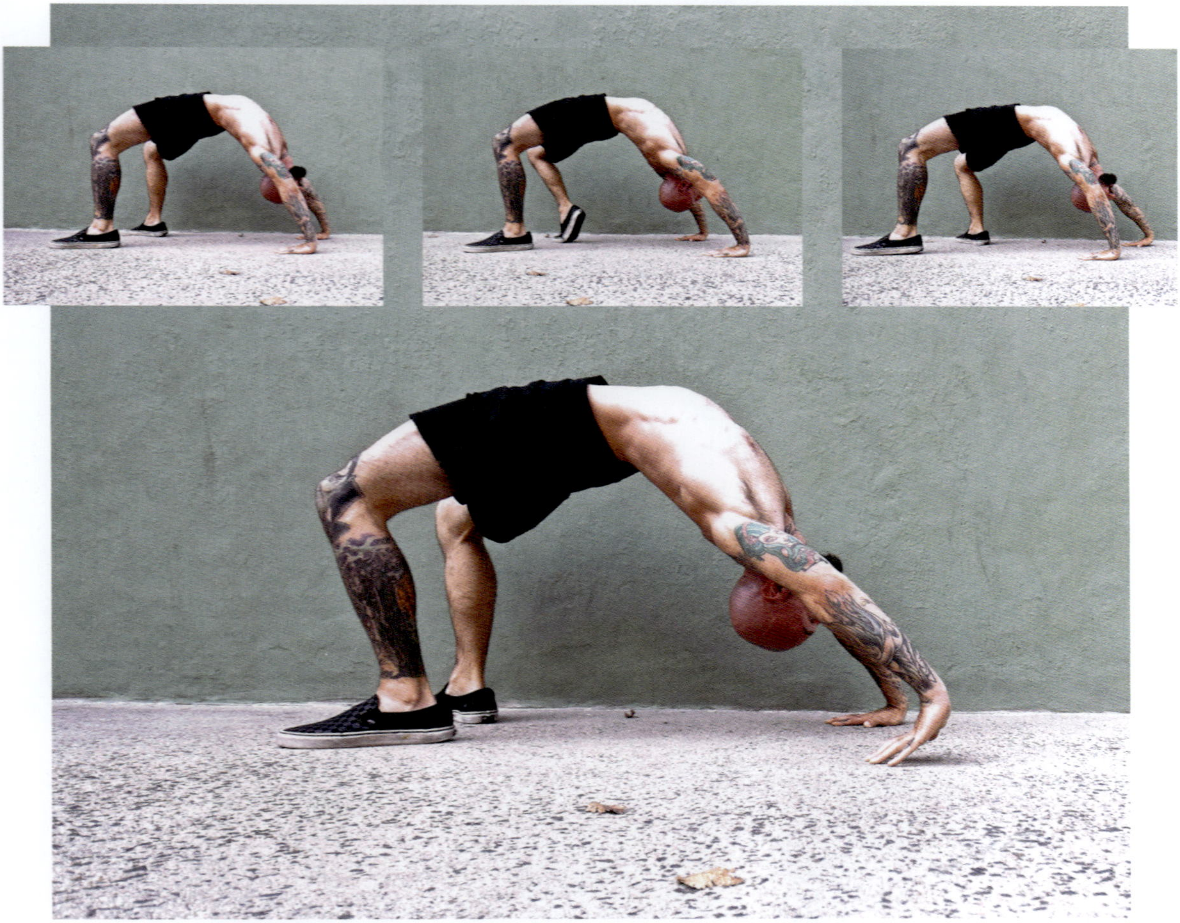

Duck Walk

Diese Tierübung ist eine Zweibeintechnik: Im Gegensatz zum Krabbeln bewegst du dich mit deinen unteren Extremitäten. Gehe so tief in die Hocke wie möglich, bleibe so tief unten wie möglich und gehe umher. Das fördert Spannungsflexibilität in Hüfte, Oberschenkeln, Knien und Sprunggelenken. Eine sehr wertvolle Übung und ein gutes Beispiel dafür, wie der spielerische Umgang mit Calisthenics-Grundlagen (dem tiefen Squat) Gelenkbeweglichkeit und -gesundheit radikal verbessern kann. Echte Experten sind damit sogar recht schnell unterwegs.

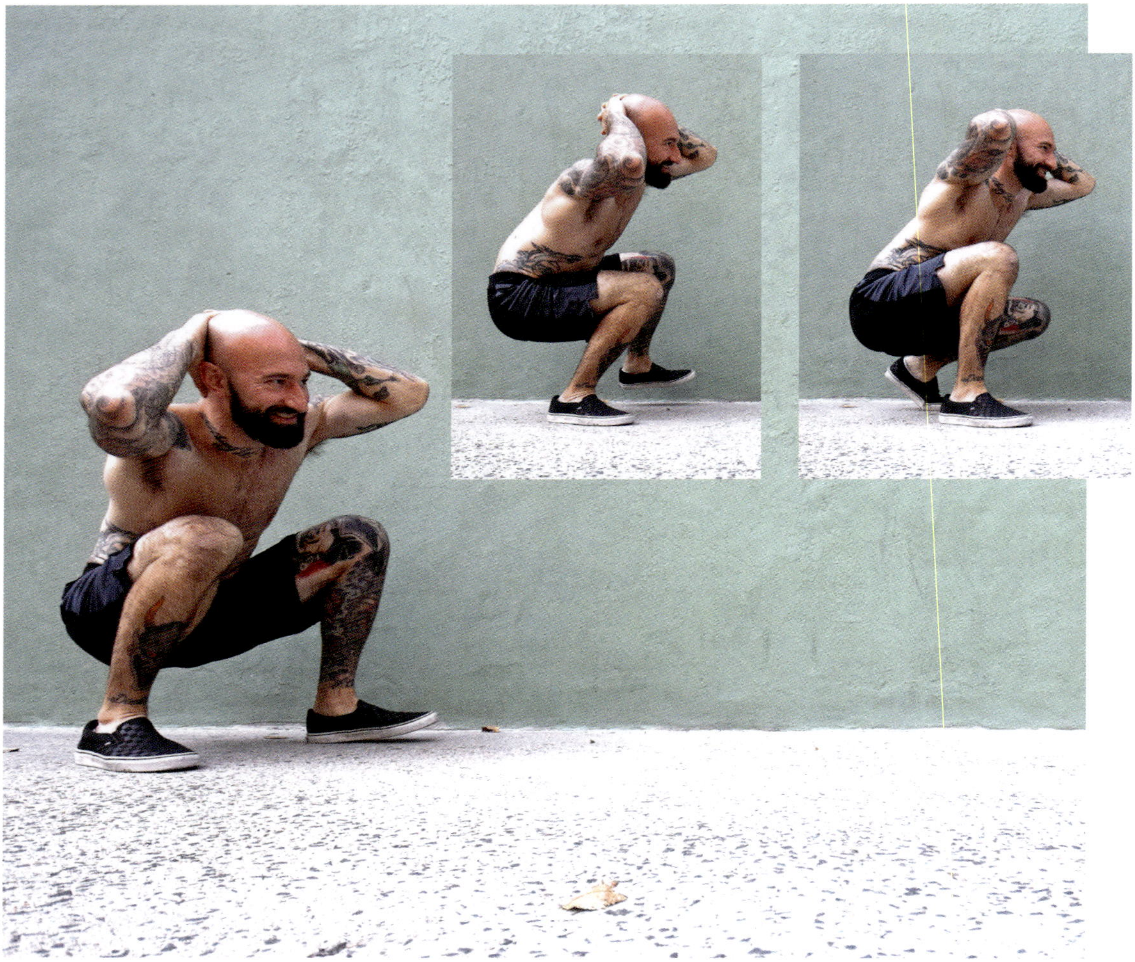

Kangaroo Hop

Dieser kleine Sprung ist der Bewegungskamerad des Duck Walk. Anstatt in tiefer Haltung umherzugehen, springst du von Punkt zu Punkt. Bleibe während der Übung elastisch auf den Fußballen. Wenn du die ganze Fußsohle aufsetzt, verstärkst du die Dehnung (unten). Fortgeschrittene und Könner halten die Hände im Nacken und schulen so den Gleichgewichtssinn. Wem das zu schwierig ist, der platziert seine Hände auf dem Boden, um sich zwischen den Sprüngen zu stabilisieren.

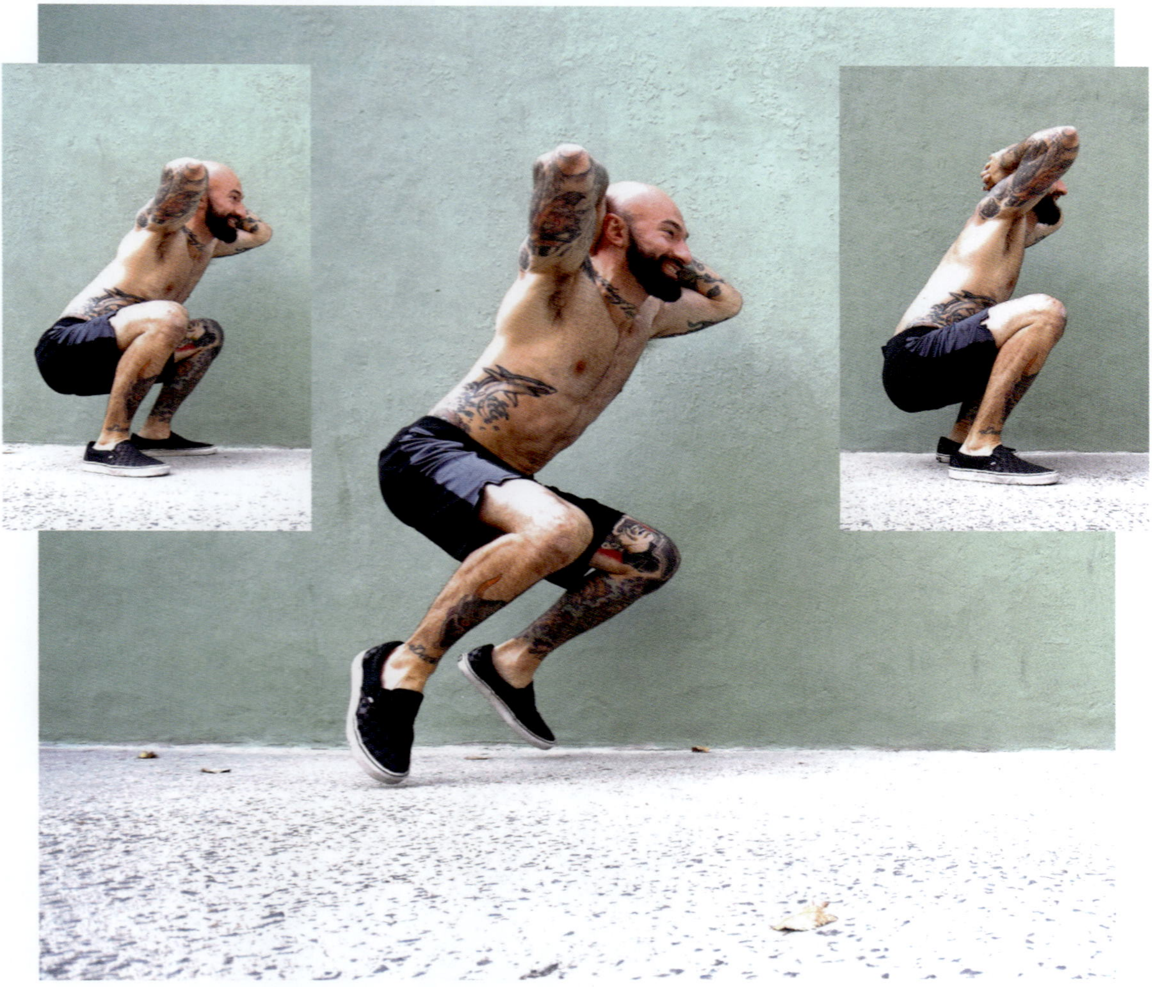

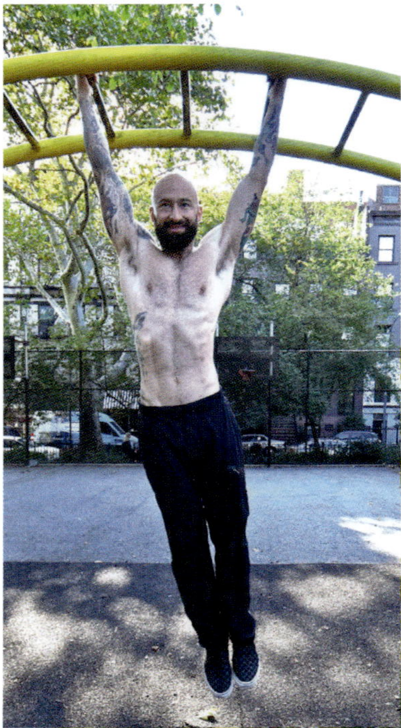

Chimp Swing

Wer sagt, dass Tierübungen auf dem Boden stattfinden müssen? Viele Tiere bewegen sich auf Bäumen (arboreale Fortbewegung!). Lass uns am Spaß teilhaben – und am Nutzen. Ein einfacher Start: an eine Querstange hängen und schwingen. Du kannst rückwärts oder vorwärts schwingen oder von einer Seite zur anderen (Foto). Diagonal- oder Kreisschwünge sind genauso möglich. Damit erreichst du Oberkörpermuskeln, von denen du bislang noch nichts wusstest.

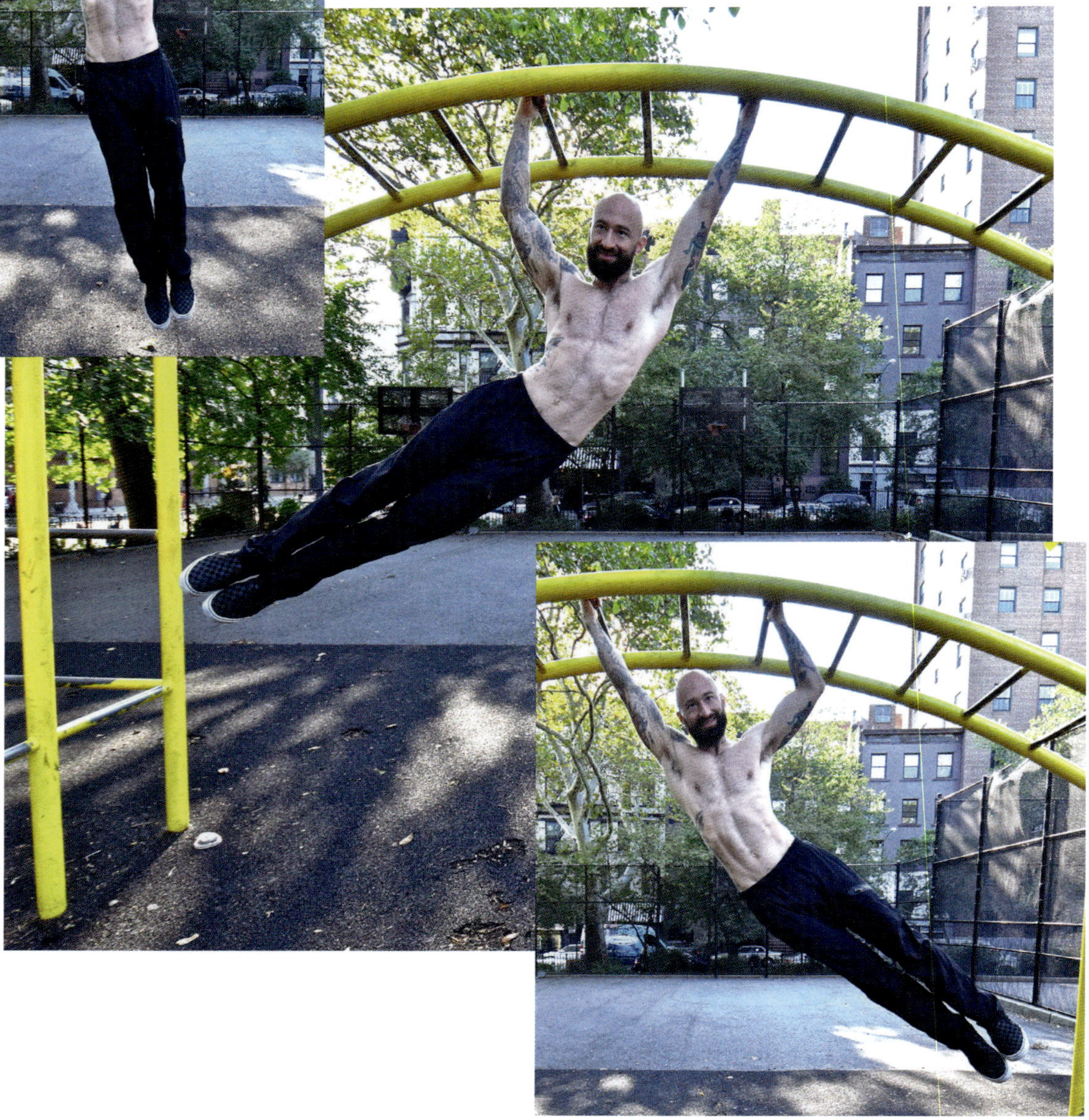

Bat-Flips

Hast du schon einmal eine Fledermaus an den Füßen kopfüber an einem Baum hängen sehen? Nun, Kopfüberbaumeln kommt hier nicht vor, aber die Idee. Hänge dich an eine Querstange, bringe die Knie für einen kleinen Schwung nach oben und nutze ihn, um die Hände vom Rist- zum Kammgriff zu wechseln und wieder zurück. Das ist wunderbar explosives Grifftraining, das auch Unterarme, Ellbogen, Schultern und sogar die Bauchmuskeln beansprucht. (Mehr Variationen findest du im Grifftrainingskapitel in *Trainieren wie im Knast 2*.)

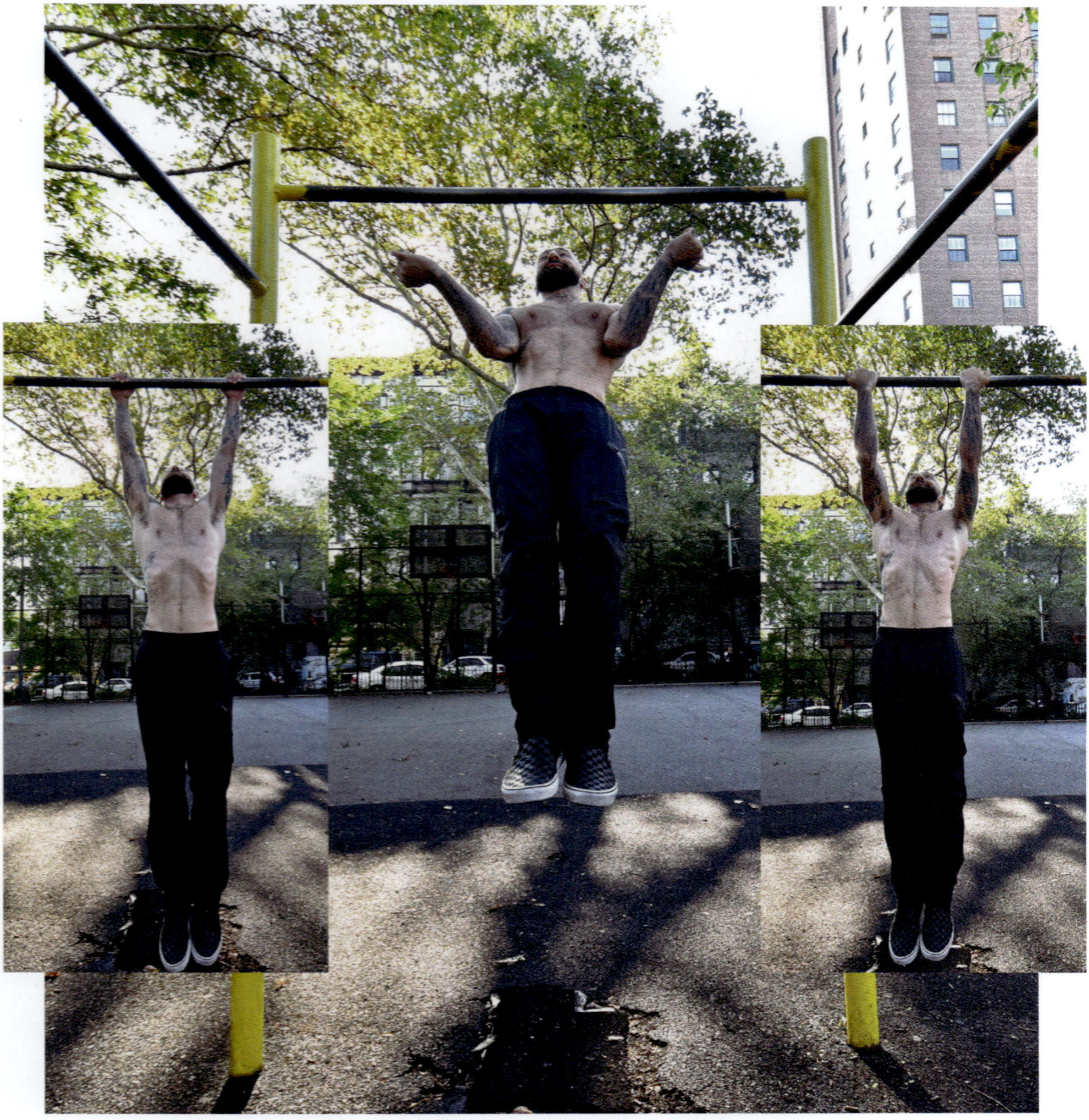

Monkey Turns

Hier eine etwas komplexere Hängeübung, die vor allem im Griff und den kleinen Muskeln besondere Kraft erfordert, weil du dich in einigen Phasen der Übung nur mit einer Hand festhältst. Aus dem Ristgriff wechselst du mit einer Hand in den Kammgriff. Lasse auch den zweiten Ristgriff los und fasse nach der Drehung um 180 Grad wieder die Stange. Kehre nun auf dem umgekehrten Weg zurück in die Ausgangsstellung. Diese Version funktioniert an einer geraden Querstange. Wenn dir ein Klettergerüst oder Ähnliches zur Verfügung steht, lasse deiner Fantasie freien Lauf.

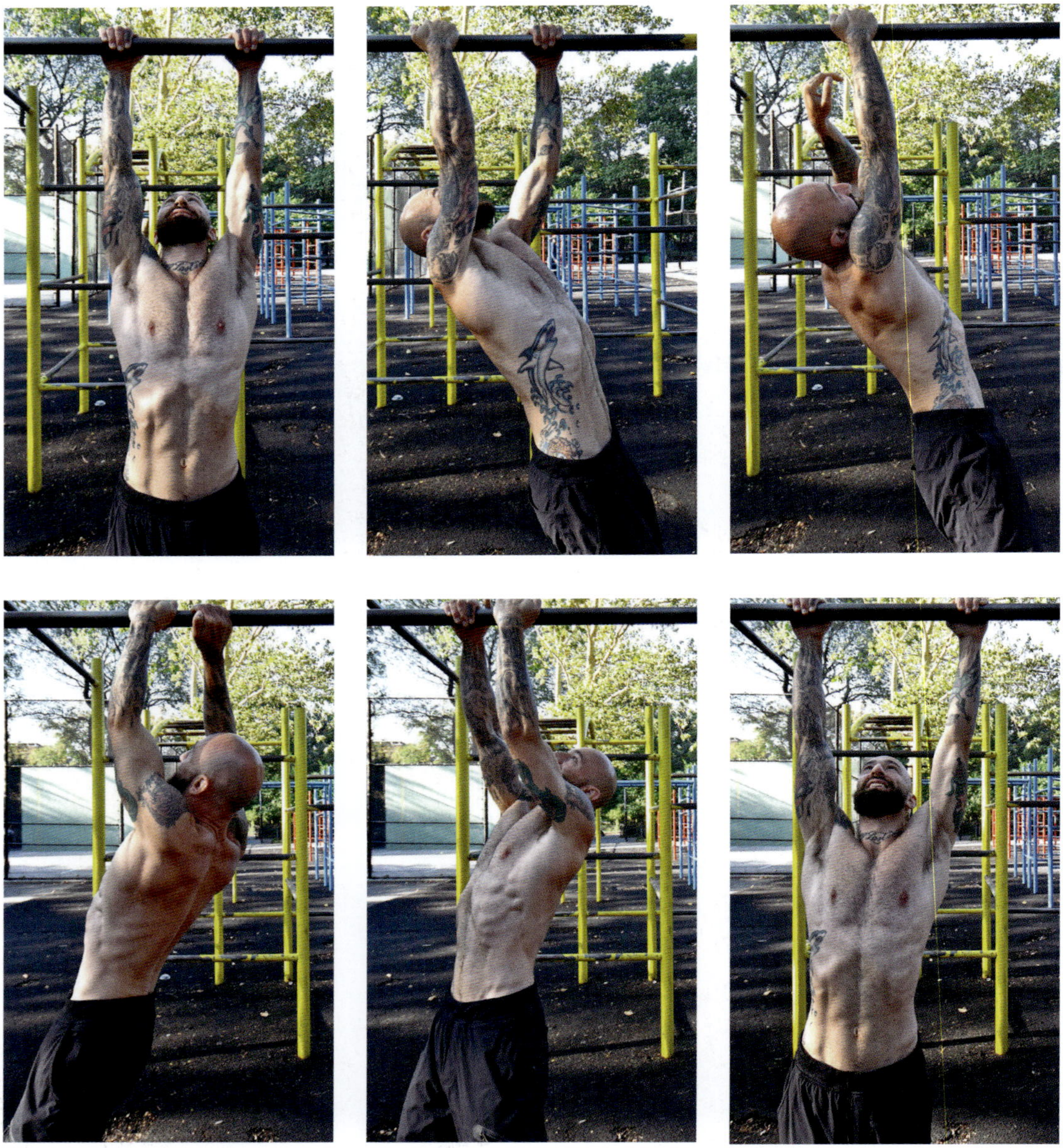

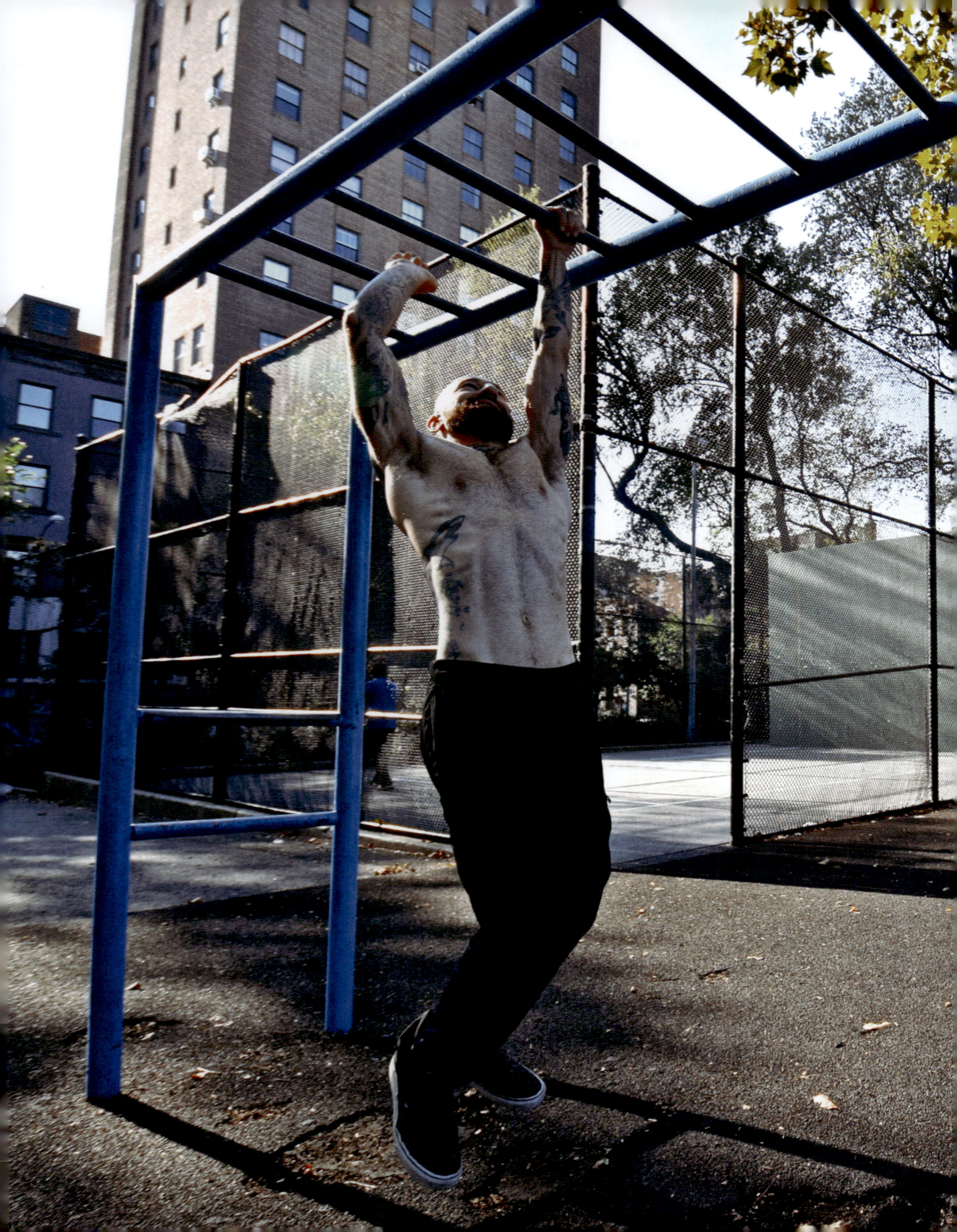

DIE EXPLOSIVE SIX

ALLE PROGRESSIONS-TABELLEN

POWER-JUMP-KETTE

STEP 1 GERADER HOP	STEP 6 SLAP TUCK JUMP
STEP 2 SQUAT JUMP	STEP 7 TUCK JUMP
STEP 3 VERTIKALSPRUNG	STEP 8 CATCH TUCK JUMP
STEP 4 BLOCK JUMP	STEP 9 THREAD JUMP
STEP 5 BUTT-KICK JUMP	MASTER STEP SUICIDE JUMP

POWER-PUSH-UP-KETTE

STEP 1 INCLINE POP-UP	STEP 6 HIP-STRIKE PUSH-UP
STEP 2 KNEELING PUSH-OFF	STEP 7 CONVICT PUSH-UP
STEP 3 POP-UP	STEP 8 HALF-SUPER
STEP 4 CLAP-PUSH-UP	STEP 9 FULL BODY POP-UP
STEP 5 CHEST-STRIKE PUSH-UP	MASTER STEP THE SUPERMAN

KIP-UP-KETTE

STEP 1 ROLLING SIT-UP	STEP 6 HALF KIP
STEP 2 ROLLING SQUAT	STEP 7 KIP-UP
STEP 3 SHOULDER POP	STEP 8 STRAIGHT LEG KIP-UP
STEP 4 BRIDGE KIP	STEP 9 WUSHU KIP-UP
STEP 5 BUTT KIP	MASTER STEP NO-HANDS KIP-UP

FRONTFLIP-KETTE

STEP 1 SHOULDER ROLL	STEP 6 FRONT HANDSPRING
STEP 2 PRESS ROLL	STEP 7 FLYSPRING
STEP 3 JUMP ROLL	STEP 8 BACK-DROP FLIP
STEP 4 HANDSTAND ROLL	STEP 9 RUNNING FRONTFLIP
STEP 5 BACK-DROP HANDSPRING	MASTER STEP FRONTFLIP

BACKFLIP-KETTE

STEP 1 REAR SHOULDER ROLL	STEP 6 MONKEY FLIP
STEP 2 REAR PRESS ROLL	STEP 7 BACK HANDSPRING
STEP 3 BRIDGE KICK-OVER	STEP 8 ONE-ARM BACK HANDSPRING
STEP 4 SIDE MACACO	STEP 9 4 POINT BACK FLIP
STEP 5 BACK MACACO	MASTER STEP BACK FLIP

MUSCLE-UP-KETTE

STEP 1 SWING KIP	STEP 6 CHEST PULL-UP
STEP 2 JUMPING PULL-UP	STEP 7 HIP PULL-UP
STEP 3 KIPPING PULL-UP	STEP 8 JUMPING PULL-OVER
STEP 4 PULL-UP HOP	STEP 9 BAR PULL-OVER
STEP 5 CLAP PULL-UP	MASTER STEP MUSCLE-UP

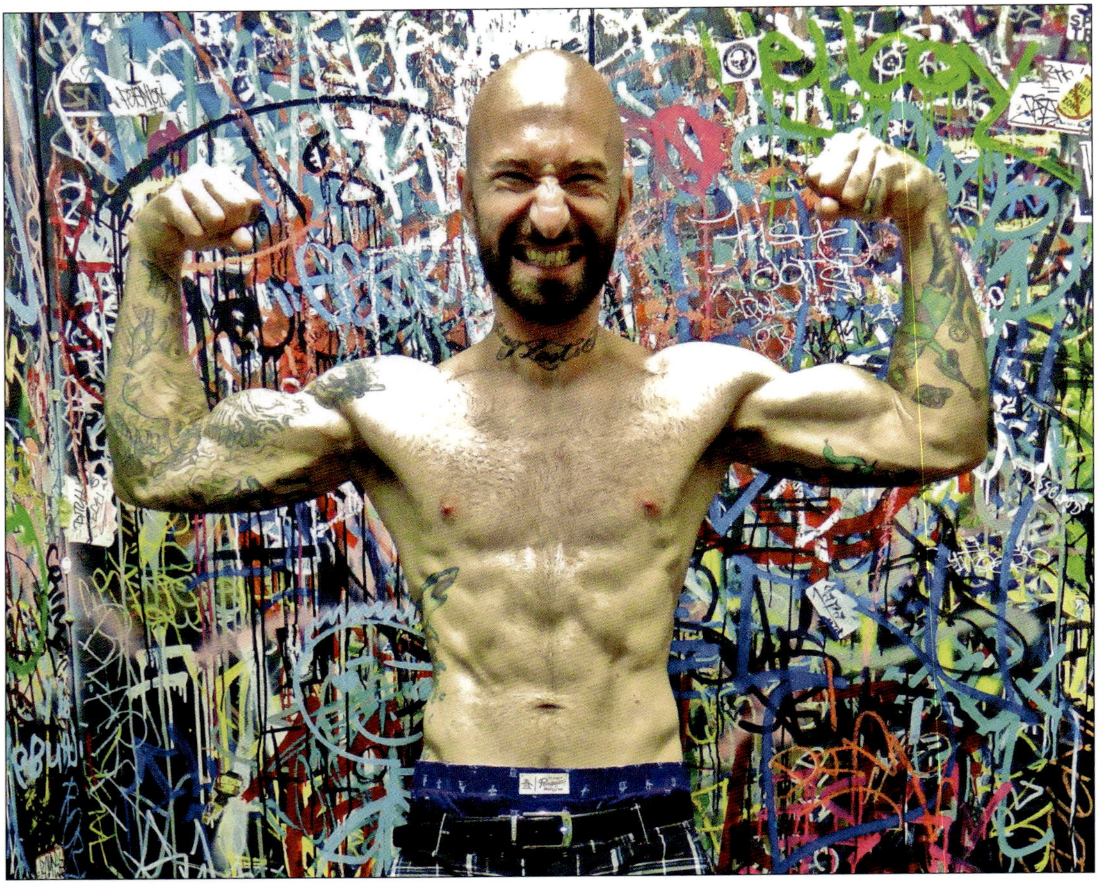

Al Kavadlo

Al Kavadlo ist wahrscheinlich der Körpergewichtsathlet mit dem höchsten Wiedererkennungswert auf diesem Planeten– und meiner Meinung nach auch dessen großartigster Calisthenics-Coach. Was ihn noch aus zeichnet: Lead Instructor bei der von Dragon Doors international gefeierten Progressive Calisthenics Certification (PCC), dazu Bestsellerautor der Trainingsratgeber *Raising the Bar, Pushing the Limits, Stretching your Boundaries* und des Klassikers *We're Working Out!* Du findest Al unter www.AlKavadlo.com.

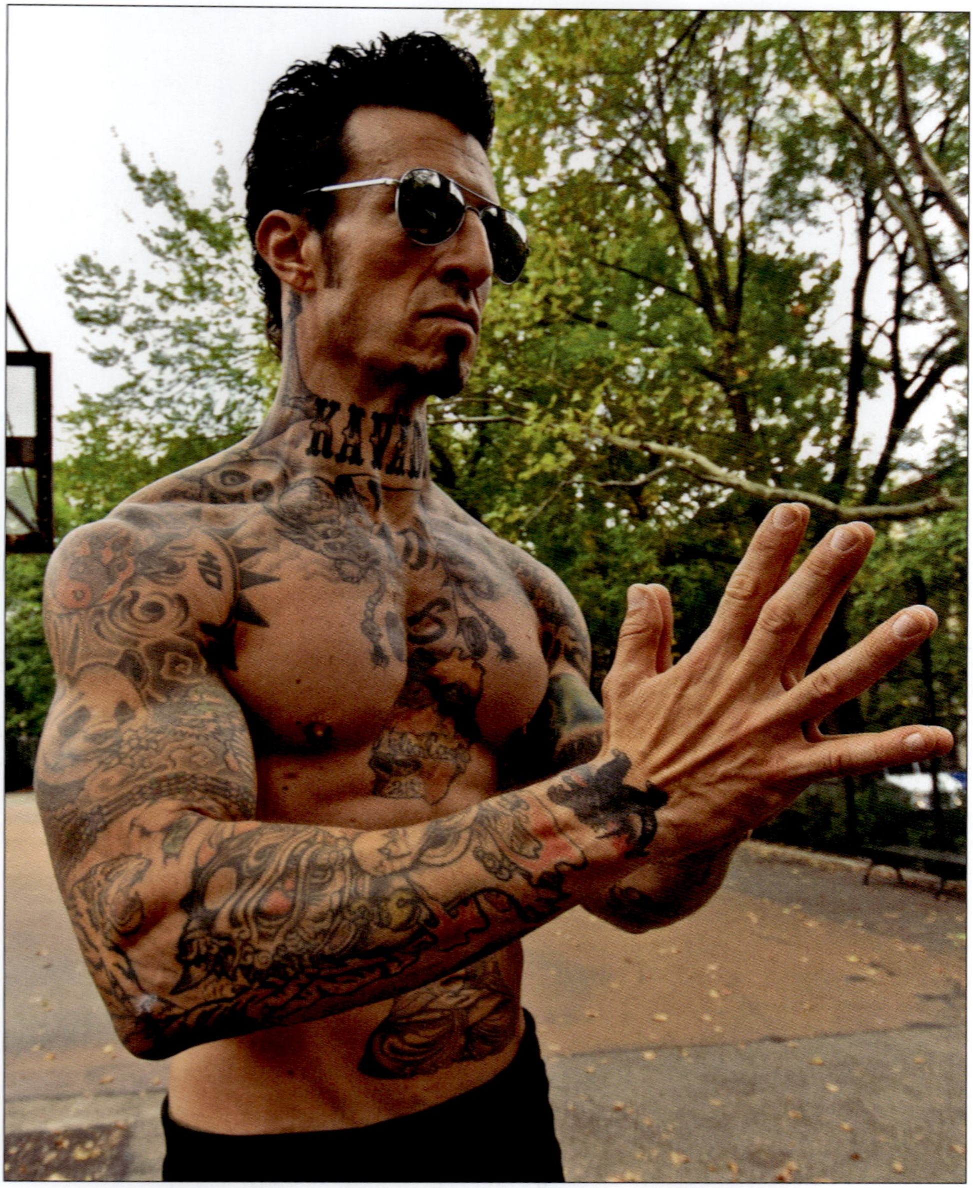

Danny Kavadlo

Danny Kavadlo ist einer der weltweit bekanntesten und respektiertesten Personal Trainer und zurzeit der einzige Athlet, der den Rang des Master Instructor der Dragon Doors Progressive Calisthenics Certification (PCC) erreicht hat. Danny ist der Autor der von der Kritik gefeierten Bücher *Everybody Needs Training* und *Diamond-Cut Abs*. Dannys einzigartiger Motivationsstil hat ihm eine riesige Fangemeinde beschert, die mit jedem Tag größer wird. Die Website des Mannes: www.DannyTheTrainer.com.

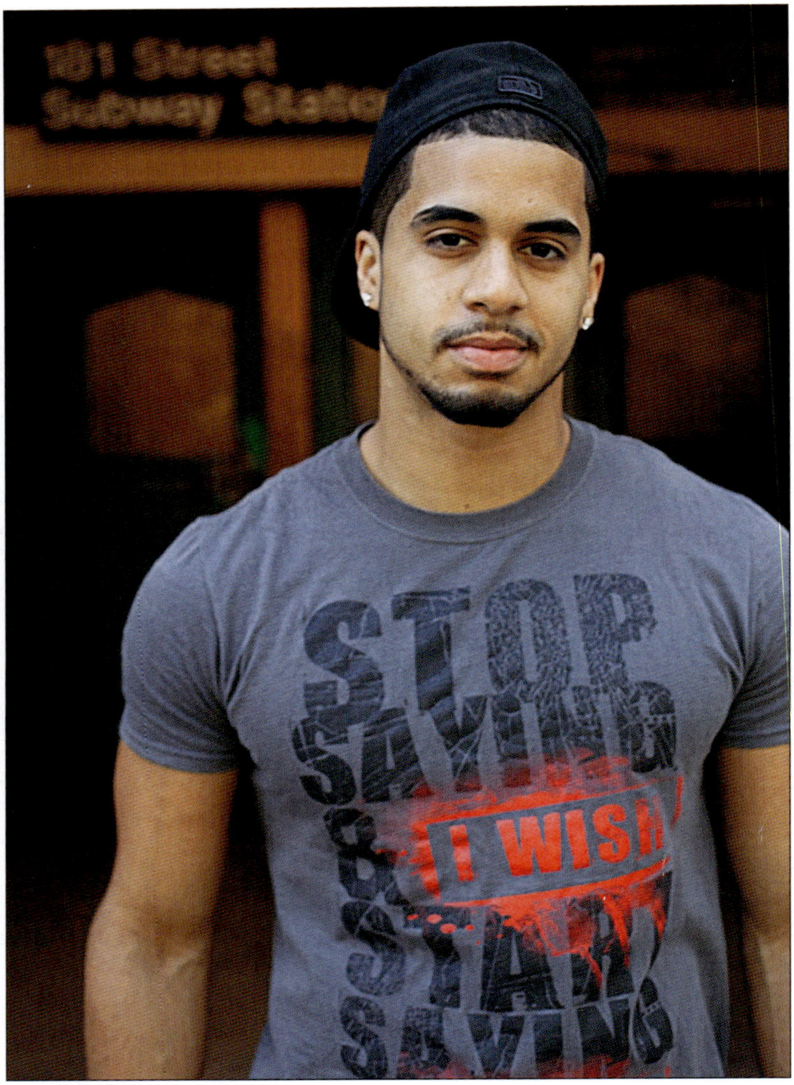

José »Vertical« Jimenez

Vertical trainiert nun seit über neun Jahren Parkour und kam darüber mit Barstarzz oder Street- Workout in Verbindung. Als großer Fan von Calisthenics startete Vertical sein Training mit den Barstarzz im Jahr 2009 und wurde noch im selben Jahr offizielles Mitglied. Aufgrund seiner Fähigkeiten als Praktiker und Fachmann für Parkour wurde die Unterhaltungsbranche auf ihn aufmerksam und bucht ihn seither als Stuntman für Filme, Werbeclips, Shows und viele andere Gigs. »Ich bin sehr dankbar für den Lebensweg, den ich eingeschlagen habe. Aber natürlich trainiere ich weiter und werde jeden Tag stärker, schneller und besser.«

Barstarzz.com | https://www.youtube.com/user/Verticalmotionpk

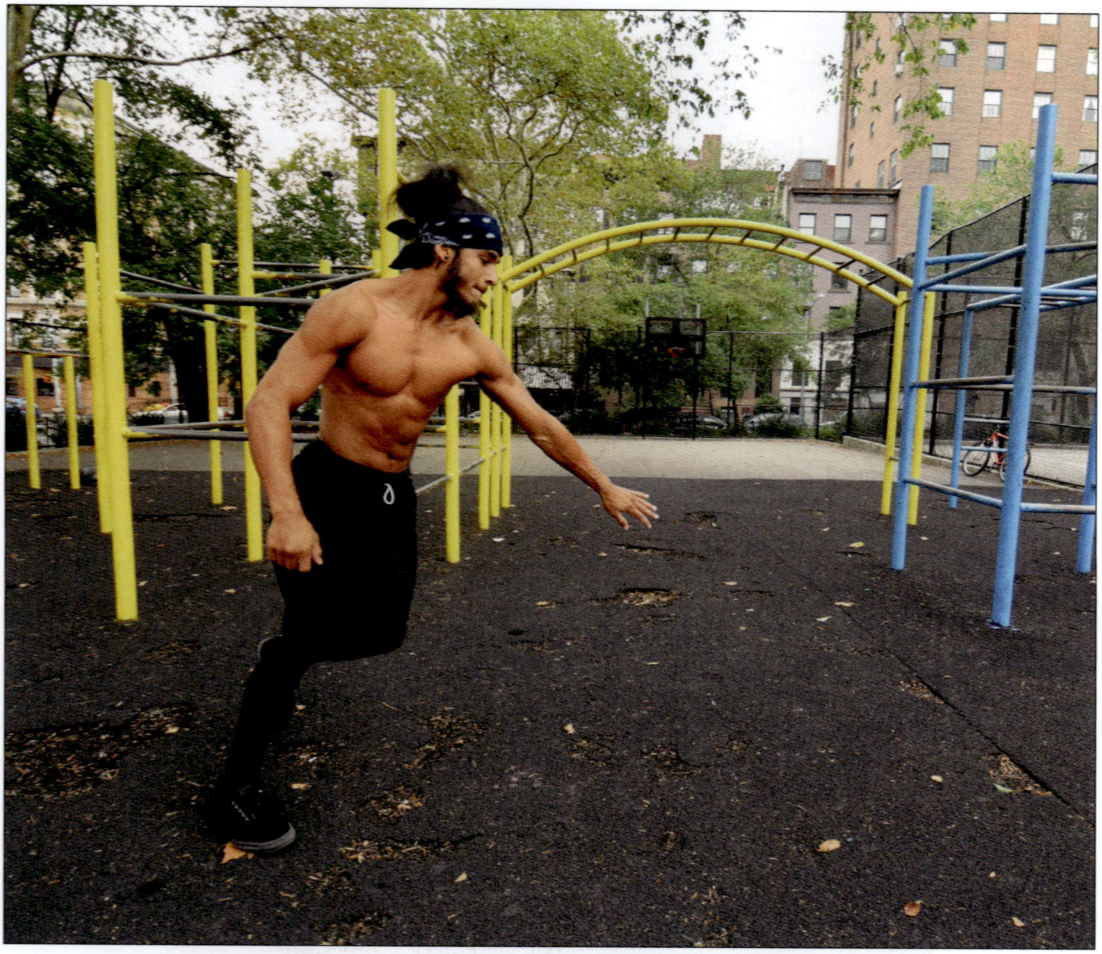

Luciano Acuna jr.

»Ich war schon immer ein Racker, der wie ein Affe auf den Klettergerüsten der Parks unterwegs war, ständig im und auf dem Sprung.« Im Alter zwischen elf und 14 führte Luciano mit seinen Freunden im Park Mini-Shows auf und war von Kind an in allerlei Sportarten aktiv. Einer seiner größten Erfolge: die Aufnahme als Walk-on-Ringer (ohne Stipendium) ins College und in der Folge der 16 : 0-Rekord im Jahr 2007 mit seinem Grand Street Wolves Wrestling-Team – das unglaubliche Jahr, in dem sie ungeschlagene City Champions wurden. Nach dem Abschluss setzte Luciano sein Akrobatiktraining fort, entdeckte im Zuge dessen Parkour/Freerunning für sich und kam so auch mit Extrem-Calisthenics und Street-Workout in Berührung. Aber es blieb nicht nur bei der neuen Liebe, sondern plötzlich öffneten sich die Türen für den Start einer Karriere, in der Luciano seine vielfältigen Talente für Jobs als Model und Filmdarsteller nutzte. Neben seinen Gigs trat er mit den New York Knicks Acroback Tumblers im Madison Square Garden auf. Von dort war es nicht mehr weit in die Welt der Stunts und zu seinen aktuellen Tätigkeiten als professioneller Stuntman, Schauspieler, Model, Akrobat und American-Ninja-Warrior-Wettkämpfer.

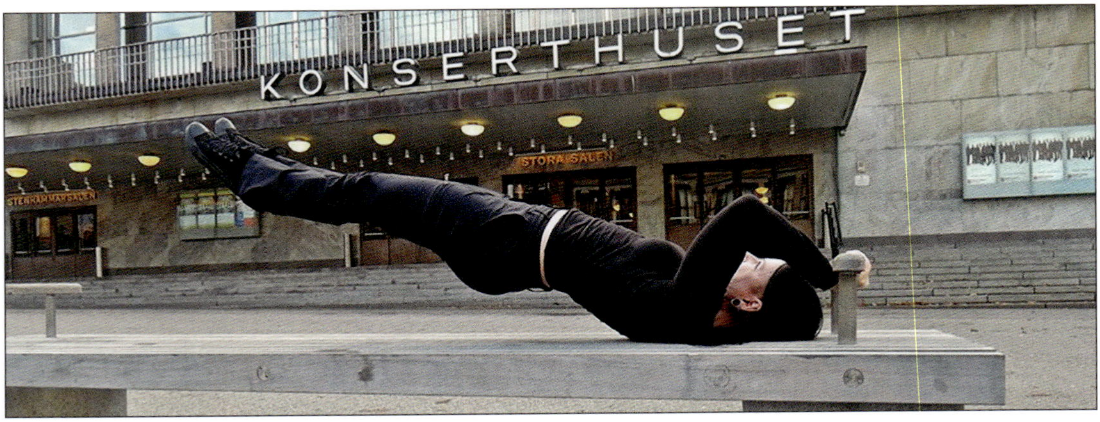

Adrienne Harvey

Adrienne Harvey (Senior PCC) ist für Dragon Doors Progressive Calisthenics Certification eine Persönlichkeit von unschätzbarem Wert und verdient an dieser Stelle besondere Beachtung. Nur wenige Athleten verstehen progressives Körpergewichtstraining so wie Adrienne, und deshalb ist sie als Personal Trainer und populäre Figur in der Fitnesswelt so gefragt. Adrienne ist RKC-Level-2-zertifizierter Kettlebell-Instructor, CK-FMS und Betreiberin der Website www.GiryaGirl.com.

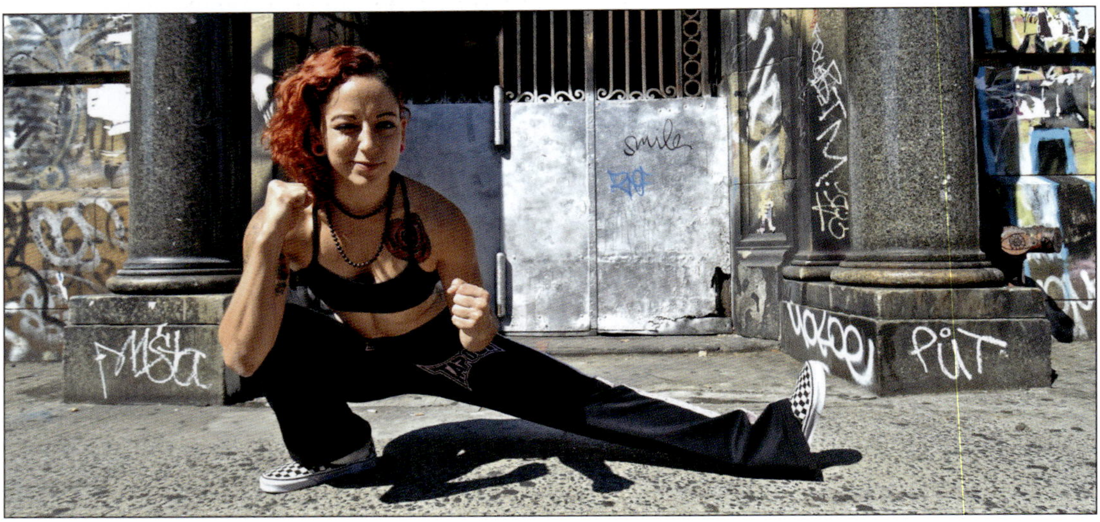

Grace Kavadlo

Die total krasse Grace Kavadlo war so freundlich, für das Projekt ein paar Fotos beizusteuern. Grace kommt aus Kuba, ist Yoga-Lehrerin, Personal Trainer und aktuell die regierende Calisthenics-Queen von New York City! Ihre Website: www.DieselGrace.com.

BILDNACHWEIS

Bildredaktion: Al Kavadlo

Originalfotos: Al Kavadlo, Danny Kavadlo, Grace Kavadlo, Adrienne Harvey, Michael Polito und George Pruitt

Ein Kumpel von Al, der verblüffende Bob Rothchild, war so freundlich den wunderbaren Full Kip-up auf die Stange zu legen, den ihr auf Seite 266 sehen könnt. Sir, Sie sind eine unglaubliche Inspiration. Danke!

Der megacoole Michael Polito hat sich als Model zur Verfügung gestellt – vielen Dank, mein Freund! Michael ist ein echter Schwarzgürtel, deshalb war er für die Demonstration des Jump Kicks die perfekte Wahl.

Das tolle Bild des Twisting Flip in Kapitel 7 wurde freundlicherweise von dem herausragenden Grafikdesigner Ray Dak Lam zur Verfügung gestellt. Vielen Dank, Ray! Schaut euch unter www.behance.net/raydak das fantastische Portfolio des Mannes an!

Das Parkour-Railing-Jump-Foto in Kapitel 3 ist von Marco Gomes und wurde beschnitten.

Das Parkour-Jump-Foto in Kapitel 4 ist von THOR (Parkour Foundation Winter) und wurde beschnitten.

Das Parkour-Flip-Foto in Kapitel 7 ist von »Rich Tea« und wurde beschnitten.

Das Parkour-Flip-Foto in Kapitel 10 ist von Andree Magill und wurde beschnitten.

Das Parkour-Leap-Foto in Kapitel 11 ist von Tony Hisgett und wurde beschnitten.

Das Wayne-Gretzky-Foto in Bonusteil 1 ist von Rick Dikeman und wurde beschnitten.

Das Wing-Chun-Foto in Bonusteil 1 ist von EBMAS-TR und wurde beschnitten.

Das Tom-Wong-Foto in Bonusteil 1 ist von Tom Wong und wurde beschnitten.

Das Sparring-Foto in Bonusteil 1 ist von Whorah und wurde beschnitten und eingefärbt.

Hintergrund S. 10–11, 48–49, 272–273, 320–321, 356–357: shutterstock/Deviney Designs

Alle anderen Fotos in diesem Buch werden entweder als öffentlich zugänglich erachtet oder wurden im Geist des Fair Use verwendet.

DANK

In der Widmung habe ich John Du Cane den größten Fitnessinnovator der Welt genannt. Und ich habe das genau so gemeint. Die Top-Drei der heißesten Trends der modernen Fitness sind: periodisches Fasten, Körpergewichtskraft und Kettlebell-Training. John hat die Augen der Welt auf periodisches Fasten gelenkt, als er Ori Hofmeklers bahnbrechende Warrior Diet veröffentlichte, er machte Kettlebells berühmt, indem er sich mit Pavel Tsatsouline und Manufacturing the Monsters zusammenschloss – und ist er verdammt noch einmal nicht das Gehirn der innovativen Körpergewichtskraft-Revolution, aus der das internationale Projekt Progressive Calisthenics Certification (PCC) hervorgegangen ist? Gott segne dich, mein Freund, für alles, was du mir, meiner Familie und der Welt gegeben hast.

Es wäre lächerlich zu behaupten, dass Al und Danny Kavadlo für dieses Buch nur Models waren. In Wirklichkeit ist dieses Werk eine Zusammenarbeit zwischen ihnen und mir. Sie haben fotografiert, mich ermutigt und alles verbessert, was ich ihnen geschickt habe. Al lieferte mir wie gehabt – obwohl er Jahrzehnte jünger ist als ich – unschätzbare Anleitung und Rat zu vielen Schlüsselaspekten dieses Buches – bis hinein ins Stadium der Gestaltung. Nur wenige Leser dieses Handbuchs werden verstehen, was diese Männer der Körpergewichtsbewegung geben – jeden Tag und ohne Honorar. Ihr großartiger Erfolg lässt meinen Glauben an die Fitnesswelt wieder aufleben. Einer meiner Schüler hat mich unlängst im Scherz als »noch einen Kavadlo-Bruder« bezeichnet. Ich glaube, er hatte keine Ahnung, wie viel mir das bedeutet. Danke, meine Brüder.

Derek Brigham: Du bist zweifellos der aktuell größte Grafikdesigner der Szene. Mit den Hunderten Bildern, Anmerkungen und Fehlern, durch die du dich gewühlt und daraus Gold gemacht hast, bist du wahrscheinlich auch ein Kandidat für die Heiligsprechung. Gott segne dich, Big D. Macht euch selbst ein Bild vom Genie unter www.DBrigham.com.

Mein tiefer Dank geht an alle *Trainieren-wie-im-Knast*-Fans, die nach diesem Buch gefragt haben. Wenn es nicht für euch wäre, hätte dieses Buch wahrscheinlich nie das Tageslicht erblickt. Danke, dass ihr an mich glaubt. Ich habe es für euch alle geschrieben.

Und schließlich Joe Hartigen: Danke für alles, was du mir beigebracht hast. Ich entschuldige mich für das, was deiner Weisheit nicht gerecht geworden ist.